Onkologie für Krankenpflegeberufe

Herausgegeben von Agnes Glaus, Walter Felix Jungi, Hans-Jörg Senn

Bearbeitet von

A. Bekier
Ch. Brunner
A. J. Feldges
B. Feldges
M. Fey
M. Fopp
R. Frühwirt
R. Fust
A. Glaus
F. Gloor
H. Hausmaninger
E. Hochuli
E. E. Holdener
W. F. Jungi
F. van der Linde
A. C. Mayr
F. Meerwein
R. Meier
F. Mutzner
B. Osterwalder
R. Sauer
O. Schildknecht
E. Senn
H.-J. Senn
B. Späti
H.-H. Wespi
B. Wildhaber

4., überarbeitete Auflage
89 Abbildungen, 71 Tabellen

1992
Georg Thieme Verlag Stuttgart · New York

1. Auflage 1982
2. Auflage 1985
3. Auflage 1988

Die Deutsche Bibliothek – CIP-Einheitsaufnahme

Onkologie für Krankenpflegeberufe / hrsg. von Agnes Glaus . . .
Bearb. von A. Bekier . . . – 4., überarb. und erw. Aufl. –
Stuttgart ; New York : Thieme, 1992
NE: Glaus, Agnes [Hrsg.]; Bekier, Andreas

Wichtiger Hinweis:

Wie jede Wissenschaft ist die Medizin ständigen Entwicklungen unterworfen. Forschung und klinische Erfahrung erweitern unsere Erkenntnisse, insbesondere was Behandlung und medikamentöse Therapie anbelangt. Soweit in diesem Werk eine Dosierung oder eine Applikation erwähnt wird, darf der Leser zwar darauf vertrauen, daß Autoren, Herausgeber und Verlag große Sorgfalt darauf verwandt haben, daß diese Angabe dem Wissensstand bei Fertigstellung des Werkes entspricht.

Für Angaben über Dosierungsanweisungen und Applikationsformen kann vom Verlag jedoch keine Gewähr übernommen werden. Jeder Benutzer ist angehalten, durch sorgfältige Prüfung der Beipackzettel der verwendeten Präparate und gegebenenfalls nach Konsultation eines Spezialisten festzustellen, ob die dort gegebene Empfehlung für Dosierungen oder die Beachtung von Kontraindikationen gegenüber der Angabe in diesem Buch abweicht. Eine solche Prüfung ist besonders wichtig bei selten verwendeten Präparaten oder solchen, die neu auf den Markt gebracht worden sind. Jede Dosierung oder Applikation erfolgt auf eigene Gefahr des Benutzers. Autoren und Verlag appellieren an jeden Benutzer, ihm etwa auffallende Ungenauigkeiten dem Verlag mitzuteilen.

Printed in Germany
Satz und Druck: Druckhaus Götz GmbH, D-7140 Ludwigsburg (Linotype System 5 [202])

ISBN 3-13-620304-6

1 2 3 4 5 6

Vorwort zur 4. Auflage

Die frühe Nachfrage nach einer 4. Auflage des Buches zeigt, daß es, als erstes Lehrmittel dieser Art im deutschen Sprachbereich, nach wie vor einem echten Bedürfnis entspricht. Wir sehen uns in den anfänglichen Hoffnungen und Zielsetzungen bestärkt, mit diesem Taschenbuch einen Beitrag zur Auseinandersetzung mit den Problemen der Pflege von Krebskranken und vor allem auch der Entwicklung und Professionalisierung des Arbeitsfeldes zu leisten.

Für die 4. Auflage wurden diejenigen Veränderungen vorgenommen, die Ausdruck der Entwicklung und des Fortschrittes der vergangenen drei Jahre im Fachgebiet sind. Das Kapitel Präventivonkologie erhielt Ergänzung durch den Europäischen Kodex gegen Krebs. Neue Trends und Resultate in der Behandlung der einzelnen Tumorkrankheiten wurden eingebracht und grundsätzliche Behandlungsstrategien, wie Therapien mit zusätzlicher Verwendung von Wachstumsfaktoren, Knochenmarkrekonstruktion oder auch der Aspekt der Multi-Drug Resistance wurden eingefügt. Die inzwischen rechtlich reglementierten Schutzmaßnahmen im Umgang mit Zytostatika wurden ebenfalls angepaßt. Besondere Aufmerksamkeit wurde der Überarbeitung des Kapitels Supportivpflege gewidmet. Das Unterkapitel Mundpflege wurde erweitert und erhielt somit die verdiente Bedeutung. Das Thema Nausea/Emesis erhielt Ergänzung durch die Darstellung der zugrundeliegenden Ursachen, ebenso das Thema Schmerz. Letzteres wurde mit einem Abschnitt über Periduralkatheter vervollständigt. Die Ernährung wurde von den Ursachen, aber auch den supportiven Maßnahmen her erweitert und beschreibt nun auch die moderne Maßnahme der endoskopisch kontrollierten Gastrostomie (PEG). Das Kapitel 7 ist mit einem Unterkapitel zum Thema Palliativpflege erweitert worden.

Inhalt, Literatur, Tabellen und Anhänge wurden dem heutigen Stand der Wissenschaft und des Angebotes angepaßt.

Auch in dieser Ausgabe wird die Pflegeperson meistens als Krankenschwester bezeichnet. Natürlich ist damit auch der Krankenpfleger gemeint.

Wir danken allen Mitautoren, die mit ihrer pflegerischen und ärztlichen Erfahrung die Überarbeitung dieser 4. Auflage ermöglicht haben. Dank gebührt aber auch den Mitarbeitern aller Dienste in unserer Klinik, die durch ihren Beitrag in Form der kollegialen Zusammenarbeit und dem Austausch von Erfahrungen oder sonst in irgendeiner Weise zum Gelingen des Buches beigetragen haben. Auch den Mitarbeitern des Thieme Verlages danken wir für die gute Zusammenarbeit. Es ist unser Wunsch, daß auch die 4. Auflage Pflegende unterstützen und motivieren möge und daß dieses Buch in Krankenpflegeschulen, Krankenhäusern, Praxen und in der Heimpflege zur Hinwendung zum krebskranken Menschen beiträgt.

St. Gallen, im Frühjahr 1992

Agnes Glaus
Walter Felix Jungi
Hansjörg Senn

Vorwort zur 1. Auflage

Die Entwicklung der Medizin in der Behandlung bösartiger Tumorkrankheiten im Laufe der letzten 25 Jahre stellt eine Frucht verantwortungsvoller Forschung, ärztlicher Spezialisierung (Onkologie) und vertiefter Zusammenarbeit zwischen den verschiedenen Tumorbehandlungsdisziplinen dar (Chirurgie, Strahlentherapie, medikamentöse Krebsbehandlung). Diese heute wesentlich komplizierteren, aber auch erfolgreicheren Voraussetzungen verlangen in zunehmender Weise auch von den Mitarbeitern der Pflegeberufe zusätzliche Kenntnisse und eine erhöhte Motivation in der oft schwierigen Betreuung von Tumorkranken. Dies ist eine umfassende Aufgabe, welche nicht nur viel fachlich-medizinische Grundlagen, sondern noch mehr Verständnis in psychosozialen Belangen erfordert.

Der vorliegende Band – der erste seiner Art für Pflegepersonal im deutschen Sprachgebiet – bezweckt in möglichst verständlicher Sprache eine umfassende Vermittlung solider Grundbegriffe der Tumormedizin (Onkologie). Ein *erster Teil* ist allgemeinen und grundlegenden Problemen der Epidemiologie und Entstehung maligner Tumoren, den Voraussetzungen zur Tumordiagnostik, der Darstellung heute zur Verfügung stehender Behandlungsformen, den psychologischen Besonderheiten im Umgang mit Krebskranken, Fragen der Rehabilitation, der Schmerzbekämpfung sowie insbesondere der Rolle der Pflegeberufe in der Betreuung von Tumorpatienten gewidmet. In einem *zweiten, „speziellen“ Teil* werden, kapitelweise gegliedert, die wichtigsten Aspekte der Diagnostik, Behandlung und Pflege von Patienten mit den häufigsten Tumorkrankheiten des Menschen sowie die Erkennung und Beherrschung wichtiger Notfallsituationen in der Onkologie dargestellt. Um den Praxisbezug zu erhöhen, wurden im *Anhang* je ein Verzeichnis der Wirkungen und Nebenwirkungen der heute gebräuchlichen Zytostatika und Hormone sowie auch der Adressen von Krebsligen und öffentlichen Tumorberatungsstellen in der Schweiz, der Bundesrepublik Deutschland und in Österreich angefügt.

Der Band richtet sich in erster Linie an diplomiertes Krankenpflegepersonal, welches sich auf sachlicher Grundlage in das sich rasch entfaltende Fachgebiet der Onkologie vertiefen möchte – aber auch an

Lernschwestern und -pfleger, welche für ihre Spitalpraktika und spätere Berufstätigkeit eine tragfähigere fachliche und menschliche Basis für die Betreuung von Krebskranken suchen. Die oft nicht leicht zu bewältigende Auseinandersetzung mit Tumorpatienten findet für Schwestern und Ärzte zumindest im Krankenhausbereich recht *häufig* statt, leiden doch ca. 15–25% der hospitalisierten Patienten internmedizinischer und chirurgischer Abteilungen an der Hauptdiagnose einer bösartigen Tumorkrankheit. Eine bisher oft negative und vorurteilshafte Haltung von Ärzten und Pflegepersonal gegenüber krebskranken Patienten wirkte sich oft erschwerend auf deren Betreuung aus: Die Pflege von Tumorpatienten wird vielerorts immer noch als etwas „anderes", besonders Belastendes und wenig Dankbares betrachtet. Hier möchte der vorliegende Band durch Vermittlung von fundiertem Grundwissen und praktischen Pflegeanleitungen zu einer sachlicheren Auseinandersetzung des Pflegepersonals mit dem „Krebsproblem" hinführen. Es ist der Wunsch von Herausgebern und Mitautoren, auf diesem Wege bei vielen Mitarbeitern der Pflegeberufe vermehrtes Interesse zu wecken. Gerade das dürfte für viele dieser sozial oft isolierten Kranken eine grundsätzliche Hilfe sein – dies erst recht, wenn unsere derzeitigen technisch-medizinischen Behandlungsmöglichkeiten ausgeschöpft sind.

Unser aufrichtiger Dank gilt allen Mitarbeiterinnen und Mitarbeitern, welche mit ihrer fachlichen Kompetenz und ihren kritischen Anregungen zur Realisierung dieses „Gemeinschaftswerkes" von Onkologieschwestern und onkologisch tätigen Ärzten unterschiedlicher Fachrichtungen beigetragen haben. In besonderer Weise danken möchten wir aber auch unseren vielen Tumorkranken und allen Mitarbeitern (Schwestern, Ärzten, Sekretärinnen) der Medizinischen Klinik C des Kantonsspitals St. Gallen, welche durch ihre Erfahrung, Beratung und durch ihren persönlichen Einsatz die zeitgerechte Erstellung dieses Bandes ermöglichten. Schließlich gebührt unser Dank auch den Mitarbeitern des Georg Thieme Verlages für ihre jederzeit kooperative Hilfe bei der Drucklegung und den Verantwortlichen der Farmitalia Carlo Erba in Freiburg i.B. und Bern, dank deren Entgegenkommen der Preis des vorliegenden Bandes wesentlich tiefer als sonst nötig angesetzt werden konnte. Wir wünschen dem kleinen Werk im Interesse vieler Patienten und ihrer Pflegenden weite Verbreitung.

St. Gallen, im Januar 1982

Agnes Glaus
Walter Felix Jungi
Hans-Jörg Senn

Anschriften

Bekier, A., Priv.-Doz. Dr., Chefarzt des Instituts für Nuklearmedizin, Kantonsspital, CH-9007 St. Gallen

Brunner, Ch., Dr., Leitender Arzt für Kinderorthopädie, Ostschweizerisches Kinderspital St. Gallen, CH-9006 St. Gallen

Feldges, A. J., Dr., Leitender Arzt für Onkologie, Ostschweizerisches Kinderspital, CH-9006 St. Gallen

Feldges, B., Physiotherapeutin, Bruggwaldstr. 58a, CH-9008 St. Gallen

Fey, M., PD Dr., Institut für Medizinische Onkologie, Inselspital, CH-3010 Bern

Fopp, M., Dr., Leiter des Blutspendezentrums, Kantonsspital, CH-9007 St. Gallen

Frühwirth, Renate, dipl. Sozialpädagogin, Universitätsklinik, Universitätsstraße 27, D-8520 Erlangen

Fust, Rita, Stomaberaterin, Ringelbergstr. 11, CH-9000 St. Gallen

Glaus, Agnes, MSc., Oberschwester, Medizinische Klinik C, Abteilung für Onkologie, Kantonsspital, CH-9007 St. Gallen

Gloor, F., Prof. Dr., ehemals Chefarzt des Instituts für Pathologie, Kantonsspital, CH-9007 St. Gallen

Hausmaninger, H., Dr., Leiter der onkologischen Ambulanz, Landeskrankenanstalten, A-5020 Salzburg

Hochuli, E., Prof. Dr., ehemals Chefarzt der Frauenklinik, Thurgauisches Kantonsspital, CH-8596 Münsterlingen

Holdener, E. E., Dr., Head of Oncology, Dept. of Clinical Research, F. Hoffmann-La Roche & Co., CH-4002 Basel

Jungi, W. F., Dr., Kantonsarzt, Gesundheitsdepartement Moosbruggstr. 11, CH-9001 St. Gallen

van der Linde, F., Dr., Kantonaler Präventivmediziner, Gesundheitsdepartement, Moosbruggstr. 11, CH-9001 St. Gallen

Mayr, A. C., Dr., Chefarzt der II. Inneren Abteilung des Krankenhauses Neukölln, Rudower Str. 48, D-1000 Berlin 47

† Meerwein, F., Prof. Dr., ehemals Konsiliarius für Psychoonkologie, onkologische Abteilung, Medizinisches Departement des Universitätsspitals, Rämistr. 100, CH-8000 Zürich

Meier, Rosmarie, Kinderkrankenschwester, onkologische Station, Kinderspital, Römergasse 8, CH-4000 Basel

Mutzner, F., Dr., Spezialarzt FMH für Chirurgie, Schreinerstr. 1, CH-9000 St. Gallen

Osterwalder, B., Dr., Department of clinical research, F. Hoffmann-La Roche, 4002 Basel

Sauer, R., Prof. Dr., Direktor der Klinik und Poliklinik für Strahlentherapie der Universität, Universitätsstr. 27, D-8520 Erlangen

Schildknecht, O., Dr., Leitender Arzt für Onkologie, Medizinische Klinik, Thurgauisches Kantonsspital, CH-8596 Münsterlingen

Senn, E., Dr., Leitender Arzt für Urologie, Kantonsspital, CH-8500 Frauenfeld

Senn, H.-J., Prof. Dr., Chefarzt der Medizinischen Klinik C und Vorsteher des Interdisziplinären Onkologiezentrums, Kantonsspital, CH-9007 St. Gallen

Späti, B., Dr., Spezialarzt FHM für innere Medizin (Onkologie), Poststr. 8, CH-9000 St. Gallen

Wespi, H.-H., Dr., Leitender Arzt, Klinik für Ohren-Nasen-Halsheilkunde, Hals- und Gesichtschirurgie, Kantonsspital, CH-9007 St. Gallen

Wildhaber, B., Sozialarbeiterin, Obere Rotenwies, CH-9056 Gais

Inhaltsverzeichnis

1. Einführung in die Onkologie

H.-J. Senn

Definition und Grundbegriffe

Der Begriff „Onkologie" (abgeleitet aus dem griechischen Wort ογκος = Geschwulst) bedeutet die Lehre von den Geschwulst- bzw. Tumor- oder Krebskrankheiten (s. unten). Man faßt unter diesem Begriff alle Aspekte der Entstehung, Diagnostik und Behandlung bösartiger Tumorkrankheiten zusammen.

Die *Onkologie* ist ein großer und komplexer Teilbereich der modernen Medizin. Ungleich anderen solchen Teilbereichen (wie z. B. die Kardiologie = Lehre von den Herz-Kreislauf-Krankheiten bzw. die Pneumologie = Lehre von den Lungenkrankheiten) befaßt sich die Onkologie nicht nur mit den Funktionsstörungen *eines* Organs bzw. Organsystems, sondern mit der ganzen Breite der Tumorerkrankungsmöglichkeiten im menschlichen Organismus. Praktisch *sämtliche* Organe und Organsysteme unseres Körpers können (mit stark unterschiedlicher Häufigkeit) Ausgangspunkt einer bösartigen Tumorerkrankung und von deren Folgen sein. Es liegt daher auf der Hand, daß dieses Fachgebiet der Onkologie in hohem Maße *interdisziplinär* ausgerichtet sein muß, d. h. die Grenzen der traditionellen und oft organbezogenen bzw. auf eine spezielle Behandlungsform (z. B. Bestrahlung, Chirurgie) ausgerichteten medizinischen Fachbereiche überschreitet (s. Beitrag Senn, Interdisziplinäres Tumorbehandlungskonzept in Kap. 5).

Die Onkologie befaßt sich demnach im weitesten Sinne mit dem, was im Volksmund vereinfachend und mit oft negativen psychologischen Folgen als „Krebs" bezeichnet wird (s. Kap. 8 und 9). *Krebs* in dieser falsch verstandenen und auch zu Unrecht gefürchteten Form einer *einzigen,* „schrecklichen", immer zum Tode des Patienten führenden Krankheit gibt es nicht. Dafür existieren innerhalb dieser äußerst komplexen Krankheits*gruppe* etwa 100 unterschiedliche bösartige Tumorkrankheiten. Deren in vielen Belangen recht verschiedene Entstehung, Verhütung, Diagnostik, Therapiemöglichkeiten und Prognose sollen zumindest in den Grundzügen in den folgenden Kapiteln dieses Buches dargelegt werden, soweit sie für das Pflegepersonal und verwandte medizinische Berufe zur optimalen Betreuung tumorkranker Menschen von Belang erscheinen.

Zur Einleitung in dieses durch viele Mißverständnisse und Vorurteile geprägte Fachgebiet ist zunächst eine grundsätzliche *Begriffsklärung* nötig:

- *„Tumor"* = Geschwulst, Schwellung, wird heute oft (und auch in diesem Buch) für die Charakterisierung einer *bösartigen* Geschwulst bzw. einer Krebskrankheit gebraucht. Daneben gibt es aber auch entzündliche Tumoren (z.B. einen Furunkel) und gutartige Tumoren (z. B. eine Warze, s. unten).
- *„Geschwür"* = Loch bzw. Defekt in der Haut oder Schleimhaut, wobei dies meist *entzündliche Ursachen* hat. Dieser im Volksmund und in der ältesten Literatur oft für einen bösartigen Tumor verwendete Begriff ist irreführend und sollte vermieden werden.
- *„Krebs"* = wie oben dargelegt, laienhafter „Sammeltopf" für alle möglichen bösartigen Tumoren. Streng medizinisch betrachtet, bezieht er sich lediglich auf Tumoren *epithelialer Natur,* d. h. „Karzinome" (s. unten). Der Begriff Krebs sollte in der Regel nur im Zusammenhang mit einem *bestimmten Organ* bzw. einer *bestimmten Form* von Krebskrankheit gebraucht werden (z. B. Brustkrebs, Magenkrebs usw.). Er ist im allgemeinen Sprachgebrauch belastet mit Vorurteilen und Fehlvorstellungen (Schmerz, Leiden, Tod).
- *„Malignom"* = Synonym (gleicher Begriff) zu *bösartiger Tumor,* ebenso wie die in der Fachliteratur häufig gebrauchten Begriffe „Neoplasma" bzw. „Neoplasie" (= aus dem Griechischen: Gewebsneubildung).
- *„Präkanzerose"* = Vorstadium einer bösartigen Geschwulst (s. Kap. 2).
- *„Primärtumor"* = Ausgangsherd einer bösartigen Tumorkrankheit („Muttergeschwulst"), nicht in jedem Fall eindeutig festzulegen. Es gibt auch viele *primär* an *mehreren* Stellen beginnende bzw. *disseminierte* bösartige Tumoren.
- *„Metastase"* = Ableger („Tochtergeschwulst") eines bösartigen Tumors. Der Begriff läßt sich nur auf den Ausbreitungsweg sog. „solider Tumoren" bzw. an *einem Ort* entstehender Geschwülste wie z.B. Karzinome oder Sarkome anwenden (vgl. unten). Bei *malignen Lymphomen* (Kap. 17) spricht man eher von „Befall" bzw. „Herden" in anderen Organen.

Im Ablauf der *diagnostischen und therapeutischen Maßnahmen* bei Tumorkrankheiten werden häufig die folgenden Fachbegriffe verwendet, welche auch das Pflegepersonal in ihrer Bedeutung kennen sollte:

- *„Remission"* = objektiv meßbare *Rückbildung* eines oder mehrerer Tumorherde (Primärtumor und/oder Metastasen) unter Behandlung. Der Begriff ist vor allem bei der *Strahlen-* und *Chemotherapie* bösartiger Tumoren gebräuchlich: In der *Tumorchirurgie* spricht man von „radikaler" bzw. „totaler" oder eben „nichtradikaler" Tumorentfernung (Resektion).

- *„Vollremission" = vollständiges Verschwinden* aller vor Behandlungsbeginn meßbaren Tumorherde und tumorbedingten Krankheitssymptome.
- *„Teilremission" = teilweise Rückbildung* der vor Behandlung bestehenden Tumorherde und -symptome. Einzelheiten s. auch Kap. 4 und Spezialkapitel 12–21.
- *„Remissionsrate(-quote)" = Prozentsatz* der Patienten, welche auf eine bestimmte Behandlungsmaßnahme (z. B. Strahlentherapie, Chemotherapie mit Medikamenten A + B) *objektiv meßbar „ansprechen"*, d. h. „Remissionen" erleben.
- *„Remissionsdauer" = Zeitspanne* der objektivierbaren Tumorrückbildung, von deren Eintreten bis zum sicheren Nachweis eines *weiteren Tumorwachstums* (Auftreten neuer Herde bzw. Wiedergrößerwerden bekannter, auf die Behandlung erfolgreich ansprechender Tumorherde).
- *„Rezidiv" = Rückfall,* Wiederverschlechterung der Tumorkrankheit nach (temporär) erfolgreicher Behandlung. Dies muß durch genaue Untersuchung dokumentiert sein (vgl. Kap. 4). Nicht jede „Verschlechterung" des Befindens ist unbedingt ein „Rezidiv": Es gibt auch bei Tumorkranken *Komplikationen* (Infekte, Blutungen usw., s. Kap. 6 und 21).
- *„Progression"* = dokumentiertes *Fortschreiten* des Tumorwachstums, sei es nach (primär erfolgloser) Therapie oder nach vorübergehender Remission → Rezidiv.
- *„Mittlere Remissionsdauer" = Zeitspanne,* nach welcher sich noch *50% eines bestimmten,* nach einheitlichen Richtlinien behandelten *Patientenkollektivs* in andauernder Tumorrückbildung (Remission) befinden. Die Remission der übrigen Hälfte der Kranken ist inzwischen beendet, durch einen Krankheitsrückfall (Rezidiv).
- *„Mittlere Überlebenszeit" = Zeitspanne,* nach welcher *noch 50%* eines bestimmten Patientenkollektivs *überleben.* Die restlichen 50% der Patienten sind inzwischen verstorben. Je nach Darstellung spricht man von „tumorfreier" Überlebenszeit (Patienten sind *ohne* Tumorrückfall) oder von „Gesamtüberlebenszeit" (Patienten leben, jedoch *mit* Tumorrückfall, evtl. unter neuer Behandlung).

Geschichte der Onkologie

Krebskrankheiten werden oft fälschlicherweise als eine Erscheinung unserer modernen Zeit betrachtet, verursacht durch die vielfältigen (zu Recht intensiv bekämpften) *Verunreinigungen unseres Lebensraums* wie Strahlen, Chemikalien, Begleiterscheinungen der fortschreitenden Industrialisierung usw. Tatsächlich ist aber „Krebs" eine der *ältesten* Krankheitsgruppen überhaupt. Schon in den ältesten Schriften der Menschheit wird darüber berichtet, z. B. im sog. „Papyrus Ebers", einem Dokument der ägyptischen Medizingeschichte aus dem Jahre 1500 v. Chr. Dort wird auch als Behandlungsmethode das *Arsen* genannt, ein Spurenelement, dessen (teils radioaktive) Salze im Laufe der Jahrhunderte immer wieder bis ins 19. Jahrhundert zur „Krebsbehandlung" und zur „Stärkung bei Kachexie (= „Auszehrung", Kräftezerfall) Verwendung fanden. Wahrscheinlich benutzte als erster Hippokrates im 5. Jahrhundert vor Christus das aus dem Griechischen abgeleitete Wort „Krebs" (Karzinom) zur Beschreibung oberflächlich sichtbar fortschreitender, in die Nachbarorgane infiltrierender (= einwachsender) und sie zerstörender Tumoren, z. B. ein ausgedehnter „Hautkrebs" bzw. ein lokal fortgeschrittenes Mammakarzinom. Auch im *Neuen Testament* wird sinnbildlich das Wachstumsverhalten bösartiger Tumoren erwähnt, indem Paulus vor ketzerischen Widersachern warnt, deren „Wort um sich frißt wie der *Krebs*" (2. Timotheusbrief, Kap. 2, Vers 17).

Die *römische* und die *mittelalterliche Medizin* haben den „Krebsbegriff" von Hippokrates und Galen übernommen. Ansätze zur chirurgischen Behandlung waren in allen Zeitepochen vorhanden und – entsprechend den fehlenden Voraussetzungen der Narkose und Asepsis – oft zum Scheitern verurteilt. Im Mittelalter (und bis in die jüngste Zeit, s. Kap. 11) triumphierten *groteske,* jeder Pathophysiologie ins Gesicht schlagende „Krebsbehandlungsmittel" wie etwa das Auflegen von Spinnen- und Schlangenköpfen, der Absud von in Urin ausgekochten Hundefeten und ähnliches. Auch heute noch – im Zeitalter der „Alternativ-Welle" –, halten sich solche *„irrationalen",* auf magisch-dämonischem Hintergrund der Volksmedizin gewachsenen „Krebstherapien" mit einer Hartnäckigkeit, welche unserem anderweitig derart aufgeklärten Zeitalter schlecht ansteht (s. Kap. 11).

Die heutige *Krebschirurgie* hat um die letzte Jahrhundertwende entscheidende Fortschritte gemacht, indem u. a. Rotter sowie Halsted das damals revolutionäre Konzept der „Radikaloperation" des Brustkrebses einführten. Damit wurden erstmals langandauernde *Tumorheilungen* möglich.

Die um 1900 entdeckten Röntgenstrahlen wurden im Laufe der folgenden Jahrzehnte zur *Strahlentherapie* bestimmter Tumorkrankheiten und -stadien genutzt und ermöglichten in zunehmendem Maße Remissionen und auch Heilungen bei nichtoperablen Tumoren, insbesondere bei malignen Lymphomen.

Als jüngste der drei heutigen Tumorbehandlungsdisziplinen begann sich in der Zwischenkriegszeit die *Hormontherapie* und nach dem 2. Weltkrieg die *zytostatische Chemotherapie* (Behandlung mit krebshemmenden Pharmaka) zu entwickeln, zusammengefaßt unter dem heutigen Überbegriff „internistische Tumorbehandlung" (s. Beitrag Jungi in Kap. 5). Erst der systematische Ausbau dieses neuen Behandlungszweiges der *„medizinischen* bzw. *internistischen Onkologie"* gab der modernen Krebsbehandlung und -forschung wieder neue Impulse und ermöglichte in den letzten 15–20 Jahren in zunehmendem Maße die Behandlung und auch Heilung mehrerer früher unweigerlich unheilbarer Tumorleiden. Diese Entwicklung, insbesondere die sinnreiche *Kombination* mehrerer unterschiedlich wirkender Tumorbehandlungsmethoden, ist derzeit noch voll im Gang (s. Beitrag Senn, Interdisziplinäres Tumorbehandlungskonzept, in Kap. 5). Die Möglichkeiten der Tumor-Chemotherapie werden in den kommenden Jahren durch die Entdeckung von Knochenmarks-Wachstumsfaktoren und Zytokine (wie z. B. Interferone) stark erweitert. Man hofft, durch intensive Forschung an Zellkulturen, an tumortragenden Laboratoriumstieren und auch durch verantwortungsvolle klinische Forschung (am Menschen) in absehbarer Zeit die Möglichkeiten zur Nutzung körpereigener Tumorabwehrsysteme besser erfassen zu können (Beitrag Fopp, Immunotherapie, in Kap. 5).

Grundzüge der Tumorbiologie und -pathologie

In diesem Unterkapitel werden nur die wichtigsten Voraussetzungen zum Verständnis des *Wachstumsverhaltens,* der *Tumorausbreitungsmöglichkeiten* und der *grundsätzlichen Einteilungssysteme* bösartiger Geschwülste dargelegt. Die weiteren Aspekte, insbesondere *Epidemiologie* und *Ätiologie* maligner Tumoren, finden sich in Kap. 2 sowie in den speziellen Kap. 12–20.

Wachstumsverhalten bösartiger Tumoren

Vielfach herrscht aufgrund der oft dramatischen letzten (sichtbaren) Phase einer Krebskrankheit die irrige Meinung vor, ein bösartiger Tumor entstehe und entwickle sich „in Kürze" zum Tode. Als Beispiel diene etwa die *fulminante Schlußphase* der Entwicklung von die Atmung des Patienten behindernden Lungenmetastasen bei einem Patienten mit „rasch wachsendem", auf die Behandlung mit Strahlen und Medikamenten nicht ansprechenden Hodentumor.

In Wirklichkeit liegen zwischen der „krebsigen Entartung" einer bzw. mehrerer Zellen eines bestimmten Organs und dem Sichtbarwerden bzw. der Erfassungsmöglichkeit des betreffenden Organtumors überraschend *lange Zeiträume* (s. auch Kap. 3). Das Heranwachsen eines bösartigen Tumors aus einer kleinen Gruppe „entarteter Körperzellen" bis zum diagnostisch erkennbaren Tumor (Knoten, Schatten im

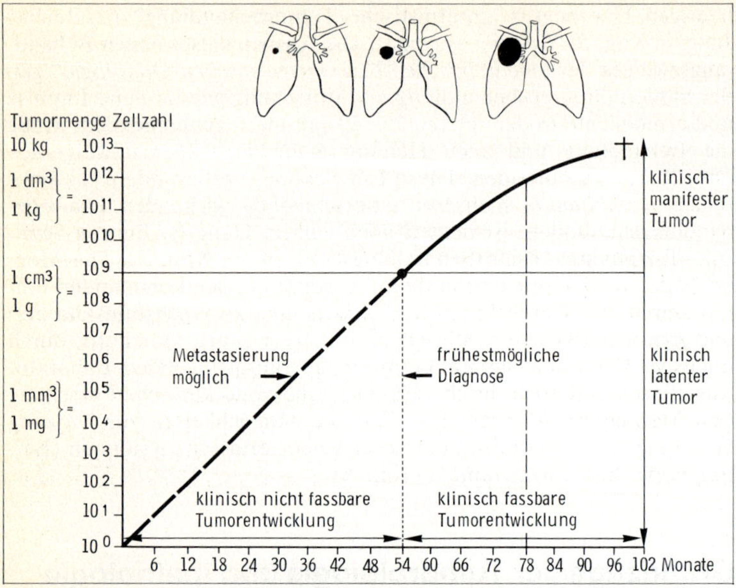

Abb. 1.1 Extrapolierter (d. h. rückwärts errechneter) Wachstumsverlauf eines im Röntgenbild kontrollierbaren Lungen/Bronchus-Karzinoms. Die Darstellung der Tumorzellzahl (vertikale Achse) erfolgt logarithmisch, d. h. in Zehnerpotenzen, wobei $10^1 = 10$, $10^3 = 1000$, $10^6 = 1$ Million, $10^9 = 1$ Milliarde bedeutet usw. (nach Oeser aus Dold, U., H. Sack: Praktische Tumortherapie, 2. Aufl. Thieme, Stuttgart 1980).

Röntgenbild von ca. 1 cm Durchmesser bzw. ca. 10^9 Zellen = 1 g Gewicht) dauert bei den meisten menschlichen Tumoren mehrere Jahre. Abb. 1.**1** versucht dies anhand der halblogarithmisch gezeichneten Wachstumskurve eines *Bronchuskarzinoms* darzustellen: Zwischen dem Beginn (Entstehung des bösartigen Tumors = „unsichtbar"!) und dem frühestmöglichen Sichtbarwerden der Krankheit im Röntgenbild (Schatten) liegen ca. *4–5 Jahre,* wobei diese Zeitspanne natürlich von der mittleren Wachstumsgeschwindigkeit (Zellverdoppelungszeit) des bestimmten Tumors abhängt. Solche Darstellungen stellen allerdings immer grobe Vereinfachungen dar.

In der Praxis ist anzunehmen, daß das *unsichtbare Vorstadium,* d. h. die unseren Diagnostikmöglichkeiten und auch dem Wahrnehmungsvermögen des Patienten verborgene Wachstumsphase der häufigsten menschlichen Tumoren, noch *länger* dauert als experimentell errechnet. Bei einer wahrscheinlichen Tumorverdoppelungszeit von ca. 100

Tagen braucht ein *Brustkrebs* z. B. 10 Jahre, bis er einen Durchmesser von 1 cm erreicht hat (= untere Grenze seiner Tastbarkeit bzw. Sichtbarkeit im Röntgenbild der Brust). Die Zeitspanne des weiteren Wachstums des Brusttumorknotens von 1 cm auf 4 cm Durchmesser würde dann wegen des exponentiellen Wachstumsverhaltens („Schneeballsystem"!) nur noch 1,5–2 Jahre dauern. Würde der Tumor erst in diesem fortgeschrittenen Stadium entdeckt und behandelt, wäre die Prognose deutlich schlechter und die Überlebenszeit wahrscheinlich mit weiteren 1–2 Jahren relativ „kurz". In Wirklichkeit hatte die ganze „Brustkrebskrankheit" jedoch schon *viel länger* gedauert.

Die Zusammenhänge in Abb. 1.**1** zwingen uns, bisherige Vorstellungen über Tumorwachstumsverhalten, Zeiträume zwischen Diagnose und Therapie sowie auch bezüglich des *Zeitpunkts der Tumorausbreitung* (Metastasierung) zu überdenken und daraus auch die behandlungsmäßigen Konsequenzen zu ziehen. Von echten Notfallsituationen abgesehen, ist jedes übereilte Vorgehen „zum Zwecke einer möglichst raschen Therapie" auf Kosten einer vollständigen Tumordiagnostik fehl am Platz (s. auch Kap. 4).

Möglichkeiten der Tumorausbreitung (Metastasierung)

Wir unterscheiden aufgrund des Wachstums- und Metastasierungsverhaltens grundsätzlich „gutartige" und „bösartige" Tumoren.

Gutartige (benigne) Tumoren wachsen in der Regel langsam und sind meist durch eine Kapsel von den umgebenden Organen scharf abgetrennt. Sie können wohl durch ihre zunehmende Größe umgebende Gewebe schädigen bzw. *verdrängen,* wachsen jedoch nicht „infiltrativ" in diese hinein (s. unten) und setzen *keine Metastasen.* Beispiele gutartiger Tumoren, welche meist chirurgisch radikal entfernt und damit geheilt werden können, sind:

- „Kropf" (= Struma) = gutartige Schilddrüsenwucherung (Jodmangel!),
- „Myom" = gutartige Muskelzellwucherung, z. B. Uterus,
- „Adenom" = gutartige Drüsenzellwucherung, z. B. Prostata,
- „Lipom" = gutartige Fettzellengeschwulst in Subkutis (Unterhautfettgewebe),
- „Papillom" = gutartige Epithelwucherung (z. B. Harnblase),
- „Warze" = gutartige (virusinduzierte?) Hautwucherung.

Bösartige Tumoren (Malignome) wachsen demgegenüber „unkontrolliert", d. h., sie „infiltrieren" nach der krebsigen Umwandlung bestimmter Körperzellen (s. Kap. 2) in ihre Nachbarorgane, respektieren dabei die anatomischen Grenzen nicht und durchwuchern ihre umgebenden Gewebe. Sie *zerstören* dabei die normalen Organstrukturen und wachsen in Lymph- und Blutgefäße ein, womit die ihnen charakteristische Eigenschaft der *Metastasierung* gegeben ist. Mit wenigen Ausnahmen (s. unten) besitzen die bösartigen Tumoren die unangenehme Eigenschaft, sich vom Ort ihres primären Wachstums (Primärtumor) abzusiedeln, d. h. zu *metastasieren* und in anderen Organen des Körpers neue Tumorherde zu bilden (Metastasen). Wann diese folgenschwere Entwicklung im Wachstumsablauf eines bestimmten Tumors bzw. bei einem bestimmten Patienten ins Rollen kommt, ist vorerst von außen nicht sichtbar: Man spricht in dieser Phase von *okkulter* (= versteckter) *Mikrometastasierung,* indem sich ab einem schwer festzulegenden Zeitpunkt zeitweise oder dauernd kleinere Tumorverbände aus dem Primärtumor ablösen und über verschiedene Wege (s. unten) in umliegenden oder auch entfernteren Körperstellen Metastasen bilden, welche in der Regel mit ähnlicher Geschwindigkeit weiterwachsen wie früher der ursprüngliche Primärtumor. Nicht selten kommt es vor, daß eine Tumorkrankheit zuerst an ihren *Metastasen in anderen Organen* (z. B. regionale Lymphknoten, Gehirn, Leber usw.) erkannt wird, da der Primärtumor noch relativ klein ist oder an einer für Patient und Arzt versteckten Stelle liegt (z. B. in schwer zugänglichen inneren Organen wie dem Pankreas oder den Nieren).

Wir müssen heute annehmen, daß bei vielen Tumoren diese Absiedelung von Tumorzellen viel *früher* beginnt als bisher angenommen, d. h. in einem Stadium, in welchem der Primärtumor noch „unsichtbar" bleibt bzw. noch als gut abgrenzbarer, lokalisierter Knoten imponiert (Abb. 1.**1**). Ein typisches Beispiel dafür ist das häufige *Mammakarzinom* (s. auch Beitrag Senn, Interdisziplinäres Tumorbehandlungskonzept, in Kap. 5 und Kap. 12). Es gibt aber daneben auch Tumoren, welche zunächst lange die Tendenz aufweisen, an ihrem Ursprungsort weiterzuwachsen (bzw. dort nur in die Umgebung zu „infiltrieren") und erst relativ *spät* in andere Organe zu metastasieren, wie z. B. die Plattenepithelkarzinome des *Ösophagus* (s. Kap. 14) oder des *Gebärmutterhalses* (s. Kap. 15). Dieses unterschiedliche Metastasierungsverhalten hat selbstverständlich große Bedeutung für die Wahl der korrekten Behandlung und insbesondere auch für die endgültigen Heilungsaussichten.

Eine Metastasierung kann grundsätzlich auf drei Wegen erfolgen:

1. *lymphogen,* d. h. über die angeschlossenen *Lymphbahnen,* entsprechend anatomischen Voraussetzungen zunächst in die benachbarten, später auch in die entfernteren *Lymphknotenstationen* (Bei-

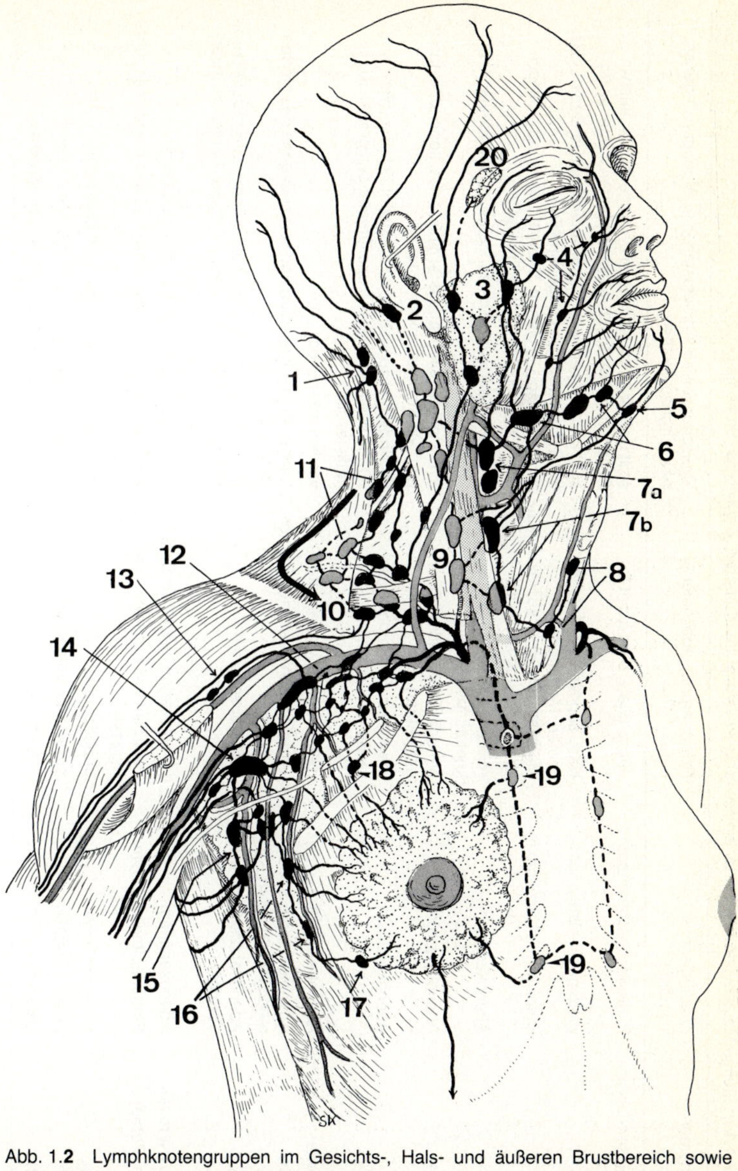

Abb. 1.**2** Lymphknotengruppen im Gesichts-, Hals- und äußeren Brustbereich sowie deren Zufluß- und Lymphabflußwege. Die Zahlen beziehen sich auf die verschiedenen, hier nicht näher bezeichneten Lokalisationen der regionären Lymphknoten (vgl. anatomische Fachliteratur) (nach Kubik aus Dold, U., H. Sack: Praktische Tumortherapie, 2. Aufl. Thieme, Stuttgart 1980).

Tabelle 1.1 Häufige Metastasierungsmuster einiger ausgewählter Primärtumoren (Karzinome, Sarkome)

Primärtumor-Organ	Histologischer Tumortyp	Regionärer Lymphknotenbefall	Typischerweise Fernmetastasen in folgenden Organen bzw. Organsystemen
Hals-Nasen-Ohren-Bereich	Plattenepithelkarzinom	häufig (Hals, Mediastinum)	spät und langsam wachsend in Lunge, später auch in Organen des großen Kreislaufs (Gehirn, Leber usw.)
Lunge	Plattenepithelkarzinom	Hals, supraklavikuläre Lymphknoten, Mediastinum	spät und langsam wachsend, vorwiegend in Gehirn, Skelett, Leber, anderen Lungenanteilen
	kleinzelliges Karzinom	Mediastinum, Hals, supraklavikuläre Lymphknoten, Axilla	früh und rasch, in Gehirn, Skelett, Leber und praktisch allen Organen des großen Kreislaufs
Mamma	Adenokarzinom	Axilla, supraklavikuläre Lymphknoten, Mediastinum	Haut, Lunge/Pleura, Skelett, Leber, relativ spät Gehirn
Magen	Adenokarzinom	perigastrisch (äußerlich unsichtbar)	evtl. Lymphknoten supraklavikulär links, sonst „Pfortadertyp“ wie Kolonkarzinom, s. unten
Kolon	Adenokarzinom	mesenteriale Lymphknoten (äußerlich unsichtbar)	Pfortadertyp: zunächst und ausgedehnt Leber, dann evtl. Lunge (kleiner Kreislauf) und Organe des großen Kreislaufs (s. oben)
Pankreas	Adenokarzinom	mesenteriale Lymphknoten	wie Kolonkarzinom
Rektum	Adenokarzinom, selten Plattenepithelkarzinom	Lymphknoten im kleinen Becken, inguinal	Lunge (kleiner Kreislauf) und später Organe des großen Kreislaufs
Ovar	Adenokarzinom (diverse Formen)	wenig ausgeprägt	Peritonealhöhle (Aszites), später übergreifend auf Pleurahöhle, durch Netz- und Peritonealbefall häufig Darmverschluß (Ileus)
Uterus (Korpus)	Adenokarzinom	Lymphknoten im kleinen Becken	Lunge, dann häufig Skelett, früh auftretend
Uterus (Portio)	Plattenepithelkarzinom	Lymphknoten im kleinen Becken, inguinal	wie Uteruskorpus, in der Regel spät und langsamer auftretend
Niere	Hypernephrom	unbedeutend	vorwiegend Lunge, Skelett und ZNS (früh)
Hoden	diverse Formen	parailiakal, paraaortal	vorwiegend Lunge, früh und rasch auftretend
Skelett	Sarkome	unbedeutend	vorwiegend Lunge, früh und rasch auftretend

spiel: Mammakarzinom, axilläre Lymphknoten, später auch Hals oder mediastinale Lymphknoten, evtl. auch auf der *Gegenseite*).

2. *hämatogen,* d. h. auf dem *Blutweg.* Auch hier folgt die Ausbreitung der abgelösten Tumorzellverbände den anatomischen Gesetzen des *venösen Blutrückflusses,* was ein bestimmtes „Metastasierungsmuster" für die einzelnen Primärtumorlokalisationen ergibt (Tab. 1.**1**). Es darf nicht übersehen werden, daß auch eine zunächst lymphogene Metastasierung in eine hämatogene *übergehen* kann, nämlich dann, wenn Tumorzellen die regionären Lymphknoten ungehindert passiert haben und über die Verbindungen zwischen Lymph- und Blutgefäßsystem in den *Blutkreislauf* gelangen.
3. *Ausbreitung entlang seröser Häute,* d. h. durch Absiedelung und Fortbewegung von Tumorzellverbänden entlang der Deckepithelien von Körperhöhlen, wie z. B. maligner *Pleuraerguß* bei Lungen- oder Brustkrebs, maligner *Aszites* (Peritonealerguß) bei Tumoren des Magens oder der Ovarien.

Es ist auch nicht selten, daß sich diese verschiedenen Metastasierungswege bei ein und demselben Patienten überlagern (häufiges Beispiel: Mammakarzinom mit *gleichzeitig* festgestellten regionären Lymphknoten-, hämatogenen sowie Pleurametastasen). Der ganze komplexe Absiedelungsvorgang tritt noch häufiger *gestaffelt* in Erscheinung, indem z. B. nach der zunächst erfolgreichen Therapie des Primärtumors und seiner regionären Lymphknotenmetastasen später z. B. Lungen- oder Lebermetastasen in Erscheinung treten.

Abb. 1.**2** zeigt eine anatomische Darstellung der Lymphabflußverhältnisse im Kopf-Hals- und äußeren Brustbereich als Beispiel der weitverzweigten *Möglichkeiten einer lymphogenen Tumorausbreitung.* Alles wird kompliziert durch die Möglichkeit einer gleichzeitigen „hämatogenen" Tumorabsiedelung bestimmter Primärtumoren.

Übersicht über die bösartigen Tumoren des Menschen

Die bösartigen Tumorkrankheiten (Malignome, Neoplasien) des Menschen lassen sich auf verschiedene Arten gliedern:

- *grundsätzliche (anatomische) Untergruppen,* wie z. B. Karzinome, Sarkome usw. (s. unten);
- *histologische Typen,* wie z. B. Plattenepithel-, Adenokarzinome usw. (s. allgemeine Pathologieliteratur und spezielle Kapitel 12–20 dieses Buches);
- *verschiedene Klassifikations- und Stadieneinteilungs-Systeme,* wie z. B. das sog. „TNM"-System der UICC (Union Internationale Contre le Cancer) (s. Kap. 4 und Spezialkap. 12–20);

- *spezielle (immun)biologische Gesichtspunkte,* wie z. B. Wachstumsverhalten, immunologische Aspekte (s. Beitrag Fopp, Tumorbeeinflussung durch Immuntherapie, in Kap. 5);
- *therapeutische und/oder prognostische Aspekte,* wie z. B. „heilbar"; „unbeeinflußbar"; Tumoren, die für ein bestimmtes therapeutisches Vorgehen qualifizieren, usw.

Hier soll nur der erste Punkt, d. h. eine grundsätzliche Einteilung in die immer wieder in der Onkologie verwendeten großen Untergruppen, näher dargestellt werden. Die ca. *100 verschiedenen Tumorkrankheiten* und -unterformen des Menschen lassen sich grob gliedern in:

- *Karzinome* = bösartige Tumoren *epithelialer* Herkunft (Abkömmlinge von Zellen des äußeren und inneren fetalen Keimblatts), also der Haut bzw. der Schleimhäute und der Auskleidung unserer drüsigen Organe. *Beispiele:* Lungen-, Magen-, Brust-, Eierstock-, Gebärmutter-, Prostata-, Dickdarm- sowie Hautkarzinome usw.
- *Sarkome* = bösartige Tumoren *mesenchymaler* Herkunft (Abkömmlinge von Zellen des mittleren Keimblatts), also Tumoren des sog. Stütz- und Bindegewebes. *Beispiele:* vielfältige Formen von Osteo-(Knochen-) und Weichteilsarkomen (Fibro-, Lipo-, Leiomyosarkome = Tumoren des Binde-, Fett- bzw. glatten Muskelgewebes).
- *Hämatologische Neoplasien* = bösartige Tumorkrankheiten des *blutbildenden* Systems (Knochenmark) und des *lymphoplasmozellulären* Systems (Lymphknoten, Milz, Leber).
  a) *Leukämien:* verschiedene Formen, wachsen von Anfang an „diffus", d. h. im ganzen Knochenmark und evtl. anderen Organen verstreut (s. Kap. 18). Im Volksmund auch *„Blutkrebs"* genannt = unglücklicher Ausdruck.
  b) *Maligne Lymphome und multiples Myelom:* können lokalisiert, aber vielfach auch diffus verstreut beginnen (vgl. Kap. 17). *Beispiele:* Morbus Hodgkin (Lymphogranulomatose), Nicht-Hodgkin-Lymphome, Myelom. Im Volksmund auch „Lymphdrüsenkrebs" genannt, oft *verwechselt* mit Lymphknotenmetastasen anderer Primärtumoren.
- *Tumoren des Zentralnervensystems* = bösartige Tumoren, welche meist aus dem Bindegewebe des *Gehirns* (Gliazellen) und des *Rückenmarks* entstehen, selten Fernmetastasen verursachen, jedoch häufig die weichen Hirnhäute = Meningen befallen (Meningitis carcinomatosa). „Hirnkrebs" im Volksmund wird meist verwechselt mit *Hirnmetastasen* anderer Primärtumoren.
- *Spezielle Tumoren* = Gruppe schlecht in die obige Einteilung einzufügender bösartiger Tumoren, z. B.
  a) *Malignes Melanom:* ausgesprochen bösartig verlaufender Tumor Melaninpigment enthaltender Zellen der *Haut,* der Schleimhäute

sowie der *Aderhaut* (Augenhintergrund), mehrere prognostisch stark verschiedene Unterformen (s. Kap. 20).

b) *Mischtumoren:* unterschiedlich bösartig verlaufende Tumoren, welche sowohl *epitheliale* als auch *mesenchymale* Gewebsanteile enthalten. *Beispiele:* Mischgeschwülste in Gebärmutter, Speicheldrüsen.

Alle diese vielfältigen Unterformen menschlicher Tumoren können im Laufe ihrer Entwicklung nebst *lokalen Symptomen* (wie Abflußbehinderung eines Hohlorgans, Knoten in der Brust usw.) auch *allgemeine Symptome* verursachen, wie Schmerzen, Müdigkeit, Appetitverlust, Gewichtsabnahme, Stoffwechselkomplikationen usw. Wir sprechen daher, vor allem im symptomatischen (oft metastasierenden) Stadium, nicht mehr „vom Tumor" als einem lokalisierten Geschehen, sondern besser von einer *Tumorkrankheit.* Im Mittelpunkt unserer diagnostischen, therapeutischen und pflegerischen Hilfeleistung steht schließlich nicht die „Krebsform X", sondern der Patient, welcher an einer bestimmten Form eines bösartigen Tumors erkrankt ist.

Grundsätzliche Ziele der Tumorbehandlung

Es ist eine leidige Tatsache, daß heute erst *ein Teil* der Krebskrankheiten einer endgültigen Heilung zugeführt werden kann. Doch bestehen – bei möglichst frühzeitiger Diagnose und Fehlen anderweitiger Gesundheitsstörungen – für bestimmte Untergruppen von Patienten fast aller bösartiger Tumorerkrankungen kleinere oder größere Heilungschancen. Dies ist übrigens bei vielen anderen schweren (vor allem internistischen) Krankheiten ähnlich, wie z. B. Herz-Kreislauf-Krankheiten, Hypertonie, chronische Nieren- oder Leberinsuffizienz usw. Patienten mit bestimmten bösartigen Tumorkrankheiten (z. B. maligne Lymphome, Mammakarzinom, Schilddrüsenkarzinom) haben z. B. die wesentlich *kleinere Rückfallgefahr* ihres „Krebses" und auch die *bessere langfristige Überlebenschance* als gleichaltrige Kranke mit einem Herzinfarkt oder etwa einem Schlaganfall oder einer Leberzirrhose. Die *Überlebensqualität* eines möglicherweise „geheilten" Tumorpatienten ist oft auch wesentlich besser und unkomplizierter als diejenige eines ebenfalls noch lange überlebenden *Unfallkranken* mit andauernder körperlicher Behinderung und Berufswechselproblemen oder etwa eines jugendlichen *Diabetikers* (Insulinabhängigkeit, Diät, Infektanfälligkeit).

Es ist eine bedauernswerte Tatsache, daß viele Tumorkrankheiten letztlich unheilbar sind, d. h. während Monaten und Jahren nach ihrer Erstbehandlung immer noch die Möglichkeit eines Krankheitsrückfalls (Rezidiv) und damit auch eines vorzeitigen Todes beinhalten.

Aller ausgeklügelten Biostatistik zum Trotz läßt sich das *Einzelschicksal* eines bestimmten (Tumor-)Patienten nicht im Sinne eines „medizinischen Horoskops“ aus noch so sorgfältig und durch entsprechende Studien untermauerten Überlebenskurven oder aus Risikoprofilen seiner prognostisch ungünstigen Krankheitsfaktoren herauslesen. Diese *Ungewißheit* des weiteren Krankheitsverlaufs wird durch Patienten und Angehörige (und auch Betreuungspersonen) bei Krebspatienten ganz besonders stark empfunden, obwohl sie eigentlich allen Störungen unserer Gesundheit eigen ist (s. auch Kap. 8 und 9).

Grundsätzlich ist es Ziel unserer ärztlichen und pflegerischen Bemühungen, Tumorpatienten unter Würdigung des Lebensalters, der Diagnose, des Tumorstadiums und eventueller Begleitkrankheiten möglichst lange Befreiung von ihren Leiden zu verschaffen, d. h. eine sog. *Heilung* (= langfristiges Überleben, ohne Rückfall und späteren Tod an einer anderen Krankheit bzw. Ursache). Abb. 1.**3** versucht dies graphisch zu veranschaulichen: Das durch die Tumorkrankheit eingeschränkte Wohlbefinden des Patienten wird durch die Behandlung (Operation, Bestrahlung und/oder Chemotherapie, je nach Tumorart) wiederhergestellt. Der ehemals „Tumorkranke“ überlebt und *bleibt langfristig gesund.* Man spricht dann von sog. 5-, 10- oder gar 20-Jahres-Heilungen, wobei die „Heilungsdauer“ selbstverständlich in Beziehung gesetzt werden muß zum Lebensalter bei Diagnosestellung

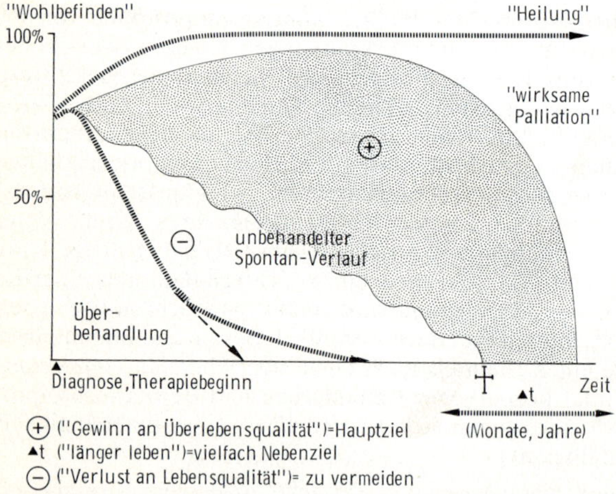

Abb. 1.**3** Graphische Darstellung der Möglichkeiten eines Behandlungserfolgs bzw. -mißerfolgs bei Tumorkrankheiten. Erläuterungen im Text (aus Senn, H.-J.: Führung und Betreuung des Krebskranken. Z. Allgemeinmed. 55 [1979] 284).

und Behandlungstermin: Für eine 70jährige Frau mit operiertem Mammakarzinom sind 5 Jahre Tumorfreiheit „mehr Heilung" als für eine 45jährige, welche nach 5–10 Jahren tumorfreier Phase dann doch einen Rückfall erleidet und aus einem aktiven Leben wegsterben muß.

Eine Mehrheit jetzt lebender Tumorpatienten kann nicht endgültig geheilt werden. Hingegen ist es in zunehmendem Maße möglich, ihre (meist fortgeschrittene) Tumorkrankheit durch die *Kombination geeigneter Behandlungsverfahren* wie Bestrahlungen, tumorhemmende Medikamente und unterstützende operative Maßnahmen während Monaten bis Jahren „in Schach zu halten" bzw. das weitere Tumorfortschreiten längerfristig zu vermeiden. Oft gelingt es auch, eine objektiv meßbare *Tumorrückbildung* und damit weitgehende *Beschwerdelinderung* zu erzielen. Man spricht in diesem Fall nicht von „Kurativtherapie" (= Heilung), sondern von *„Palliativtherapie"* (= Linderung, mit meist vorübergehender, für den betroffenen Patienten jedoch sozial oft sehr wertvoller Rückbildung seiner Krankheit).

Hauptziel dieser sinnreichen Krankheitspalliation ist gemäß Abb. 1.**3** nicht in erster Linie der Gewinn an Überlebens*zeit,* sondern vielmehr die Verbesserung der Überlebens*qualität,* d. h. im Klartext weniger Schmerzen, verbesserte Mobilisierung, Verhinderung oder zumindest Verzögerung unzeitiger Krankheitskomplikationen und eines chronischen, durch viele belastenden Symptome erschwerten „spontanen" Sterbens. Typisches Beispiel dieser oft langfristigen, erfolgreichen Palliativtherapie ist die medikamentöse (zytostatische und hormonale) Behandlung des *metastasierenden Mammakarzinoms* (s. auch Kap. 12).

Unter allen Umständen soll vermieden werden, daß der Patient durch den Einsatz unwirksamer oder unzweckmäßiger „Überbehandlung" von seiten seiner Therapie *mehr Nebenwirkungen erleidet als Antitumorwirkung,* sich seine Lebensqualität nach Abb. 1.**3** also verschlechtern würde. Die Indikation zur Tumorbehandlung und zu erwartende Vor- bzw. Nachteile müssen daher in aller ärztlichen Weisheit und unter Berücksichtigung aller fachlichen und menschlichen Belange abgewogen werden. Als Entscheidungshilfen sind oft die objektiv erarbeiteten Remissions- und Überlebensdaten aus sorgfältig durchgeführten *klinischen Studien* wertvoll: Sie schützen die Mehrheit der nachfolgend zu behandelnden Kranken mit derselben Fragestellung vor unter Umständen unnötigen, evtl. sogar gefährlichen Behandlungsschritten, welche oft aufgrund persönlicher Meinungen (statt Fakten) und aus Tradition durchgeführt werden.

Es ist in diesem Zusammenhang außerordentlich wichtig, daß sich auch das *Pflegepersonal,* welches gehäuft Tumorpatienten zu betreuen hat, mit den dargelegten Grundsätzen der modernen Tumortherapie auseinandersetzt. Nicht selten begegnet man unter Schwestern und

Pflegern einer offenen *Skepsis* bezüglich der Durchführung *kontrollierter klinischer Forschung* (Behandlungsstudien am Menschen). Nur allzu rasch wird von „Versuchskaninchen“ und „Ausnützung des Kranken in seiner Leidenssituation“ zwecks „Abreaktion wissenschaftlicher Prestigegelüste“ gesprochen. Solche Entgleisungen dürften die Ausnahme sein. Tatsache ist, daß die heutige Krebsbehandlung (insbesondere die internistische, d. h. medikamentöse) nicht das verfügbare Spektrum von Heilungs- und Palliativtherapiemöglichkeiten anzubieten hätte, wären diese jetzt vorhandenen Behandlungsschritte nicht in jahrelangen, von *großem ethischem Verantwortungsgefühl* getragenen Studien erarbeitet worden. An diesem Teilerfolg über verschiedene „unheilbare“ bzw. „unbeeinflußbare“ Tumorkrankheiten haben Hunderte von ärztlichen *Onkologen* und noch mehr *Onkologieschwestern* in aller Welt Anteil.

Die Komplexität der Behandlung von Tumorkrankheiten bringt es mit sich, daß der Hausarzt und die Spezialisten (sowie Schwestern) einzelner Fachrichtungen oft überfordert sind. Es hat sich deshalb in vielen Ländern eingebürgert, regionale *onkologische Zentren* oder *Arbeitskreise* im Rahmen größerer Kliniken zu schaffen, in welchen Fachärzte verschiedener Richtungen (Chirurgen, Radiotherapeuten, medizinische Onkologen, Pathologen usw.) *gemeinsame Behandlungspläne* für bestimmte Tumorkrankheiten aufstellen und diese auch in enger Absprache gemeinsam kontrollieren. Diese Tumorzentren und Arbeitskreise arbeiten wiederum eng zusammen mit allen anderen Instanzen, welche vor allem im ambulanten Sektor für die Betreuung des Patienten verantwortlich sind, insbesondere der zuständige niedergelassene *Hausarzt* oder *Facharzt,* die *Gemeindeschwester,* die *Sozialarbeiterin,* der *Seelsorger* usw. (s. auch Kap. 7 und 10).

In einigen Ländern bestehen auch koordinierte *nationale Arbeitsgruppen* (wie z. B. die „Schweizerische Arbeitsgruppe für Klinische Krebsforschung“ = SAKK oder die „Arbeitsgemeinschaft für Internistische Onkologie“ = AIO in der Bundesrepublik Deutschland). In diesen haben sich die verschiedenen Tumorzentren und onkologischen Arbeitskreise zusammengeschlossen und ihre wichtige Forschungsarbeit koordiniert. Damit wird vermieden, daß wesentliche Forschungsergebnisse verheimlicht werden und unnötige Doppelspurigkeiten mit erhöhtem Geldbedarf für die klinische Krebsforschung entstehen. Im Rahmen solcher Onkologiestudiengruppen haben sich in den letzten Jahren in zunehmender Weise auch *onkologisch interessierte Schwesterngruppen* gebildet, welche sich in parallel zu den fachärztlichen Bemühungen um die Förderung einer optimaleren Pflege von Tumorkranken verdient gemacht haben, wie z. B. die „Oncology Nursing Society“ in den USA, Europäische Onkologiepflege Vereinigung (EONS), oder die „Interessengruppe Schweizerischer Onkologieschwestern“ usw. (s. auch Kap. 7). *Zusammenfassend* läßt sich die Entwicklung der Onkologie in den letzten 20–30 Jahren wie folgt charakterisieren (nach Martz):

- *„Gestern:“* mangelhafte, oft überstürzte *Diagnostik* und daher oft unkontrollierte, auf Meinungen und unbewiesenen Traditionen „basierende“ *Therapie.* Folge: prognostisches „Treten am Ort“. *Isolation* des oft schlecht oder falsch über sein Leiden informierten Tumorkranken in psychologischer Hinsicht.
- *„Heute“:* stark *verfeinerte Diagnostik* (Nuklearmedizin, Endoskopie, Biopsien). Wegen realistischerer diagnostischer Bilanz („Staging“) auch *zweckmäßigere Therapiemaßnahmen.* Folge: aufgrund der Ergebnisse kontrollierter klinischer Studien *prognostische Fortschritte* bei verschiedenen Tumorleiden. Deutlich *verbessertes psychologisches Verständnis* des Krebskranken.
- *„Morgen“:* Vertiefung der molekularbiologischen Erkenntnisse der *Tumorentstehung.* Folge: vermehrte Vorbeugungsmöglichkeiten *(Prävention)* und bessere, *kausalere Therapiemöglichkeiten.* Prognoseverbesserung bei weiteren Krebskrankheiten durch engere sinnreichere *interdisziplinäre Zusammenarbeit* (adjuvante Therapie).

Literatur

Dold, U., H. Sack: Praktische Tumortherapie, 3. Aufl. Thieme, Stuttgart 1985.

Martz, G.: Besonderheiten und Stellung der internistischen Tumortherapie innerhalb der Krebsbehandlung. In Brunner, K. W., G. A. Nagel: Internistische Krebstherapie, 2. Aufl. Springer, Berlin 1979 (S. 3–15).

Senn, H.-J.: Indikationen, Erfolgsaussichten und praktische Durchführung der internistischen Krebstherapie. In Brunner, K. W., G. A. Nagel: Internistische Krebstherapie, 3. Aufl. Springer, Berlin 1985 (S. 92–117).

Senn, H.-J., P. Drings, A. Glaus, W. F. Jungi, R. Sauer, P. Schlag: Checkliste Onkologie, 3. Aufl. Thieme, Stuttgart 1992.

2. Epidemiologie und Ätiologie maligner Tumoren

F. Gloor, F. van der Linde, M. Fopp und M. Fey

Größenordnung des Krebsproblems

Die meisten Daten, die uns zur Statistik über Krebserkrankungen zur Verfügung stehen, stammen aus der amtlichen Todesursachenstatistik, betreffen also die *Krebssterblichkeit* (Mortalität). Daneben existieren in mehreren Ländern meist regional begrenzte Krebsregister, welche jede Neuerkrankung registrieren und somit Angaben über die echte *Krebshäufigkeit* (Inzidenz) liefern können.

Bösartige Neubildungen sind heute in den westlichen Industrieländern nach den Herz- und Kreislaufkrankheiten die zweithäufigste Todesursache. Etwa 27% der Menschen sterben an Krebs. Die scheinbare Zunahme der Krebssterblichkeit in diesem Jahrhundert läßt sich weitgehend durch zwei Umstände erklären: Erstens sind früher wichtige Todesursachen wie z. B. die Tuberkulose stark zurückgegangen; Krebskrankheiten haben dadurch *relativ* an Bedeutung gewonnen. Zweitens hat die durchschnittliche Lebenserwartung laufend zugenommen, wodurch mehr Menschen das mit einer größeren Krebswahrscheinlichkeit verbundene höhere Alter erreichen.

Betrachtet man die Summe aller Krebsarten, sind sowohl Krebsinzidenz wie -mortalität bei Männern etwas höher als bei Frauen. Die Verteilung auf die einzelnen Organe ist allerdings unterschiedlich, wie aus der Abb. 2.**1** hervorgeht. Beim Mann steht der Lungenkrebs an erster Stelle der Krebstodesursachen, bei der Frau der Brustkrebs. Die Häufigkeit der meisten Krebsarten ist in den letzten Jahrzehnten etwa gleich geblieben. Lediglich der Lungenkrebs hat im Laufe dieses Jahrhunderts bei Männern stark zugenommen. In neuester Zeit beobachtet man zudem ein deutliches Ansteigen der Lungenkrebshäufigkeit auch bei Frauen, was fast ganz auf das Rauchen zurückgeführt werden kann. Auch der Hautkrebs zeigt – allerdings weit weniger ausgeprägt als der Lungenkrebs – eine steigende Tendenz. Deutlich rückläufig sind aus noch ungeklärten Gründen Inzidenz und Mortalität des Magenkrebses sowie die Mortalität der Uteruskarzinome.

Die in Abb. 2.**1** dargestellte Verteilung der Krebsarten gilt für westliche industrialisierte Länder. In Entwicklungsländern finden sich ganz andere Verteilungsmuster, was weitgehend mit den grundsätzlich anderen Lebensbedingungen erklärt wird.

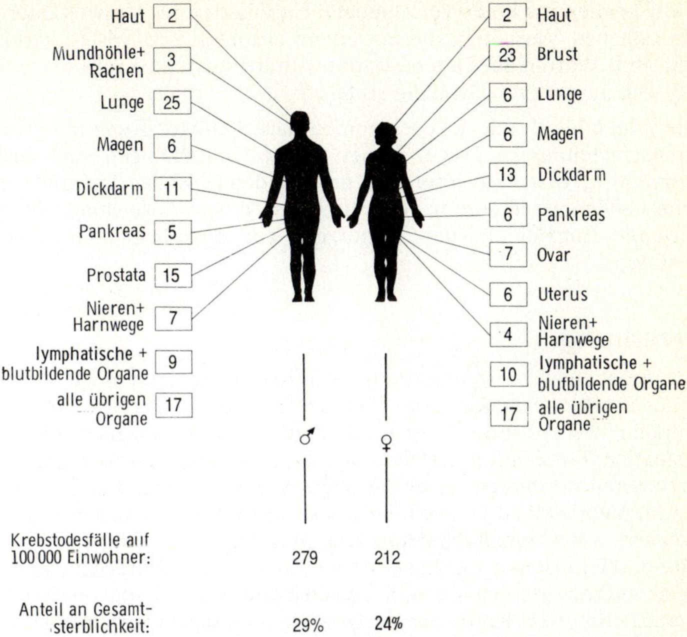

Abb. 2.1 Prozentuale Verteilung der Krebstodesfälle bei Mann und Frau in der Schweiz 1988/89 (berechnet nach Angaben des Bundesamtes für Statistik, Bern).

Das Krebsrisiko steigt mit *zunehmendem Alter* an. Dies scheint nicht eine Folge des Alterns an sich zu sein, sondern erklärt sich durch die mit der zunehmenden Anzahl an Lebensjahren steigende Wahrscheinlichkeit eines Kontaktes mit krebserzeugenden oder -fördernden Einflüssen verschiedenster Art. Je nach Krebslokalisation kann dieser Anstieg schon früh beginnen (Zervix-, Ovarialkarzinom) oder sich erst nach dem 50. Lebensjahr bemerkbar machen (Prostatakarzinom). Eine Ausnahme bilden die ersten 5 Lebensjahre, in denen vor allem Tumoren des Zentralnervensystems sowie Leukämien eine gewisse Häufung von Krebsfällen verursachen.

Krebsursachen

Die auf breiter Basis geführte Diskussion um krebserzeugende Einwirkungen unserer Umwelt steht in einem auffallenden Gegensatz zum immer noch eher spärlichen gesicherten Wissen auf diesem Gebiet.

Zwar kennen wir heute verschiedene Einflüsse in der Umwelt oder im persönlichen Verhalten, die mit einem erhöhten Krebsrisiko verbunden sind. Warum aber ein bestimmtes Individuum an Krebs erkrankt, läßt sich nur selten vollständig erklären.

Die folgenden Teilursachen kommen nach heutiger Kenntnis für die Krebsentstehung in Frage. Einige dieser Einwirkungen sind direkt *karzinogen,* d.h., sie lösen die entscheidende Zellveränderung zur Tumorzelle aus; andere werden als *kokarzinogen* bezeichnet, sie fördern die Entwicklung der Tumorzelle zur eigentlichen Geschwulst (s. unten).

Vererbung

Die Frage nach der Vererbung von Krebs läßt sich nicht einfach bejahen oder verneinen. Die Beobachtung, daß z.B. Bevölkerungsgruppen, die aus ihrer Heimat auswandern, in der eigenen oder der folgenden Generation an den für das Gastland charakteristischen Krebsarten erkranken, zeigt die begrenzte Bedeutung von Erbfaktoren im Vergleich zu Umwelteinflüssen. Mit wenigen Ausnahmen von seltenen, vererbten Krebsarten scheint weniger der Krebs selbst als eher die Bereitschaft, auf karzinogene Einflüsse anzusprechen, vererbt zu sein. Diese Beobachtung ist sehr wichtig; sie bedeutet, daß durch Ausschaltung von Karzinogenen gewisse Krebsarten verhütet werden können, auch wenn an sich eine Veranlagung zur Tumorbildung besteht.

Umwelteinflüsse

Strahlen

Die krebserzeugende Wirkung *ionisierender Strahlen* ist heute bewiesen. Sie konnte vor allem an den Überlebenden der Atombombenexplosionen des Jahres 1945 in Japan beobachtet werden. Als stark erhöht erwies sich in erster Linie das Leukämierisiko, aber auch andere Krebsarten (vor allem Schilddrüsen-, Lungen- und Brustkrebs) traten gehäuft auf. Die krebserzeugende Wirkung von Röntgenstrahlen wurde bei den Radiologen der Anfangszeit der Röntgendiagnostik entdeckt, die sich noch nicht schützten und später häufig an Krebs erkrankten. Auch ein früher beliebtes Röntgenkontrastmittel (Thorotrast) mußte wegen seiner krebserzeugenden Strahlung aus dem Verkehr gezogen werden. Diese und andere Erfahrungen haben dazu geführt, daß heute im medizinischen Bereich eine stärkere Zurückhaltung bei Diagnostik und Therapie mit Strahlen geübt wird (s. Beitrag Sauer, Tumorbestrahlung, Kap. 5).

Die *ultravioletten Strahlen* des Sonnenlichtes fördern die Entstehung der bösartigen Pigmentgeschwülste der Haut (Melanome). Die vermehrte Tendenz, sich die Haut intensiv bräunen zu lassen, hat zu einer Zunahme dieser bösartigen Hauttumoren geführt.

Chemische Karzinogene

Eine große Zahl chemischer Verbindungen hat karzinogene oder kokarzinogene Wirkung. Sie sind in erster Linie durch die *Arbeitsmedizin* bekanntgeworden, indem bei bestimmten Berufsgruppen gehäuft Krebserkrankungen beobachtet wurden (Blasenkrebs in der Farbstoffindustrie durch aromatische Amine, Pleura- und Lungentumoren bei Asbestarbeitern, Leberkrebs durch Vinylchloridexposition usw.). Für die einzelnen betroffenen Betriebe sind diese Zusammenhänge im Sinne der Notwendigkeit prophylaktischer Maßnahmen von größter Wichtigkeit. Auf die Gesamtbevölkerung bezogen ist aber die Bedeutung der Berufskrebse zahlenmäßig gering.

Die Rolle der *Luftverschmutzung* in der chemischen Karzinogenese kann nicht von der Hand gewiesen werden, wird aber im allgemeinen überschätzt. Nach wissenschaftlichen Modellrechnungen können beispielsweise unter städtischen Verhältnissen höchstens 10% der Lungenkrebsfälle auf die karzinogene Wirkung der Luftschadstoffe zurückgeführt werden, 90% sind durch das Rauchen bedingt. Auch das Krebsrisiko durch freiwillige und unfreiwillige *Nahrungsmittelzusätze* wie Farbstoffe, Konservierungsmittel oder Rückstände von Insektenvertilgungsmitteln ist weit weniger hoch, als oft angenommen wird. Der seit Jahrzehnten anhaltende Rückgang der bösartigen Neubildungen von Speiseröhre und Magen sowie weitere Anhaltspunkte sprechen dafür, daß gegenwärtig auf diesem Weg – eine strikte staatliche Lebensmittelkontrolle vorausgesetzt – keine große Gefahr droht.

Auch in der Medizin haben sich einige Arzneimittel nachträglich als karzinogen erwiesen. So ist in letzter Zeit entdeckt worden, daß die langdauernde Einnahme von phenazetinhaltigen Schmerzmitteln Nierenbecken- und Harnblasentumoren erzeugen kann. Auch gewisse in der Krebstherapie angewandte Medikamente können längerfristig Krebs erzeugen, was ein sorgfältiges Abwägen von Therapierisiko und -erfolg erfordert.

Die Schwierigkeiten in der Beurteilung der Karzinogenität neuer chemischer Verbindungen bestehen vor allem in der sehr *langen Latenzzeit,* die bis zu eventuellen Krebsmanifestationen verstreicht (oft 20 Jahre und mehr).

Lebensgewohnheiten

Ernährungsweise

Neben der bereits erwähnten Möglichkeit der Krebsentstehung durch fertige Karzinogene in der Nahrung scheint in erster Linie die *allgemeine Ernährungsweise* eine Rolle zu spielen. Der durchschnittlich zu hohe Fettgehalt der Nahrung in den meisten industrialisierten Ländern wird mit der hohen Erkrankungshäufigkeit an Tumoren des Dickdarms, aber auch der Brust und der Prostata in Verbindung gebracht, wobei aber über die ursächlichen Mechanismen Unklarheit besteht. Auch dem Mangel an Rohfaserprodukten in der westlichen Nahrung wird eine ungünstige Wirkung im Hinblick auf die Entstehung von Dickdarmkrebs zugeschrieben. Auf der anderen Seite scheinen gewisse Vitamine und Spurenelemente unter bestimmten Voraussetzungen eine schützende Wirkung auszuüben. Vor allem die Rolle der Vitamine A und C sowie des Selens bildet z. Z. Gegenstand vieler Forschungsarbeiten. Die Kenntnisse über diese Zusammenhänge sind aber noch zu lückenhaft, um spezifische Empfehlungen im Sinne einer vor Krebs schützenden Diät aufzustellen. Eine abwechslungsreiche, vitamin- und ballaststoffreiche Nahrung mit einem nicht zu hohen Fettanteil ist allgemein im Hinblick auf die Förderung und Erhaltung der Gesundheit empfehlenswert und könnte, falls sich die Hypothesen bestätigen, auch einen günstigen Einfluß auf das Krebsrisiko haben (s. Kap. 10).

Rauchen

Das Rauchen, vor allem das Inhalieren von Zigarettenrauch, ist die mit Abstand wichtigste heute bekannte Krebsursache. Wie Tab. 2.1

Tabelle 2.1 Relatives Krebsrisiko des Zigarettenrauchers, verglichen mit dem des Nichtrauchers (Risiko des Nichtrauchers = 1,0) (aus Hammond, E. C.: Nat. Cancer Inst. Monogr. 19 [1966] 127)

Lokalisation	Alter	
	45–64	65–79
alle Organe	2,1	1,8
Mundhöhle	9,9	2,9
Ösophagus	4,2	1,7
Magen	1,4	1,3
Pankreas	2,7	2,2
Kolon, Rektum	1,0	1,2
Kehlkopf	6,1	9,0
Lunge	7,8	11,6
Blase	2,8	3,0

zeigt, beschränkt sich das erhöhte Krebsrisiko des Rauchers keineswegs auf die Lunge, sondern betrifft viele andere Organe, die mit dem Rauch oder seinen Abbauprodukten in Kontakt kommen. Nach zuverlässiger Schätzung könnte die Krebssterblichkeit insgesamt um etwa 25%, bei Lungenkrebs um 80–90% gesenkt werden, wenn nicht geraucht würde. Neuere Untersuchungen sprechen dafür, daß Nichtraucher in rauchhaltiger Umgebung ebenfalls gefährdet sind.

Die Kombination von Tabak- und Alkoholmißbrauch führt außerdem zu einem deutlich erhöhten Risiko für Mundhöhlen- und Speiseröhrenkrebs.

Faktoren im Zusammenhang mit Sexualität und Schwangerschaft

Gewisse Angaben aus der Geschlechts- und Geburtenanamnese können bis zu einem gewissen Grad Hinweise auf ein erhöhtes bzw. vermindertes Krebsrisiko bei hormonell abhängigen Tumoren geben (z. B. beim Mammakarzinom das Alter bei Menarche und Menopause sowie das Alter bei der ersten Geburt). Wahrscheinlich spielen die mit diesen Ereignissen verbundenen Umstellungen im Hormonhaushalt der Frau eine ursächliche Rolle, die aber im einzelnen noch zu wenig erforscht sind. Näheres siehe unten.

Viren

Aus Tierexperimenten wissen wir, daß gewisse Tumoren durch Viren erzeugt werden können (Hühnerleukämie, Mammakarzinom bei der Maus, Nierenkrebs beim Frosch).

Den Viren kommt wahrscheinlich auch in der Genese menschlicher Tumoren eine größere Bedeutung zu, als bisher angenommen wurde. So sind Zusammenhänge zwischen dem Hepatitis-B-Virus und dem primären Leberkrebs aufgezeigt worden. Es scheinen auch Zusammenhänge zwischen den menschlichen Papillomaviren und dem Gebärmutterhalskrebs zu bestehen. Die Immunschwächekrankheit Aids führt zum gehäuften Auftreten von Tumoren. Die Abwehrschwäche scheint dabei für die Tumorgenese wichtiger zu sein als eine direkte Einwirkung des Virus. Bekannt ist der Zusammenhang zwischen dem Epstein-Barr-Virus und einem vorwiegend in Afrika vorkommenden Lymphknotenkrebs (Burkitt-Lymphom). Auf die immunologischen Aspekte der (Ko-)Virusgenese wird im Beitrag Fopp, Tumorbeeinflussung durch Immuntherapie, Kap. 5, hingewiesen. An dieser Stelle sei auch darauf hingewiesen, daß Krebserkrankungen in keiner Weise ansteckend sind.

Umwandlung normaler Zellen in Krebszellen und ihre Folgen

Im vorhergehenden Abschnitt haben wir die bisher bekannten Krebsursachen besprochen. Damit ist jedoch noch nicht erklärt, was in den Körperzellen selbst passiert, wenn diese Faktoren auf sie einwirken und sie zu Krebszellen umwandeln. Die Krebsforscher haben diese Vorgänge an den Zellen eingehend studiert. Unsere Kenntnisse sind aber immer noch sehr lückenhaft. Die Krebszelle unterscheidet sich von der Körperzelle in der Beschaffenheit des Zellkerns, speziell der genetischen Substanz, in den Eigenschaften der Zellmembran, im Stoffwechsel und in ihren antigenen Eigenschaften. Aus der experimentellen Forschung wissen wir, daß sich die Umwandlung einer Körperzelle in eine Krebszelle nicht plötzlich innerhalb einer Zellgeneration abspielt, sondern daß die Körperzelle unter der Einwirkung krebserzeugender Substanzen ihre Eigenschaften langsam ändert.

Man stellt sich heute vor, daß die meisten malignen Tumoren durch die unkontrollierte Wucherung einer Einzelzelle und ihrer Nachkommen zustande kommen und daß sie sich den Kontrollmechanismen des Körpers entzogen haben. Tumoren sind somit definitionsgemäß Klone, in denen oft alle beteiligten Zellen dieselben genetischen Abnormitäten zeigen. Diese erworbenen Veränderungen des Erbguts der Zellen (der Chromosomen), die in normalen Zellen des Körpers fehlen, sog. somatische Mutationen, spielen bei der Krebsentstehung wahrscheinlich eine wichtige Rolle. Viele von ihnen sind mit großer Wahrscheinlichkeit nicht etwa Folge, sondern Ursache der bösartigen Entgleisung einer Zelle zur Krebszelle oder verantwortlich für die Weiterentwicklung eines bereits etablierten malignen Tumors. Diese geänderten Eigenschaften werden bei der Zellteilung auf die Tochterzelle übertragen, und schließlich resultiert daraus eine Krebszelle. Man hat errechnet, daß diese Umwandlungsphase, die sog. Induktionsphase, etwa 15–30 Jahre dauert.

Die neugebildete Krebszelle beginnt allerdings nicht sofort unkontrolliert in die Gewebe des Körpers einzuwachsen. Während einer wechselnd langen Zeit bleibt sie am Ort ihrer Entstehung liegen. Wir sprechen dann von der sog. *In-situ-Phase* des Krebses, was etwa mit „örtlich beschränktem Krebs“ übersetzt werden kann. Diese In-situ-Phase dauert beim Menschen, wie wir vor allem von Beobachtungen beim Gebärmutterhalskrebs der Frau wissen, etwa 5–10 Jahre. Erst dann beginnen die Krebszellen, oft unter Einwirkung zusätzlicher Faktoren wie Hormonwirkungen oder geschwächter Abwehrkräfte, unkontrolliert ins Gewebe einzuwachsen, also zum klinisch manifesten Krebs zu werden. Wir sprechen dann von der *Manifestationsphase* des Krebses. Mit Einbruch der Krebszellen in die Lymph- und Blutgefäße kommt es im letzten Stadium zur generellen Ausbreitung in alle Körperorgane, zur sog. *Disseminationsphase.* Während einzelne Krebsarten, wie der Brustkrebs und der kleinzellartige Lungenkrebs, schon frühzeitig in diese Disseminationsphase eintreten, bleiben andere Krebsarten lange Zeit auf den Ort ihrer Entstehung beschränkt, wie z. B. der Gebärmutterhalskrebs oder der Dickdarmkrebs.

Da die Krebsursachen, z. B. der Tabakrauch oder die mit der Nahrung aufgenommenen chemischen Karzinogene, auf zahlreiche Körperzellen in den Schleimhäuten des Bronchialbaumes oder des Magen-Darm-Kanals einwirken, ist es verständlich, daß der Krebs häufig gleichzeitig an verschiedenen Stellen im gleichen Organ entsteht. Wir sprechen dann von der „multizentrischen Entstehung“. Diese Tatsache ist für die Krebsbehandlung wichtig.

Präkanzerosen: Am günstigsten sind die Behandlungsaussichten, wenn wir den Krebs in der „In-situ-Phase“ erfassen, in einem Moment also, in dem die Krebszellen bereits vorhanden sind, aber noch nicht in die Gewebe eindringen und sie zerstören. Diese Frühstadien des Krebses sind heute in zahlreichen Organen bekannt. Sie lassen sich nur durch die mikroskopische Untersuchung von Gewebsproben diagnostizieren. Klinisch verursachen sie keine oder wenig Symptome. Sie werden in der Regel als *„Präkanzerosen“* bezeichnet. Präkanzerose heißt wörtlich übersetzt „Vorkrebs“. Im Einzelfall können wir bei der mikroskopischen Untersuchung nicht sicher entscheiden, ob bereits voll entwikkelte Krebszellen oder Körperzellen in Umwandlung zu Krebszellen vorliegen, ob es sich also um Vor- oder Frühstadien des Krebses handelt. Wir sprechen dann von einer echten Präkanzerose, wenn wir wissen, daß sich die Veränderung bei etwa 20–30% der Träger im Laufe der Zeit in ein manifestes Karzinom umwandeln wird. Wie lange es dauert, bis sich eine Präkanzerose in ein Karzinom umwandelt, können wir den einzelnen Patienten nie sagen. Wir wissen nur, daß dieser Vorgang im Durchschnitt mehrere Jahre dauert. Neben den echten Präkanzerosen, bei denen die Umwandlung in einen Krebs häufig ist, gibt es noch sog. fakultative Präkanzerosen, d. h. Zustände, von denen wir wissen, daß sie häufiger mit Krebs einhergehen als zu erwarten wäre. Dazu gehören z. B. die schwere fibrozystische Mastopathie der Frau oder die Polypen im Dickdarm.

Das Krebsrisiko ist bei den fakultativen Präkanzerosen zwar erhöht, aber nicht so hoch, daß sich größere therapeutische Eingriffe rechtfertigen. Oft genügt eine regelmäßige Befundkontrolle.

Neben Umweltfaktoren wird der familiären Belastung mit Krebskrankheiten immer mehr Gewicht zugemessen. Es lohnt sich, bei jedem Krebspatienten eine genaue Familienanamnese aufzunehmen, um einerseits bereits erkrankte Personen zu identifizieren und andererseits (vielleicht noch wichtiger) gesunde Personen mit einem gewissen Krebsrisiko zu erfassen. Beispiele sind die familiäre Häufung von Mammakarzinomen oder von Kolonkarzinomen. Daneben gibt es seltene Krebsformen, die eigentliche Erbkrankheiten darstellen, so z.B. ein seltener Tumor der Augen, das Retinoblastom, das im Kindesalter auftreten kann.

Onkogene und Tumorsuppressionsgene

Fortschritte auf dem Gebiet der Molekulargenetik führten in den letzten Jahren zur Entdeckung der Onkogene. Wir wissen heute noch nicht, welche praktische Bedeutung dieser Entdeckung zukommen wird, doch hat sie bereits jetzt unser Verständnis der Tumorbiologie auf molekularer Ebene wesentlich bereichert.

Die *Chromosomen* im Zellkern sind die Träger der Erbanlagen. Sie enthalten Gene, welche über jede Struktur und Funktion einer Zelle bestimmen. Diese *Gene* bestehen ihrerseits aus *Nukleinsäuresequenzen* in der DNA des Zellkerns, den „Worten" des genetischen Kodes. Durch koordinierte Aktivierung bestimmter Genabschnitte kommt es zu einer sinnvollen „Satzaussage", zu einer funktionellen oder strukturellen Leistung einer Zelle. Beispiele hierfür sind die Albuminsynthese durch Leberzellen oder die Expression eines Adhärenzmoleküls, welches einem Granulozyten den Durchtritt durch eine Gefäßwand ins Gewebe ermöglicht.

F. P. Rous entdeckte 1911, daß Hühnersarkome experimentell durch zellfreie Tumorextrakte übertragbar sind. Das später nach ihm benannte Rous-Sarkom-Virus (RSV) enthält die genetische Information zur Umwandlung einer gutartigen Bindegewebezelle in eine Sarkomzelle (maligne Transformation). Das RSV gehört zu einer Gruppe von Viren, welche wegen ihrer Fähigkeit zur malignen Transformation (*Onkos* = Geschwulst) und weil sie chemisch aus Ribonukleinsäuren *(RNA)* bestehen, *Onkornaviren* genannt werden. Das RSV besteht aus vier Genen. Das virale Gen, welches für die maligne Transformation verantwortlich ist, wird *virales Onkogen (v-Onc)* genannt. Das Genprodukt ist ein Eiweißmolekül, das Transformationsprotein.

Überraschenderweise fand nun Weinberg 1980, daß *jede Zelle* unseres Körpers in ihrer Erbsubstanz (Genom) Genabschnitte enthält, welche genau die gleichen Nukleinsäuresequenzen aufweisen wie die viralen Onkogene. In Analogie zu den viralen Onkogenen nennt man sie *zelluläre Onkogene (c-Onc)*. Es stellt sich nun die Frage, welche Funktion diesen zellulären Onkogenen normalerweise zukommt. Diese Frage ist noch nicht vollumfänglich beantwortet, doch deuten alle bisherigen Befunde darauf hin, daß es sich um Gene handelt, welche für die Produktion von *Zellwachstums- und Differenzierungsfaktoren* oder deren Rezeptoren verantwortlich sind. In der „Ruhephase" einer Zelle schlummern diese Gene und werden nur dann aktiviert, wenn die Zelle in eine Proliferations- oder Differenzierungsphase eintritt. Der Aktivierungsschritt unterliegt einer feinen regulativen Kontrolle. Inaktive zelluläre Onkogene *(Protoonkogene)* können durch verschiedene Aktivierungsmechanismen aktiviert werden. Unabhängig von der Ursache einer malignen Transformation (ionisierende Strahlen; chemische Karzinogene) kann es bei der Entartung zu Chromosomenbrüchen, Auswechslungen einzelner Genabschnitte auf verschiedenen Chromosomen oder zu strukturellen Veränderungen eines umschriebenen Genabschnittes kommen. Man spricht von *chromosomalen Deletionen, Translokationen und Mutationen.* Durch diese Veränderungen können nun inaktive Protoonkogene in die Nachbarschaft aktiver Genabschnitte gelangen und so *zu ständiger Aktivität gezwungen* werden. Das Onkogen bleibt angeschaltet; man spricht von *konstitutiver Genexpression* und versteht darunter eine Genaktivierung, welche unabänderlich festgelegt, also den physiologischen Regulationsmechanismen entzogen ist.

Die Entdeckung der Onkogene und der von ihnen gesteuerten Eiweißmoleküle hat uns also einen Einblick in die Regulationsmechanismen der Zellvermehrung und -differenzierung ermöglicht, welche uns vielleicht einen Schlüssel zum Verständnis unkontrollierten Wachstums und gestörter Zelldifferenzierung liefern wird. Viele Fragen bleiben offen. Es gilt als gesichert, daß die ausschließliche Aktivierung eines Onkogens noch nicht zur Entstehung eines malignen Tumors ausreicht. Wir wissen nicht, weshalb in einzelnen menschlichen Tumoren (derselben Tumorart) Onkogene aktiviert sind, in anderen jedoch nicht. Wir wissen aber, daß Onkogene bei einzelnen Tumoren eine entscheidende Rolle in der *Aufrechterhaltung der malignen Eigenschaften* der Tumorzellen spielen. Beispiele dazu sind das *c-abl* (zelluläres Onkogen, das dem Abelson-Leukämievirus entspricht) bei der chronisch myeloischen Leukämie (CML) und das *c-myc* bei malignen lymphoproliferativen Erkrankungen (Non-Hodgkin-Lymphomen). Ihre klinische Bedeutung als *biologische Tumormarker* ist noch ungewiß.

In neuerer Zeit hat die molekularbiologische Forschung eine weitere wichtige Gruppe von Genen entdeckt, deren normale Funktion wahrscheinlich darin besteht, die Entstehung von Tumoren oder ungehemmtes Wachstumsverhalten einer Zelle zu verhindern (Tumorsuppressionsgene oder „Anti-Onkogene").

Spezielle Epidemiologie einiger Krebsarten

Die Epidemiologie als Lehre der Verteilung und Ursachen von Krankheiten in einer Bevölkerung zeigt, daß sich die Krebskrankheit, wenn sie einmal manifest geworden ist, je nach befallenem Organ ganz anders verhält, und zwar sowohl in bezug auf Häufigkeit, Alters- und Geschlechtsverteilung, Früherfassungsmöglichkeiten als auch auf die Überlebenschancen. Die Unterschiede sind z. T. so groß, daß wir in der Praxis nicht von „Krebs" sprechen sollten, sondern von Lungenkrebs, Magenkrebs, Brustkrebs, Leukämie usw.

Im folgenden sind die wichtigsten epidemiologischen Daten von sechs bedeutenden Krebsarten stichwortartig zusammengefaßt. Für weitergehende Angaben muß auf die Spezialliteratur verwiesen werden.

Bronchuskarzinom (Lungenkarzinom)

Inzidenz*: ♂ 81, ♀ 15 pro 100 000 Einwohner
Mortalität: ♂ 70, ♀ 13 pro 100 000 Einwohner

Abb. 2.**2** zeigt die wesentlichsten epidemiologischen Besonderheiten des Bronchuskarzinoms:

- Deutlicher Anstieg der Lungenkrebshäufigkeit mit steigendem Zigarettenkonsum.
- Latenzzeit von ca. 20 Jahren zwischen Exposition und Krebsmanifestation.
- Das heute noch seltenere Vorkommen des Lungenkrebses bei der Frau läßt sich weitgehend damit erklären, daß die Frauen später mit dem Rauchen angefangen haben.

85–90% der Bronchuskarzinomfälle sind durch das Rauchen verursacht. Es gibt keinen gefahrlosen Tabakkonsum; die Krebsgefährdung steigt mit zunehmender Anzahl gerauchter Tabakprodukte (vor allem Zigaretten) stetig an. Das Lungenkrebsrisiko ehemaliger Raucher vermindert sich kontinuierlich und nähert sich nach etwa 10 Jahren demjenigen der Nieraucher. Neuere Untersuchungen zeigen übereinstimmend, daß auch das regelmäßige Einatmen von rauchhaltiger Luft durch Nichtraucher mit einem erhöhten Lungenkrebsrisiko verbunden ist, wenn auch in geringerem Ausmaß als bei aktivem Rauchen.

* Mortalität gemäß schweizerischer Todesursachenstatistik des Jahres 1984, Inzidenz geschätzt aufgrund von Krebsregisterdaten.

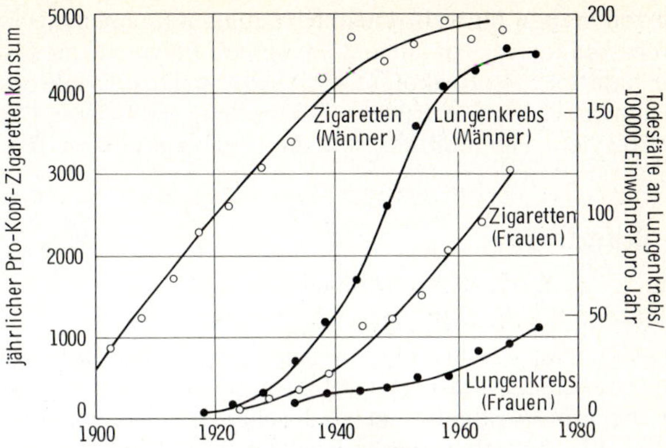

Abb. 2.**2** Vergleich von Zigarettenkonsum und Lungenkrebssterblichkeit bei Männern und Frauen (England und Wales) (aus Cairns, J.: Sci. Amer. 233 [1975] 64).

Mammakarzinom

Inzidenz: ♂ 1,0, ♀ 94 pro 100 000 Einwohner
Mortalität: ♂ 0,4, ♀ 48 pro 100 000 Einwohner

Der Brustkrebs ist der häufigste Krebs der Frau (22% der weiblichen Krebssterblichkeit) und kommt selten auch beim Mann vor. Trotz intensiver Bemühungen in Früherfassung und Therapie hat sich die Brustkrebssterblichkeit in den letzten Jahrzehnten kaum verändert. Die Ursachen des Mammakarzinoms sind nicht bekannt; wir kennen aber eine Reihe von sog. *Risikofaktoren,* bei deren Vorhandensein die Erkrankungswahrscheinlichkeit steigt. Auf ein erhöhtes Risiko weisen u. a. hin: Brustkrebs in der Familie, Kinderlosigkeit, hohes Alter bei der ersten Geburt, gewisse Formen der zystischen Mastopathie sowie frühe Erkrankung an bösartigen Neubildungen von Dickdarm, Brust, Uterus oder Ovar. Mit einem verminderten Risiko verbunden sind vor allem frühes Alter bei der ersten Geburt, frühe Menopause (natürlich oder künstlich) sowie eine negative Familienanamnese.

Dickdarmkrebs (Kolon- und Rektumkarzinom)

Inzidenz: ♂ 54, ♀ 36 pro 100 000 Einwohner
Mortalität: ♂ 31, ♀ 27 pro 100 000 Einwohner

Im Gegensatz zum Magenkrebs nehmen Kolon- und Rektumkarzinom in den meisten Ländern eher zu. Über die Ursachen besteht noch Unklarheit; von verschiedenen Forschern wird ein Einfluß der Ernährungsgewohnheiten für wahrscheinlich gehalten (s. oben). Beim Dickdarmkrebs kennen wir vor allem die familiäre Polypose, die fast immer maligne entartet, als Risikofaktor. Auch ein Dickdarmkrebs in der Familienanamnese sowie frühere Erkrankung an Brust-, Dickdarm- oder weiblichem Genitalkrebs sind mit einem erhöhten Risiko verbunden.

Magenkarzinom

Inzidenz: ♂ 21, ♀ 15 pro 100 000 Einwohner
Mortalität: ♂ 17, ♀ 12 pro 100 000 Einwohner

Der Magenkrebs, der bis 1960 in der Schweiz die häufigste Krebstodesursache darstellte, ist seit 50 Jahren in allen Ländern mit westlichem Lebensstil rückläufig, in städtischen Gebieten stärker als in ländlichen. Die Ursachen dieses Rückgangs sind unbekannt, hängen aber wahrscheinlich mit den veränderten Ernährungsgewohnheiten und verbesserten Lagerungs- und Aufbewahrungsmöglichkeiten (Kühlung) für Lebensmittel zusammen.

Als besondere Risikogruppen gelten Personen mit Magensäuremangel, perniziöser Anämie, Vitamin-B_{12}-Mangel und besonderen Formen atrophischer Gastritis. Auch nicht ausheilende Magengeschwüre können mit der Zeit maligne entarten.

Uteruskarzinom

Inzidenz: Zervix 11*, Korpus 23 pro 100 000 Frauen
Mortalität: Zervix 5, Korpus 8 pro 100 000 Frauen

Bei Gebärmutterkrebs muß epidemiologisch streng zwischen dem *Zervixkarzinom* (am Gebärmutterhals) und dem *Korpuskarzinom* (im Gebärmutterkörper) unterschieden werden. Aus Abb. 2.**3** geht die völlig verschiedene Altersverteilung dieser beiden Krebsarten hervor. Am Beispiel des Gebärmutterhalses, der einer Inspektion durch den Arzt relativ leicht zugänglich ist, kann die Bedeutung der oben erwähnten In-situ-Phase, die sich meist über Jahre erstreckt, dargestellt werden (Näheres über die Früherfassung in Kap. 3).

Die Sterblichkeit an Zervixkarzinom hat in den letzten 20 Jahren deutlich abgenommen, was z. T. auf die steigende Verbreitung von gynäkologischen Vorsorgeuntersuchungen zurückgeführt werden kann. Wahrscheinlich spielt auch die Verbesserung der Genitalhygiene eine zusätzliche Rolle. Auch für das Zervixkarzinom kennen wir einige Risikofaktoren; im Vordergrund stehen dabei junges Alter beim Beginn des Geschlechtsverkehrs sowie häufiger Partnerwechsel.

---

* Nur invasive Fälle (ohne Carcinoma-in-situ-Fälle).

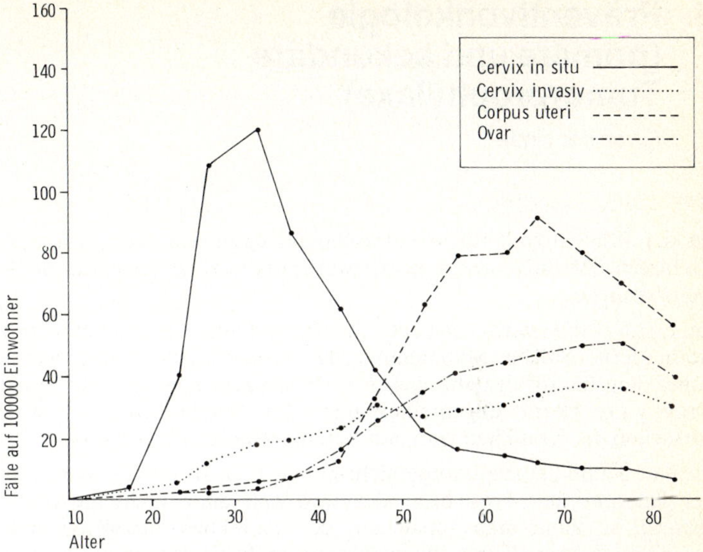

Abb. 2.3 Altersspezifische Häufigkeit weiblicher Genitalkrebse USA 1969/70 (aus Cramer, D. W., S. J. Cutler: Amer. J. Obstet. Gynec. 118 [1974] 443).

Im Gegensatz zum Zervixkarzinom kommt das Korpuskarzinom eher bei der älteren Frau vor. Die Ursachen sind noch weitgehend ungeklärt.

Orale Kontrazeptiva (Antibabypille) können das Risiko für die Entstehung des Zervixkarzinoms geringfügig erhöhen. Auch kann die Östrogenzufuhr nach der Menopause, wie sie oft zur Linderung der Beschwerden in den Wechseljahren eingesetzt wird, bei langfristiger Anwendung das Korpuskarzinomrisiko erhöhen.

Prostatakarzinom

Inzidenz: 74 pro 100 000 Männer
Mortalität: 42 pro 100 000 Männer

Das Prostatakarzinom ist ein ausgesprochener Alterskrebs, der vor dem 50. Lebensjahr sehr selten vorkommt. Mit der zunehmenden Überalterung ist er in der Schweiz bereits zur zweithäufigsten Krebstodesursache beim Mann geworden. Über Ursachen und Risikogruppen ist so gut wie nichts Sicheres bekannt.

3. Präventivonkologie (primäre und sekundäre Tumorprophylaxe)

F. van der Linde

In der Präventivonkologie unterscheidet man, wie auch in anderen Gebieten der Präventivmedizin, zwei grundsätzlich verschiedene Arbeitsbereiche.

In erster Linie wird versucht, die Entstehung einer Krankheit zu verhindern. Solche Maßnahmen der *Krankheitsverhütung* werden unter dem Begriff der *primären Prophylaxe* zusammengefaßt. Primäre Prophylaxe ist im allgemeinen nur dann durchführbar, wenn die Ursachen der Krankheit zum mindesten teilweise bekannt sind.

Ist eine Krankheitsverhütung nicht möglich, (z. B. infolge mangelhafter Kenntnis der Ursachen oder weil sich diese nicht ausschalten lassen), so kann man versuchen, den Krankheitsprozeß zu einem möglichst frühen Zeitpunkt zu erfassen, in der Hoffnung, damit einen günstigeren Heilungsverlauf und eine bessere Prognose zu erzielen. Diese *Krankheitsfrüherfassung* bezeichnet man als *sekundäre Prophylaxe.*

Möglichkeiten der primären Prophylaxe

Primäre Krebsprophylaxe ist im Prinzip durch die Bekämpfung aller in Kap. 2 aufgezählten Krebsursachen möglich. Maßnahmen der Krebsvorbeugung sind dabei meistens nicht medizinischer Natur, sondern entweder

- *gesetzgeberischer Art,* z. B. Vorschriften über Nahrungsmittelzusätze, über Grenzwerte für Luftschadstoffe; Besteuerung von Tabakwaren usw.;
- *technisch-organisatorischer Art,* z. B. Abschirmung von Strahlenquellen (Röntgengeräte, Kernkraftwerke), Ausschaltung krebserzeugender Chemikalien in der Industrie usw.;
- *pädagogischer Art,* z. B. Förderung des Nichtrauchens, Aufklärung über die Schädlichkeit übermäßiger Sonnenlichtexposition.

Für die Mehrzahl der bösartigen Neubildungen sind allerdings die Ursachen noch *nicht genügend* bekannt, so daß für sie keine konkreten Verhütungsmaßnahmen empfohlen werden können. Dies gilt auch noch für die große Zahl von Tumoren des Gastrointestinaltraktes (vor allem Magen, Kolon und Rektum), wo eine ursächliche Teilrolle der

Ernährungsweise zwar grundsätzlich erwiesen erscheint, eine Umsetzung der Kenntnisse in konkrete und spezifische Ernährungsempfehlungen aber noch kaum möglich ist. Die allgemein der Förderung der Gesundheit zuträgliche Empfehlung einer abwechslungsreichen, ballaststoffhaltigen und fettärmeren Nahrung mit viel Gemüsen und Früchten kann aber mit einiger Wahrscheinlichkeit auch zur Verminderung einiger Krebskrankheiten führen.

Von den zuvor aufgezählten Möglichkeiten seien zwei Gebiete der primären Krebsprophylaxe herausgegriffen, denen im Alltag eine besondere praktische Bedeutung zukommt: die Verhütung der sog. Berufskrebse und die Bekämpfung des Rauchens.

Verhütung von Berufskrebsen

Von Berufskrebs spricht man, wenn eine Krebserkrankung auf meist langjährigen Kontakt mit krebserzeugenden Substanzen am Arbeitsplatz zurückgeführt werden kann (s. Kap. 2). Bemühungen um die Eliminierung solcher Substanzen oder, wo dies nicht möglich ist, um den Schutz des Arbeiters, sind heute weit fortgeschritten, so daß Berufskrebse relativ selten geworden sind.

Bekämpfung des Rauchens

Mindestens 90% der Lungenkrebse sowie zahlreiche weitere Tumoren können auf das *Rauchen,* vor allem von inhaliertem Zigarettenrauch, zurückgeführt werden (s. Kap. 2). Trotz der unbestreitbar nachgewiesenen Schädlichkeit des Tabakkonsums erweisen sich die Bekämpfungsmaßnahmen als schwierig. Mit dem Tabakkonsum sind massive wirtschaftliche Interessen verbunden, und die Tabakindustrie ist mit Mitteln verschiedenster Art dafür besorgt, daß weitergeraucht wird und daß vor allem immer wieder neue Jugendliche mit dem Rauchen anfangen. Eine psychische, oft auch eine körperliche Abhängigkeit von Nikotin tritt bei vielen Konsumenten relativ bald ein. Die Gefahr der Abhängigkeitsbildung ist größer als beim Alkohol. Aus diesem Grund muß die Gesundheitserziehung nicht auf mäßigen Tabakkonsum, sondern auf *Abstinenz* ausgerichtet sein. Das Nichtrauchen muß als „normale Verhaltensweise" des Menschen konsequent gefördert werden. *Rauchende Ärzte und rauchendes Pflegepersonal richten hier großen Schaden an,* da die Bevölkerung dieses Verhalten von medizinisch ausgebildeten Personen unwillkürlich als „Beweis" für die „relative Harmlosigkeit des Rauchens" interpretiert. Die Methoden zur Entwöhnung von erwachsenen Rauchern sind – wie bei allen Suchtbehandlungen – mit viel Schwierigkeiten und hohen Rückfallraten behaftet. Der Wechsel zu nikotinarmen Zigaretten ist nur eine *Scheinlösung,* da er – vor allem bei schwerer Nikotinabhängigkeit – oft eine Erhöhung der Zahl der gerauchten Zigaretten zur Folge hat.

Möglichkeiten der sekundären Prophylaxe

Problematik der Früherfassung beim Krebs

Die klinische Erfahrung zeigt, daß die Heilungsaussichten bei einer Krebserkrankung meist besser sind, wenn das Tumorwachstum noch auf den Ursprungsort begrenzt ist, die Krankheit sich also noch nicht in andere Teile des Körpers ausgedehnt hat. Da jeder Tumor bis zur Disseminationsphase wahrscheinlich eine jahre- bis jahrzehntelange Entwicklung durchmacht (s. Kap. 2), scheint es aufgrund dieser Beobachtung sinnvoll, die Bemühungen auf eine *möglichst frühzeitige Erfassung* des Tumorgeschehens auszurichten.

Für die Praxis stellen sich dann allerdings einige wichtige Probleme, die anhand von Abb. 3.**1** am Beispiel des Brustkrebses verdeutlicht werden sollen:

- Wie kann man einen von außen nicht direkt zugänglichen Tumor früh erfassen? Welche *Methoden* stehen zur Verfügung?
- Was heißt „früh" in bezug auf die gesamte biologische Lebensdauer des Tumors? (Im Beispiel von Abb. 3.**1** hat der Krebs zum Zeitpunkt, an dem er 1 cm groß wird, bereits ¾ seiner Lebenszeit hinter sich). Die *echte* Früherfassung zu einem Zeitpunkt, in dem der Tumor makroskopisch unsichtbar und nicht tastbar ist, muß unterschieden werden von einer „Früherfassung", die gezielt nach bereits makroskopisch nachweisbaren asymptomatischen Tumoren sucht.

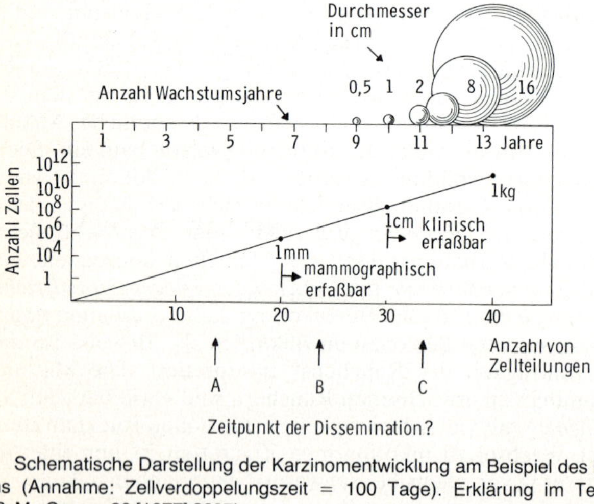

Abb. 3.1 Schematische Darstellung der Karzinomentwicklung am Beispiel des Mammakarzinoms (Annahme: Zellverdoppelungszeit = 100 Tage). Erklärung im Text (nach Gullino, P. M.: Cancer 39 [1977] 2697).

- Wann in diesem Zeitablauf beginnt die *Disseminationsphase?* Setzt sie spät ein (Pfeil C, eventuell auch B in Abb. 3.**1**), so können Früherfassungsmaßnahmen sehr sinnvoll sein; beginnt sie dagegen schon früh (Pfeil A in Abb. 3.**1**), so kommen Früherfassungsmaßnahmen wahrscheinlich bereits zu spät.

Da diese Fragen (vor allem die dritte) im einzelnen noch nicht restlos geklärt sind, müssen Empfehlungen für die Praxis der Krebsfrüherfassung entsprechend vorsichtig formuliert werden.

Durchführung der Früherfassung

Die Organisation der Krebsfrüherfassung kann erfolgen in Form von

- organisierten Reihenuntersuchungen,
- individueller Früherfassung im Rahmen der ärztlichen Praxis,
- Erziehung der Bevölkerung zur Beachtung charakteristischer Warn- und Frühsymptome.

Reihenuntersuchungen

Reihenuntersuchungen wenden sich an eine große Zahl *gesunder* Personen, die zur Durchführung einer *Vorsorgeuntersuchung* aufgefordert werden und bei denen mittels einer einfachen, billigen, schnellen und zuverlässigen Methode abgeklärt wird, ob Anhaltspunkte für eine bestimmte Krebsart vorhanden sind oder nicht. Ein *genereller* „Krebstest“ existiert nicht (s. Kap. 4); die zur Verfügung stehenden Methoden sind jeweils nur auf eine bestimmte Krebsart anwendbar. Im allgemeinen sind sie für systematische Reihenuntersuchungen zu aufwendig oder zu unsicher in der Aussagekraft, so daß diese Form der Früherfassung sich in unseren Verhältnissen mit wenigen Ausnahmen bisher nicht richtig durchgesetzt hat (Einzelheiten siehe unten).

Von der Untersuchung asymptomatischer Gesunder ist die gezielte Untersuchung von *Risikogruppen* zu unterscheiden, die auch aufwendigere Methoden zuläßt.

Individuelle Früherfassung im Rahmen der ärztlichen Praxis

Die Suche nach eventuellen Krebsfrühformen erfolgt anläßlich einer Konsultation in der ärztlichen Praxis. Eine systematische Erfassung der Bevölkerung ist auf diese Weise meistens nicht möglich; dafür kann *im individuellen Rahmen,* u. a. aufgrund einer gezielten Befragung nach Risikofaktoren (Familiengeschichte, berufliche Exposition, Genußmittelkonsum usw.), viel differenzierter vorgegangen werden. Diese Art der Früherfassung setzt allerdings eine Bereitschaft der praktizierenden Ärzte für präventive Belange voraus, die noch nicht überall selbstverständlich ist.

Erziehung der Bevölkerung zur Beachtung charakteristischer Warn- und Frühsymptome

Obwohl die ersten Anzeichen der meisten Krebsarten typischerweise recht uncharakteristisch sind, gibt es eine Reihe von Symptomen, die auf das Vorliegen einer Krebskrankheit hinweisen können, wenn sie auch *keineswegs „krebsspezifisch“* sind. Der Gang zum Arzt sollte nicht wegen Unkenntnis dieser „Warnzeichen“ unterbleiben. Die Vermittlung der *sieben Warnsignale* (Tab. 3.**1**) stellt eine gesundheitserzieherische Aufgabe dar. Allerdings wird auch bei Kenntnis der Symptome der Entschluß zur Abklärung der Situation oft aus Angst vor der möglichen Diagnose unterbleiben. Diese oft unbewußte *Angst* ist bei vielen Menschen ein Hindernis für die Inanspruchnahme von vorhandenen Früherfassungsmöglichkeiten. Ihr in geeigneter Form zu begegnen, stellt eine wichtige sekundärprophylaktische Aufgabe dar.

Tabelle 3.**1** 7 Warnsignale

1. Bildung eines Knotens oder einer Verhärtung, besonders in der Brust
2. Auffällige Veränderung einer Warze oder eines Muttermals
3. Änderungen in der Darm- oder Blasentätigkeit; immer häufiger auftretende Verdauungsstörungen
4. Andauernde Heiserkeit oder hartnäckiger Husten
5. Anhaltende Schluckbeschwerden
6. Blutungen oder Ausfluß aus einer Körperöffnung; auch Blutungen außerhalb der Periode
7. Eine Wunde, die nicht heilt; eine Schwellung, die nicht abklingt

Praktische Früherfassungsmöglichkeiten

Die folgende Zusammenstellung beschränkt sich auf die Beschreibung von Maßnahmen, die einfach und rasch bei einer größeren Zahl von Gesunden durchgeführt werden können. Aufwendigere Methoden (z.B. Biopsien, Endoskopien), wie sie zur Diagnosensicherung bei konkretem Krebsverdacht eingesetzt werden, sind nicht Gegenstand der Sekundärprophylaxe.

Zervixkarzinom

Mit dem Abstrich nach Papanicolaou (Abb. 3.**2**) besteht die sonst seltene Möglichkeit, einen makroskopisch noch nicht sichtbaren Krebs durch mikroskopische Untersuchung des gewonnenen Zellmaterials *in einem wirklichen Frühstadium* und fast immer vor der Dissemination zu erfassen. In dieser „In-situ-Phase“ des Krebses (s. Kap. 2) kann der

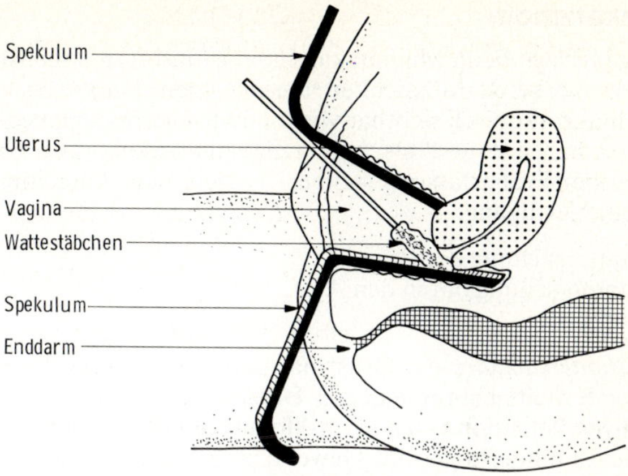

Abb. 3.**2** Entnahme von Material beim Zervixabstrich. Zellen werden vom Gebärmuttermund und -hals entnommen; über die Situation im Innern der Gebärmutter (Corpus uteri) sagt diese Untersuchung aber nichts aus (aus Aumiller, J.: Niemand soll der Nächste sein. Das Buch zur persönlichen Krebsvorsorge. Goldmann, München 1978).

Krebsherd meistens so entfernt werden, daß die Gebärmutter erhalten und funktionsfähig bleibt; die Heilungsrate liegt praktisch bei 100%. Die *Untersuchung* kann entweder im Rahmen von organisierten Reihenuntersuchungen oder auf individueller Basis in der ärztlichen Praxis vorgenommen werden. Die In-situ-Phase dauert im allgemeinen etwa 5–10 Jahre.

Nach dem heutigen Wissensstand ist ein Abstrich angezeigt:

- erstmals im Alter von 25 Jahren (bei frühem Beginn der regelmäßigen sexuellen Aktivität auch vorher),
- bei allen Wöchnerinnen anläßlich der üblichen Nachkontrolle.

Wiederholungen sind erforderlich

- jährlich, bis 3 negative Befunde vorliegen, anschließend in Abständen von 3 Jahren bis zum 60. Lebensjahr (falls alle Befunde immer negativ sind);
- beim Auftreten verdächtiger Befunde: individuell je nach Situation.

Gesundheitserzieherisch ist zu beachten, daß Frauen aus unteren sozioökonomischen Schichten einerseits ein höheres Risiko für Zervixkarzinom aufweisen, sich andererseits aber weniger oder überhaupt nicht an Vorsorgeuntersuchungen beteiligen.

Mammakarzinom

Die Ausgangslage beim Mammakarzinom ist insofern ungünstiger, als normalerweise keine Möglichkeit besteht, den Tumor zu erfassen, bevor er makroskopisch sichtbar wird. Die Früherfassung beginnt also in einer späteren Phase als beim Zervixkarzinom. Die folgenden Methoden der Früherfassung stehen – einzeln oder kombiniert angewandt – zur Verfügung:

- Selbstuntersuchung der Brust,
- Brustuntersuchung durch den Arzt,
- Mammographie.

Die *Selbstuntersuchung* der Brust hat den Vorteil, daß die Frau mit den Besonderheiten ihrer eigenen Brust vertraut ist und daher mit regelmäßiger Palpation (einmal im Monat) am besten in der Lage ist, eventuelle Veränderungen im Gewebe zu erkennen. *Nachteilig* wirkt sich aus, daß ein Knoten in der Brust mindestens 1 cm groß sein muß, damit er von einer Laienhand vom normalen Brustgewebe unterschieden werden kann (vgl. auch Abb. 3.**1**). Die Selbstuntersuchung muß von einem Arzt oder einer erfahrenen Schwester *persönlich* instruiert und kontrolliert werden; die Abgabe von Merkblättern (Abb. 3.**3**) als Gedankenstütze ist nützlich, genügt aber als alleinige Maßnahme nicht. Obwohl bis heute nicht genau bekannt ist, wie sich eine konsequente Selbstuntersuchung auf die Krebssterblichkeit auswirkt, ist diese Methode als einfache und billige Maßnahme zu empfehlen. Allerdings muß im Einzelfall darauf geachtet werden, keine unnötigen Krebsängste zu erzeugen.

Die *Untersuchung durch den Arzt* sollte bei allen unklaren Befunden erfolgen. Eine regelmäßige Kontrolle der Brust im Rahmen der ärztlichen Praxis sollte ein selbstverständlicher Teil der präventiven Tätigkeit eines praktizierenden Arztes sein. Die Palpation durch den Arzt kann auch im Rahmen von Reihenuntersuchungen eingesetzt werden; in diesem Fall ist aber zu überlegen, ob nicht als Ergänzung die Mammographie angeboten werden sollte.

Mit der *Mammographie* können durch einen geübten Radiologen kleinere Tumoren in einem früheren Stadium als mit der Palpation erfaßt werden (vgl. Abb. 3.**1**). Die Wirksamkeit dieser Früherfassungsmethode ist heute vor allem für die über 50jährige Frau erwiesen, auch wenn die Erfolge nicht gleich groß sind wie bei der Früherfassung des Zervixkarzinoms (keine Möglichkeit der Früherfassung im nur mikroskopisch sichtbaren Stadium). In den USA wird allgemein für die über 50jährige Frau eine jährliche Mammographie kombiniert mit einer ärztlichen Untersuchung empfohlen. Bei unter 50jährigen Frauen gilt die Empfehlung nur für Risikogruppen (vor allem bei positiver Familienanamnese). Mit modernen Aufnahmegeräten ist die

Abb. 3.**3** Methodik der Selbstuntersuchung der Brust (aus dem Merkblatt der Schweizerischen Krebsliga, Postfach 2284, CH-3001 Bern).

a Kontrolle der äußeren Beschaffenheit: Stellen Sie sich **vor den Spiegel.** Bei jedem der folgenden Schritte beachten Sie die folgenden Punkte:

- Haben sich Größe und Lage der Brust verändert?
- Hat sich die Form verändert (leichte Vertiefung oder Vorwölbung)?
- Stellen Sie Veränderungen an der Haut oder am Warzenhof fest?
- Haben sich die Brustwarzen eingezogen oder verändert?

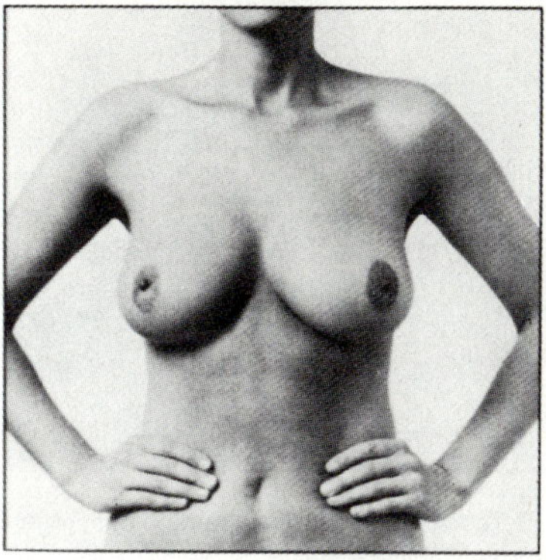

1 Stehen Sie aufrecht vor dem Spiegel, die Hände auf die Hüften gestützt, und klären Sie die vier obenstehenden Fragen.

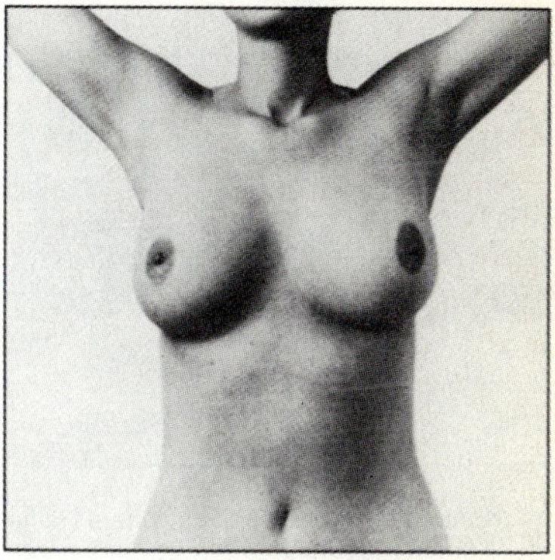

2 Führen Sie die gleiche Kontrolle mit erhobenen, hinter dem Kopf verschränkten Armen durch.

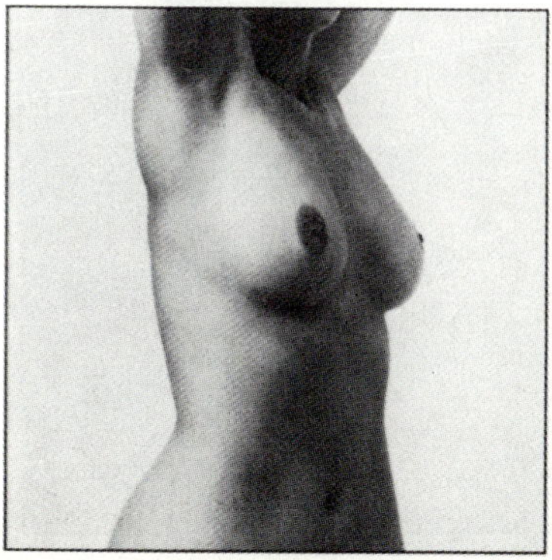

3 Drehen Sie nun den Oberkörper langsam nach links und führen Sie die gleiche Kontrolle nochmals durch.

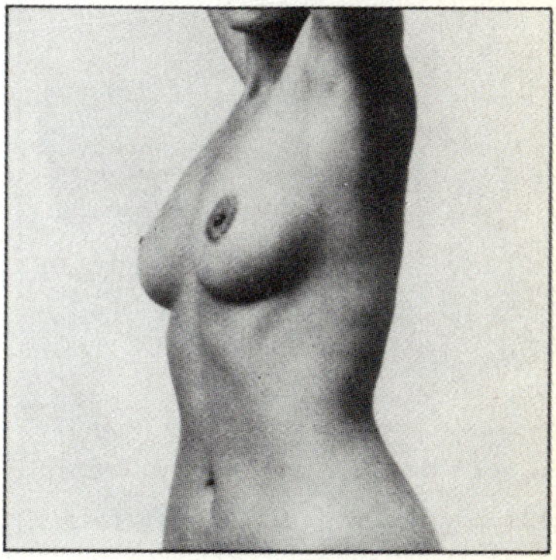

4 Drehen Sie den Oberkörper langsam nach rechts und klären Sie wiederum die vier erwähnten Fragen.

Abb. 3.**3b** ▶

Abb. 3.**3b** Kontrolle der Struktur und der Empfindlichkeit: Legen Sie sich auf den Rücken – mit einem gefalteten Handtuch zunächst unter der linken Schulter. Kontrollieren Sie mit der rechten Hand (mit geschlossenen Fingern) die linke Brust, indem Sie die gesamte Hautoberfläche kreisförmig mit sanftem Druck abtasten. Diese Kontrolle können Sie mit oder ohne Hilfe einer Creme durchführen.

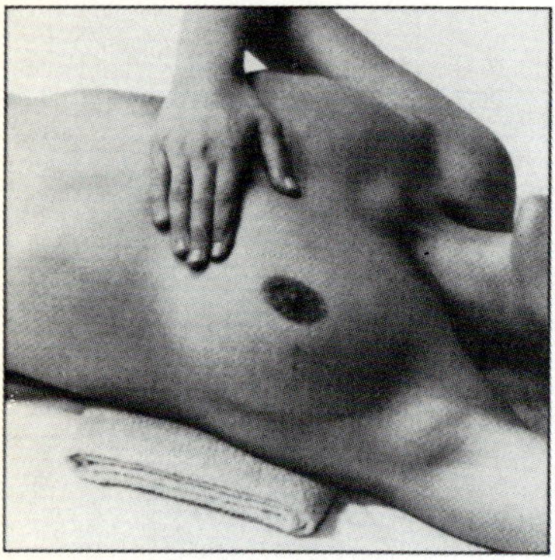

1 Kontrollieren Sie zuerst die innere Hälfte der linken Brust: Finden Sie Verhärtungen, Knoten oder schmerzempfindliche Stellen?

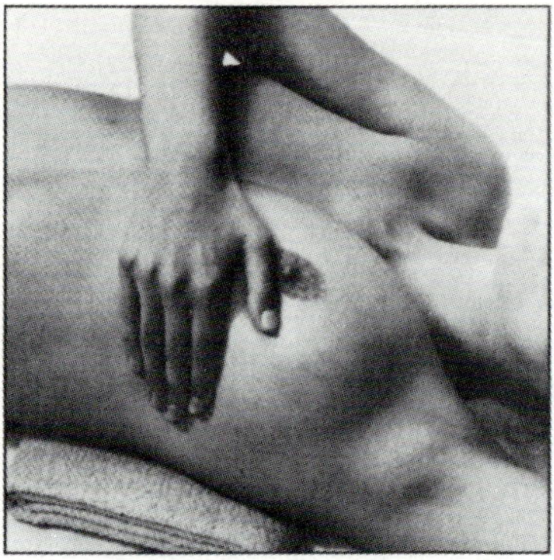

2 Tasten Sie nun die äußere, in der Regel etwas kräftigere Hälfte, schließlich die Gegend des Warzenhofes ab.

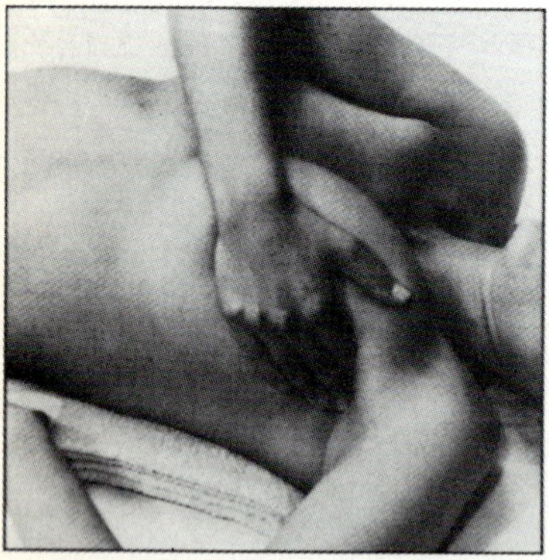

3 Beachten Sie die veränderte Lage des linken Armes. Tasten Sie mit den Fingerspitzen der rechten Hand in die Achselhöhle. Finden Sie Knoten?

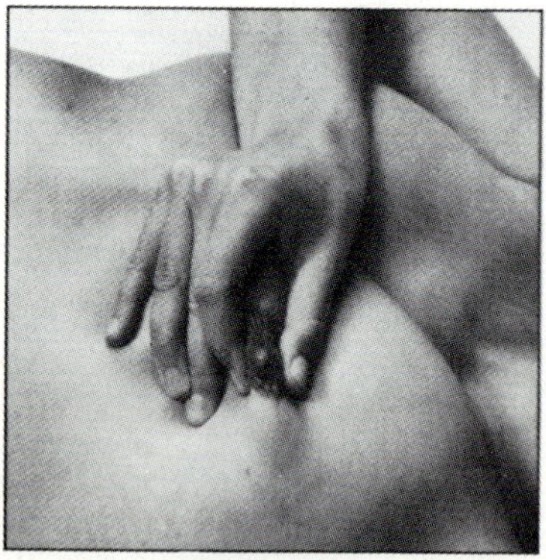

4 Pressen Sie mit Daumen und Zeigefinger auf die Brustwarze und achten Sie dabei auf einen eventuellen Ausfluß.

Strahlenbelastung für die Brustaufnahme derartig gering, daß sie auch für Reihenuntersuchungen verantwortet werden kann. In Europa hat sich die Mammographie als Instrument der Früherfassung erst an wenigen Orten eingebürgert. Die relativ hohen Kosten sowie die heute allerdings nicht mehr gerechtfertigte Angst vor der Strahlenbelastung stehen der routinemäßigen Einführung dieser Methode vielerorts im Wege.

Dickdarmkrebs (Kolon- und Rektumkarzinom)

Die Früherfassung von Dickdarmtumoren basiert auf drei Prinzipien:

- Palpation und Inspektion tiefsitzender Tumoren,
- Nachweis von okkultem (= nicht sichtbarem) Blut,
- Beachtung der „Früh"-Symptome.

Palpation und Inspektion tiefsitzender Tumoren

Kolon- und Rektumkarzinome sind in ihrer Häufigkeit nicht gleichmäßig über den Darm verteilt. Nur ca. 10% aller Tumoren können mit dem *Finger* durch den Enddarm getastet werden, etwa die Hälfte bis zwei Drittel bei zusätzlicher Anwendung des *Rektoskops*. Die rektale Austastung hat daher zur Früherfassung nur einen beschränkten Stellenwert, kann aber doch gelegentlich einen Krebs vor der Dissemination erfassen.

Die rektale Palpation durch den Arzt ist nach dem 45. Lebensjahr zu empfehlen; vor allem bei Risikogruppen (s. Kap. 2) ist eine jährliche Untersuchung angezeigt. Die *Rektoskopie bzw. Koloskopie* bleibt im allgemeinen besonderen Risikogruppen sowie der eigentlichen Diagnostik vorbehalten. *Polypen* (Präkanzerosen!) sollen gleichzeitig endoskopisch abgetragen werden.

Nachweis von okkultem Blut

Tumorgewebe blutet relativ leicht, oft aber nur in kleinen, *unsichtbaren* Mengen. Dieses Blut kann chemisch nachgewiesen werden.

Beim „Haemoccult-Test" können Testbriefchen zu Hause mit etwas Stuhl bestrichen und anschließend ins Labor geschickt werden, wo mit wenig Aufwand auch kleine Blutmengen nachgewiesen werden können. Abb. 3.**4** zeigt ein Abklärungsschema zur Früherkennung kolorektaler Karzinome bei asymptomatischen Patienten, Abb. 3.**5** bei symptomatischen Kranken mit Verdacht auf ein kolorektales Leiden.

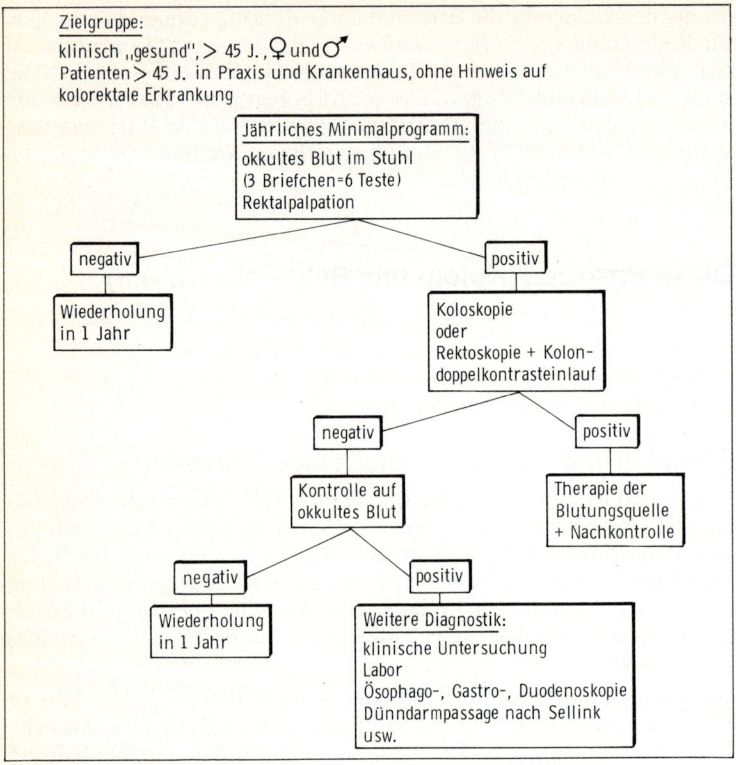

Abb. 3.4 Abklärungsschema zur Früherkennung kolorektaler Karzinome bei *asymptomatischen* Patienten (nach Gnauck).

Beachtung von Frühsymptomen

Änderung der Stuhlgewohnheiten (Wechsel von Durchfall und Verstopfung, zunehmende Verstopfung, längerdauernde Durchfälle) sowie Blut- und Schleimabgänge können erste, wenn auch keine eigentlichen Frühsymptome eines Kolonkarzinoms sein. Die Kenntnis dieser Symptome sowie die Einsicht in die Notwendigkeit einer raschen Abklärung sind zu fördern.

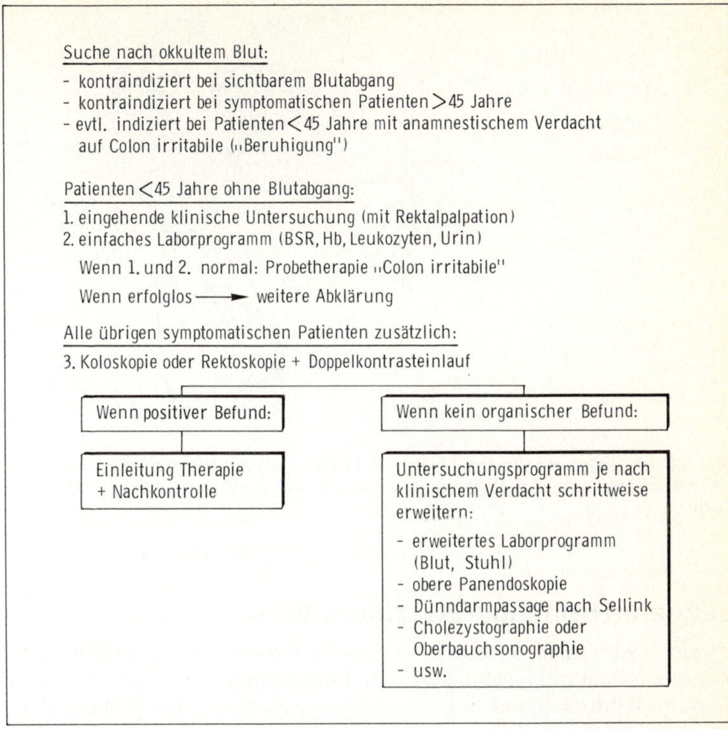

Abb. 3.**5** Abklärungsschema bei symptomatischen Patienten mit Verdacht auf kolorektale Erkrankung.

Prostatakarzinom

Große Teile der Prostata sind bei der Austastung des Enddarmes einer Beurteilung zugänglich (Abb. 3.**6**). Allerdings muß auch hier ein Tumor bereits eine gewisse Größe erreicht haben, damit er palpiert werden kann. Von einer „echten" Früherfassung kann also *nicht* gesprochen werden. Über die Wirksamkeit dieser Früherfassungsmethode bestehen keine zuverlässigen Daten. Da das Prostatakarzinom zu den ausgesprochenen *Altersleiden* gehört, erübrigt sich eine gezielte Suche vor dem 50. Lebensjahr.

Andere Methoden, die zur Diagnostik des Prostatakarzinoms eingesetzt werden (z. B. Enzymbestimmungen), eignen sich nicht für die Erfassung von Frühformen.

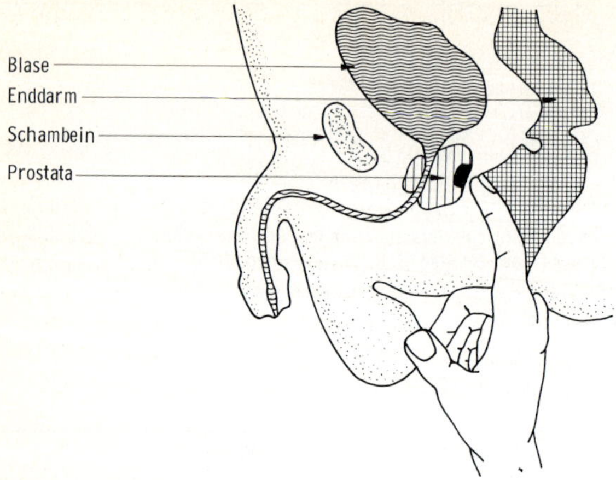

Abb. 3.6 Palpation der Prostata bei der Rektaluntersuchung (aus Aumiller, J.: Niemand soll der Nächste sein. Das Buch zur persönlichen Krebsvorsorge. Goldmann, München 1978).

Lungen-(Bronchus-)Karzinom

Es sind zahlreiche Versuche unternommen worden, mit Hilfe von Röntgenreihenuntersuchungen den Lungenkrebs in einem früheren Stadium sichtbar zu machen. Tatsächlich gelingt es, eine größere Zahl von Lungentumoren vor dem Auftreten von Symptomen zu erfassen. Offenbar beginnt aber vor allem bei den *anaplastischen, kleinzelligen Karzinomen* die Disseminationsphase in den meisten Fällen schon vor dem frühestmöglichen Zeitpunkt der röntgenologischen Entdeckung, so daß die schlechte Prognose dieser Krebsart durch die Früherfassung kaum wesentlich beeinflußt wird. Karzinome anderer Histologie sind leider meist auch bei Früherkennung aus chirurgischen oder internistischen Gründen inoperabel. Jedenfalls wirkt sich die Früherfassung generell *nicht* in einer Überlebenszeitverlängerung aus. Die präventivmedizinische Bekämpfung des Lungenkrebses muß daher ganz auf die *primäre Prophylaxe* ausgerichtet sein (s. oben).

Magenkrebs

Eine systematische Früherfassung des Magenkrebses ist bei uns nicht üblich, zumal keine einfache Testmethode zur Verfügung steht. In *Japan,* wo der Magenkrebs bis 5mal häufiger als bei uns vorkommt, sind an gewissen Orten Reihenuntersuchungen mittels Gastroskopie üblich. Das hohe Krebsrisiko veranlaßt wohl viele Gesunde dazu, die

Gastroskopie als Reihenuntersuchungsmaßnahme zu akzeptieren, was in der gegenwärtigen Situation bei uns kaum denkbar wäre.

Hautkrebs

Bösartige Hauttumoren inklusive Melanome können grundsätzlich gut früh erfaßt werden, sind allerdings oft schwer von den viel häufigeren gutartigen Veränderungen zu unterscheiden. Im Hinblick auf die steigende Inzidenz und auch Mortalität, vor allem an Melanomen (s. Kap. 2), wird neben der primären Prophylaxe in den letzten Jahren auch den Möglichkeiten der Früherfassung vermehrte Aufmerksamkeit geschenkt. In den USA, in Australien wie auch in vielen europäischen Ländern wird die Bevölkerung in Kampagnen auf die Bedeutung der Beobachtung von Hautveränderungen hingewiesen.

Andere Krebsarten

Die bis hierher beschriebenen Krebsarten sind für etwa 60% der Krebssterblichkeit verantwortlich. Bei den verbleibenden bösartigen Neubildungen gibt es einige, die sich nach dem heutigen Wissensstand jeder Früherfassung entziehen (z. B. Pankreas, Ovar, Niere) oder die in unseren Gegenden so selten sind, daß sich der Aufwand für systematische Reihenuntersuchungen nicht lohnt. Unter *speziellen Umständen* (z. B. berufliche Karzinogenexposition) sind weitere Früherfassungsprogramme prinzipiell durchaus denkbar. So sind Mundhöhle, Rachen, Speiseröhre und Blase in ähnlicher Weise wie der Magen endoskopisch zugänglich (s. Kap. 19). Möglich und sinnvoll wäre auch eine durch Selbstpalpation frühere Erfassung *maligner Hodentumoren* in der Risikogruppe der 15- bis 30jährigen Männer.

Schlußfolgerungen

Die Möglichkeiten der Krebsfrüherfassung sind *beschränkt.* An dieser Tatsache wird sich auch in absehbarer Zukunft kaum etwas ändern. Im vollen Bewußtsein dieses relativ engen Rahmens müssen aber die vorhandenen Möglichkeiten genutzt werden. Vertreter der *Pflegeberufe* können dabei bei Beachtung der folgenden Punkte eine wichtige Rolle spielen:

- Nicht nur Krebstherapie, auch Krebsvorsorge erfolgt am wirksamsten, wenn im *persönlichen Gespräch* auf die speziellen Bedürfnisse des Individuums eingegangen wird. Krebsvorsorge ist daher in erster Linie Aufgabe des *praktizierenden Arztes* und nicht spezialisierter, unpersönlicher Institutionen.
- Versuche, Gesunde vom Wert der aufgeführten Vorsorgeuntersuchungen zu überzeugen, dürfen nicht zur Verstärkung verborgener *Krebsangst* beitragen.

- Fundiertes Wissen über Möglichkeiten und Grenzen der Krebsvorsorge kann *falschen Hoffnungen,* aber auch *unnötiger Resignation* vorbeugen.
- Das Pflegepersonal kann zur Präventivonkologie beitragen, einerseits durch das *eigene Vorbild* (z. B. nicht rauchen), andererseits durch die Bereitschaft zum Gespräch über gesunde Lebensführung.

Europäischer Kodex gegen Krebs

Im Jahre 1989 hat die Kommission der Europäischen Gemeinschaft den Versuch unternommen, den aktuellen Wissensstand zur Krebsprävention in praktische Verhaltensmaßnahmen umzusetzen. Sie sind von den Ländern der Europäischen Gemeinschaft wie auch von der Schweiz als „Europäischer Kodex gegen Krebs" übernommen worden. Die Empfehlungen sind nachfolgend unverändert abgedruckt:

Europäischer Kodex gegen Krebs
„Werden diese ‚Zehn europäischen Gebote' beachtet, kann die Zahl der Krebstoten in der Europäischen Gemeinschaft deutlich fallen – bis zum Jahr 2000 um bis zu 15%." Der Ausschuß der Krebssachverständigen der Europäischen Gemeinschaft.

Bestimmte Krebskrankheiten können vermieden werden

1. Rauchen Sie nicht! Raucher sollten dies so schnell wie möglich befolgen und schon gar nicht in Anwesenheit anderer rauchen.
2. Verringern Sie Ihren Alkoholkonsum: Bier, Wein, Spirituosen.
3. Vermeiden Sie starke Sonnenbestrahlung.
4. Beachten Sie die Sicherheitsvorschriften für Ihren Arbeitsplatz, wenn Sie dort krebserregende Stoffe herstellen, handhaben oder gebrauchen.

Ihr allgemeiner Gesundheitszustand wird durch die folgenden zwei Empfehlungen gefördert, die auch das Risiko mancher Krebskrankheiten vermindern:

5. Essen Sie häufig frisches Obst und Gemüse sowie Getreideprodukte mit hohem Fasergehalt.
6. Vermeiden Sie Übergewicht, und begrenzen Sie die Aufnahme fettreicher Nahrungsmittel.

MEHR KREBSKRANKHEITEN WERDEN GEHEILT, WENN SIE FRÜH ERKANNT WERDEN

7. Gehen Sie zum Arzt, wenn Sie eine ungewöhnliche Veränderung bemerken, eine Veränderung an einem Hautmal oder eine abnorme Blutung.
8. Gehen Sie zum Arzt, wenn Sie andauernde Beschwerden haben, wie chronischen Husten oder Heiserkeit, dauerhafte Anfälligkeiten bei der Verdauung, oder einen ungeklärten Gewichtsverlust bemerken.

Für Frauen:

9. Gehen Sie regelmäßig zur gynäkologischen Vorsorgeuntersuchung.
10. Untersuchen Sie regelmäßig Ihre Brüste; wenn Sie über 40 sind, gehen Sie, wenn möglich, in regelmäßigen Abständen zur Mammographie.

4. Grundlagen der Tumordiagnostik

W. F. Jungi

Grundsätze

Das in der Medizin allgemeingültige Gesetz *„Keine Therapie ohne Diagnose"* hat in der Tumormedizin ganz besondere Bedeutung. Angesichts der beträchtlichen Auswirkungen auf den Tumorpatienten (verstümmelnde Operationen, Nebenwirkungen von Strahlen- und Chemotherapie) ist es nicht zu verantworten, einem Patienten ohne gesicherte Tumordiagnose eine derart eingreifende Therapie zuzumuten. Dies ist höchstens als Notfallmaßnahme von einem Erfahrenen bei klinisch eindeutiger Situation zu verantworten (s. Kap. 21).

Eine sichere Diagnose des Primärtumors und eine möglichst genaue Abklärung seiner Ausbreitung im übrigen Körper sind die entscheidenden, *unabdingbaren Voraussetzungen* einer erfolgversprechenden Tumorbehandlung. Sie sind die Grundlage einer rationalen, gründlichen, heute stets interdisziplinären Behandlungsplanung. Diese hat stets den ganzen Menschen und nicht nur den „Fall" eines bestimmten Tumors in Betracht zu ziehen.

Bei *veränderter Situation,* z. B. bei Erreichen einer Vollremission oder bei rasch wieder wachsendem Tumor, müssen mindestens einzelne, gezielte Untersuchungen wiederholt werden, um eine sog. Zwischenbilanz zu ziehen. Erst auf dieser Grundlage kann ein neuer Therapieentscheid gefällt werden.

Um den Verlauf einer Tumorkrankheit mit oder ohne Behandlung beurteilen zu können, müssen unbedingt Kriterien bestimmt werden, die vor der Behandlung wenn immer möglich *quantitativ* festgehalten und in regelmäßigen Abständen unter der Behandlung kontrolliert *und mit den Anfangswerten verglichen* werden (sog. Verlaufsparameter). Es kann sich dabei um tast- bzw. meßbare Tumoren (Lymphome, Lungenmetastasen), vergrößerte Organe (Leber), Körperhöhlenergüsse (Pleuraexsudate), Laborabnormitäten (Blutbild und Knochenmark bei hämatologischen Neoplasien, bestimmte Hormone bei bestimmten hormonproduzierenden Tumoren) oder auch nur um den sog. Allgemeinzustand, d. h. subjektive Symptome wie Schmerzen, Appetit usw., des Tumorpatienten handeln. Alle diese Dinge sollen durch Messung so gut und genau als möglich festgehalten werden.

Tabelle 4.1 Einstufung des Allgemeinzustandes des Patienten

0 =	keine Beschwerden
1 =	ambulant, leichte Beschwerden
2 =	mittelstarke Beschwerden, z. T. bettlägerig
3 =	vollständig bettlägerig, starke Beschwerden
4 =	terminal, sehr starke Beschwerden

Nicht meßbare Dinge (z. B. der Allgemeinzustand) werden in einer Skala, die meist von 0–4 reicht, eingestuft (Tab. 4.**1**).

Allgemeines

Die Abklärung eines Tumorpatienten soll so kurz, so zielgerichtet und *so wenig belastend wie möglich* für den Patienten, seine Familie und das Krankenhaus sein. Sie muß *individuell,* d. h. der Situation und der Persönlichkeit des Patienten angepaßt, erfolgen. Falls ein Patient im Rahmen einer *kontrollierten klinischen Studie* behandelt wird, können unter Umständen zusätzliche Untersuchungen notwendig werden. Grundpfeiler bleiben Anamnese (Befragung) und Untersuchung.

Jede Untersuchung auf Krebs muß an folgenden *Anforderungen* gemessen werden:

a) *Sicherheit:* Zu bestimmen ist hier die Rate der „falsch positiven" (Spezifität) wie die der „falsch negativen Ergebnisse" (Sensitivität). *Beispiel:* Ein Test, z. B. der Blutnachweis im Stuhl, der in einem nennenswerten Prozentsatz positiv ausfällt, d. h. auf Krebs verdächtig ist, obwohl kein Krebs vorliegt (falsch positiv), ist unbrauchbar. Er führt zur *Beunruhigung* von Patient, Familie und Arzt und zu einer oft langen, erfolglosen Abklärung. Auf der andern Seite ist ein Test, der nur bei der Hälfte der an einem bestimmten Tumor leidenden Patienten positiv ausfällt (damit bei der Hälfte falsch negativ), ebenfalls *unbrauchbar.* Diese Problematik ist besonders aktuell bei Vorsorgeuntersuchungen.

b) *Praktische Durchführbarkeit:* Eine Methode ist als Routinetest, speziell bei Reihenuntersuchungen „Gesunder", nur verwendbar, wenn er
   - einfach,
   - zumutbar,
   - wiederholbar,
   - überall durchführbar,
   - kostengünstig ist.

So ist z. B. eine Gastroskopie (Magenspiegelung) die beste und sicherste Methode zur Früherfassung von Magenkrebs – aber weder einfach, billig noch überall durchführbar.

Wir unterscheiden *direkte,* d. h. die Existenz und Natur eines Tumors zweifelsfrei beweisende Untersuchungen, sowie *indirekte,* höchstens die Existenz und Lokalisation einer Geschwulst anzeigende Methoden. Die direkten Methoden haben selbstverständlich den Vorrang.

Nach Sicherung der Diagnose des Primärtumors bzw. der Natur der Erkrankung muß möglichst bald deren Ausbreitung, das sog. *Tumorstadium,* bestimmt werden (Stadienabklärung, englisch „staging" genannt). Die Stadieneinteilung beruht auf der Tatsache, daß die meisten Organtumoren zuerst begrenzt lokalisiert wachsen, später in die Umgebung infiltrieren und auf dem Lymph- oder Blutweg *Metastasen* in andere Organe setzen. Daneben gibt es von Anfang an *generalisierte* (im ganzen Körper befindliche) Geschwulsterkrankungen (wie z. B. Leukämien), deren Ausbreitungs- und Schweregrad aber ebenfalls quantitativ festgehalten werden kann. Je höher das Stadium, d. h. je weiter ausgebreitet der Tumor, desto schlechter im allgemeinen die Prognose für den betreffenden Patienten.

Zur Festhaltung des Tumorstadiums bei verschiedenen Krebsformen sind von verschiedenen Forschern und Organisationen Schemata aufgestellt worden. Früher wurde vor allem das einfache Schema in Tab. 4.**2** verwendet.

In den letzten Jahren hat die „Union internationale contre le cancer" (UICC) eine für alle Tumoren, ausgenommen primär disseminierte Erkrankungen, anwendbare Klassifikation entwickelt, die auf den 3 Pfeilern T = Primärtumor, N = Lymphknotenmetastasen, M = Fernmetastasen beruht (sog. TNM-Klassifikation). Als Beispiel sei die TNM-Klassifikation des Brustkrebses aufgeführt, die auf der *klinischen* Untersuchung beruht (Tab. 4.**3**).

Zur Stadieneinteilung gehören heute auch die Bestimmung des histologischen Reifegrads (sog. „grading") und Analyse weiterer prognostischer Eigenheiten des Tumors wie Tumormarker und *Hormonrezeptoren.* Diese sind für bestimmte Hormone spezifische Empfängerproteine im Gewebe. Ihr Gehalt gibt bei hormonabhängigen malignen Tumoren Hinweise auf Prognose und Beeinflußbarkeit durch Hormone (s. Kap. 5, Internistische Tumorbehandlung). Von praktischer Bedeutung sind die Östrogen- und Progesteronrezeptoren beim Mammakarzinom (s. Kap. 12).

Tabelle 4.**2** Einfaches Schema der Stadieneinteilung maligner Tumoren

I.	Lokal begrenzter Primärtumor (evtl. mit Untergruppen je nach Infiltration ins umgebende Gewebe)
II.	Befall der regionären Lymphknoten
III.	Fernmetastasen

Tabelle 4.**3** Klinische TNM-Stadien-Einteilung maligner Tumoren (UICC), dargestellt am Beispiel des Mammakarzinoms (vereinfacht) (aus: TNM-Klassifikation maligner Tumoren, 4. Aufl. Springer, Berlin 1987)

T – Primärtumor

TIS präinvasives Karzinom (Carcinoma in situ)

T1 Der Tumor mißt in seiner größten Ausdehnung 2 cm oder weniger
- T1a 0,5 cm oder kleiner
- T1b 0,5–1 cm
- T1c 1–2 cm

T2 Der Tumor mißt in seiner größten Ausdehnung 2–5 cm

T3 Tumor größer als 5 cm

T4 Tumor jeglicher Größe mit Infiltration in die Brustwand oder Haut
- T4a mit Ausdehnung auf die Brustwand
- T4b mit Ödem, Infiltration (Apfelsinenhaut), Ulzeration der Haut oder Satellitenmetastasen in der Brust
- T4c 4a + 4b gemeinsam
- T4d entzündliches Karzinom

N – regionale Lymphknoten

N0 keine tastbaren Lymphknoten in der gleichseitigen Achselhöhle

N1 tastbare, bewegliche Lymphknoten in der gleichseitigen Achselhöhle

N2 wie N1, aber an andere Strukturen oder untereinander fixiert

N3 Lymphknoten ipsilateral entlang der A. mammaria interna

Aufgepaßt: Die klinische TNM-Einteilung widerspricht nicht selten dem histologischen Befund!

N+ = Lymphknoten *histologisch* tumorbefallen

N– = Lymphknoten *histologisch* tumorfrei!

M – Fernmetastasen

M0 keine Fernmetastasen nachweisbar

M1 Fernmetastasen vorhanden, einschließlich tumoröser Hautinfiltration außerhalb des Brustdrüsenbereiches

Untersuchungsmethoden

Direkte Methoden

Eine sichere Diagnose liefert nur die Gewebsuntersuchung, die nach *chirurgischer Gewebsentnahme* (Biopsie) *histologisch* oder gegebenenfalls durch *Abstrich, Absaugen* oder *Feinnadelbiopsie zytologisch* erfolgen kann. Vorrang hat wegen ihrer größeren Sicherheit die chirurgische Biopsie. In den letzten Jahren hat aber auch die Feinnadelbiopsie (Abb. 4.**1**) große Verbreitung gefunden. Durch eine feine Nadel wird eine minimale Tumormenge aspiriert und gleich ausgestrichen und gefärbt. Sie verlangt sowohl in der Entnahme wie in der Beurteilung große Erfahrung. Gegenüber der chirurgischen Biopsie hat sie den Nachteil einer größeren Rate falsch negativer Ergebnisse, vor allem bei unsachgemäßer Technik, ist aber viel einfacher und billiger.

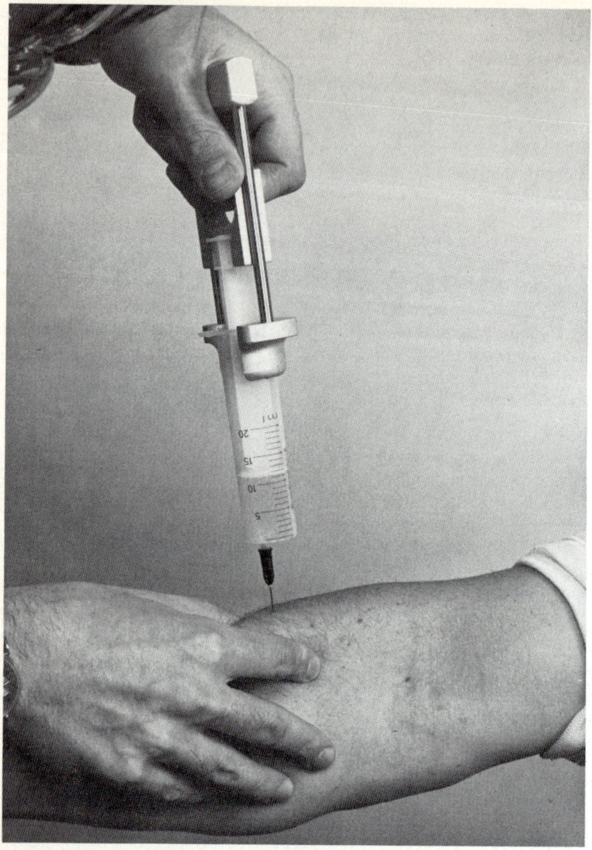

Abb. 4.1 Vorgang der Biopsie: Eine Hand hält den verdächtigen Befund fest; mit der anderen wird punktiert und gleichzeitig aspiriert.

Die Feinnadelbiopsie (ggf. eine Stanz- oder Bohrbiopsie) eignet sich vor allem für leicht zugängliche Tumoren (Haut, Lymphknoten, Brustdrüse, Prostata), kann aber z. B. kombiniert mit Ultraschall, Computertomographie oder Röntgenbildverstärker auch bei inneren Organen angewendet werden.

In der überwiegenden Zahl der Fälle ist es mit *Sicherheit* möglich, einen bösartigen Tumor als solchen zu identifizieren. Unsicherheiten bestehen gelegentlich bei ungenügendem oder durch die Entnahme bzw. Aufarbeitung ungünstig verändertem Gewebsmaterial und können durch erneute Gewebsentnahme, wenn möglich an einem anderen Ort, oder im Verlauf geklärt werden. Fälschliche Etikettierung als „bösartig“, d. h. Krebs, oder „gutartig“ ist äußerst selten.

Durch die direkte Gewebsuntersuchung ist es möglich, die oft prognostisch sehr unterschiedlichen Unterformen der betreffenden Tumorerkrankung herauszufinden. Für Beispiele dazu sei auf die betreffenden Kapitel 12–20 verwiesen. Die Gefahr einer Tumorzellverschleppung durch eine Biopsie irgendwelcher Art ist gering und hat im allgemeinen keinen Einfluß auf den Krankheitsverlauf.

Durch die Entwicklung der medizinischen Technik (Endoskopie, Röntgen, Computertomographie, Ultraschall) gelingt es heute in den meisten Fällen, oft im Zusammenhang mit anderen Untersuchungen rasch und genügend Material zur histologischen Tumoruntersuchung zu gewinnen.

Bei einigen wenigen, seltenen Tumorerkrankungen kann aufgrund sog. *Tumormarker* eine sichere *Diagnose aus Blut* bzw. Urin gestellt werden. Es handelt sich in erster Linie um

- *Plasmozytom* = Myelom: abnorme Eiweiße im Blut oder Urin;
- Tumoren, die ein bestimmtes, spezifisches Hormon produzieren, wie *Trophoblasttumoren* der Frau, bestimmte maligne *Hodentumoren* des Mannes, *primäres Leberzellkarzinom, Karzinoid-, Phäochromozytom*tumoren, *medulläre Schilddrüsenkarzinome* u. a. (s. Kap. 20). Auch bei diesen Tumoren muß gleichzeitig eine histologische Bestätigung angestrebt werden.

Indirekte Methoden

Nuklearmedizinische Untersuchungen

Neben den selteneren Funktionstesten handelt es sich in erster Linie um die sog. *Szintigramme,* die für verschiedene Organe (Skelett, Schilddrüse, Lunge, Leber, Hirn, Niere) möglich sind. Diese Untersuchungen sind keinesfalls gleichwertig; so sind z. B. Leber- und Hirnszintigramme zu wenig treffsicher, während z. B. die Skelettszintigraphie in der Früherkennung dieses Metastasierungstyps erfolgreich eingesetzt werden kann. Alle diese Untersuchungen sind aber nicht spezifisch, indem sie nur die Aufnahme des bestimmten Isotops in ein bestimmtes Organ, oft bei gesteigertem Gewebsumbau, anzeigen.

Radiologische Untersuchungen

Die moderne Radiologie stellt der Tumormedizin eine ganze Reihe von wertvollen Hilfsmitteln zur Verfügung. In vielen Fällen ist bereits

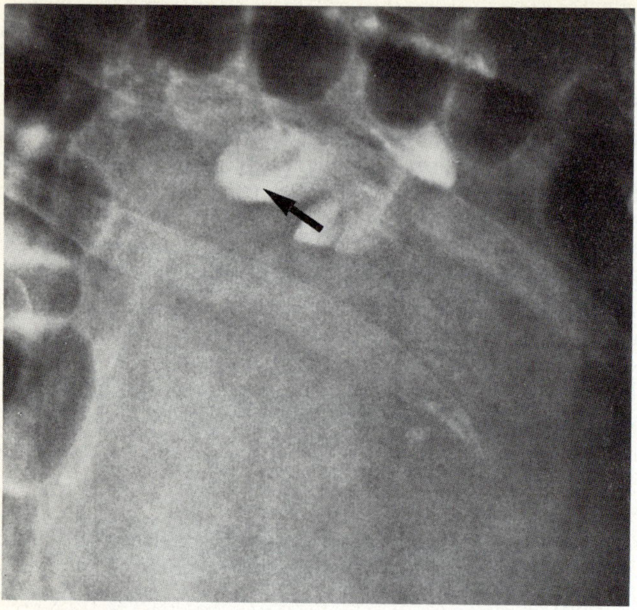

Abb. 4.**2** Intravenöses Urogramm: großer Tumor der linken Niere mit Deformation und Kompression des Nierenbeckenkelchsystems (Pfeil) (für die freundliche Überlassung der Abb. 4.**2**–4.**5** sei Prof. Dr. M. Haertel, Chefarzt des Instituts für Diagnostische Radiologie, Kantonsspital St. Gallen, herzlich gedankt).

nach der Röntgenuntersuchung der „Fall klar", z. B. bei Magenkarzinomen, Knochensarkomen, bösartigen Nierentumoren (Abb. 4.**2**–4.**4**) usw. In der Diagnostik von Magen-Darm-Tumoren ergänzen sich Endoskopie und Radiologie und ermöglichen eine gezielte Biopsie. Auf die Aufzählung aller möglichen Untersuchungsmethoden wird verzichtet (s. Kap. 12–20). Die endgültige Diagnose liefert stets die gezielte Gewebsuntersuchung.

Computertomographie

(Abb. 4.**4**)

Durch eine schichtweise Untersuchung des ganzen Körpers bzw. einzelner Körperteile (Schädel! Abdomen!) lassen sich bisher kaum nachweisbare Tumoren mittels Computertomographie (CT) darstellen.

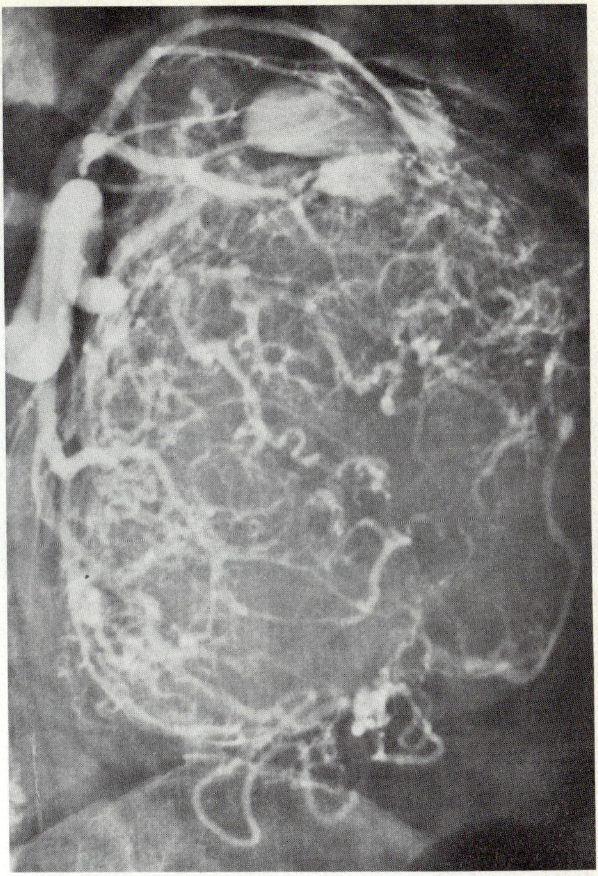

Abb. 4.**3** Nierenangiogramm links: sehr stark durchbluteter Nierentumor (hypernephroides Karzinom) mit zahlreichen pathologischen Gefäßen.

Damit ist häufig die Indikation zu einem chirurgischen Vorgehen zur definitiven Sicherung der Histologie bzw. zur Entfernung des Tumors gegeben. Diese Untersuchung liefert in vielen Fällen die entscheidende Information (Schädel! Abdomen!).

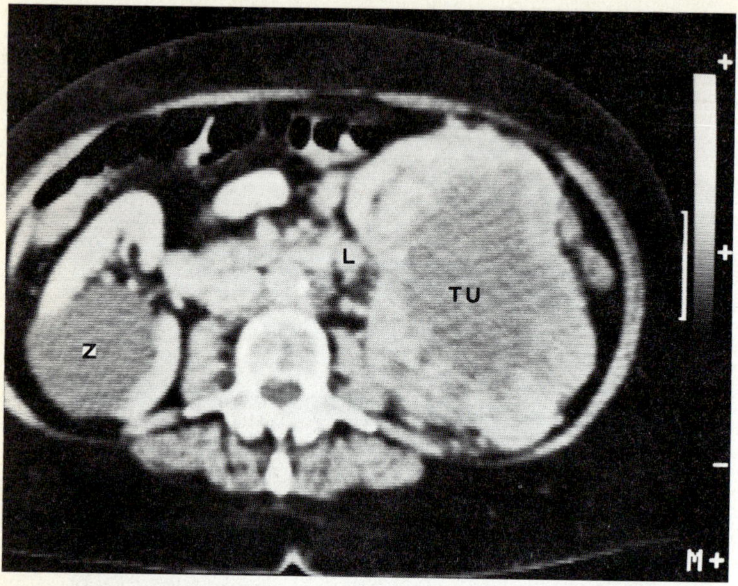

Abb. 4.4 Nierencomputertomogramm: teilnekrotischer Tumor der weitgehend zerstörten linken Niere (TU); nach intravenöser Kontrastmittelinjektion fehlende Kontrastaufnahme der nekrotischen Tumorbezirke. Lymphknotenmetastasen im Nierenhilus (L), Zyste der rechten Niere (Z).

Kernspintomographie (Magnetresonanz = MR)

(Abb. 4.5)

Das Prinzip der Magnetresonanztomographie beruht auf kernphysikalischen Prozessen – in aller Regel der Wasserstoffatome – im Magnetfeld, wobei nach Einstrahlen eines feldstärkeabhängigen Hochfrequenzimpulses (Radiowellen) gewebscharakteristische Resonanzsignale gemessen werden. Diagnostisch besonders aufschlußreich sind kernspintomographische Untersuchungen des zentralen Nervensystems und des muskuloskelettalen Apparates – stets ohne Verwendung ionisierender Strahlung! Untersuchungstechnisch hinderlich sind inkorporierte ferromagnetische Materialien unterschiedlichster Art (metallische Fremdkörper, Herzschrittmacher u. a.) oder klaustrophobe Tendenzen.

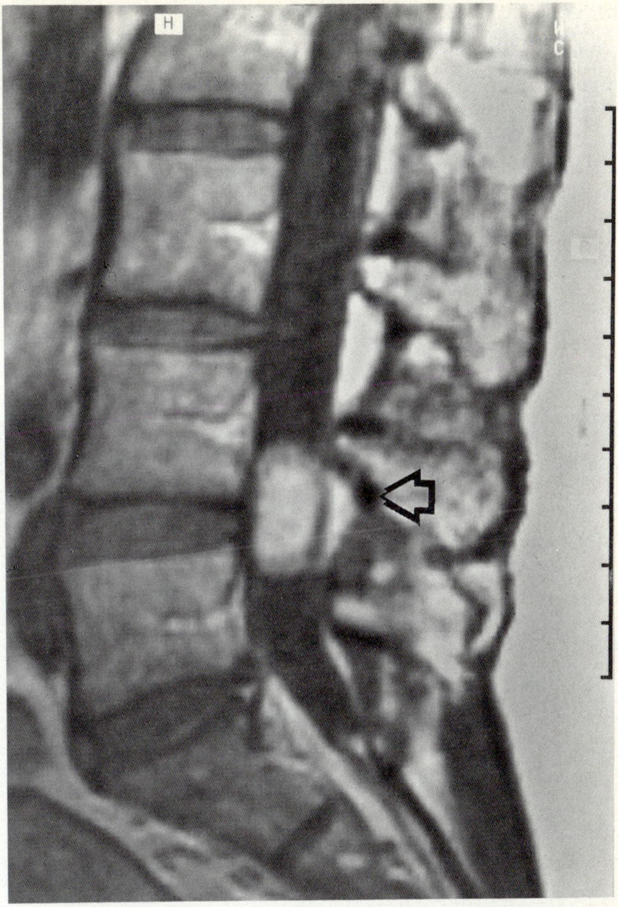

Abb. 4.**5** Lumbovertebrales Kernspintomogramm (sagittal): Neurinom der Cauda equina (→) als signalintensive Läsion mit Enhancement nach Gadolinium-Gabe (= MR-Kontrastmittel).

Ultraschall

(Abb. 4.**6**)

Die ungefährliche, nicht mit ionisierenden Strahlen arbeitende Ultraschalluntersuchung kann vor allem im Abdomen sehr wertvolle Hilfe bei der Entdeckung von Tumoren in der Leber, im Pankreas, in den paraaortalen Lymphknoten, in der Niere, in der Brustdrüse und in den Geschlechtsorganen leisten. Dasselbe Prinzip benutzt die Echokardiographie. Sie ist einfach, relativ billig, für den Patienten nicht belastend, aber stark von der Erfahrung des Untersuchenden abhängig.

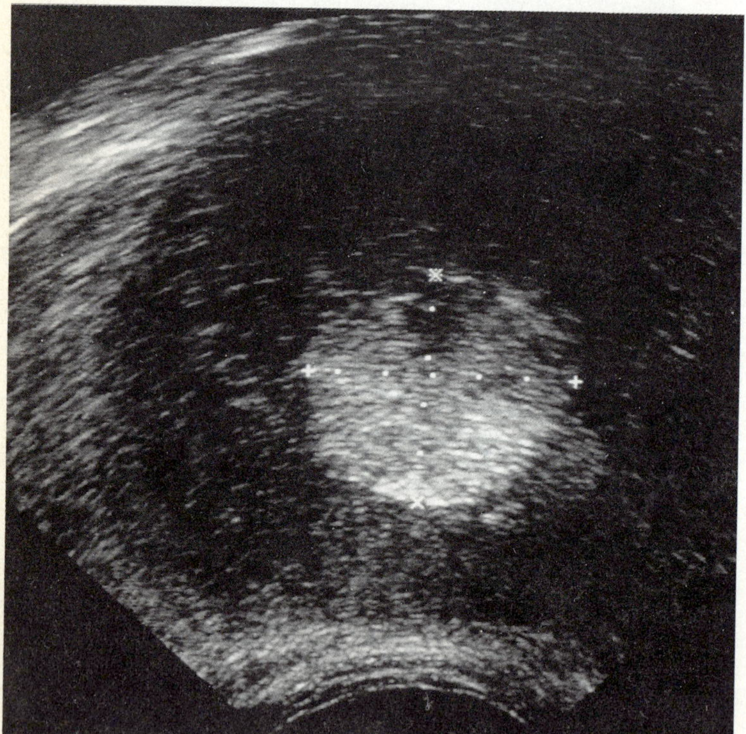

Abb. 4.**6** Echodichter Rundherd im Ultraschallbild der Leber = solitäre Lebermetastase eines Dickdarmkrebs (Dr. J. Binek, Gastroenterologie, Kantonsspital St. Gallen).

Laboruntersuchungen

Bisher hat sich kein einzelner Labortest oder eine Kombination von Labortesten zur Früherkennung von Tumorkrankheiten bewährt. Einzig die in Tab. 4.4 unter 1. genannten spezifischen Tumorprodukte (Hormone und Eiweiße) können direkt zur richtigen Diagnose führen; alle anderen können wohl den Verdacht auf ein Malignom wecken, machen aber das in Tab. 4.5 erwähnte Vorgehen keineswegs überflüssig. Einige dieser Teste (vor allem β-HCG, AFP, CEA u. a.) leisten in der Verlaufskontrolle als sog. *Tumormarker* gute Dienste zur möglichst frühzeitigen Erfassung eines eventuellen Rückfalls. Ähnliches gilt für die in Tab. 4.4 unter 2. erwähnten paraneoplastisch abnormen Laborwerte. Eine neue Ära eröffnen spezifische *monoklonale Anti-*

Tabelle 4.**4** Laboruntersuchungen auf Krebs

1. *Spezifische Tumorprodukte*
   Humanes Choriongonadotropin (Gesamt-HCG oder Untereinheit β-HCG): Trophoblasttumoren (Chorionkarzinom und Blasenmole), maligne Hodenteratome
   α-Fetoprotein (AFP): Lebertumoren, Hodenkarzinome
   Kalzitonin: medulläre Schilddrüsenkarzinome, kleinzellige Bronchuskarzinome
   Serotonin und andere Hormone: Karzinoidtumoren (Dünndarm, Lunge, s. Kap. 20)
   Insulin: Insulinome (Pankreas)
   Paraproteine: Plasmozytom = Myelom
   Tartratgehemmte saure Phosphatase: Prostatakarzinom
2. *Paraneoplastische Aktivität:* relativ häufige, aber nicht diagnostische Fernwirkung maligner Tumoren
   a) immunologisch:
      - onkofetale Antigene: karzinoembryonales Antigen (CEA), vor allem bei Magen-Darm-Karzinomen, AFP
      - monoklonale Antigene: prostataspezifisches Antigen (PSA), CA 19-9 (Pankreas, CA 125 (Ovar), CA 15-3 (Mamma), Squamous-cell-carcinoma (SCC-)Antigen (Plattenepithelkarzinome)
   b) abnorme Eiweiße (β_2-Mikroblobulin, schwangerschaftsassoziierte Proteine usw.)
   c) Enzyme (LDH-Isoenzyme, Glukuronidasen, Histaminase usw.)
   d) Spurenelemente/Metalle (Eisen, Kupfer, Zink und entsprechende Trägerproteine)
   e) Hormone (ACTH, Nebenschilddrüsenhormon, Kalzitonin)
   f) Blutbild/Gerinnung (Leukozytose ohne Linksverschiebung, Fibrinogenerhöhung)

Tabelle 4.**5** Rationale Tumordiagnostik

1. Anamnese (Risikofaktoren?)
2. Genaue klinische Untersuchung
3. Kritischer Einsatz von Labor/Röntgenologie/Nuklearmedizin
4. Möglichst rascher direkter, histologischer/zytologischer Tumornachweis (oft mittels Endoskopie oder chirurgischen „Staging"-Eingriffen, s. Beitrag Mutzner, Tumorchirurgie, in Kap. 5)

körper, die auf Tumorantigene reagieren und entsprechende Tumoren lokalisieren können (Immunszintigraphie).

Paramedizinische „Krebsteste"

In Kap. 1 und 2 wurden die Gesetze malignen Wachstums dargestellt. Auch wenn noch sehr viele Fragen offenstehen, sind doch die Gesetzmäßigkeiten des Tumorwachstums so weit geklärt, daß sie zu einer rationalen Tumordiagnostik, wie oben geschildert, ausreichen. Neben diesen wissenschaftlichen Theorien existieren aber zahlreiche andere, die alle unbewiesen, geheimnisvoll, widersprüchlich, unlogisch, also im gesamten *irrational* sind. Ausfluß dieser irrationalen Krebsentstehungstheorien sind zahlreiche *„Krebsteste"*, die vor allem in den deutschsprachigen Ländern trotz ihrer offensichtlichen Unsinnigkeit und Nutzlosigkeit immer wieder angepriesen und durchgeführt werden. Auf die Einzelheiten dieser schillernden Palette soll hier nicht eingegangen werden. Eine Übersicht gibt Tab. 4.**6**.

Alle diese Teste sind unsicher (zu wenig spezifisch und sensitiv), damit nutzlos und gefährlich (Verängstigung bei falsch positivem, falsche Beruhigung bei falsch negativem Resultat). Viele „Wunderheilungen" durch Außenseitermethoden betreffen allein durch solche Teste „bewiesene" Krebserkrankung.

Tabelle 4.**6** Krebsteste unbewiesener Aussagekraft

„Krebstest"	*Beispiel (Autor)*
1. Krebserreger	Protozoen (Weber), Viren
2. Atypien der Erythrozyten	Erythrozyten-Veränderungsindex
3. Atypien des gerinnenden Blutes	Urin-Blut-Test
4. Kontrolle unbewiesener Heilverfahren	Kapillardynamischer Test (Kaelin)
5. Eiweißausfällung und -fraktionierung	Kupferchloridreaktion (Pfeiffer), Mesenchymtest
6. Farbstoffveränderung im Serum und Urin	Carcinochromreaktion (Gutschmidt)
7. Krebsenzyme	(Abderhalden, Nitsche)
8. Pseudoimmunologie	Magnolipin-Test
9. Bioelektronische und elektrochemische Teste	R-T-Meßmethodik (Vincent), RCR (Rilling)
10. Andere Teste:	
Thermodiagnostik	
Spektralanalyse	
Cholesterin/Zucker:	
Lipidphosphor	(Leupold)
ICU-Test	
HACA-Test	(Guettner)
Aurasskopie	(Auras)
ERY-Test	(Häfeli)

Metastasen bei unbekanntem Primärtumor

Daß ein maligner Tumor erst an seinen *Metastasen* erkannt wird, ist nicht selten (10–20%). Die Metastasen befinden sich dabei am häufigsten in Lymphknoten, Haut, Knochen, Hirn oder Lungen. Durch genaue Befragung (Anamnese) und Untersuchung gelingt es in rund der Hälfte der Fälle bereits, den Primärtumor ohne weitere Untersuchungen herauszufinden. In den anderen Fällen soll möglichst *gezielt,* d. h. auf eventuelle Beschwerden oder Abnormitäten ausgerichtet, vorgegangen werden. Bei Stuhlunregelmäßigkeiten soll z. B. zuerst der Magen-Darm-Trakt, bei Rauchern zuerst Lunge und HNO-Gebiet, bei Blutbeimengung zum Urin zuerst Niere und Blase abgeklärt werden. In vielen Fällen kann der Pathologe aufgrund der histologischen Untersuchung der Metastase wertvolle Hinweise auf den Sitz des Primärtumors geben.

Diese Primärtumorsuche muß unter Berücksichtigung der Gesamtsituation und der Persönlichkeit des Tumorpatienten, ganz besonders seines Alters und seines Allgemeinzustandes, erfolgen. Es ist völlig unsinnig, einem alten Patienten eine ganze Batterie von eingreifenden Untersuchungen zuzumuten, wenn daraus ohnehin keine Indikation zu einer erfolgversprechenden Behandlung abgeleitet werden kann. Durch den Nachweis der Metastasierung sind in vielen Fällen bereits eine schlechte Prognose und die Unmöglichkeit der Erreichung einer Vollremission oder Heilung gegeben. Es kann daher sinnvoll sein, die Primärtumorsuche abzubrechen und eine dem Stadium und der Histologie entsprechende Behandlung einzuleiten oder überhaupt auf weitere Abklärung und Tumorbehandlung zu verzichten.

Literatur

Brand, A.: Diagnostische Außenseitermethoden. Dtsch. med. Wschr. 108 (1983) 870

Dahlmann, N.: Alte und neue Tumormarker. Dtsch. med. Wschr. 114 (1989) 1848

Hermanek, P., O. Scheibe, G. Spiessl, G. Wagner (Hg.): UICC: TNM-Klassifikation maligner Tumoren, 4. Aufl. Springer, Berlin 1987

Jungi, W. F.: Krebstest – Illusion oder Wirklichkeit? Therapiewoche 31 (1981) 3030

Jungi, W. F., B. Osterwalder: Vorgehen bei Metastasen mit unbekanntem Primärtumor. Schweiz. med. Wschr. 120 (1990) 1273

Mann, K., R. Lamerz: Tumormarker, Kapitel 8 (S. 473). In H. J. Schmoll, D. Peters, U. Fink: Kompendium der internistischen Onkologie, Teil 1. Springer, Berlin 1986

Senn, H.-J., P. Drings, A. Glaus, W. F. Jungi, R. Sauer, P. Schlag: Checkliste Onkologie. Thieme, 3. Auflage Stuttgart 1991 (S. 5–57)

5. Grundlagen der Behandlung maligner Tumoren

Tumorchirurgie (chirurgische Onkologie)

F. Mutzner

Allgemeines

Jeder operativ tätige Arzt befaßt sich in seinem Fachgebiet mit Tumoren, betreibt also u. a. Tumorchirurgie. Es wäre sicherlich falsch, zu fordern, daß ein Tumorchirurg ausschließlich und umfassend sämtliche Organtumoren operieren müßte. Es gibt aber heute bereits Chirurgen, welche in einem bestimmten Rahmen ausschließlich Tumorchirurgie betreiben, analog z. B. zur Unfallchirurgie. Ein solcher Tumorchirurg zieht allerdings für fachspezifische, technisch anspruchsvolle Eingriffe, z. B. das endoskopische Abtragen von Blasenkarzinomen, einen Fachkollegen bei. Der chirurgische Onkologe beschränkt seine Tätigkeit nicht nur aufs Operieren, sondern kümmert sich – wiederum in enger Zusammenarbeit mit Strahlentherapeuten und medizinischen Onkologen – auch um Nachkontrolle, Zusatztherapien und Nachbehandlungen. Dank seiner Kenntnisse und dank tieferem Verständnis für die Krebsbehandlung steht er anderen onkologisch tätigen Kollegen beratend zur Verfügung.

Radikaloperation

Solange sich ein Tumorgeschehen lokal abspielt, ist es primär chirurgisch zu behandeln (Tab. 5.**1**). Dies ist oft die einzige Therapie, welche eine Heilung ermöglicht. Leider kommen viele Krebskranke oft zu spät zum Arzt, bzw. zum Chirurgen, so daß das Ziel, die Erkrankung im lokalen Stadium durch eine Radikaloperation in kurativer Absicht zu beseitigen, nicht mehr zu realisieren ist. Das symptomlose Wachsen einer Krebsgeschwulst, z. B. des Karzinoms im aufsteigenden oder queren Schenkel des Dickdarms, verhindert oft ein frühzeitiges Erkennen des Tumors. Die Diagnosestellung wird leider häufig auch trotz eindeutiger Symptome durch Patient und Arzt verzögert. Dadurch werden die Heilungsaussichten wesentlich verschlechtert.

Tabelle 5.1 Indikationen für die verschiedenen Tumoroperationen, nach Zielen geordnet

Radikaloperationen

Mit hoher Heilungsrate

alle lokal begrenzten Karzinom wie
- Hauttumoren
- Mammakarzinome T1–2N0M0
- papilläre Schilddrüsenkarzinome
- Magenfrühkarzinome
- Kolorektalkarzinome, Dukes-Stadium A + B
- Urogenitalkarzinome ohne Lymphknotenmetastasen
- HNO-Tumoren

In kurativer Hinsicht
- Mammakarzinome T2–3N1M0
- Bronchuskarzinome
- Magenkarzinome mit und ohne regionäre Lymphknotenmetastasen
- Kolorektalkarzinome, Dukes-Stadium C
- Urogenitalkarzinome mit regionären Lymphknotenmetastasen

Palliativoperationen

Ziel der Behandlung von Symptomen ist die Verbesserung der Lebensqualität ohne Absicht, das Tumorgeschehen direkt zu heilen, z. B.:
- Bypassoperationen bei Verschlußikterus, Ileus, Ösophagusstenosen, Harnleitungsstörungen
- Lungenresektion bei abszedierender, nekrotisierender Pneumonie
- Osteosynthese bei pathologischen Frakturen
- operative Behebung von Schmerzen (Nervenstrangdurchtrennung)
- Entfernung von hormonproduzierenden Organen bei hormonal abhängigen metastasierenden Tumoren

Diagnostische Tumoroperationen
- „Staging"-Laparotomien bei malignen Lymphomen, Genitaltumoren
- „Second-look"-Operationen bei Kolonkarzinom, Ovarialkarzinomen

Bei den lokal begrenzten Tumoren des Gastrointestinaltraktes (wie z. B. beim Magenfrühkarzinom oder beim Kolonkarzinom im Dukes-Stadium A + B, aber auch beim papillären Schilddrüsenkarzinom) wird in den meisten Fällen durch eine Radikaloperation eine Heilung erreicht. Aber auch bei vielen lokal rezidivierenden oder metastasierenden Karzinomen verspricht eine Operation am meisten Erfolg, z. B. bei Magen-Darm-Karzinomen (s. Kap. 14).

Isolierte Organmetastasen, z. B. einzelne Lungen- oder ZNS-Metastasen eines durch lokale Radikaloperation und adjuvante Chemotherapie erfolgreich behandelten Hodenkarzinoms, können ebenfalls in kurativer Absicht chirurgisch entfernt werden.

Um bei der klinischen Manifestation bereits vorhandene, aber nicht nachweisbare (okkulte) Metastasen therapeutisch angehen zu können, hat sich nach der chirurgischen Primärversorgung bei einzelnen Malignomen eine systematische Nachbehandlung eingebürgert. Beste Beispiele dafür sind die soliden Tumoren des Kindesalters, wie Rhabdomyosarkom, Ewing-Sarkom oder Wilms-Tumor der Niere. Auch beim häufigsten malignen Tumor der Frau, dem Mammakarzinom, wird heute nach erfolgter modifizierter radikaler Mastektomie oder nach einer Lumpektomie häufig eine adjuvante Behandlung durchgeführt (Chemo-, Hormon- und/oder Radiotherapie, s. Kap. 12).

Chirurgische Technik: Die Radikaloperation eines malignen Tumors unterscheidet sich wesentlich von der Operation bei einem benignen Leiden. Der Tumor muß weit im Gesunden reseziert werden, sowohl in die Breite wie in die Tiefe. Damit ist ein vom Tumor und vom Organ abhängiger Sicherheitsabstand zu berücksichtigen, z. B. beim Kolonkarzinom 5 cm, beim Bronchuskarzinom kaum 1 cm. Die den Tumor drainierenden, regionären Lymphknoten sind bei einer Radikaloperation ebenfalls zu entfernen. Von deren Befall hängen die Prognose und das weitere postoperative Vorgehen ab. Die Gefahr einer Tumorzellverschleppung durch eine chirurgische Maßnahme ist als sehr gering einzuschätzen. Dennoch wird stets versucht, den Tumor in seiner Gesamtheit, gegebenenfalls unter Abklemmung der abführenden Blutgefäße, zu entfernen.

Die *Operabilität* eines Tumorpatienten wird bestimmt durch allgemeine Faktoren sowie Art, Stadium und Lokalisation des Tumors. Nutzen und Risiko einer Operation sind dabei gegeneinander abzuwägen. Die Diagnose eines operablen Karzinoms stellt an sich bereits eine absolute Operationsindikation dar. Diese kann durch Alter, Allgemeinzustand oder mangelnde Bereitschaft des Patienten eingeschränkt werden. Alter allein bedeutet keine Kontraindikation für eine Krebsoperation. Von der allgemeinen Inoperabilität wie z. B. einer schweren Herz-, Lungen-, Leber- oder Nierenkrankheit ist eine technische Inoperabilität zu unterscheiden. Technisch inoperabel ist ein Tumor, wenn er zu groß ist, an einem ungünstigen Ort sitzt oder mit seiner Umgebung so stark verwachsen ist, daß man ihn nicht resezieren kann, ohne das Leben des Patienten zu gefährden. Das Vorhandensein von Metastasen ist keine absolute Kontraindikation, da vielfach durch die Entfernung des Primärtumors dem Patienten wesentlich geholfen werden kann (s. unten).

Palliativoperation

Mit einer sog. Palliativoperation werden Beschwerden und Komplikationen von seiten des Tumors, welche das Leben des Krebskranken stark beeinträchtigen oder begrenzen, behoben, ohne dabei die Krebsgeschwulst vollständig entfernen und heilen zu können. Dadurch wird die Lebensqualität des Patienten oft stark verbessert. Das Tumorleiden wird nicht geheilt, sondern Organfunktionen werden erhalten, bis dem Leben durch das weitere Krebswachstum ein Ende gesetzt wird. Gute Beispiele dafür sind Überbrückungs-(Bypass-)Operationen im Magen-Darm-Trakt, welche z. B. einen Verschluß im Bereich der abführenden Gallenwege mit Gelbsucht überbrücken oder einen Ileus beseitigen können. Durch eine Operation können Schmerzen von seiten eines großen, auf die Nerven drückenden Tumors beseitigt werden. Ein Lungenteil mit einer abszedierenden, nekrotisierenden Pneumonie hinter einem stenosierenden Bronchuskarzinom sollte in jedem Fall chirurgisch entfernt werden. Ist eine pathologische Fraktur infolge einer Knochenmetastasierung aufgetreten oder steht sie unmittelbar bevor, so sieht sich der orthopädische Chirurg oft gezwungen, diese schwache Stelle durch eine Osteosynthese zu stabilisieren. Bei metastasierenden, hormonal abhängig wachsenden Tumoren wie Mamma- und Prostatakarzinomen versucht man, durch Entfernung der hormonproduzierenden Organe (Ovarien, Hoden, Nebennieren und Hypophyse) das Tumorwachstum zu beeinflussen (s. Beitrag Jungi, Internistische Tumorbehandlung, in Kap. 5). Eine weitere Möglichkeit einer Palliativoperation ist eine Tumorverkleinerung (sog. „Debulking“), um den Erfolg einer anschließenden systemischen Therapie, Chemo-, Immuno- und Hormontherapie zusammen, zu verbessern. Ein solches Vorgehen bedarf einer guten interdisziplinären Zusammenarbeit.

Diagnostische Tumoroperationen

Durch einen diagnostischen chirurgischen Eingriff soll ein bestehender Tumorverdacht genauer beurteilt werden. Es geht insbesondere um eine möglichst genaue *Stadienabklärung,* die bei verschiedenen Neoplasien nur auf operativem Wege möglich ist. Ein gutes Beispiel dafür sind die malignen Lymphome (s. Kap. 17), besonders der Morbus Hodgkin, bei dem sich der Befall abdominaler Organe, ganz besonders der Milz, nur durch eine sog. Staginglaparotomie erfassen läßt. Dabei werden die Milz und die paraaortalen Lymphknoten entfernt und aus beiden Leberlappen Biopsien entnommen. Ein solches eingreifendes Vorgehen ist gerechtfertigt, stimmen doch die nichtinvasiven diagnostischen Resultate mit dem endgültig histologisch untermauerten Befund in rund einem Drittel der Fälle nicht überein. Heute jedoch verliert die Staging-Laparotomie wegen der hochtechnisierten bildgebenden Verfahren (CT, MR) an Bedeutung.

Bei Patienten mit Kolon- oder Ovarialkarzinom werden sog. „Second-look“-Operationen durchgeführt. Ziel einer solchen Operation ist es, einerseits eine Vollremission (Tumorfreiheit) zu beweisen bzw. andererseits klinisch nicht erfaßbare Rezidive möglichst früh zu entfernen. So kann die Überlebenszeit oft wesentlich verlängert werden. Beim Kolonkarzinom wird heute das weitere diagnostische Vorgehen und ein ev. Reoperations-Zeitpunkt anhand engmaschiger Kontrollen des karzinoembryonalen Antigens (CEA, s. Kap. 4) bzw. weiterer sog. „Tumormarker" im Blut des Patienten ermittelt. Steigt der CEA-Wert an, so ist auch bei sonst unauffälligem klinischem Befund und fehlendem Metastasennachweis in den bildgebenden Verfahren (Leber, Lunge!) die Operationsindikation gegeben. Für das vertiefte Studium der chirurgischen Onkologie wird auf die Spezialliteratur verwiesen.

Literatur

Schlag, P., A. Sensmeyer: Krankenpflege in der chirurgischen Onkologie. Kohlhammer, Stuttgart 1990

Tumorbestrahlung (Radioonkologie)

R. Sauer

Allgemeines

1895 entdeckte Röntgen die von ihm als „X-Strahlen" bezeichneten Röntgenstrahlen. Dafür erhielt er 1901 als erster den Nobelpreis für Physik. Zwar stand vorerst die *diagnostische Anwendung* dieser Strahlen im Vordergrund (Röntgenaufnahmen und Röntgendurchleuchtung), doch wurden bereits wenige Monate später die ersten *Therapieversuche* unternommen.

1898 entdeckten Marie und Pierre Curie gemeinsam die radioaktiven Elemente Polonium und Radium.

1900 wurden die ersten Heilungen von Hautkrebs veröffentlicht.

1928 stellte Wideroe Konzepte für die Beschleunigung von Elektronen vor (Abb. 5.**1**): entweder auf einer Kreisbahn (*Kreisbeschleuniger*/ Betatron) oder auf einer geraden Wegstrecke *(Linearbeschleuniger)*. 1941 baute Kerst das erste betriebsfähige Betatron; medizinisch angewendet wurde es erstmals 1948 in Göttingen. Linearbeschleuniger sind seit den 70er Jahren im Einsatz (Abb. 5.**2**).

Telegammageräte (Telekobalt, Telecäsium) nutzen die beim radioaktiven Zerfall von Kobalt 60 oder Cäsium 137 freiwerdende Gammastrahlung (Abb. 5.**3**) aus. Seit den 50er Jahren sind sie in die Therapie eingeführt.

Beschleuniger und Telekobaltgeräte erzeugen hochenergetische und deshalb den Körper besser durchdringende Photonenstrahlen (elektromagnetische Wellenstrahlen) als die herkömmlichen Röntgenröhren. Diese *Hochvolttherapie* (auch als Megavolttherapie oder Hartstrahltherapie bezeichnet) bringt dem Patienten den Vorteil, daß die Strah-

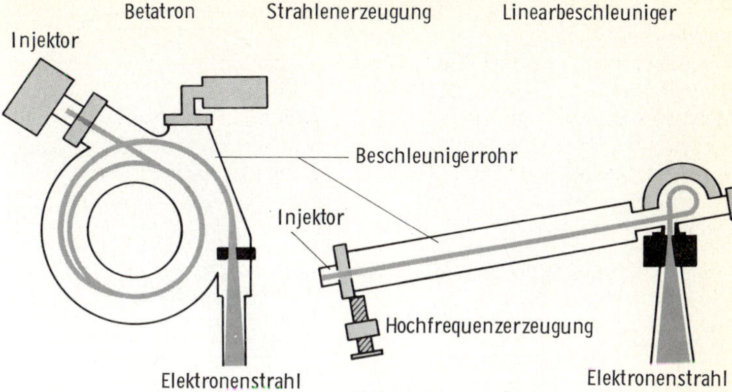

Abb. 5.**1** Schematische Darstellung der Elektronenbeschleunigung in einem Kreisbeschleuniger (Betatron) und einem Linearbeschleuniger (nach Sauer).

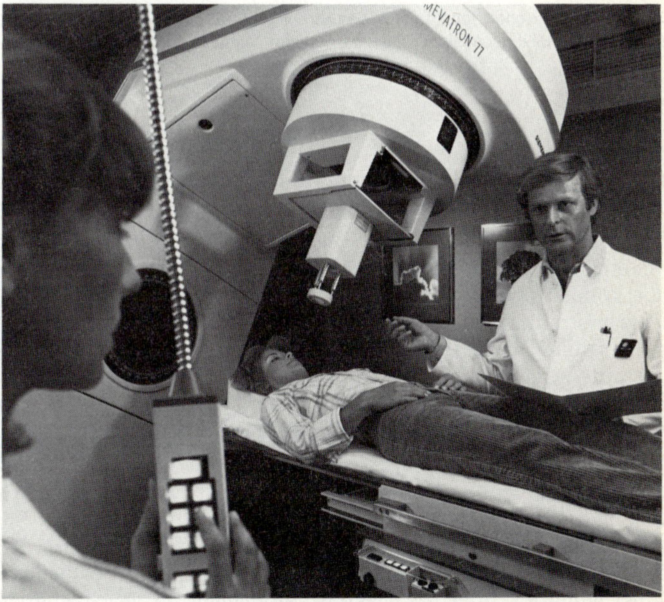

Abb. 5.**2** Einstellung einer Patientin zur Elektronentherapie am Linearbeschleuniger (Werksfoto).

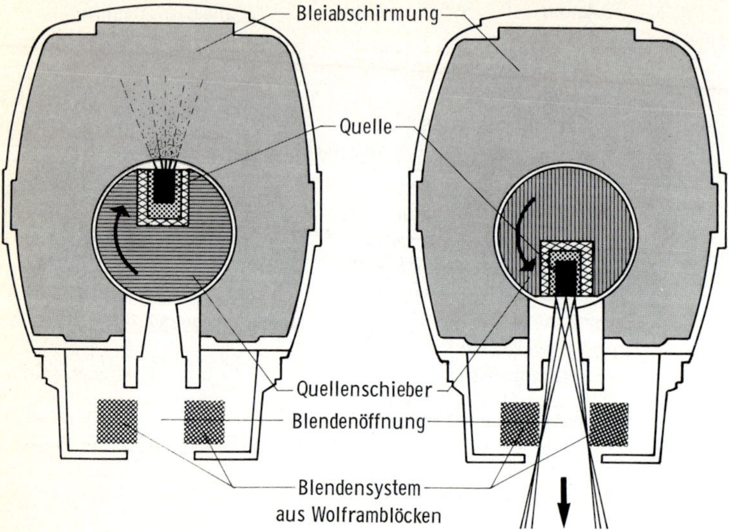

Abb. 5.**3** Schematischer Schnitt durch den Strahlerkopf eines Telekobaltgerätes in Verschluß- und Bestrahlungsposition, links verschlossen, rechts geöffnet (nach Sauer).

lenmenge (Dosis) im Tumorgebiet erhöht und das gesunde Körpergewebe gleichzeitig entlastet werden kann. Sie reduziert das Ausmaß von unerwünschten Behandlungsfolgen.

Die in einem Betatron oder Linearbeschleuniger beschleunigten Elektronen können aber auch, bevor sie auf die Antikathode aufschlagen und Bremsstrahlung (die obengenannte Photonenstrahlung) erzeugen, ausgelenkt und ihrerseits zur Therapie benutzt werden. Die *Elektronentherapie* zeichnet sich durch eine besonders gute Verträglichkeit und dadurch aus, daß über die Wahl der Strahlenenergie ihre Eindringtiefe in den Körper sehr genau gesteuert werden kann.

Bei der *Brachycurietherapie* wird ein radioaktiver Strahler direkt in den Tumor oder in seine unmittelbare Nachbarschaft gebracht. Entsprechend unterscheidet man zwischen interstitieller Therapie = Spikkung (mit Radiogold, Radiojod, Radioiridium, Abb. 5.**4**) und Kontaktbestrahlung = intrakavitäre Therapie, z. B. Einlage bei gynäkologischen Tumoren oder radioaktive Moulagen im Rachenbereich. Dabei schaltet das sog. Nachladeverfahren jede Strahlenbelastung für Operateur und Personal aus.

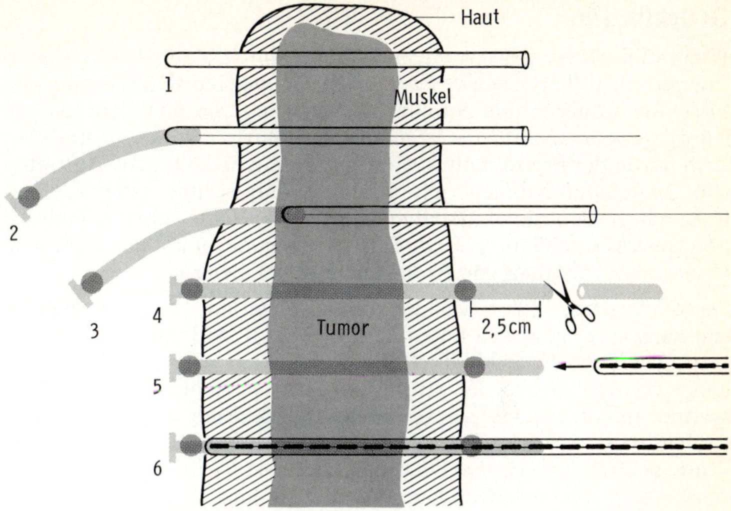

Abb. 5.**4** Interstitielle Therapie mit Iridium-192-Drähten im Nachlade-(Afterloading-)Verfahren:

1 = Kanüle aus rostfreiem Stahl wird eingeführt.
2 = Ein Plastikschlauch wird an das stumpfe Nadelende angesetzt und mittels eines durch die Kanüle durchgezogenen Führungsfadens fixiert.
3 = Indem man die Nadel entfernt, wird der Plastikschlauch in den Tumor eingezogen. Er dient als Führungsschiene für das radioaktive Material.
4 = Fixierung des Plastikschlauches an der Körperoberfläche.
5 = In den Plastikschlauch wird der Iridium-192-Draht eingeführt.
6 = Iridium-192-Draht während der Bestrahlung.

Die *Überwärmungsbehandlung* mit 41–42,5 °C (Hyperthermie) macht das Tumorgewebe für Strahlentherapie und Chemotherapie empfindlicher. Diese Sensibilisierung wird seit dem Ende der 70er Jahre im Rahmen der Strahlentherapie, dann auch der Chemotherapie eingesetzt. Sie erfolgt lokal, regionär oder als Ganzkörperhyperthermie.

Die Radiotherapie ist heute zusammen mit der Chirurgie und Chemotherapie eine der drei Säulen der Krebsbehandlung. Bei ca. 50% aller geheilten Patienten wurde eine Strahlentherapie vorgenommen, teils allein, teils als Kombinationsbehandlung. Ungefähr 70% der nicht mehr heilbaren Patienten erhalten eine Strahlenbehandlung aus palliativen = lindernden Überlegungen.

Grundlagen

Wenn radioaktive bzw. Röntgenstrahlung durch Materie dringt, wird Energie absorbiert. Diese *Energieübertragung* ionisiert Atome und Moleküle (ionisierende Strahlung) oder „regt sie an". Nur die im Körpergewebe *absorbierte Strahlung* ist biologisch wirksam, und dies auch nur in der bestrahlten Region. Ionisation bedeutet das Auftreten von Molekülen/Atomen mit Elektronenüberschuß oder -defizit. Dadurch werden Molekülbindungen gesprengt und weitere chemische Folgeprozesse in Gang gesetzt. Durch Anregung nimmt die chemische Reaktionsbereitschaft von Atomen und Molekülen zu.

Diese Vorgänge setzen Schäden an Geweben und Organen, die sich erst nach einer gewissen Latenzzeit zeigen. Es wird von sog. *Treffern* gesprochen. Nicht jeder Treffer ist biologisch wirksam. Ihre Zahl hängt von der Größe der Strahlenmenge (Dosis) und von der Zeitspanne ab, in welcher sie verabreicht wird. Eine kurzzeitig eingestrahlte Dosis ist wirksamer als eine protrahiert gegebene, weshalb sie – um *gleiche biologische Wirkung* zu erzielen – niedriger gehalten werden kann als bei länger dauernder Bestrahlung.

Grundsätzlich sind die Schäden am Tumorgewebe und am Normalgewebe qualitativ dieselben. Das *Prinzip der Strahlenbehandlung* beruht nun darauf, daß

- am Tumorgewebe mehr Treffer biologisch wirksam werden und daß
- sich das Normalgewebe von einer Strahleneinwirkung weitgehend erholen kann, was für Tumorgewebe nicht in gleichem Maße zutrifft (= Elektivität).

Um diese *Elektivität der Strahlenwirkung* auf das Tumorgewebe zu steigern, fraktioniert oder protrahiert man die Strahlendosis. *Fraktionierung* bedeutet, daß im übertragenen Sinn „die heiße Suppe nicht auf einmal ausgetrunken, sondern vorsichtig über mehrere Wochen teelöffelweise gegessen wird". Dadurch können sich die gesunden Zellen zwischen den Bestrahlungssitzungen immer wieder erholen, während der Schaden am Tumorgewebe irreversibel zunimmt. *Protrahierung* meint eine kontinuierliche Strahleneinwirkung über mehrere Stunden oder Tage bei geringer Dosisleistung (Dosis/Zeit). Die Dosisleistung wird so niedrig gewählt, daß sie zwar das Tumorgewebe zerstört, auf das gesunde Gewebe aber keine oder nur minimale Wirkung hat. Bei der interstitiellen Therapie (= Tumorspickung) und bei der Kontaktbestrahlung (z. B. in der Gynäkologie) wird in dieser Weise die Dosis protrahiert.

Dosisangaben

Die Patientenkurven bzw. die Arztbriefe einer Strahlenklinik enthalten neben den Angaben zur Bestrahlungstechnik und Strahlenqualität eine Reihe von Dosisbezeichnungen:

Herddosis ist die minimale Referenzdosis, die im Zielvolumen aufgenommen wird (= Zielvolumendosis).

Maximaldosis bezeichnet die höchste absorbierte Dosis. Sie liegt nur an einem bestimmten Punkt, idealerweise im Tumor.

Bei den Dosiseinheiten ist zwischen R, rd bzw. Gy und rem bzw. Sv zu unterscheiden. *Röntgen (R)* meint die überhaupt vorhandene und durch Ionisationsdosimeter meßbare Dosis. *Rad (rd)* ist das Maß für die vom Gewebe aufgenommene Dosis, in den neuen SI-Einheiten ausgedrückt Gray (Joule pro kg). 1 *Gray* entspricht 100 Rad. Das *Rem* (rem) berücksichtigt darüber hinaus die unterschiedlichen Wirkungen verschiedener Strahlenarten. Die neue Einheit Sievert (Sv) entspricht 100 Rem.

Die Maßeinheiten für die Radioaktivität eines Strahlers sind das *Curie (Ci)* und das *Becquerel (Bq)*. 1 Curie entspricht der Radioaktivität von 1 g Radium, welches $3{,}7 \times 10^{10}$ Zerfälle pro Sekunde aufweist. 1 Becquerel bezeichnet einen Zerfall pro Sekunde. Somit ist 1 Curie = $3{,}7 \times 10^{10}$ Becquerel.

Kurative Radiotherapie

Indikation

Ein kuratives Behandlungskonzept bezweckt die bleibende Tumorheilung. Es ist dann gerechtfertigt, wenn mit einer gewissenhaften prätherapeutischen Diagnostik das Vorliegen einer lokalisierten Erkrankung bestätigt und Fernmetastasen soweit wie möglich ausgeschlossen wurden. Des weiteren sollte aufgrund von Tumorhistologie und Allgemeinzustand des Patienten eine *faßbare Heilungschance* bestehen.

Die Strahlentherapie wird in vielen Fällen die Operation nicht ersetzen. „Stahl und Strahl" sind gleichberechtigte kurative Lokalmaßnahmen mit eigenständiger Indikation. Man wird einer Strahlenbehandlung aber jeweils dann den Vorzug geben, wenn bei ausreichender Strahlensensibilität des Tumors *dieselbe Heilungsaussicht bei besserem funktionellen und kosmetischen Ergebnis* besteht. Das ist der Fall bei malignen Lymphomen, Seminomen, kleinzelligen Bronchialkarzinomen, beim Ewing-Sarkom, Medulloblastom, bei Frühstadien von Karzinomen des Larynx, der Lippe, der Gebärmutter, der Prostata und des Penis. Rivalität ist nicht am Platz. Im Gegenteil, man wird im Rahmen eines *onkologischen Gesamtkonzeptes* beide therapeutischen

Möglichkeiten kombinieren. Sonst wird – wie leider immer noch häufig – der Chirurg nach aller Erfahrung die Situation zu günstig beurteilen, primär operieren und den Patienten entweder überhaupt nicht oder lediglich zu einer nichtssagenden „prophylaktischen Nachbestrahlung" dem Strahlentherapeuten „überweisen". Je radikaler der Primäreingriff, desto unsinniger wird eine schematisierte Nachbestrahlung. Eine Reihe von Tumoren (Ewing-Sarkom, Wilms-Tumor, malignes Hodenteratom, kleinzelliges Bronchialkarzinom, Mammakarzinom) weisen mit großer Wahrscheinlichkeit bereits zum Zeitpunkt der Erstbehandlung *klinisch verborgene Fernmetastasen* auf. In diesen Fällen ist deshalb eine unterstützende (adjuvante) Chemotherapie in das kurative Gesamtkonzept einzubeziehen. Durch ein vorurteilsfreies, in gemeinsamen Tumorsprechstunden entwickeltes kameradschaftliches *Zusammenwirken* sollte es heute möglich sein, mehr als die Hälfte aller Tumorerkrankungen endgültig zu heilen (vgl. auch Beitrag Senn, Inderdisziplinäres Tumorbehandlungskonzept, in Kap. 5).

Präoperative Bestrahlung

Mit der präoperativen Bestrahlung werden unterschiedliche Ziele verfolgt:

1. Bei primär nicht kurativ resektablem Tumor: Verkleinerung und bessere Abgrenzung, um eine kurative Resektion im Gesunden zu ermöglichen.
2. Zerstörung von bereits in die Lymphbahnen des umgebenden Gewebes eingedrungenen Tumorzellen, um Lokalrezidive zu vermeiden.
3. Verminderung bzw. Verhinderung einer intraoperativen Tumorzellverschleppung.
4. Devitalisierung der Tumorzellen, um das Angehen und Wachsen von lokal oder über Blut- und Lymphbahnen verschleppten Zellen zu Rezidiven bzw. Fernmetastasen zu vermeiden.

Bei der *Langzeit-Vorbestrahlung* steht das Erreichen der Ziele 1–3 im Vordergrund. Meist werden 40–50 Gy in 4–5 Wochen gegeben. Die Operation folgt 3–4 Wochen später.

Bei der *Kurzzeit-Vorbestrahlung* werden die Ziele 2–4 als vordringlich erachtet. Die Bestrahlungsdosis ist niedriger angesetzt. Die Operation folgt unmittelbar im Anschluß an die letzte Bestrahlungssitzung.

Die präoperative Bestrahlung erwies sich z. B. beim Brustkrebs der Frau, beim Blasenkarzinom und bei Karzinomen des Verdauungstraktes als wirksam.

Postoperative Bestrahlung

Die postoperative Bestrahlung soll lokoregionalen Tumorrückfällen (Rezidiven) vorbeugen und die Überlebenszeit der Patienten verlängern. Das gelingt auf folgenden Wegen:

1. Beseitigung von im Operationsgebiet verbliebenen Tumorresten.
2. Sterilisierung von manifesten oder okkulten, aufgrund allgemeiner Erfahrung jedoch zu erwartender Tumorabsiedlungen im Ausbreitungsgebiet des Primärtumors (Lymphabflußgebiet, Peritoneal- und Pleurahöhle, Liquorraum).

Es gilt, Operation und Bestrahlung zeitlich und räumlich aufeinander abzustimmen. Wird voroperiertes Gebiet bestrahlt, ist mit mehr Nebenwirkungen zu rechnen als nach einer alleinigen Strahlenbehandlung.

Routinemäßige „prophylaktische Nachbestrahlungen“ sind zu vermeiden. Die Indikation zur kombinierten Therapie sollte in Abhängigkeit von der histologisch bestimmten Operationsradikalität, der Tumorhistologie und aufgrund des Lokal- und Allgemeinbefindens für jeden Einzelfall gestellt werden. Wurde z. B. radikal im Gesunden operiert, erübrigt sich eine nachfolgende Radiotherapie. Wurde jedoch eingeschränkt operiert oder verblieben Tumorreste im Absetzungsgebiet, muß zusätzlich bestrahlt werden.

Kombinierte Radiochemotherapie

Die Kombination aus Radiotherapie und Chemotherapie als Behandlungskonzept erfolgt entweder sequentiell oder simultan. Hier gibt es vier grundsätzlich verschiedene Ansätze:

1. Hochmaligne Tumoren mit exzessiver Metastasierungstendenz, welche mit Lokalmaßnahmen allein nicht heilbar sind, werden einer kombinierten Radiochemotherapie zugeführt. Als Beispiele seien genannt das kleinzellig anaplastische Bronchialkarzinom, eine Reihe von Knochen- und Weichteilsarkomen sowie die Non-Hodgkin-Lymphome von hohem Malignitätsgrad.
2. Die simultane Radiochemotherapie zielt auf eine Wirkungsverstärkung am Tumorgewebe mit Substanzen, welche die Nebenwirkungen der Strahlentherapie nicht verstärken und umgekehrt. Hier handelt es sich um ein hochaktuelles Forschungsgebiet. Beeindruckende Tumorrückbildungen wurden beispielsweise bei Blasenkarzinomen, Analkarzinomen und Karzinomen im Kopf-Hals-Bereich beobachtet.
3. Bei primär disseminierten Tumoren, die durch eine Chemotherapie in eine Vollremission gebracht wurden, soll die klinische Symptomfreiheit in zytostatisch schlecht zugänglichen Organen konsolidiert

werden (Beispiele: ZNS-Bestrahlung bei akuter lymphatischer Leukämie oder kleinzellig anaplastischem Bronchialkarzinom, Mediastinalbestrahlung bei malignen Lymphomen).

4. Lokal weit fortgeschrittene, durch eine Radiotherapie allein nicht beherrschbare Tumoren sollen durch eine vorausgehende Chemotherapie verkleinert und in einen bestrahlbaren Zustand überführt werden (Beispiele: Karzinome der Mundhöhle, im Oro- und Hypopharynx).

Palliative Radiotherapie

Liegt eine bereits unheilbar weit fortgeschrittene Tumorerkrankung vor oder ist dem Patienten die Belastung einer kurativen Therapie nicht mehr zuzumuten, kommt nur noch eine palliative (lindernde) Behandlung in Betracht. Leider werden manchmal diese Möglichkeiten von Außenstehenden geringgeschätzt und falsch verstanden. Die nichtkurative Radiotherapie im besonderen fügt sich in das onkologische Gesamtkonzept ein und stellt eine wichtige und dankbare ärztliche Aufgabe dar. Zwei Formen werden unterschieden:

Stabilisierungsbestrahlung

Eine Stabilisierungsbestrahlung verfolgt das Ziel, Tumormanifestationen zu verkleinern oder doch so weit in ihrem Wachstum aufzuhalten (zu stabilisieren), daß der Patient vor drohenden schweren Komplikationen *bewahrt* bzw. von bereits eingetretenen Notsituationen *befreit* wird. Seine Lebensqualität soll erhalten bzw. verbessert werden. Eine Stabilisierungsbestrahlung bietet sich in folgenden Situationen an:

- wenn strahlenempfindliche Tumoren sich zeitweilig beherrschen oder günstig beeinflussen lassen,
- wenn inoperable Rezidivtumoren Beschwerden bereiten (z. B. bei oberer Einflußstauung durch Mediastinaltumor),
- wenn bei weitgehender Strahlenresistenz doch in Ausnahmefällen ein kuratives Resultat erwartet werden kann,
- wenn unter der Chemotherapie ein metastasierter Tumor lokal fortschreitet und Probleme macht,
- wenn Fernmetastasen von strahlenempflindlichen Tumoren die Stabilität des Skeletts gefährden oder im Gehirn zu schweren neurologischen Ausfällen führen.

Die erforderliche Dosis beträgt etwa zwei Drittel der sog. Tumorvernichtungsdosis, also beispielsweise beim Mammakarzinom, Bronchialkarzinom oder Rektumkarzinom 40–45 Gy in 4–5 Wochen.

Schmerzbestrahlung

(s. auch Kap. 6, Unterstützungsmaßnahmen)

Tumorbedingte Schmerzen lassen sich bereits mit niedriger Strahlendosis lindern, dauerhaft jedoch nur mit stabilisierenden Dosen beseitigen. Dadurch kann man Analgetika sparen und den Patienten auch in der letzten Phase seines Lebens bei vollem Bewußtsein halten. Erforderlich ist ¼–⅓ der Tumorvernichtungsdosis, d. h. bei den meisten Tumoren 10–20 Gy, u. U. eine Einzeitbestrahlung mit 6–10 Gy.

Pflege des Bestrahlungspatienten

In der onkologischen Radiotherapie sind Strahlenfolgen nicht gänzlich zu vermeiden. Ein Großteil der während einer Strahlenbehandlung auftretenden Nebenwirkungen ist jedoch rückbildungsfähig. Die Schwester, auch wenn sie nicht in einer Strahlenklinik ausschließlich mit Bestrahlungspatienten arbeitet, sollte diese Nebenwirkungen kennen. Sie lassen sich nämlich durch geeignete Pflege wesentlich lindern oder sogar verhindern.

Haut

Während einer Hochvolttherapie reagiert die Haut lediglich mit Schuppung und geringfügiger Rötung. Sie ist in der Leistenregion und in den Achselhöhlen besonders empfindlich. Doch immer dann, wenn der Papillar- und Kapillarkörper hochdosiert mitbestrahlt wird (wenn das zu bestrahlende Zielvolumen nahe oder in der Haut gelegen ist), treten Rötung, Haarausfall, Dermatitis (Hautentzündung) und unter Umständen auch eine feuchte Epithelablösung auf.

Prophylaxe: Die bestrahlten Hautstellen bedürfen sorgfältiger Pflege, üblicherweise mit einem Puder mit starker Kühlwirkung sowie gutem Feuchtigkeitsbindevermögen (Tab. 5.**2**). Mechanische, physikalische und chemische Reize (Waschen, Reiben, Bürsten, Wärmeanwendung, Sonneneinstrahlung, Rotlicht, Deodorantien, Parfüm usw.) müssen *unterbleiben.* Doch auch Unreinlichkeit reizt die Haut. Gegen lauwarme Bäder und Spülungen des Intimbereichs und der Achselhöhlen ist nichts einzuwenden. Im allgemeinen reichen diese Maßnahmen aus. Man beachte auch die Pflege der einem bezeichneten Strahlenfeld abgewendeten Körperpartie: Hier kann die Austrittsdosis besonders hoch sein, oder ein dort gelegener Strahleneintritt wird bei bestimmten Bestrahlungstechniken nicht gekennzeichnet.

Therapie: Stärkeres Schuppen, Ziehen oder Brennen der Haut behandeln wir mit Wasser-in-Öl-Emulsionen (Cremes), z. B. Lipo Cordes-Creme oder Babyöl. Öl-in-Wasser-Emulsionen (Salben), z. B. Azulon-Homburg-Salbe, Bepanthen-Roche-Salbe, Mirfulan, schmieren

Tabelle 5.**2** Behandlung der bestrahlten Haut

Prophylaxe
Keine mechanischen, thermischen oder chemischen Reize
Azulon-Puder mehrmals täglich auf bestrahlte Hautfelder, evtl. etwas Babyöl (bei Bewegungsbestrahlungen sinnlos!)

Akutes Exanthem (I)
Wasser-in-Öl-Emulsionen (Cremes) mit hohem Fett- und niedrigem Wasseranteil, z. B. Lipo-Cordes-Creme. Belaisadonna-Salbe
Öl-in-Wasser-Emulsionen (Salben) schmieren und kleben, deshalb weniger zu empfehlen, z. B. Azulon-Salbe, Bepanthen-Salbe

Exsudation (II)
Reinigung mit Kamillosan oder Kaliumpermanganat
Offener Verband mit Gittertüll (Branolind, Sofratüll etc.)
Salbenkompressen mit Bepanthen-Roche, Azulon-Homburg, Betaisadonna, Braunovidon, Ringelblumensalbe, Actoreginek etc.
Nach Abheilung Babyöl, Ringelblumensalbe, Murfulan, Neo-Ballistol etc.

Defekte (III)
Nekrosen-Entfernung (chirurgisch oder medikamentös)
Spülungen mit 0,9% NaCl mehrmals täglich (mit Fön trocknen)
Salbenkompressen (s. o.) oder mit Zucker + Betaisadonna-Lösung, Granugenpaste oder folgende Mischung:
(Rp. Dextrose 10,0, Allantoin 0,2, Linolsäureäthylester 1,2, pH 5-Eucerin cum auqa āā ad 100,0)

und verkleben leicht und sind hier weniger zu empfehlen. Wundflächen sollte man mit Kamillosan oder Kaliumpermanganat reinigen und mit Gittertüll (Branolind, Sofra-Tüll) offen oder mit Salbenkompressen (Bepanthen-Roche, Betaisadonna, Braunovidon, Ringelblumensalbe, Actovegin) geschlossen behandeln (Tab. 5.**2**).

Bei tieferen Defekten sind zuerst Nekrosen zu lösen, drei- und mehrmals täglich mit 0,9% NaCl zu spülen und granulationsfördernde Salben aufzutragen (z. B. Zucker plus Betaisadonna, Bepanthen flüssig, Granugen-Paste).

Mundschleimhaut

Bei Bestrahlungen im Kopf- und Halsbereich kommt es rasch zu Geschmacksverlust, Verschleimung und Mundtrockenheit, später zu schmerzendem Enanthem sowie zur Exsudation. Dieses zeigt sich in Form weißlicher fibrinöser Beläge.

Die Radiomukositis bildet sich meist innerhalb von 2 Wochen nach Bestrahlungsende zurück. Der Geschmack kehrt nach 3–6 Monaten wieder. Leider bessert sich die Mundtrockenheit im Verlauf der Zeit nur wenig.

Tabelle 5.**3** Behandlung der Mundschleimhaut

Prophylaxe
Zahnsanierung
Fluoridierung verbliebener Zähne (Miniplastschiene)
Spülung mit Kamillosan, Bepanthen Roche, Salbei
Chlorhexamed
Inhalationen mit Sole (+ Bepanthen Roche, Bisolvon)
Antiphlogistika
hyperkalorische Zusatzernährung (2000–3000 kcal/Tag)
Mundtrockenheit
Glandosane
Artisial-Lösung
Schmerzen
Novalgin-Tropfen
Xylocain-Viskös
Anaesthesinbonbons
Nährsonde/PEG
Pilzbefall
Ampho-Moronal-Suspension, Candio-Hermal, Daktar-Mundgel, Pimafucin-Lutschtabletten etc.
Kortikoide erst bei Abschluß der Behandlung, bei Ödemen und starken fibrinösen Belägen

Prophylaxe: Die Reaktionen sind hinauszuzögern, wenn die Patienten zusätzlich zu ihrer täglichen Nahrung hyperkalorisch ernährt werden (per os/mit Nährsonde/u. U. perkutane endoskopische Gastrostomie – 2000–3000 kcal/Tag), mehrmals täglich inhalieren und den Mund mit Kamillosan, Salbei, Chlorhexamed, Azulon oder Bepanthen-Roche-Lösung spülen (Tab. 5.**3**). Exogene Noxen wie Nikotin und Alkohol sind zu vermeiden. Zusätzlich kann man Antiphlogistika, Venoruton-intens und Spülungen mit Kaliumpermanganatlösung oder 1%igem Wasserstoffsuperoxid einsetzen.

Therapie: Bei Schmerzen sind Novalgin-Tropfen, Xylocain-Viskös, Anaesthesinbonbons. Die Nahrung sollte weich, nicht sauer und nur wenig gewürzt sein; sie muß eventuell zerkleinert oder verflüssigt werden. Unter Umständen muß eine Nasensonde, über die der Patient hyperkalorische Sondennahrung erhält, gelegt werden. Häufig treten *Soorinfektionen* auf, vor allem dann, wenn die Patienten gleichzeitig Antibiotika oder Kortikoide erhalten. Hier sollte man rasch mit Ampho-Moronal und anderen lokal anwendbaren Antimykotika eingreifen (Tab. 5.**3**). Grundsätzliches zur Mundpflege siehe Kapitel 6.

Zahnpflege

In dem Maße, wie die Speichelproduktion versiegt, leidet auch die Selbstreinigung der Mundhöhle. Das Zahnfleisch zieht sich zurück; die Zahnhälse liegen frei. Zahnkaries und Parodontose treten selbst bei vormals intakten Gebissen in einem Maße auf, daß nichts anderes bleibt, als die Zähne zu extrahieren. Schadhafte, beherdete Zähne, Wurzelreste und Zahngranulome werden beseitigt. Der Patient wird zu *peinlich genauer Mundhygiene* ermahnt, in atraumatischer Zahnpflege unterwiesen und zur Fluoridierung von Zähnen und Zahnhälsen angehalten. Dazu erhält er individuell angefertigte Miniplastschienen.

Lunge

Gefürchtet bei Lungenbestrahlung sind die *Lungenfibrose* und ihr z. T. rückbildungsfähiger Vorläufer, die Strahlenpneumonitis. 20% davon sind radiologisch nachweisbar. Glücklicherweise verursacht nur 1% klinische Symptome wie Kurzatmigkeit, unproduktiven Husten und gelegentlich subfebrile Temperaturen. Zusätzliche Infektionen der Lunge sind häufig.

Prophylaxe: Sie ist wichtiger als die Behandlung. Gegen die Strahlenfibrose gibt es keine wirkungsvolle therapeutische Maßnahme. Rauchen hat zu unterbleiben. Mindestens einmal täglich soll mit Sole inhaliert werden, welcher Bepanthen Roche, Bisolvon oder Tacholiquin beigefügt werden kann (Tab. 5.**4**). Unterstützend wirken hyperkalorische Ernährung, Polyvitaminpräparate, Antiphlogistika, durchblutungsfördernde und gefäßabdichtende Mittel.

Tabelle 5.**4** Behandlung der Strahlenpneumonitis

Prophylaxe
Nikotinabstinenz
Inhalationen (Ultraschall!) mit Sole (+ Bisolvon, Ventolin, Kortikoide)
hyperkalorische Ernährung, Polyvitaminpräparate
Antiphlogistika, Venoruton-intens 3 × 2/Tag
Therapie
Inhalation
Kortikosteroide systemisch
Sekretolytika, Expektorantien
Antibiotika
Atemgymnastik

Dünndarm

Die Strahlenenteritis äußert sich in der klassischen Trias Übelkeit, Erbrechen und Durchfall. Hinzu kommen Meteorismus, Tenesmen, Blut- und Schleimabgänge. Besonders frühzeitig tritt die Strahlenenteritis während einer großvolumigen Abdominalbestrahlung auf, seltener bei kleinvolumiger Therapie der Beckenorgane.

Man kann sowohl eine Beschleunigung der Magen-Darm-Passage als auch eine Verzögerung beobachten. Häufig ist eine Malabsorption für Glukose, Fette und Elektrolyte. Bei stärkerer Schleimhautschädigung treten Eiweiß-, Mineral- und Wasserverlust hinzu.

Prophylaxe: Bei der Therapie sollte Volumen gespart und der Darm nach Möglichkeit aus dem Bestrahlungsgebiet herausverlagert werden (gefüllte Blase!). Durch Lagewechsel des Patienten während der Behandlung verschiebt sich das Dünndarmkonvolut, so daß nicht immer dasselbe Teilstück exponiert wird. Für leicht verdauliche, schlacken- und fettarme Kost ist zu sorgen, ebenfalls für Elektrolyt- und Flüssigkeitsersatz. Gerade bei Kindern empfiehlt sich eine gluten- und laktosefreie Diät ohne Milch und Milchprodukte. Auch hier gilt, daß eine intravenöse Hyperalimentation die Strahlenreaktion günstig zu beeinflussen vermag (Tab. 5.**5**).

Therapie: Von Fall zu Fall sind Antazida, Antiemetika, Phenothiazine, Spasmolytika, Anticholinergika und Tranquilizer indiziert. Bei Diarrhoe gibt man Imodium und Reasec, gegebenenfalls Opium-Tinktur, bei Obstipation Stuhlgleitmittel, z. B. Paraffinöl. Bei schwerer chronischer Strahlenenteritis hat sich Salazosulphapyridin (Azulfidine) bewährt. Acetylsalizylsäure ist ein Prostaglandin-Synthetase-Hemmer und wirkt bei Diarrhoe, Schmerzen und Flatulenz, Pyridoxinhydrochlorid kann bei Anorexie, Nausea und Unwohlsein versucht werden.

Tabelle 5.**5** Strahlenenteritis, Prophylaxe und Therapie

1. Leicht verdauliche, schlackenarme Kost
   fettarm (Diätmargarine)
   Joghurt, Quark u. ä.
2. Hyperalimentation + Elektrolyte + Flüssigkeitszufuhr
   u. U. zur Darmentlastung parenterale Ernährung über zentralen Venenkatheter oder voll implantierbare Katheter zur Langzeiternährung (Broviac, Hickman)
3. Begrenzung des durchstrahlten Volumens
   Lagewechsel während Bestrahlung
   Kompression des Abdomens, Blasenfüllung

Rektum

Obwohl die Strahlensensibilität des Enddarms deutlich unter derjenigen des Dünndarms liegt, sind *Strahlenproktitiden* bei Bestrahlungen der Beckenorgane gefürchtet. Die Strahlenproktitis äußert sich in häufigen und schmerzhaften kleinen Stuhlentleerungen, seltener in Durchfällen. Im fortgeschrittenen Stadium treten Blut- und Schleimbeimengungen als Zeichen von offenen Schleimhautläsionen auf.

Therapie: Stuhlregulierende Maßnahmen und die Lokalbehandlung mit Bepanthen Roche, Phosphalugel, Sulfonamiden usw. spielen die größte Rolle. Auch Vitamin-A- und Öleinläufe sind gebräuchlich (Tab. 5.**6**). Vor langdauernder Kortikoidmedikation sei gewarnt. Kortikoide haben auf die Strahlenproktitis nur einen vorübergehenden Einfluß, verstärken aber die *Spätschäden.*

Tabelle 5.**6** Strahlenproktitis, Therapie

1. Stuhlregulierung Diarrhoe: Imodium, Reasec Obstipation: Paraffinöl 2. Klistiere Bepanthen Roche, Olivenöl, Vitamin A Sulfonamide Hämostyptika, Phosphalugel (Kortikoide)	3. Allgemeine Therapie Sedierung leicht verdauliche Kost 4. Operative Therapie Bypassoperationen bevorzugen! Resektionsverfahren vermeiden!

Ernährung während der Strahlentherapie

Wir empfehlen eine hochkalorische, proteinreiche, schlackenarme Kost mit knapper Fettmenge (bei Bestrahlung des Abdomens) und Beschränkung der Kohlenhydrate. Schonkost ist unsinnig. Milch, Milchprodukte, Milchmixgetränke (als Zwischenmahlzeiten) und Quarkspeisen sollten reichlich gegeben werden. Wichtig ist hochwertiges Brot.

Der Krankenschwester fällt bei der Überwachung der Nahrungsaufnahme und Eßgewohnheiten des Tumorpatienten eine Schlüsselrolle zu. Früher als allgemein üblich muß die orale Ernährung forciert werden: hochkalorische, proteinreiche Zwischenmahlzeiten, Zusatznahrung in Form einer kommerziell erhältlichen Formuladiät. Wenn der Gewichtsverlust 5 kg bzw. 10% des Körpergewichts in der 3.–4. Behandlungswoche übersteigt, ist eine nasogastrale Sondenernährung (besser: perkutane endoskop. Gastrostomie) erforderlich, entweder mit kommerziell erhältlicher Sondennahrung (Formuladiät = nährstoffdefinierte Diät) oder in speziellen Fällen mit Elementardiät (=

chemisch definierte Diät). Die tägliche Kalorienzufuhr soll 2000–3000 kcal betragen. Eine positive Stickstoffbilanz ist anzunehmen, wenn der Patient 2–3 kg an Gewicht zugenommen hat. In Extremfällen wird man auf eine intravenöse Hyperalimentation nicht verzichten können. Weiteres zum Thema Ernährung siehe Kap. 6.

Literatur

Frommhold, W., H. Gajewski, H. D. Schoen: Medizinische Röntgentechnik für Unterricht und Praxis, Bd. I, 4. Aufl. Thieme, Stuttgart 1979

Lissner, J. (Hrsg.): Radiologie I. Lehrbuch für den 1. klinischen Studienabschnitt. Enke, Stuttgart 1986

Sauer, R.: Strahlentherapie für Technische Assistenten in der Medizin. Urban & Schwarzenberg, München 1992

Scherer, E.: Strahlentherapie – Radiologische Onkologie, 3. Aufl., Springer, Berlin 1987

Senn, H.-J., P. Drings, A. Glaus, W. F. Jungi, R. Sauer, P. Schlag: Checkliste Onkologie. Thieme, Stuttgart 1992

Strahlenschutz im Krankenhaus

A. Bekier

Auswirkungen von natürlicher und künstlicher Radioaktivität

Die radioaktiven Strahlen gehören zu unserer natürlichen Umwelt. Alle biologischen Lebewesen entwickelten sich seit der Entstehung der Erde, vor etwa 50 Milliarden Jahren, in einer radioaktiven Umgebung.

Der Begriff „ionisierende Strahlen“ bezieht sich auf die Fähigkeit der elektromagnetischen Wellen oder Atompartikel, Luft und auch andere Stoffe zu ionisieren.

Die radioaktiven oder ionisierenden Strahlen stammen aus dem Weltall (sog. kosmische Strahlen), aus den natürlichen, radioaktiven Isotopen in der Erdkruste (sog. terrestrische Strahlen) und aus natürlichen Radioisotopen in den Baumaterialien unserer Häuser, im Trinkwasser, in der Luft und in unserem Körper selbst.

Jeder Schweizer akkumuliert nach der Statistik während seines Lebens ohne jeglichen Kontakt mit zusätzlichen – medizinischen oder technologischen – Röntgenanwendungen und ohne Existenz von Atomkraftwerken eine Dosis von 310 mrem/Jahr* (3,1 mJ/kg pro Jahr) (Spiess

---

* $\text{mrem} = \frac{1}{1000}\ \text{rem}$.

rem bedeutet eine Äquivalentdosis radioaktiver Strahlen (radiation equivalent: man) und entspricht einer akkumulierten Energie von 100 erg/g Gewebe.

1986). Im benachbarten Schwarzwald beträgt diese natürliche Jahresdosis 1800 mrem (18 mJ/kg) (Uran), in Travancore, einem Staat an der Westküste Indiens (Kerala), 2600 mrem (26 mJ/kg) und an der Atlantikküste Brasiliens sogar 8700 mrem/Jahr (87 mJ/kg) (Spiess 1986).

Interessanterweise beobachtet man in diesen Regionen keine Häufung von strahleninduzierten malignen Tumoren und auch keine Zunahme von angeborenen körperlichen Mißbildungen.

Die ionisierenden Strahlen sind jedoch gefährlich und können sowohl zu somatischen als auch zu stochastischen (genetischen) Spätschäden führen. Die somatischen Strahlenschädigungen reichen von harmlosen, vorübergehenden Hautrötungen und Haarverlust (Epilation) über irreversible Körper- und Organschäden bis zur Entstehung von strahleninduzierten malignen Tumoren und dem akuten Strahlentod.

Eine stochastische Spätschädigung führt über negative Genmutationen zu Mißbildungen, welche sich erst in späteren Generationen manifestieren können (oder zum strahleninduzierten Krebs, insbesondere Leukämie).

Da im Klinikbetrieb die ionisierenden Strahlen immer vermehrt zur Anwendung kommen, muß man sich vor jeder unnötigen Bestrahlung schützen. Alle Maßnahmen, welche der Vermeidung einer unnötigen oder ungewollten Bestrahlung dienen, faßt man unter dem Sammelbegriff „Strahlenschutz“ zusammen.

Verschiedenheit der Schutzmaßnahmen nach Anwendungsbereichen der Strahlen

Die ionisierenden Strahlen werden in folgenden Bereichen des Klinikbetriebs eingesetzt:

- Röntgendiagnostik,
- Radioonkologie,
- Nuklearmedizin,
- lokale Isotopentherapie,
- Forschung.

Je nach Art der Spezialdisziplin unterscheiden sich die Strahlenschutzmaßnahmen.

Röntgendiagnostik

Die Strahlen wirken hier nur, während die Röntgenröhre für die Aufnahme oder für die Durchleuchtung unter elektrischer Stromspannung steht.

Strahlenschutzmaßnahmen: Verlassen des Röntgenraumes während der Durchleuchtung oder während der Aufnahme. Gelegentlich muß bei bewußtlosen oder nicht kooperierenden Patienten eine Schwester mithelfen – insbesondere auch bei Röntgenuntersuchungen bei Kindern. Die Schwestern müssen dabei eine Bleischürze tragen (Bleiäquivalent mindestens 0,25 mm oder besser 0,5 mm) sowie bei gehaltenen Aufnahmen Bleihandschuhe verlangen.

Nach Möglichkeit soll man möglichst weit vom direkten Strahlenkegel entfernt bleiben.

Es ist das Recht jeder Schwester als auch jedes Klinikangestellten, diese Strahlenschutzmittel zu verlangen.

Strahlentherapie

Der Patient wird mit Röntgenstrahlen, Isotopenstrahlen, schnellen Elektronen oder hochenergetischen Photonen eines Linearbeschleunigers bestrahlt.

Die Strahlenschutzmaßnahmen müssen baulicher Art sein. Während der Bestrahlung wird der Patient von einer Röntgenassistentin durch ein Bleiglasfenster oder eine Televisionskamera beobachtet. Die Bestrahlungsräume sind so gesichert, daß bei jedem Betreten des Raumes während der Bestrahlung ein Türkontakt automatisch die Bestrahlung unterbricht.

Für das Pflegepersonal auf der Abteilung sind keine Strahlenschutzmaßnahmen erforderlich. Nach der Bestrahlung ist der Patient nicht radioaktiv, d. h., er sendet keine ionisierenden Strahlen aus.

Nuklearmedizin

Man unterscheidet zwischen nuklearmedizinischer Diagnostik und nuklearmedizinischer Therapie.

Nuklearmedizinische Diagnostik

Für die diagnostischen Zwecke werden dem Patienten kleine, ungefährliche Dosen radioaktiver Nuklide verabreicht, damit man Informationen über die Morphologie oder Funktion verschiedener Organe gewinnen kann. Der Patient „strahlt“ kurze Zeit nach der Untersuchung; man benötigt jedoch besonders empfindliche Apparaturen, um diese Strahlung überhaupt messen zu können.

Für die Praxis: Nach nuklearmedizinischen *diagnostischen* Untersuchungen bedarf es keines Strahlenschutzes für das Pflegepersonal und auch nicht für andere Patienten.

Heute werden mehr als 90% aller Untersuchungen mit radioaktiven Isotopen durchgeführt, die eine kurze physikalische Halbwertszeit aufweisen (z. B. ^{99m}Tc = 6 Stunden, ^{123}J = 13 Stunden) und zudem rasch aus dem Körper des Patienten ausgeschieden werden.

Nuklearmedizinische Therapie

Bei der nuklearmedizinischen Therapie verwendet man größere Mengen von Radioisotopen für die Behandlung gut- oder bösartiger Krankheiten.

Ein Strahlenschutz ist für das Pflegepersonal und Drittpersonen unerläßlich und gesetzlich vorgeschrieben.

Man unterscheidet zwischen:

- *Kontakttherapie,* bei welcher eine radioaktive Quelle für eine kurze Zeit auf einen Krankheitsherd aufgelegt wird – hier bedarf es keines Strahlenschutzes (z. B. Kontakttherapie mit ^{90}Sr-Platten).
- *Therapie mit geschlossenen Strahlenquellen.* Radioaktive Substanzen werden direkt in einen Tumor als Körner, Drähte, Fäden oder Nadel hineingespickt. Es besteht hier die Gefahr einer Bestrahlung von außen (sog. externe Bestrahlung).
- *Therapie mit offenen radioaktiven Quellen,* bei welcher das Radioisotop meistens in flüssiger Form dem Patienten verabreicht wird (z. B. Radiojodbehandlung wegen einer Schilddrüsenüberfunktion oder einer Struma maligna, Radiophosphorfüllung der Pleurahöhle oder des Peritonealraumes). Bei solchen Behandlungen besteht neben der Gefahr einer externen Bestrahlung die viel größere Gefahr einer Kontamination, d. h. einer unbeabsichtigten Inkorporation der vom Patienten ausgeschiedenen, metabolisch nicht verwendeten Mengen der Therapiedosis.

Strahlenschutzmaßnahmen:

- Isolierung des Patienten in einem gekennzeichneten Raum („Achtung: Radioaktive Strahlung, Eintritt verboten"), welcher vom Eidgenössischen Gesundheitsamt, Sektion für Strahlenschutz, überprüft und überwacht wird (Abb. 5.**5**).
- Besuchsverbot.
- Abstand vom Patienten, z. B. bei der Visite des Arztes, bei der Verpflegung oder bei sonstigem Betreten des Raumes.

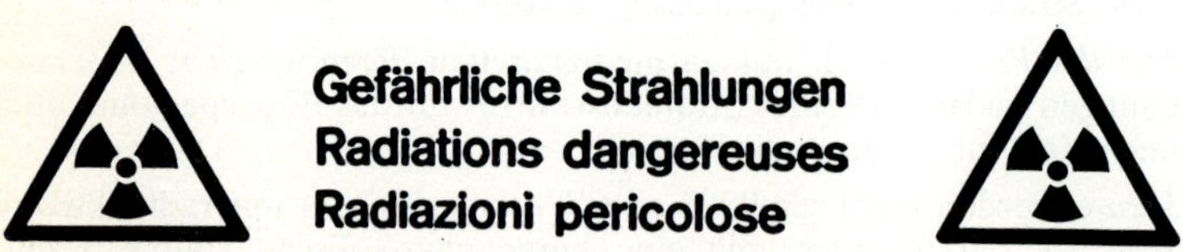

Abb. 5.**5** Warnungsschild an Räumen in Schweizer Kliniken, in denen mit radioaktiver Strahlung gearbeitet wird.

- Keinerlei lebensunwichtige Pflegearbeiten. Der Patient kann einen Teil der Pflegearbeit, z. B. Geschirrspülen, Bettenmachen usw., selbst übernehmen, was als Arbeitstherapie einen günstigen Einfluß hat.
- Alle Schwestern, welche an der Pflege des Patienten beteiligt sind, müssen überwacht werden, d. h. zumindest eine Filmplakette oder einen Personendosimeter tragen. Die Angaben über die akkumulierte Dosis *sind kein Geheimnis* und müssen jederzeit auf Wunsch des Betreffenden von dem für Strahlenschutz verantwortlichen Arzt mitgeteilt werden. Die gesamte akkumulierte Dosis einer beruflich strahlenexponierten Person darf den folgenden Wert nicht überschreiten:
  $D = 5(N - 18)$ rem
  (D = Dosis, N = Lebensalter in Jahren)
  In der Regel sind dies maximal 400 mrem (4 mJ/kg Körpergewicht)/Monat.
- Möglichkeit einer Kontaminationskontrolle, d. h., es muß ein Strahlenmeßgerät zur Verfügung stehen, welches eine Verseuchung der Kleider oder anderer Gegenstände anzeigt.
- Peinlich genaue Reinlichkeit: Plastikhandschuhe, separate Arbeitskleidung, welche nach dem Betreten des Isolierzimmers zu wechseln sind.
- Aufenthalte im Isolierzimmer des Patienten auf ein absolutes Minimum reduzieren.
- Das Tragen von Bleischürzen und Bleihandschuhen ist sinnlos.
- Nach Möglichkeit Anbringen von fahrbaren Bleiwänden als zusätzliche Abschirmung gegen die externe Strahlung.

Lokale Isotopentherapie

Das Radium wird heute nur noch selten verwendet. In der Regel benützt man für die gynäkologische Kontakttherapie Cäsium-(137 Cs-) oder Cobalt-(60 Co-)Einlagen. Auch hier gelten die gleichen Strahlenschutzmaßnahmen wie bei der therapeutischen Anwendung radioaktiver Isotope, mit der Ausnahme, daß eine Kontamination mit radioaktiven Abfällen unter normalen Umständen unmöglich ist. Zusätzlich verwendet man fest montierte oder fahrbare Bleiwände, um vor der primären Strahlung bei den absolut notwendigen Pflegearbeiten geschützt zu sein.

Forschung

Die Strahlenschutzvorschriften richten sich nach den Aktivitätsmengen und Nuklidklassen.

Strahlenschutzmaßnahmen und Material: Bleischürzen, Bleihandschuhe, akustische Warnmonitoren, Personendosimeter, Filmplaketten, Filmdosimeter, Urinproben bei beruflich strahlenexponiertem Personal, Ganzkörpermessungen, Radiojodinkorporationsmessungen, ärztliche Untersuchungen, Blutbildkontrollen usw.

Der Abstand von der Strahlenquelle ist der beste Strahlenschutz.

Literatur

Spiess, R.: Die Strahlenbelastung des modernen Menschen. Schule für Strahlenschutz E.I.R. E.I.R., Würenlingen 1973

Spiess, R.: Über die Auswirkungen des Reaktorunfalls in Tschernobyl auf die Bevölkerung in der Schweiz. E.I.R., Juni 1986

Internistische Tumorbehandlung

W. F. Jungi und A. Glaus

Allgemeines

Wir können grundsätzlich 2 verschiedene Therapiemöglichkeiten bei malignen Tumoren unterscheiden:

- lokale bzw. lokoregionäre Therapie: Chirurgie, Bestrahlung;
- systemische (im ganzen Körper wirkende) Therapie: zytostatische und endokrine Therapie, Immuntherapie.

Die *internistische = medikamentöse Tumorbehandlung* hat verschiedene Vorteile und Nachteile (Tab. 5.**7**).

Tabelle 5.**7** Vorteile und Nachteile internistischer Tumorbehandlung

Vorteile	*Nachteile*
– wirkt im ganzen Organismus, auch auf nicht nachweisbare, im Körper verstreute Tumorzellen	– wirkt ungezielt, unspezifisch, nicht nur auf Tumorzellen, sondern auf alle sich teilenden Zellen
– überall durchführbar, auch außerhalb spezialisierter Kliniken	– relativ schwache Wirkung
	– Wirkung dosisabhängig
	– meist beträchtliche Nebenwirkungen (schmale sog. therapeutische Breite)
	– kann von jedermann, damit auch von Ungeübten betrieben werden

Trotz dem Überwiegen der Nachteile hat sich die medikamentöse Krebstherapie in den letzten Jahrzehnten einen festen Platz in der Gesamtstrategie gegen bösartige Tumorkrankheiten erobert. Sie stellt eine *dritte, gleichberechtigte Dimension* neben der Chirurgie und der Strahlentherapie („Stahl und Strahl“, s. Abb. 5.**6**) dar.

Der Einsatz tumorhemmender Medikamente erfolgt also keineswegs als letzter verzweifelter Versuch (sog. Ultima ratio) in hoffnungslosen, weit fortgeschrittenen Fällen. Vielmehr muß die Indikation zur medikamentösen Tumorbehandlung im *interdisziplinären Gespräch* abgewogen und festgelegt werden. Je nach Art, Lokalisation und Stadium der Tumorerkrankung hat eine internistische, systemische Tumortherapie mehr oder weniger Erfolgschancen. Falls ein Tumor von Anfang an im ganzen Körper verteilt oder mindestens an verschiedenen Stellen auftritt, stellt sie die einzige möglicherweise zum Erfolg führende Behandlungsmethode dar und soll gleich zu Beginn eingesetzt werden. Beispiele für solche disseminierte, generalisierte Tumorerkrankungen sind z. B. hämatologische Neoplasien (Leukämien, maligne Lymphome, s. Kap. 17 und 18), aber auch ein kleinzelliges Bronchuskarzinom mit Knochenmetastasen (s. Kap. 13) u. a. m.

Die medikamentöse Krebstherapie wurde in den letzten 40 Jahren entwickelt. Unzählige tumorhemmende Substanzen wurden zuerst im Laboratorium im Reagenzglas und im Tierversuch, später in der Klinik am Menschen getestet. Rund 30 von ihnen haben sich schließlich als

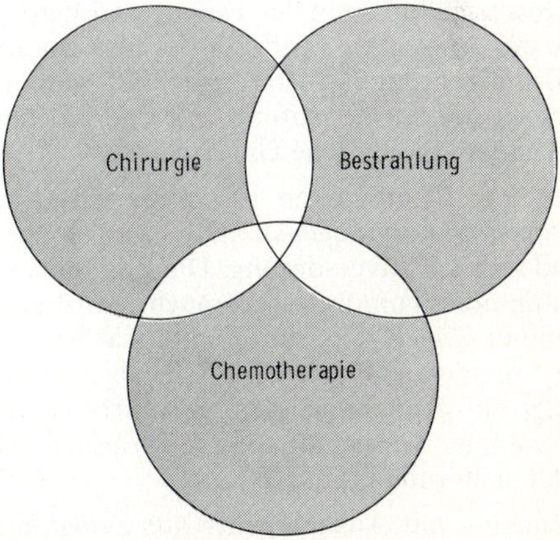

Abb. 5.**6** Stellung der Chemotherapie im Rahmen der multidisziplinären Tumorbehandlung: gleichberechtigte dritte Therapiemodalität (evtl. in Zukunft zu ergänzen durch Immunotherapie).

wirksam erwiesen und können heute erfolgreich eingesetzt werden. Die entscheidenden Bewährungsproben sind sog. *kontrollierte klinische Studien,* in denen neue Substanzen allein oder in Kombination, in verschiedenen Dosierungen oder in verschiedener zeitlicher Staffelung geprüft und mit der bisherigen Standardbehandlung oder untereinander verglichen werden. Nur auf diesem langen, aufwendigen Weg der *klinischen Tumorforschung* konnten die z. T. beachtlichen Erfolge moderner Tumorchemotherapie erzielt werden. Dazu sind Untersuchungen an *größeren Patientengruppen,* wie sie meist nur in der Zusammenarbeit verschiedener Kliniken möglich sind, notwendig. Die überwiegende Mehrheit der untersuchten Substanzen kommt gar nie zur klinischen Prüfung, da sie entweder zu wenig wirksam oder zu toxisch sind. Von den klinisch getesteten Medikamenten erweisen sich wiederum nur wenige als brauchbar, d. h. den bisherigen Medikamenten überlegen, so daß sich eine Herstellung in größeren Mengen lohnt.

Zytostatische Therapie (Chemotherapie)

Grundlagen malignen Wachstums und des Angriffspunkts der Zytostatika

Ansatzpunkt für die Zytostatika sind Unterschiede im Wachstum zwischen normalen und Tumorzellen. Die wichtigsten Unterschiede betreffen die Gesetzmäßigkeiten der *Teilung* und *Verdoppelung* (Proliferation) sowie der *Ausreifung* (Differenzierung) der Zellen, aufgrund deren viele Wirkungen der Zytostatika erklärt werden können (sog. Zellkinetik). Nicht minder bedeutungsvoll sind biochemische, immunologische und andere biologische Unterschiede.

Das Wachstum von Tumorzellen ist im Gegensatz zum gesunden Gewebe *unkontrolliert* und *ungehemmt,* aber abhängig von der Größe des Tumors und seiner Blutversorgung. Die Zeit, die es zur Verdoppelung einer bestimmten Tumormasse braucht, wird mit zunehmender Tumorgröße immer *länger,* d. h., der Tumor wächst immer langsamer. In einem sog. semilogarithmischen Maßstab graphisch dargestellt (Abb. 5.**7**), folgt das Tumorwachstum also nicht einer Geraden (A), sondern einer anfangs steilen, im späteren Verlauf sich immer mehr der Horizontalen nähernden Linie (B).

Zytostatika können – mit Ausnahmen – *nur Zellen hemmen, die sich teilen.* Die Teilung erfolgt in einem sog. *Zellzyklus* (Abb. 5.**8**), der in vier verschiedene Teilungs- und in eine Ruhephase unterteilt werden kann:

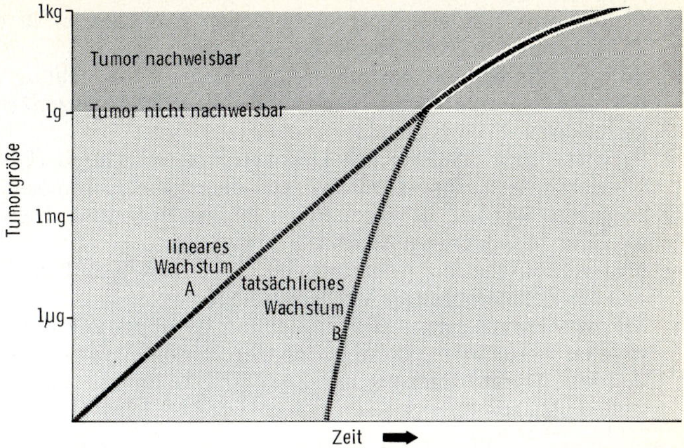

Abb. 5.**7** Schematische Darstellung malignen Wachstums (semilogarithmischer Maßstab): Je größer der Tumor, desto langsamer wächst er (nach Monfardini u. Mitarb.).

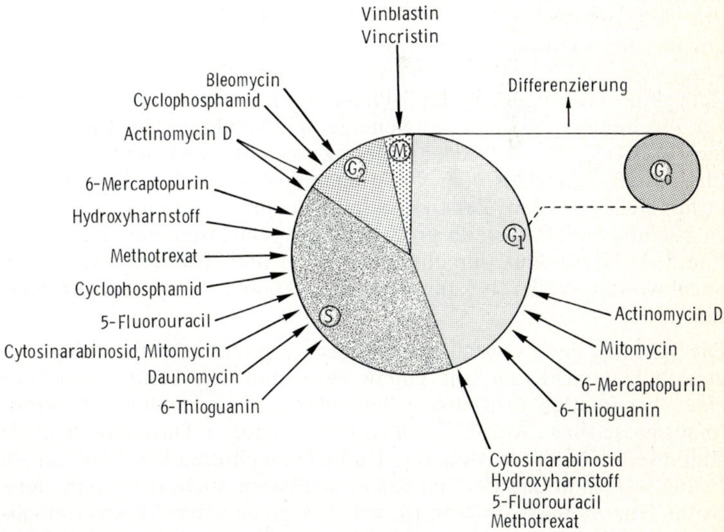

Abb. 5.**8** Zellzyklus und Angriffsort(e) verschiedener Zytostatika (nach Monfardini u. Mitarb.).

G_0 = Ruhephase: Nur ein Teil dieser Zellen kann wieder in den Zyklus eintreten (Rekrutierung).

G_1 = präsynthetische und postmitotische Phase. Bereitstellung der für den späteren Zellaufbau notwendigen Substanzen (Nukleinsäuren, Proteine usw.).

S = Synthesephase. Aufbau der Desoxyribonukleinsäuren (DNA) = wichtigste Kernbestandteile, aus denen die Chromosomen aufgebaut werden. In dieser Phase intensiven Stoffwechsels ist die Zelle besonders empfindlich.

G_2 = postsynthetische und prämitotische Phase. Eiweißaufbau, Umbau der Zellmembran als Vorbereitung für

M = Mitosephase = eigentliche Zellteilung. Gruppierung der nun sichtbar werdenden, verdoppelten Chromosomen in einer Spindelform, Durchschnürung der Zelle und Teilung in zwei neue Zellen gleichen Inhalts.

Je mehr Zellen sich teilen, desto besser – je mehr Zellen in der Ruhephase, desto schlechter die Wirkung der Zytostatika! Während sich ein Teil der Zellen definitiv nicht mehr am Zyklus beteiligt, können andere spontan, nach operativer Tumorverkleinerung (sog. „debulking") oder durch gewisse Kunstgriffe wieder in den Zyklus, d. h. zur Verteilung gebracht und damit dem Angriff der Zytostatika ausgesetzt werden. Je kürzer die Verdoppelungszeit, d. h. je kleiner der Tumor, desto besser ist die Wirkung der Zytostatika.

Die meisten Zytostatika haben genau bekannte *Angriffsorte im Zellzyklus* (Abb. 5.**8**). Einige wirken nur in einer ganz bestimmten Phase des Zellzyklus, vorwiegend in der S-Phase. Andere wiederum hemmen die zur Zweiteilung der Zelle notwendige Spindelbildung der Chromosomen in der M-Phase. Wieder andere Zytostatika wirken über längere Phasen des Zellzyklus oder völlig unabhängig von ihm. Leider ist es bisher nicht gelungen, Zellen nachhaltig in ihrem Teilungsverhalten so zu beeinflussen, daß sie in größerer Zahl gemeinsam eine bestimmte Phase des Zellzyklus durchlaufen würden und so durch Zytostatika noch wirkungsvoller bekämpft werden könnten (sog. Synchronisation).

Die Wirkung der Zytostatika ist insgesamt gesehen relativ gering, mit großen Unterschieden von Tumor zu Tumor. Sie können stets nur einen bestimmten Prozentsatz der anfänglich vorhandenen Gesamttumormasse (bzw. Anzahl Tumorzellen) zerstören. Dies führt zu einer stufenweisen Verkleinerung des Tumors in mehreren Schritten, die im Erfolgsfall bis in den Bereich des unsichtbaren, nicht mehr nachweisbaren Tumors führt. In dem in Abb. 5.**9** grauen Bereich kann möglicherweise die körpereigene Abwehr den Tumor definitiv erledigen (Heilung). Was wir als „Vollremission" bezeichnen, ist aber meistens nur ein Verschwinden des Tumors in den unsichtbaren Bereich mit

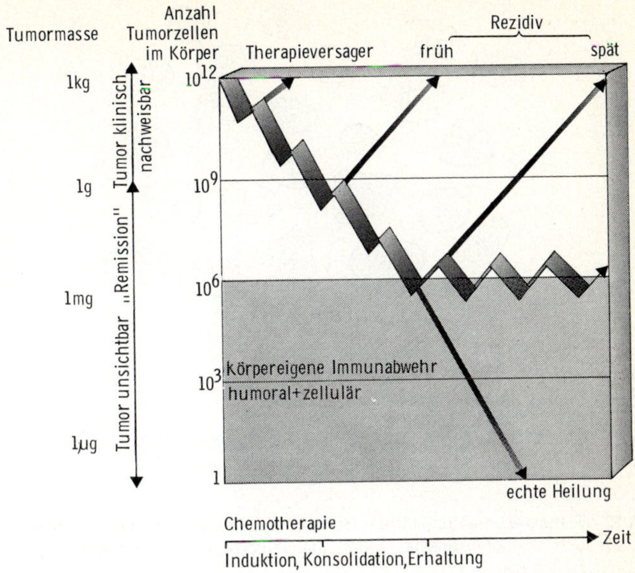

Abb. 5.**9** Schematische Darstellung der Tumorzerstörung im Körper (semilogarithmischer Maßstab).

späterem erneutem Größerwerden (Spätrezidiv). „Teilremissionen“ spielen sich in dem in Abb. 5.**9** oberen, weißen Bereich mit nachweisbarem Tumor ab und sind meist nur von kurzer Dauer. Der Rückfall (Rezidiv) erfolgt dementsprechend früher. Die Ursachen eines Rückfalls unter korrekter Therapie liegen entweder darin, daß die Tumorzellen gelernt haben, den Angriff der Zytostatika zu umgehen, d. h. sich trotzdem weiterzuteilen (Resistenzbildung s. unten), oder daß wohl ein Teil der Zellen anspricht, andere, primär resistenze Zellen aber dadurch die Überhand gewinnen. Maligne Tumoren stellen eine Mischung von Zellen verschiedener Eigenschaften dar, wie das Beispiel des Prostatakarzinoms in Abb. 5.**10** zeigt. Der Tumor wird damit bösartiger; die Zellen teilen sich schneller und entziehen sich oft einem erneuten Angriff mit anderen Medikamenten.

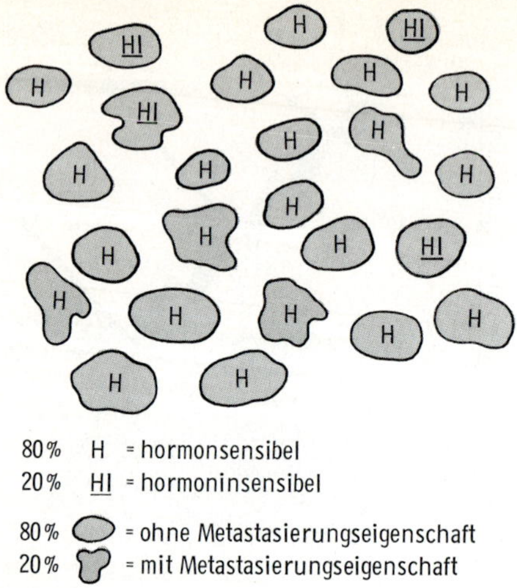

Abb. 5.**10** Tumorzellheterogenität am Beispiel des Prostatakarzinoms: neben hormonsensiblen auch hormoninsensible Zellen mit verschiedener Metastasierungskapazität (nach Coffey u. Isaacs).

Resistenz, speziell „Multidrug Resistance" (MDR)

Mit MDR wird die Unempfindlichkeit (= Resistenz) von Krebszellen gegenüber vielen Zytostatika zu gleicher Zeit bezeichnet. Sie kann primär oder im Laufe einer Zytostatika-Behandlung auftreten.

Eine Sonderform von MDR ist verursacht durch ein Protein in der Membran von Krebszellen, welches die betroffenen Zytostatika nach deren Einstrom in die Zelle bindet und umgehend wieder nach außen transportiert. Damit geht die Wirkung des Zytostatikums an der Tumorzelle verloren. Dieses Pump-Protein wurde P-Glykoprotein genannt und ist das Produkt eines bestimmten Gens, welches beim Menschen als mdr1-Gen bezeichnet wurde.

In den letzten Jahren wurde bei verschiedenen Krebserkrankungen des Menschen das mdr1-Gen bzw. P-Glykoprotein nachgewiesen, insbesondere bei Patienten, welche nicht auf Chemotherapie ansprachen. Im Rahmen von Forschungsprojekten wird heute versucht, die MDR mit bestimmten Substanzen, z. B. Verapamil, zu überwinden beziehungsweise die Tumorzellen wieder zytostatikaempfindlich zu machen.

Übersicht über die verschiedenen Zytostatikagruppen

(Details s. Anhang I)

Antimetaboliten

Darunter verstehen wir Substanzen, die ausgeprägt von den Zellzyklusphasen abhängig wirken und an einem ganz bestimmten Ort die Vorstufen der Nukleinsynthese blockieren. Es handelt sich oft um sog. „falsche Bausteine", die den Aufbau der Purin- oder Pyrimidinkörper bzw. der Folsäure hemmen. Zu den Antimetaboliten gehören

- Amethopterin,
- Cytosinarabinosid,
- 6-Mercaptopurin,
- 5-Fluorouracil und Verwandte,
- 6-Thioguanin,
- Hydroxyharnstoff.

Antibiotika

Erst spät ist man auf die zytostatische Wirkung vieler Antibiotika gestoßen. Diese wirken ja auch bei Infektionserregern in erster Linie zytostatisch. Tumorhemmende Antibiotika binden sich mit der Desoxyribonukleinsäure (DNA) und blockieren die Ribonukleinsäure-(RNA-) und Proteinbildung. In klinischem Einsatz sind:

- Adriamycin und Verwandte,
- Daunomycin,
- Bleomycin,
- Mitomycin-C,
- Actinomycine,
- Mithramycin,
- Aclarubicin.

Alkylierende Substanzen

Diese beruhen auf der Beobachtung der Zellhemmung durch Kampfstoffe im 1. Weltkrieg (Kampfgas, Stickstofflost). Die Alkylantien binden sich mit Enden ihres Moleküls an die doppelsträngigen Desoxyribonukleinsäuren und führen damit zu falscher Verknüpfung. Dies verhindert eine weitere Zellteilung. Dazu gehören:

- Cyclophosphamid, Ifosfamid, Trofosfamid, Thio-TEPA,
- Chlorambucil,
- Busulfan, Treosulfan,
- Melphalan,
- Nitrosoharnstoffe (CCNU, BCNU, Methyl-CCNU).

Spindelgifte

Diese aus Pflanzen gewonnenen Substanzen blockieren die sog. Spindelbildung (s. oben). Zu ihnen gehören:

- Vincristin,
- Vinblastin,
- Vindesin,
- Vinorelbin,
- Podophyllotoxine (Etoposid, Teniposid).

Enzyme

Leider ist bisher nur ein einziges Enzym bekannt, das gezielt den Stoffwechsel von gewissen Tumorzellen blockieren kann:

- L-Asparaginase.

Andere Zytostatika

- Mitoxantrone
- Procarbazin,
- DTIC,
- cis-Platin, Carboplatin,
- o,p'-DDD,
- Amsacrin.

Grundsätze und Voraussetzungen zytostatischer Therapien

- Eine verläßliche Austestung einzelner oder mehrerer Zytostatika im Reagenzglas bzw. in der Zellkultur im Hinblick auf den klinischen Einsatz bei einem bestimmten Tumor gibt es noch nicht (Onkobiogramm, Stammzellkulturen). Die Auswahl erfolgt aufgrund der klinischen Erfahrung.
- Die Kombination von Zytostatika verschiedener Wirkungsweise *(Kombinationschemotherapie)* ist im allgemeinen erfolgversprechender als der Einsatz einzelner Substanzen *(Monochemotherapie)*. Es ist in der Kombination möglich, die Dosis des einzelnen Medikaments tiefer zu halten und damit die Nebenwirkungen zu reduzieren (Abb. 5.**11**). Beim Betrachten von Abb. 5.**8** wird klar, daß der zellabtötende Effekt größer wird, wenn die Zellen mehrmals im Ablauf ihres Teilungszyklus durch in ihrer Wirkung unterschiedliche Zytostatika angegriffen werden.
- Zytostatika müssen wie alle Medikamente in der wissenschaftlichen Medizin adäquat, d. h. in der *richtigen, wirksamen und meßbaren* Dosis gegeben werden. Wirkung und Nebenwirkungen sind proportional der Dosis. Jedes Medikament wird bei Überdosierung zu

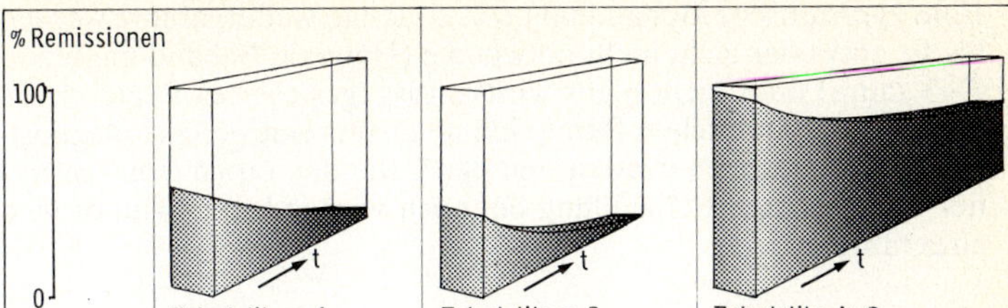

	Zytostatikum A	Zytostatikum B	Zytostatika A+B
Wirkung:	alkylierend (zyklusunspezifisch)	Mitoseblock (zyklusspezifisch)	umfassend
Remissionsquote:	mäßig	mäßig	sehr gut
Remissionsqualität:	mäßig	schlecht	gut
Remissionsdauer:	kurz	kurz	lang
Toxizität:	z. B. Knochenmark	z. B. neurologisch	komplex, jedoch verteilt

Abb. 5.**11** Gegenüberstellung der Monochemotherapie mit zwei Einzelsubstanzen und ihrer Kombination.

Gift. Hochdosis-Chemotherapie ist daher nur durchführbar, wenn potentiell lebensgefährliche Nebenwirkungen durch entsprechende Gegenmaßnahmen (wie z. B. autologe Knochenmarks-Rücktransfusion und/oder Blutstammzellen-Wachstumsfaktoren) verhindert werden können. Unterdosierung, z. B. in homöopathischen Dosen, ist auch verhängnisvoll: Nebenwirkungen werden wohl vermieden; die gewünschte Wirkung kann aber nicht eintreten, vor allem wegen rascher Resistenzbildung der Tumorzellen (vgl. S. 92).

- Die geringe therapeutische Breite der Zytostatika bedingt, daß *Nebenwirkungen* in Kauf genommen werden müssen. Vor allem die Wirkungen auf das blutbildende System dienen der Kontrolle, ob das Medikament überhaupt im Körper aufgenommen wird und welche biologischen Reaktionen es hervorruft.
- Die meisten Zytostatika werden meist nicht dauernd, sondern *stoßweise* (intermittierend) gegeben, um dem Körper im behandlungsfreien Intervall die Möglichkeit zur Erholung in jeder Hinsicht zu geben (z. B. Blutbildung im Knochenmark, Immunsystem, Schleimhäute, Magen-Darm usw.).
- Die Anwendung von Zytostatika bedingt *Kenntnis ihrer Wirkungen und Nebenwirkungen* sowie regelmäßige, den betreffenden Zytostatika *entsprechende Kontrollen.* Eine intensive Zytostatikabehandlung soll nur durch Spezialisten (Kliniken, niedergelassene Fachärzte) durchgeführt werden.

- Eine zytostatische Behandlung soll so lange weitergeführt werden, bis sie entweder nicht mehr notwendig (Heilung, Behandlungsdauer 2–3 Jahre) oder nicht mehr wirksam ist (gesichertes Rezidiv). Bei Behandlungsabbruch in Remission muß stets eine genaue diagnostische Bilanz gezogen werden, um den Patienten durch den Abbruch der erfolgreichen Behandlung bei noch vorhandenem Tumor nicht zu gefährden.

Knochenmarkrekonstitution/-transplantation

Die Rücktransfusion von autologem, das heißt dem gleichen Patienten in Remission entnommenen Knochenmark und die Gabe von hämatopoetischen Wachstumsfaktoren sind neue, zusätzliche Therapiemaßnahmen, die die Anwendung von bisher unverträglich hohen Dosen von Zytostatika erlauben. Die Beschreibung der autologen Knochenmarktransplantation, besser Knochenmarkrekonstitution genannt, findet sich im Kap. 18.

Hämatopoetische Wachstumsfaktoren (Colony stimulating factors (CSFs))

CSFs sind eine Anzahl von humoralen Glykoproteinen, die die Bildung aller wichtigen Blutzellen im Knochenmark stimulieren. Das Wachstum und die Differenzierung der Knochenmarkzellen sind abhängig von diesen Faktoren, sie erhalten teilweise das Gleichgewicht im Knochenmark. Erythropoietin ist verantwortlich für die Bildung der Erythrozyten, Thrombopoietin für die Bildung von Thrombozyten. Bei den Leukozyten ist es der Granulozyten Colony stimulating factor (G-CSF) beziehungsweise der Granulozyten-Makrophagen Colony stimulating factor (GM-CSF).

CSFs werden bei Patienten mit AIDS, Krebspatienten mit intensiver Chemotherapie und Knochenmarktransplantation sowie bei Patienten mit myelodysplastischen Syndromen angewendet. Studien haben gezeigt, daß CSFs einen dosisabhängigen Anstieg der weißen Blutzellen bewirken, der nach Absetzen der Faktoren wieder zurückgeht. Dies weist darauf hin, daß die Dauer und die Intensität der Neutropenie bei Chemotherapie reduziert werden können. Dies ist besonders wichtig, weil die Knochenmarkdepression oft eine dosislimitierende Toxizität darstellt, die zu Verzögerungen oder Reduktion einer wirksamen Therapie führt. Intensive Hoch-Dosis-Chemotherapie in kurativer Absicht ist somit möglich geworden. Die Nebenwirkungen dieser Wachstumsfaktoren sind relativ gering.

Nebenwirkungen der Zytostatika

(vgl. auch Anhang I und Kapitel 6)

Es ist oft schwierig, unumgängliche Nebenerscheinungen zytotoxischer Wirkung von ungewollten, oft schweren Nebenwirkungen zu unterscheiden. Die schmale therapeutische Breite aller Zytostatika bringt es mit sich, daß wir Nebenwirkungen in Kauf nehmen und sie in geeigneter Weise bekämpfen oder mindestens lindern müssen. Nebenwirkungen der Tumorchemotherapie sind häufig und stellen für Patient und Pflegepersonal oft große Probleme.

Akute, kurzfristige, meist reversible (wieder verschwindende) Nebenwirkungen

- Störung der Blutbildung, Abfallen der Leukozyten und Thrombozyten, damit Infekt- und Blutungsneigung, seltener Anämie;
- Wirkungen auf Magen-Darm (teils via Brechzentrum im Gehirn): Appetitlosigkeit, Widerwillen gegen bestimmte Speisen, Übelkeit, Erbrechen, selten Durchfall;
- Haarausfall;
- nervöse Störungen: Kribbeln in den Fingern (Parästhesien), Darmträgheit bis zur Darmlähmung (Ileus); Heiserkeit, evtl. Lähmungen, Geschmacksstörungen, Störungen der Flüssigkeitsregulation;
- Haut: Ausschläge, Verdickung/Schwielen, Braunfärbung;
- Schleimhäute: Entzündungen, Geschwüre, Aphthen in Mund und Rachen, evtl. Pilzbefall, Augenbindehautentzündung;
- Temperaturerhöhung (meist allergische Reaktion auf einzelne Zytostatika oder deren Begleitstoffe);
- Niere und ableitende Harnwege: Einschränkung der Nierenfunktion, Blasenblutungen infolge hämorrhagischer Zystitis;
- Herz, Kreislauf: Rhythmusstörungen, Blutdruckabfall;
- Leber: Ansteigen von Bilirubin (Ikterus) und Transaminasen, verminderte Produktion von Gerinnungsfaktoren.

Die entsprechenden Gegenmaßnahmen werden in Kap. 6 behandelt.

Später auftretende, länger dauernde, oft irreversible Nebenwirkungen

- Immunsuppression (Schwächung der körpereigenen Infekt- und Tumorabwehr, die sich in erhöhter Infektneigung und allgemeiner Abwehrschwäche äußert);
- Geschlechtsorgane/Fortpflanzung: bei Frauen Ausbleiben der Menstruation (Amenorrhö), bei beiden Geschlechtern Unfruchtbarkeit (Infertilität);
- Zentralnervensystem: degenerative Veränderungen (Nekrosen);
- Lunge; bindegewebige Verhärtung (Fibrose);

- Herz: Herzmuskelschaden;
- Zweitmalignome: vor allem nach Alkylantien und nach langdauernder ununterbrochener Behandlung.

Individuelle Unterschiede

Es muß betont werden, daß alle diese Nebenwirkungen keineswegs immer, d. h. bei allen Patienten, und vor allem nicht bei allen Zytostatika auftreten. Jedes Zytostatikum hat sein charakteristisches Spektrum von Nebenwirkungen, wie es aus Anhang I ersichtlich ist. Die Reaktion eines Organismus auf ein Zytostatikum oder eine Kombination ist aber individuell stark verschieden, so daß die Reaktion gelegentlich stärker, oft aber auch weniger stark als erwartet ausfällt. Die Patienten sollen wohl auf mögliche Nebenwirkungen hingewiesen, deswegen aber nicht verängstigt oder neurotisiert werden.

Beispiele: Viele, aber nicht alle Zytostatika verursachen Haarausfall, einige häufig und stark (z. B. Adriamycin), andere selten oder nie (z. B. Chlorambucil). Die gleichen Adriamycindosen führen bei einem Patienten zu raschem, fast vollständigem Haarausfall, während ein anderer Patient das volle Kopfhaar behält.

Praktische Anwendung von Zytostatika

Entsprechend den heutigen Kenntnissen über die Therapiemöglichkeiten verschiedener Tumoren wird vom Arzt der Einsatz von Zytostatika oder Hormonen bestimmt. Er berechnet die Dosis der Zytostatika anhand der aus Gewicht und Größe berechneten Körperoberfläche des Patienten. Dies ermöglicht eine individuelle Dosierung, wobei Alter, Allgemeinzustand, Nieren-, Leber- und Knochenmarksfunktion sowie die Erfahrungen früherer Behandlungen berücksichtigt werden müssen.

Angesichts der Häufigkeit von Nebenwirkungen zytostatischer Chemotherapien und der sich daraus ergebenden Belastung für den Patienten ist eine sorgfältige und eingehende *Information* vor Therapiebeginn im Gespräch mit Arzt und Krankenschwester unumgänglich. Diese wird erleichtert durch entsprechende Informationsbroschüren, wie sie z. B. die schweizerische Krebsliga unter dem Titel „Was ist Chemotherapie?“ herausgibt. Erst bei ausdrücklichem Einverständnis des Patienten darf eine so nebenwirkungsreiche Behandlung begonnen werden.

Eine möglichst gute Kenntnis der Wirkungen und Nebenwirkungen der Zytostatika ist Voraussetzung für optimale Vorbereitung, Früherkennung und wirksame Gegenmaßnahmen. Zytostatisch behandelte Patienten bedürfen besonders guter Pflege und sorgfältiger Beobachtung.

Merkpunkte vor Zytostatikaapplikation

- Die Verabreichung von Zytostatika ist diplomierten, gut instruierten Pflegepersonen oder Ärzten vorbehalten.
- Zytostatika müssen vom Arzt *schriftlich* verordnet werden, am besten auf einem besonderen Verordnungsblatt, inkl. Supportivmaßnahmen, ein Beispiel dazu siehe *Abb. 5.***11a** (s. S. 98).
- Bei Unsicherheit (z. B. ungewöhnlich hohe Dosis, frühere schlechte Erfahrung mit der gleichen Behandlung) nimmt die Pflegeperson *mit dem Arzt Rücksprache.*
- Zytostatika nie verabreichen, ohne daß der Arzt aktuelle Blutwerte zur Kenntnis genommen hat (eventuell Dosismodifikation nötig!).
- Die Eigenheiten jedes Zytostatikums (Lagerung, Vorbereitung zur Injektion, richtige Infusionslösung, Applikationsdauer, Gefahr paravenöser Injektion, Haltbarkeit etc.) müssen der applizierenden Person bekannt sein. Sonst Rücksprache mit erfahrener Kollegin, Arzt oder Konsultation eines Lehrbuches (z. B. Anhang I).
- Die Nebenwirkungen der applizierten Zytostatika müssen ihr bekannt sein, damit vorbeugende Maßnahmen getroffen werden können (s. unten).
- Venen schonen, Blutbild wenn möglich kapillär entnehmen, optimale Vorbereitung mit Aufwärmung und guter Lagerung, so daß die Punktion möglichst beim ersten Stich gelingt.
- Zytostatika sind meist sehr teuer; ökonomisch denken! Restmengen wenn möglich weiterverwenden bzw. den Arzt auf die vorhandenen Ampullengrößen aufmerksam machen.

Intravenöse Verabreichung

Die Applikation muß korrekt intravenös erfolgen, da viele Zytostatika bei unsachgemäßer, paravenöser Injektion oder Infusion eine Entzündung in und um die Vene herum auslösen können. Bereits wenige Tropfen können zu schwerer Phlebitis und unter Umständen schmerzhaften und schlecht heilenden Nekrosen führen (vgl. Abb. 5.**13**). Besonders gefährlich sind in dieser Hinsicht Adriamycin, Daunomycin, Mitomycin und die anderen tumorhemmenden Antibiotika sowie alle Spindelgifte (Vincristin, Vinblastin, Vindesin). Bei der Injektion oder Infusion dieser Zytostatika sind deshalb äußerste Vorsicht und Sorgfalt geboten.

Vorgehen

- Zubereitung der Injektionslösung genau nach Vorschrift, mit der richtigen, vorgeschriebenen Art und Menge des Lösungsmittels.
- Auswahl und Punktion der besten vorhandenen Vene (nicht über Gelenken) bei guter Lagerung, evtl. nach Vorwärmen und in Ruhe.

Kantonsspital St. Gallen
Medizinische Klinik C

Zytostatika-Verordnungsblatt

Chemotherapiezyklus Nr.:

Größe: cm
Gewicht: kg
Körperoberfläche aktuell: m^2
Körperoberfläche ideal: m^2

Patientenkleber

Blatt-Nr.

Datum (Tag, Monat, Jahr)									
Antitumortherapie	Verabreichungs-art/Zeitdauer								
anzustrebende Gesamtflüssigkeitsmenge/24 h									
Coldcap (ja / nein)									

Antiemetika-Verordnung hinten

Nausea/Emesis Dokumentation hinten

Unterschrift des Arztes: ____________________

Legende:

Übelkeit: (laufend dokumentieren)
0 = keine Übelkeit
+ = leichte Übelkeit (keine Beeinträchtigung der ATL)
++ = mäßige Übelkeit (Beeinträchtigung der ATL)
+++ = schwere Übelkeit (Übelkeit, Zwang zur Bettruhe)

Erbrechen: I = eine Brechepisode
(Erbrechen oder Würgen innerhalb 5 Min.)

Abb. 5.**11a**

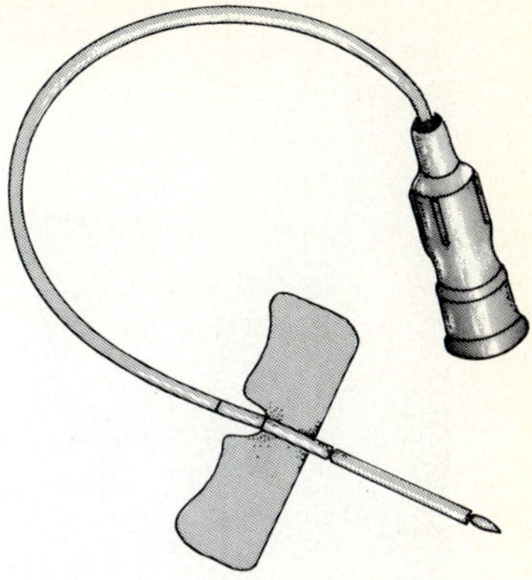

Abb. 5.**12** Butterflynadel.

- Bei mißlungener Punktion Injektionsstelle wechseln, da sonst das Medikament durch die bereits defekte Venenwand ins Gewebe ausfließen könnte.
- Mehrmaliges Mißlingen der Punktion macht nervös; erfahrenere Kollegin rufen!
- Nur Butterflynadeln (Abb. 5.**12**) verwenden, die eine Fixation an der Haut und das Wechseln der Spritze ohne Bewegung der Nadel ermöglichen.
- Kontrolle der sicheren intravenösen Lage durch Injektion bzw. Infusion von isotonischer Kochsalzlösung. Im Zweifelsfall Injektion abbrechen!
- Ruhigstellung des Arms/der Hand sichern.
- Dauernde Überwachung der Injektion bzw. Infusion.
- Patient informieren, daß die Injektion/Infusion nicht schmerzen darf und er Schmerzempfindungen sofort melden muß.
- Nach Injektion mit Kochsalzlösung nachspülen.

Sollte trotz aller Vorsichtsmaßnahmen ein Medikament paravenös ins Gewebe gelangen, muß die Injektion sofort beendet, der Nadelinhalt soweit wie möglich aspiriert und umgehend der Arzt benachrichtigt werden. Bei Vinca-Alkaloiden wird das Auflegen von trockenen, warmen Umschlägen empfohlen, bei anderen Zytostatika das Auflegen von trockenen Eiswickeln. Das Einspritzen von Gegenmitteln oder Hyaluronidase ist umstritten. Oft sind Schmerzmittel bzw. entzündungshemmende Medikamente notwendig. Patienteninformation und engmaschige Beobachtung sind unerläßlich. Vorsichtige Bewegungsübungen können Kontrakturen verhindern. Nekrosen, wie sie

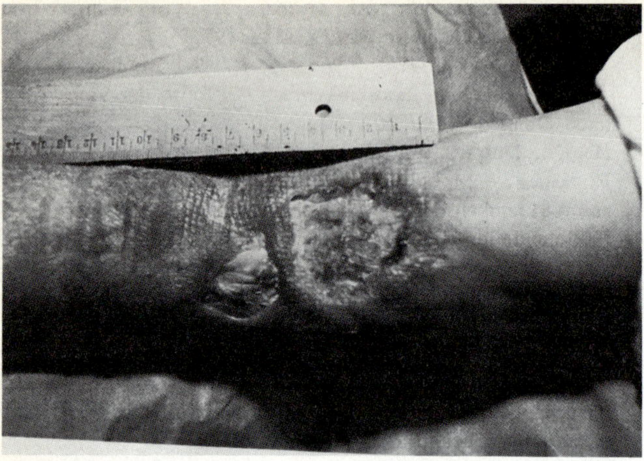

Abb. 5.**13** Nekrose nach paravenöser Zytostatika-Injektion (77 Tage) (aus Köstering, H., G. A. Nagel: Onkologie 6 [1980] 317).

z. B. in der Abb. 5.**13** gezeigt werden, müssen meist plastisch-chirurgisch angegangen werden. Der Verdacht auf ein Paravasat bedarf der Dokumentation in den Pflegeakten und die Meldung an die vorgesetzte Stelle, da diese Komplikation zu einer Haftpflichtsache führen kann. Einige Spitäler verlangen das Ausfüllen eines speziellen „Extravasationsformulars".

Für Patienten mit ungünstigen Venenverhältnissen und voraussichtlich langer intravenöser Chemotherapie wird heute das Einlegen eines voll implantierbaren Venenkatheters empfohlen, z. B. eines sog. Port-A-Cath (s. Kap. 6).

Vorsichtsmaßnahmen im Umgang mit Zytostatika

In den vergangenen Jahren wurde diskutiert, ob ein wiederholter, regelmäßiger Kontakt mit Zytostatika zu Gesundheitsschäden bei exponiertem Personal führen kann. Diesbezügliche Untersuchungen (z. B. Mutagenitätstests im Urin exponierter Schwestern) haben jedoch wiedersprüchliche Ergebnisse geliefert und sind aus technischen Gründen kaum als Maß einer repetierten „Mikrokontamination" (Haut, Atemluft etc.) geeignet. Art und Ausmaß der Gesundheitsgefährdung konnten nicht erwiesen werden. Diese ist aber nicht ausgeschlossen und erfordert entsprechende Schutzmaßnahmen, die in verschiedenen Ländern sehr unterschiedlich durchgeführt werden.

Eine Arbeitsgruppe der schweizerischen Arbeitsgruppe für klinische Krebsforschung konnte feststellen, daß bisher keine eindeutig durch Zytostatika bedingte Gesundheitsschädigung am betroffenen Personal nachzuweisen war. Auch bei Krankenschwestern mit *hoher Exposition* ließen sich weder durch direkte chemische Bestimmung (Blut, Filteratemluft, Urin) noch mit dem Ames-Mutagenitätstest im Urin eindeutige Zytostatikawirkungen nachweisen. Im Sinne einer *Vorsichtsmaßnahme* hat diese Kommission dennoch Empfehlungen zum Umgang mit Zytostatika erarbeitet. Diese Empfehlungen wurden von der Schweizerischen Unfallversicherungsanstalt als gesetzgebend veröffentlicht. Ihr Wortlaut ist folgender:

Richtlinien für die sichere Handhabung von Zytostatika

Allgemeines

1. Für den Umgang mit Zytostatika soll nur Personal eingesetzt werden, das über die Gefährdung instruiert und mit der korrekten Handhabung vertraut gemacht worden ist.

Neben dem Pflegepersonal, das bei der Zubereitung und Verabreichung von Zytostatika eingesetzt wird, soll auch das Reinigungs- und Laborpersonal über die notwendigen Schutzmaßnahmen instruiert werden, sofern es bei entsprechenden Arbeiten mit Zytostatika in Kontakt kommen kann.

2. Die Anzahl der gegenüber Zytostatika exponierten Arbeitnehmer ist zu beschränken. Eine Zentralisierung oder Teilzentralisierung der Zubereitung und Verabreichung von Zytostatika ist deshalb anzustreben.

3. Schwangere sollen nicht für die Zubereitung von Zytostatika eingesetzt werden.

Zubereitung und Verabreichung von Zytostatika

1. Die Bildung von Aerosolen bzw. Stäuben von Zytostatika ist möglichst zu verhindern. Es muß gewährleistet werden, daß Aerosole bzw. Stäube von Zytostatika nicht in den Atembereich der Beschäftigten gelangen.

a) Bei der Zubereitung von Zytostatika bzw. beim Herrichten von Spritzen oder Infusionen sind deshalb geeignete Abzüge zu verwenden. Geeignet sind z. B. Sicherheitswerkbänke der Klasse 2 gemäß DIN 12950.

b) Sofern Zytostatika nicht regelmäßig und täglich mehrmals zubereitet werden, kann auf einen Abzug verzichtet werden. Dies ist dann der Fall, wenn weniger als drei Applikationen täglich zubereitet werden (Applikation = Zubereiten der Zytostatika für einen Patienten). In diesem Fall ist die Bildung von Aerosolen bzw. Stäuben von Zytostatika durch verhaltensbezogene Maßnahmen zu verhindern. Damit Aerosole von Zytostatika nicht in die Atemwege gelangen können, soll eine partikelfiltrierende Halbmaske der Kategorie P2 (DIN 58 645/3 181) getragen werden. Das Tragen einer P2-Maske ist auch bei ausschließlicher Verwendung von geschlossenen Systemen ebenfalls noch zu empfehlen, bis Untersuchungen über die mögliche innere Belastung der Arbeitnehmer durch Zytostatika bei Verwendung dieser Systeme vorliegen.

c) Zytostatika sollen möglichst im geschlossenen System gemischt bzw. gelöst werden.
d) Sofern kein Abzug oder geschlossenes System zur Verfügung steht, sollten hydrophobe Druckausgleichsfilter (Filter 0,22 µm) verwendet werden; dabei soll auf langsamen Druckausgleich geachtet werden.
e) Ampullen mit gelösten Zytostatika sollen so geöffnet werden, daß der Austritt von Aerosolen vermieden wird.

2. Direkter Kontakt von Haut und Augenbindehaut mit Zytostatika ist zu vermeiden.

Bei allen Arbeiten, bei denen eine Kontamination der Haut möglich ist, sind Latex-Handschuhe von mindestens 0,2 mm Dicke zu tragen. Handschuhe aus PVC sind wegen ihrer höheren Durchlässigkeit nicht zu empfehlen. Bei längerdauernden Arbeiten sollten auch Latex-Handschuhe mindestens stündlich gewechselt werden. Latex-Handschuhe sind auch zu wechseln nach akuter Kontamination durch Zytostatika oder wenn sie Risse aufweisen.

Sofern kein Abzug und kein geschlossenes System verwendet wird, ist eine Schutzbrille oder ein anderer Augenschutz empfehlenswert.

3. Die Kontamination von Arbeitskleidern mit Zytostatika ist zu vermeiden.

Bei der Zubereitung von Zytostatika sollen langärmlige Überschürzen getragen werden.

Bei der Verabreichung von Zytostatika sind langärmlige Überschürzen oder Kunststoffschürzen nur zu tragen, wenn mit einer Kontamination gerechnet werden muß.

4. Die Kontamination von Arbeitsplätzen sowie von Nebenarbeitsplätzen durch Zytostatika soll vermieden werden.

Die Arbeitsfläche ist mit einer saugfähigen Unterlage abzudecken. Verunreinigungen durch verschüttete Zytostatika auf Arbeitsflächen oder auf dem Boden sind unverzüglich zu beseitigen. Die kontaminierten Flächen sind anschließend sorgfältig mit Wasser zu reinigen.

Arbeitsplätze für die Zubereitung von Zytostatika sollen abseits stark frequentierter Verkehrsflächen eingerichtet werden.

5. Sofern auf gebrauchsfertige Injektionslösungen zurückgegriffen werden kann, sollen bevorzugt Fertigspritzen mit der gewünschten Arzneimitteldosis verwendet werden.

Arbeitnehmerschutz bei der Entsorgung

1. Direkter Hautkontakt mit Körperausscheidungen von zytostatisch behandelten Patienten ist zu vermeiden.

Beim Umgang mit Körperausscheidungen von zytostatisch behandelten Patienten ist es deshalb erforderlich, Schutzhandschuhe zu tragen.

2. Direkter Hautkontakt mit Medikamentenresten oder kontaminierten Arbeitsinstrumenten ist zu vermeiden.

Einwegspritzen sind ohne Aufsetzen der Kanülenschutzkappe und unzerlegt in durchstichsicheren Behältnissen in den Abfall zu geben, das gleiche gilt auch für Infusionssets. Die übrigen zytostatikakontaminierten Abfälle sind in spezielle, widerstandsfähige und verschließbare Abfallbehälter zu geben. Bei allen Arbeiten, bei denen eine Hautkontamination mit Zytostatika möglich ist, sind Schutzhandschuhe zu tragen.

3. Abzüge, die bei der Zubereitung von Zytostatika verwendet werden, sind regelmäßig zu warten. Bei den Unterhaltsarbeiten und bei der Entsorgung der Filter ist eine Kontamination der Umgebung zu vermeiden. Kontaminierte Filter sollen so entsorgt werden, daß ein direkter Hautkontakt bzw. die Bildung von Aerosolen oder Stäuben vermieden wird.

Bei der Entsorgung der Filter müssen deshalb Schutzhandschuhe, eine langärmlige Überschürze sowie eine Schutzmaske getragen werden. Die Filter sind in spezielle, widerstandsfähige Abfallbehälter zu geben. Die Wartungsabstände richten sich nach den Vorschriften des Lieferanten.

4. Die Entsorgung von Zytostatika bzw. zytostatikakontaminierten Materialien ist mit den zuständigen Behörden abzusprechen.

Allgemeine Indikationen und Kontraindikationen zur zytostatischen Behandlung

- Histologische oder zytologische Sicherung des Tumors, möglichst genaue Stadienabklärung;
- Einsatz vor allem bei disseminierten, lokal nicht oder nur durch Verstümmelung entfernbaren oder nicht erfolgreich zu bestrahlenden Tumoren;

- rasch wachsende Tumore und starke Beschwerden;
- besonders bei Befall der inneren Organe (Lunge, Leber, Brust- und Bauchfell);
- lebensbedrohliche Situationen;
- Information und Einverständnis des Patienten und seiner Angehörigen.

Kontraindikationen sind in erster Linie ein rein lokalisierter, durch chirurgische oder strahlentherapeutische Maßnahmen entfernbarer Tumor. Wichtige Entscheidungsfaktoren sind daneben aber auch Alter, Allgemeinzustand, Nieren- und Leberfunktion, schwere Begleiterkrankungen (vor allem schwere Infekte), die eine intensive zytostatische Behandlung als zu riskant erscheinen lassen. Oft läßt sich eine solche auch wegen ungünstiger seelischer Verfassung oder mangelnder Aufklärung des Patienten über sein Leiden nicht durchführen.

Bilanz zytostatischer Tumorbehandlung

Abb. 5.**14** und Tab. 5.**8** geben eine Übersicht über die Erfolge der zytostatischen Behandlung maligner Tumoren. Die größten Fortschritte wurden zwischen 1960 und 1970 erzielt (z. B. beim Morbus Hodgkin oder bei akuten Leukämien). Nach 1970 sind die Verbesserungen geringer und fallen erst bei Betrachtung größerer Zeitspannen auf. Immerhin ist es gerade in diesen Jahren gelungen, z. B. metastasierende Hodenkarzinome einer echten Heilung zuzuführen (s. Kap. 15).

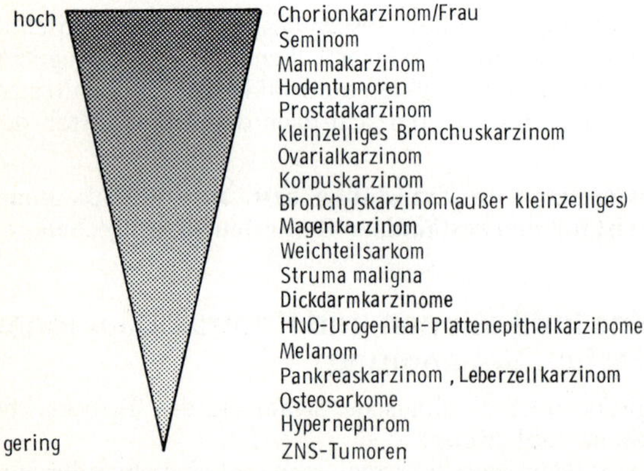

Abb. 5.**14** Stark vereinfachte Darstellung der Erfolgschancen einer medikamentösen Behandlung metastasierender solider Tumoren bei Erwachsenen.

Tabelle 5.**8** Erfolgsbilanz internmedizinischer Tumortherapie 1991

1. *Kurative Aussichten*		
	Remissionsrate (%)	5-Jahres-Überlebensrate* (%) (tumorfrei)
akute lymphatische Leukämie	90	70
Morbus Hodgkin III/IV	90	>70
Chorionkarzinom (Trophoblasttumoren) der Frau	80	>50
Burkitt-Lymphom (Afrika)	80	50
Nicht-Hodgkin-Lymphome (Stadien III–IV)	70	50
Hodenkarzinome (metastasierend)	90	80–90
2. *Lang- bis mittelfristige palliative Ergebnisse*		
	Remissionsrate (%)	Mittlere Remissions-dauer** (Jahre)
chronische Leukämien	90	3–4
Prostatakarzinom (disseminiert)	70–80	3–4
multiples Myelom	60–70	3–4
Mammakarzinom (disseminiert)	60–70	1–2
kleinzelliges Bronchuskarzinom	60–80	1–2
Ovarialkarzinom (III u. IV)	50–60***	1–2
akute myeloische Leukämie	50–60***	1½
3. *In Ausmaß und Dauer noch unbefriedigende Teilremissionen*		
	Remissionsrate (%)	
Plattenepithelkarzinome (Bronchus, HNO- und Urogenitalbereich)	30–40	
disseminierte Knochen- und Weichteilsarkome	30–40	
Adenokarzinome (Lungen, Magen-Darm-Trakt)	30–40	
ZNS-Tumoren	20–30	
maligne Melanome (metastasiert)	20	
Hypernephrom (disseminiert)	10–20	

* Bei den übrigen Patienten oft langfristige Tumorremissionen

** Mittlere Überlebenszeiten länger, da Rezidive meist durch Zweittherapien erfolgreich zu behandeln

*** z. T. Langzeitremission/Heilung

Die angegebenen Zahlen gelten nur für manifeste, sichtbare bzw. anderswie nachweisbare Tumoren; für die in den letzten Jahren immer häufiger durchgeführte adjuvante zytostatische Chemotherapie sei auf den Beitrag Senn, Interdisziplinäres Tumorbehandlungskonzept (Kap. 5) verwiesen.

Endokrine Tumortherapie (Hormontherapie)

Allgemeines

Einige bösartige Geschwülste sind in ihrem Wachstum von Hormonen abhängig. Ein Einfluß von Geschlechtshormonen ist nachweisbar beim Mammakarzinom bei beiden Geschlechtern, bei den Karzinomen der weiblichen Geschlechtsorgane, beim Prostatakarzinom des Mannes und – weniger deutlich – beim Hypernephrom und beim malignen Melanom. Hormone der Nebennierenrinde (Cortison bzw. synthetische Präparate wie Prednison) beeinflussen Tumoren des lymphatischen Systems inklusive akute lymphatische Leukämien. Nebennierenrindenhormone werden aber auch aus anderen Gründen in der Onkologie häufig angewendet (Bekämpfung von Hirnödem, Hyperkalzämie, Brechreiz, zur Appetitsteigerung).

Die Entdeckung der *Hormonrezeptoren* (spezifische Empfänger, s. Abb. 5.**15**) in Tumorzellen hat wesentlich mehr Klarheit über die Wirkung der Hormone allgemein und in der Tumorbehandlung gebracht. Also nicht die sog. „gegengeschlechtliche" Wirkung bestimmter Geschlechtshormone, sondern das Vorhandensein der spezifischen Hormonrezeptoren entscheidet darüber, ob eine endokrine Tumorbehandlung Erfolg haben kann oder nicht. Eine schematische Darstellung der verschiedenen Hormonrezeptoren gibt die Abb. 5.**15**. Die Bestimmung dieser Rezeptoren ist zwar noch nicht genügend

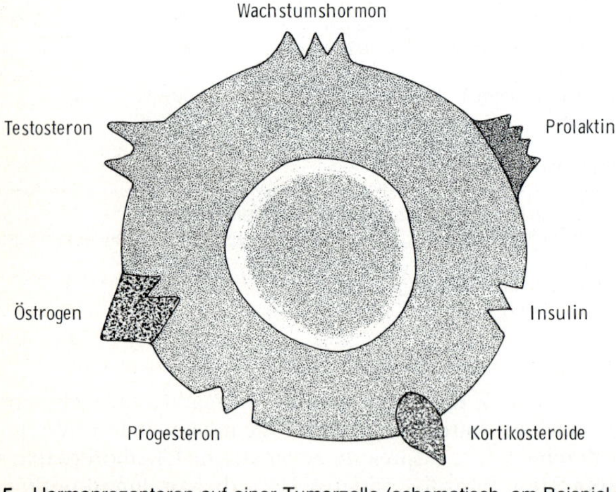

Abb. 5.**15** Hormonrezeptoren auf einer Tumorzelle (schematisch, am Beispiel Mammakarzinom) (nach Montague u. Nagel).

standardisiert; immerhin gelingt es heute sicher, den Gehalt der wichtigsten Östrogen- und Progesteronrezeptoren im Gewebe als Voraussetzung für eine Behandlungsentscheidung zu bestimmen.

Möglichkeiten endokriner Tumorbehandlung

Wir unterscheiden drei Möglichkeiten:

1. *Ablative* Hormontherapie: Darunter verstehen wir die Entfernung eines hormonproduzierenden Organs. Die *Ovarektomie* (meist chirurgisch, gelegentlich durch Bestrahlung) wird beim metastasierenden Mammakarzinom der jungen, noch menstruierenden Frau mit positivem Östrogenrezeptorennachweis durchgeführt. Bei fehlenden Rezeptoren ist dieser Eingriff sinnlos. Nach erfolgreicher Ovarektomie wird gelegentlich später durch Bestrahlung mit Radioisotopen eine *Hypophysektomie* (Ausschaltung der Hirnanhangdrüse), kaum je aber eine Adrenalektomie (Entfernung der Nebennierenrinde) durchgeführt. Beim Prostatakarzinom sowie beim seltenen männlichen Mammakarzinom wird eine *Orchiektomie* (beidseitige Entfernung der Hoden) ausgeführt. Anstelle der ablativen Hormontherapie werden heute weitgehend Antihormone eingesetzt (s. unten).
2. *Additive* Hormontherapie: Dies bedeutet eine Zuführung von Hormonen in sehr hoher Dosis. *Geschlechtshormone* (Östrogene, Gestagene, Androgene) wirken bei Karzinomen der Brustdrüse, der Gebärmutter, des Eierstocks, der Prostata und selten bei Nierenkarzinomen und Melanomen. *Nebennierenrindenhormone* werden bei hämatologischen und lymphatischen Neoplasien eingesetzt. *Schilddrüsenhormone* haben keinen direkten Wirkeffekt auf das Tumorwachstum, müssen jedoch nach vollständiger Entfernung der Schilddrüse wegen Karzinoms zur Verhütung eines Nachwachsens dauernd gegeben werden.
3. *Antihormontherapie:* Die Forschung der letzten Jahre hat uns verschiedene wertvolle Antihormone gebracht: Antiöstrogene, Aromatasehemmer und LHRH-Agonisten bei Mamma-, Prostata- und Korpuskarzinom, Antiandrogene beim Prostatakarzinom.

Wie erwähnt werden die Hormone in sehr hoher Dosis gegeben. Für die meisten Indikationen ist die optimale Dosis nicht sicher festgelegt, ebenso in welcher Reihenfolge die verschiedenen endokrinen Maßnahmen eingesetzt werden sollen. Die endokrine Kombinationsbehandlung hat sich nicht als überlegen erwiesen.

Nebenwirkungen

1. *Ablative* Therapie: *Ovarektomie* führt zu abrupter künstlicher Menopause mit Amenorrhö und Wallungen. Selbstverständlich dür-

fen diese Erscheinungen nicht durch erneute Östrogenzufuhr gedämpft werden, vielmehr durch Mutterkornpräparate oder Psychopharmaka. Der Ausfall der *Hypophyse* muß hormonell substituiert werden (Schilddrüsen- und Nebennierenrindenhormone). *Orchiektomie* wird körperlich meist gut, psychisch wie die Ovarektomie oft schlecht vertragen.

2. *Additive Therapie:* Nebennierenrindenhormone: Magenbeschwerden (Entzündung, selten Geschwür), Flüssigkeitsansammlung im Gewebe (Ödeme), Entkalkung des Knochens (Osteoporose), Blutzuckersteigerung, psychische Veränderungen, selten Hüftgelenksnekrose.
   Weibliche Geschlechtshormone:
   - Östrogen: erhöhte Thrombose/Embolieneigung, Übelkeit/Erbrechen, z. T. durch Hyperkalzämie bei Knochenmetastasen, Abbruchblutungen, Gynäkomastie (Anschwellen der Brustdrüsen beim Mann), Leberfunktionsstörungen.
   - Gestagene: erhöhte Thrombose/Embolieneigung, Gewichtszunahme, Blutzuckeranstieg, vaginale Blutungen, Kopfschmerzen, Haarausfall, Zittern.

   Männliche Geschlechtshormone: Vermännlichung der Frau (abnormer Haarwuchs, tiefere Stimme, Klitorishyperthrophie, Libidosteigerung), Gallenstauung.

3. *Antihormontherapie:* Sie verursacht analoge Ausfallserscheinungen wie die ablative Hormontherapie, meist aber in milderer Form.
   Antiöstrogene: Amenorrhö/Wallungen, Hyperkalzämie, Thrombopenie, Vaginalblutung, selten Korpuskarzinom.
   Antiandrogene: Gynäkomastie, Müdigkeit, Depression, selten Thrombopenie.
   Aromatasehemmer: LH-RH-Analoge: Wallungen, Kopfschmerzen, Libidominderung, Exanthem, Müdigkeit, Übelkeit.

Indikationen und Erfolgsbilanz

Die Möglichkeiten hormoneller Behandlung maligner Tumoren sind in der Tab. 5.**9** zusammengefaßt.

Durch die Bestimmung der Hormonrezeptoren ist es heute in den meisten Fällen möglich, vorauszusagen, ob eine hormonelle Therapie überhaupt eine Chance auf Erfolg hat. Gerade beim Brustkrebs der Frau soll diese Untersuchung immer im Primärtumor, wenn möglich auch in Metastasen (Haut, Lymphknoten) durchgeführt werden. Eine Hormontherapie bei fehlenden Hormonrezeptoren kann nicht zum Erfolg führen. Bei positivem Rezeptornachweis sprechen dagegen rund ⅔ der Patienten auf eine Hormontherapie an (Tab. 5.**10**).

Tabelle 5.9 Endokrine Behandlungsmöglichkeiten maligner Tumoren

ablativ	Ovarektomie	Mammakarzinom
	Hypophysektomie	Mammakarzinom
	Orchiektomie	Prostatakarzinom
additiv	Östrogene	Prostatakarzinom (beim Brustkrebs veraltet)
	Gestagene	Mammakarzinom, selten Prostata, Gebärmutterkörperkarzinom, Hypernephrom, selten Ovarialkarzinom
	Androgene	selten beim Mammakarzinom
Antihormone	Antiöstrogene	Mamma, Korpus, Prostata
	LH-RH-Agonisten	Prostata, Mamma
	Antiandrogene	Prostata
	Aromatasehemmer	Mamma, Prostata

Tabelle 5.10 Vergleich Zytostatika – Hormone am Beispiel des metastasierenden Mammakarzinoms (nach Nagel)

	Hormone	Zytostatika
Remissionsrate	generell 30% rezeptorpositiv 60–70% rezeptornegativ 1%	50–60%
Remissionsdauer	kein Unterschied	kein Unterschied
Remissionsqualität	kein Unterschied	kein Unterschied
Wirkungseintritt	langsam, verzögert	rasch
Wirkung, rezeptorspezifisch	ja	nein
Wirkung abhängig vom Menopausealter	ja	nein
Wirkung, abhängig vom Intervall seit der Mastektomie	ja	nein
Nebenwirkungen, Initialtherapie	mäßig	groß

Die Erfolge der Hormontherapie werden oft überschätzt, da häufig eine rasche subjektive Verbesserung eintritt und mit wenig Nebenwirkungen oft lange Remissionen erzielt werden. Objektive Remissionen sind dagegen seltener als nach zytostatischer Chemotherapie.

Kombinierte zytostatisch-endokrine Tumorbehandlung hat die in sie gesetzten Hoffnungen einer additiven Wirkung bisher nicht erfüllt.

Literatur

Barton, M.: Cancer Chemotherapy – A Nursing Process Approach. Jones and Bartlett, Boston 1991

Berdel, W. E., U. Fink, J. Rastetter: Umgang mit Zytostatika. Münch. med. Wschr. 129 (1987) 319–324

Brunner, K. W., G. A. Nagel: Internistische Krebstherapie, 3. Aufl. Springer, Berlin 1985
Haeuber, D., Di Julio: Hemopoietic colony stimulating factors: an overview. Oncology Nursing Forum 16 (1989) 247–255
Jost, M., M. Rüegger: Umgang mit Zytostatika: Gefährdung, Schutzmaßnahmen, 1990. Als Broschüre erhältlich bei: Schweizerische Unfallversicherungsanstalt, Abteilung Arbeitsmedizin, Postfach, 6002 Luzern.
Jungi, W. F.: Neues in der Therapie hormonabhängiger maligner Tumoren. Med. Welt 37 (1986) 1241–1244
Jungi, W. F.: Häufige Fehler bei der Planung und der Durchführung von Tumortherapien. Schweiz. Rdsch. Med. Prax. 80 (1991) 196–199
Kleeberg, U. R., H. Erdmann, H. P. Richter von Arnauld: Vademecum der Zytostatika-Therapie. Kehrer, Freiburg 1985
Monfardini, S., K. Brunner, D. Crowther, D. Olive: Postgraduate Courses on Clinical Cancer Chemotherapy. International Union Against Cancer, Geneva 1979
Senn, H.-J., A. Glaus, B. Schmid: Sicherheit im Umgang mit Zytostatika-Empfehlungen für Schutzmaßnahmen und Kommentar zur Lage, Schweiz. Ärzteztg. 66 (1985) 1407–1410
Senn, H.-J., P. Drings, A. Glaus, W. F. Jungi, R. Sauer, P. Schlag: Checkliste Onkologie, 3. Aufl. Thieme, Stuttgart 1992
Schmoll, H.-J., H. D. Peters, U. Fink: Kompendium internistische Onkologie. Springer, Berlin 1986/87

Tumorbeeinflussung durch Immuntherapie

M. Fopp

Einleitung, Definitionen

Unter tumorimmunologischen Behandlungsformen faßt man einerseits die Verhinderung einer Tumorentstehung beim Gesunden (Immunprophylaxe) sowie andererseits die Hemmung einer Tumorausbreitung bzw. die Zerstörung von Tumorzellen durch natürliche oder erworbene Abwehrmechanismen (Immuntherapie) zusammen.

Eines der wichtigsten *Grundkonzepte der Tumorimmunologie* ist die Annahme von *tumorspezifischen Antigenen* an der Tumorzelloberfläche, welche durch immunkompetente Zellen als „fremd" erkannt werden.

Im *Tierexperiment* läßt sich das Wachstum von Metastasen durch Infusion von speziellen Abwehrzellen verhüten. Die sonst – trotz radikaler Operation des Primärtumors – an Lungenmetastasen sterbenden Tiere überleben dank dieser „Immuntherapie" und bleiben gesund. Bei dieser Form der Immunbehandlung wird dem „Patienten" (d. h. der operierten Maus) *passiv* das zugeführt, was ihm zur Verhütung der Metastasenausbreitung gefehlt hat, nämlich eine *spezifisch* gegen die nach der Operation im Körper verbliebenen Tumorzellen gerichtete Abwehr („sensibilisierte Lymphozyten"). Dies ist in Abb. 5.**16** veranschaulicht:

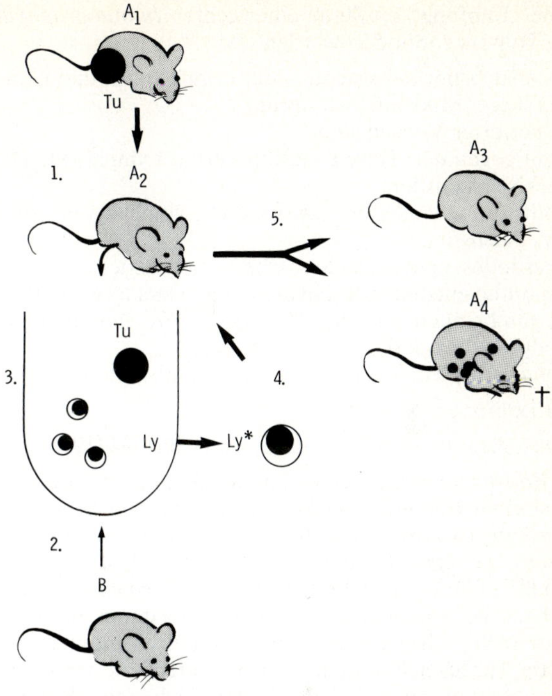

Abb. 5.**16** Verhinderung von Metastasen durch eine spezifische Immuntherapie mit gegen die Tumorzelle sensibilisierten Lymphozyten.

Nach operativer Entfernung des Primärtumors (1) werden Lymphozyten eines gesunden, in der Erbmasse identischen Versuchstiers (B) im Reagenzglas gegen die gewonnenen Tumorzellen „sensibilisiert" (3). Diese nun „immunkompetenten", spezifisch gegen den Tumor gerichteten Lymphozyten (Ly*) werden danach dem frisch operierten Tier infundiert (4). Die weitere Beobachtung zeigt, daß die auf diese Art immuntherapierten Versuchstiere meist *geheilt* sind (A_3), während operierte Tiere, welche mit nichtsensibilisierten Kontrollymphozyten behandelt wurden, in der Regel sehr schnell an Lungenmetastasen sterben (A_4).

Ein zweites, sehr eindrückliches Beispiel einer immunologischen Tumorbeeinflussung ist die Immunprophylaxe der *Marek-Erkrankung*. Diese bösartige lymphoproliferative Erkrankung, welche bei Hühnern auftritt und durch ein Herpesvirus mitverursacht wird, kann durch eine „Impfung" im Sinne einer echten *Immunprophylaxe* eines malignen Tumors verhindert werden.

A_1: Versuchstier mit wachsendem Primärtumor und klinisch nicht faßbarer Mikrometastasierung
A_2: operiertes Versuchstier
A_3: mit gegen den Tumor sensibilisierten Lymphozyten behandeltes Versuchstier
A_4: mit unbehandelten „Kontroll"-Lymphozyten therapiertes Versuchstier
B: gesundes, genetisch identisches Versuchstier
Tu: spontan entstehender, in die Lungen metastasierender Tumor
Ly: Lymphozyten aus der Milz gesunder, genetisch identischer oder frisch operierter Versuchstiere
Ly*: gegen den Tumor sensibilisierte Lymphozyten

Weitere Erklärungen s. Text.

(aus Treves, A. J. u. Mitarb.: J. nat. Cancer Inst. 54 [1975] 777–780).

Solche *„Modellsituationen"* einer Tumorerkrankung für exakte Untersuchungen einer Immunprophylaxe oder Immuntherapie gibt es beim *Menschen* nur extrem selten (eineiige Zwillinge). Im Tierversuch beobachtete, erfolgreiche immuntherapeutische Maßnahmen lassen sich deshalb in ihren Ergebnissen *nie verallgemeinern:* Der gleiche Versuch kann bei einem anderen Versuchstierstamm mit einem anderen Tumor völlig fehlschlagen. Obwohl die erwähnten Tumorerkrankungen von Tieren sich in mehreren Aspekten von den menschlichen Tumorkrankheiten *unterscheiden,* deuten doch einige Beobachtungen auch beim Menschen auf einen Zusammenhang zwischen Abwehrmechanismen, Tumorentstehung und Krankheitsverlauf hin. Die Tab. 5.**11** faßt einige solcher Beobachtungen zusammen.

Tabelle 5.**11** Beobachtungen, welche beim Menschen auf einen Zusammenhang zwischen Immunabwehr und Tumorentstehung bzw.-ausbreitung hinweisen

- gehäuftes Auftreten maligner Tumoren bei Kindern mit angeborenen Immundefekten
- gehäuftes Auftreten gewisser Tumorarten bei Patienten mit erworbenen Immundefekten (AIDS-Patienten) und mit Autoimmunerkrankungen
- gehäuftes Auftreten gewisser maligner Tumoren unter immunsuppressiver Behandlung (maligne Lymphome bei Nierentransplantierten)
- Zusammenhänge zwischen dem Vorhandensein von tumorinfiltrierenden Lymphozyten (TIL) und der Prognose des Patienten (Dysgerminome)
- gehäufte Rückfälle bei transplantierten Leukämiepatienten, bei denen die T-Lymphozyten aus dem Knochenmark des Spenders entfernt wurden
- Zusammenhänge zwischen der Wirksamkeit von Behandlungen mit monoklonalen Antikörpern bei Patienten mit und ohne tumorinfiltrierende Lymphozyten im Tumorgewebe

Es muß jedoch klar betont werden, daß es sich um seltene Tumorarten handelt. Die eindeutigsten Hinweise für einen Zusammenhang zwischen Immunsystem und Tumorentstehung existieren bei den Tumoren, welche *das Immunsystem selbst* betreffen (maligne Lymphome, lymphatische Leukämien, maligne Erkrankungen des Monozyten-Makrophagen-Systems.

Es gibt aber auch Beobachtungen, nach denen beim häufigsten Karzinom der Frau, dem Brustkrebs, ein Zusammenhang zwischen „Immunkompetenz" und Prognose des Tumorleidens besteht: *Immunkompetente* Patientinnen, welche im *Stadium I* (ohne axilläre Lymphknotenmetastasen) operiert wurden, erleiden *selten* einen Krankheitsrückfall. Patientinnen derselben Stadienkategorie, welche jedoch eine *schlechtere Immunabwehr* aufweisen, bekommen in den ersten 2 Jahren nach der Operation *gleich häufig* wie Patientinnen mit prognostisch sehr viel ungünstigerer Lymphknotenmetastasierung und intakter Immunabwehr ein Rezidiv (Abb. 5.**17**).

Ähnliche Zusammenhänge bestehen zwischen dem gehäuften Auftreten maligner Tumoren des lymphatischen und retikulohistiozytären

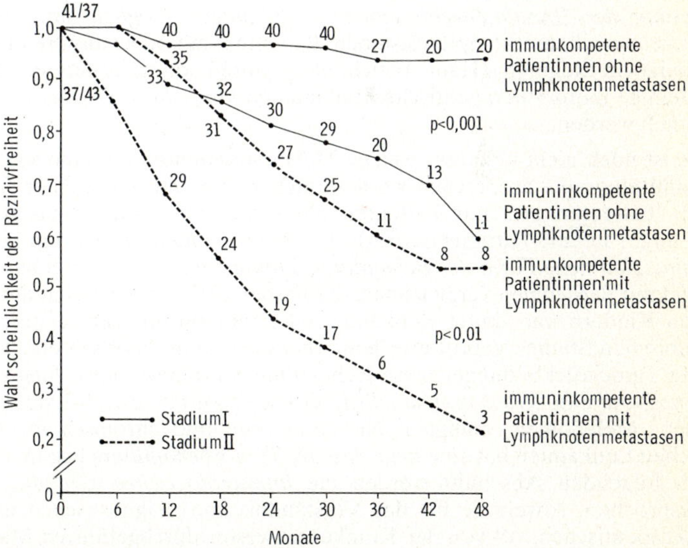

Abb. 5.**17** Unterschiedlicher Krankheitsverlauf bei immunkompetenten und immun*inkompetenten* Patientinnen mit Mammakarzinom (aus Adler, A. u. Mitarb. Cancer [Philad.] 45 [1980] 2074–2083).

Systems (maligne Lymphome, Leukämien) und bei Patienten, welche *langfristig immunsuppressiv behandelt* wurden (Nierentransplantierte, bestrahlte Bechterew-Patienten, Polyarthritispatienten). Der gleiche Tumorentstehungsmechanismus dürfte den malignen Tumoren bei Kindern mit angeborenem Immundefekt zugrunde liegen (vgl. Tab. 5.**11**).

Immunmodulatoren

In den letzten Jahren haben Fortschritte auf dem Gebiet der Immunologie und der Gentechnologie die Massenproduktion von *Immunmodulatoren* ermöglicht. Es sind dies körpereigene, hormonähnliche Moleküle, welche das Immunsystem aktivieren und regulieren. Durch die gentechnische Herstellung von *Wachstumsfaktoren* für Immunzellen ist auch eine Vermehrung von Immunzellen „ex vivo", d. h. von Zellen, die dem Körper entnommen, im Brutschrank vermehrt und dann retransfundiert werden, möglich geworden. Da diese Zellen vorher auf ihre tumorhemmende Wirkung getestet werden können, bestehen zunehmend Voraussetzungen, in Zukunft Immuntherapien auf kontrollierter Basis durchführen oder zumindest deren Wirksamkeit prüfen zu können. Durch Behandlung mit Immunmodulatoren konnte erstmals *direkt bewiesen* werden, daß *durch eine gezielte Veränderung der Immunabwehr Tumorrückbildungen möglich* sind. Bei einzelnen chemotherapieresistenen Patienten mit metastasierendem malignem Melanom (Haut, Weichteile, Lymphknoten) konnten durch alleinige immuntherapeutische Maßnahmen *klinische Vollremissionen* erzielt werden.

Es ist noch nicht bekannt, welche Melanompatienten auf eine solche Immuntherapie ansprechen werden. Sicher ist es nur ein kleiner Teil der Patienten und nur Patienten ohne viszerale Tumormetastasen (Lunge, Leber, Hirnmetastasen). Trotzdem handelt es sich um eine *prinzipiell neue Form der Behandlung Tumorkranker*. Die Ergebnisse sind mit denjenigen vergleichbar, die Farber 1948 bei der Behandlung von Kindern mit akuter Leukämie mit Aminopterin, dem ersten in klinischen Studien geprüften Chemotherapeutikum, beobachtete. Mit den Tumorrückbildungen unter Behandlung mit *Interferonen, Interleukinen und aktivierten Immunzellen* bei Patienten mit B-Zell-Lymphomen, Melanomen, malignen Nierentumoren und chronisch myeloischen Leukämien hat eine *neue Ära der Tumorbehandlung* begonnen. Im folgenden Abschnitt werden die *immunologischen Grundlagen* besprochen, soweit sie für das Verständnis von diagnostischen und therapeutischen, oft von der Krankenschwester durchgeführten Maßnahmen erforderlich sind. Die Kenntnis der physiologischen Aufgaben der Immunzellen bei Entzündungsprozessen lehrt uns auch, die *Nebenwirkungen* immuntherapeutischer Maßnahmen zu verstehen.

Immunologische Grundlagen

Das Immunsystem muß in der Lage sein, „fremd“ von „selbst“ unterscheiden zu können. Die Erkennung von „fremd“ muß in eine effiziente Abwehrfunktion umgesetzt werden. Für diese Hauptfunktion stehen dem Immunsystem unspezifische, angeborene und spezifische, erworbene Abwehrmechanismen zur Verfügung. Abb. 5.**18** zeigt,

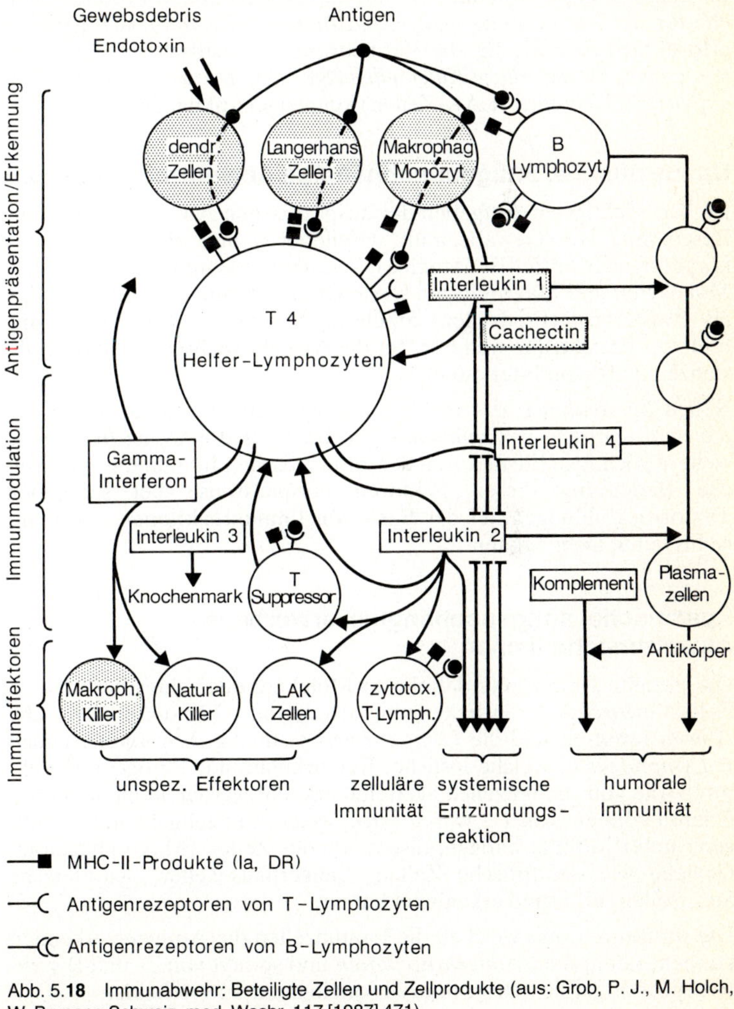

Abb. 5.**18** Immunabwehr: Beteiligte Zellen und Zellprodukte (aus: Grob, P. J., M. Holch, W. Brunner: Schweiz. med. Wschr. 117 [1987] 471).

welche Immunzellen und welche von ihnen gebildeten „Vermittlermoleküle“ an den verschiedenen Abwehrreaktionen des Körpers beteiligt sind.

Grundsätzlich werden *antigenunabhängige* (unspezifische) und *antigenabhängige* (spezifische) Abwehrmechanismen voneinander unterschieden. Diese beiden Systeme können jedoch nur bedingt voneinander getrennt betrachtet werden, da die gleichen Immunzellen für beide Systeme arbeiten. Helferlymphozyten bilden Proteine, welche für die Vermehrung *antigenspezifischer T-Lymphozyten* genauso erforderlich sind wie für die Vermehrung unspezifischer Effektorzellen, die wir als *natürliche Killerzellen* (NK-Zellen) oder als *lymphokinaktivierte Killerzellen* (LAK-Zellen) kennengelernt haben.

Unspezifische, antigenunabhängige Abwehrmechanismen

Zu den wichtigsten Aufgaben der unspezifischen Abwehr gehören die Beseitigung von Gewebe„müll“ (Zelldebris) und die Inaktivierung körpereigener Gifte (Endotoxine). Zirkulierende und gewebeständige Monozyten und Makrophagen sowie Granulozyten übernehmen dabei als *Phagozyten* (Freßzellen) Staubsaugerfunktion. Ihre Aktivierung führt zur Freisetzung weiterer, für die Abwehr wichtiger Schlüsselsubstanzen (z. B. von Interleukin-1).

Neben *Interleukin-1,* das von Makrophagen gebildet wird, sind *Komplement, natürlich vorkommende Antikörper* und einzelne *Interferone* weitere wichtige Hilfsfaktoren der unspezifischen Immunabwehr. Welche Bedeutung diesen Faktoren beispielsweise bei spontanen Tumorrückbildungen auf der Basis von Immunreaktionen zukommt, ist bis heute nicht bekannt.

Spezifische, antigenabhängige, erworbene Abwehrmechanismen

Die gezielte Entfernung definierter Moleküle oder einer bestimmten Zellart erfordert deren Erkennung als „fremd“. Für diese spezifische Abwehrfunktion sind die *Lymphozyten* zuständig. Wir unterscheiden *B-Lymphozyten,* welche lösliche, frei zirkulierende Antigene (Strukturen, die von Immunzellen als fremd erkannt werden können) identifizieren können, von *T-Lymphozyten,* welche nur zellgebundene Antigene unter Mithilfe antigenpräsentierender Zellen (Makrophagen im Gewebe wie dendritische Zellen, Langerhans-Zellen, Kupffersche Sternzellen) als fremd erkennen können.

Die Strukturen, mit welchen die Immunzellen die Antigene erkennen können, nennt man *Antigenrezeptoren* und spricht von T- und B-Zell-Rezeptoren, da sie sich strukturell voneinander unterscheiden.

B-Lymphozyten reagieren auf die Anwesenheit von Antigenen mit der Bildung von Eiweißen, welche sich an das Antigen anlagern und so eine Antigenzerstörung einleiten. Man nennt diese Eiweiße *Antikörper.* Jeder B-Lymphozyt kann nur einen spezifisch gegen „sein Antigen" gerichteten Antikörper bilden. Jeden identischen Abkömmling einer solchen antigenspezifischen Immunzelle nennt man einen *Klon,* dessen Produkte *monoklonale Antikörper.* Die antikörperproduzierenden B-Lymphozyten nennt man auch Plasmazellen. Die Antikörperbildung ist auf die *Hilfe von T-Lymphozyten* angewiesen. Die humorale Immunität existiert also nur in Kooperation mit der zellulären.

Die T-Lymphozyten bilden auf Antigenkontakt Aktivierungs- und Wachstumsfaktoren, welche ihrerseits zytotoxische Vorläuferzellen in aktive Effektorzellen umwandeln (Immunmodulation im Bereich der zellulären Immunität). Diese *zytotoxischen T-Lymphozyten* sind in der Lage, nur diejenige Zielzelle zu zerstören, welche das entsprechende Antigen trägt. In Form einer Kaskade wird bei der Auslösung einer *spezifischen Immunreaktion* ein ganzes Arsenal zusätzlicher Hilfsmittel aktiviert. Dazu gehört die Freisetzung von sog. *Zytokinen* (Tab. 5.**12**). Diese Eiweißmoleküle haben lokale und systemische Wirkun-

Tabelle 5.**12** Immunmodulatoren (immunologische Reaktionen beeinflussende körpereigene Proteine)

Gruppe	Bezeichnung	Erläuterung
Antikörper	antiidiotypische Antikörper	zur Behandlung von lymphatischen Tumoren verwendete, im Labor vermehrte (monoklonale) Antikörper, welche nur gegen den malignen Zellkern gerichtet sind (Idiotyp = der lymphatischen Zelle eigene Proteinstruktur)
Zytokine	Interleukine (IL)	Immunmodulatoren i. e. S.
	IL-1	von Makrophagen gebildet
	IL-2	von T-Lymphozyten gebildeter Wachstumsfaktor besonders für T-Lymphozyten, aber auch LAK- und NK-Zellen
	Interferone (IFN)	Immunmodulatoren i. e. S.
	alpha IFN	von Makrophagen gebildet
	gamma IFN	von T-Lymphozyten gebildet; nur bei Antigenkontakt freigesetzt
Zytolysine	Lymphotoxine (LT) alpha LT Tumor-Nekrose-Faktor alpha TNF (= Kachektin) Perforine	Gruppe von Eiweißen mit direkter toxischer Wirkung auf Tumorzellen

gen. Wir kennen diese aus eigener praktischer Erfahrung als Krankheitssymptome bei einer Virusinfektion. So führt die Freisetzung von Interferonen zu Symptomen wie Gliederschmerzen, Müdigkeit, Fieber, Kopf- und Muskelschmerzen. Durch Veränderungen der Konzentrationen dieser Übermittlermoleküle können immunologische Reaktionen moduliert oder modifiziert werden. Man nennt diese Zytokine und Substanzen, welche die Wirkung dieser Zytokine nachahmen können, *Immunmodulatoren* oder *Biological response modifiers*. Sie verändern, induzieren oder regulieren das Ausmaß schon vorhandener immunologischer Reaktionen.

Zytokine sind Moleküle, welche eine Zellfunktion in Gang setzen (kinein = bewegen). *Zytolysine* sind Eiweiße, welche direkt oder indirekt an der Auflösung (Lyse) von Zellen beteiligt sind. Von Leukozyten gebildete Lysine sind *Leukolysine*.

Therapieformen und Nebenwirkungen

Bei den Therapieformen unterscheiden wir zwischen *aktiver* und *passiver Immuntherapie* (Tab. 5.**13**). Bei der *aktiven Immuntherapie* wird dem Körper ein spezifisches oder unspezifisches Antigen zugeführt, welches eine Immunantwort auslöst. Wichtigste Voraussetzung für die aktive Immuntherapie ist also ein *intaktes Immunsystem* des Tumorträgers oder zumindest eine Tumor-Wirt-Wechselbeziehung, bei der nur

Tabelle 5.**13** Klassifizierung verschiedener Immuntherapieformen, durch welche experimentell eine Tumorentstehung oder -ausbreitung unterdrückt oder verhindert werden kann oder Tumorzellen zerstört werden können

	Aktiv	Passiv
spezifisch	Verabreichung von tumorspezifischen Antigenen zur Auslösung einer spezifischen Immunantwort gegen den Tumor („Tumorzellvakzine“)	Übertragung von spezifisch gegen den Tumor gerichteten Immunzellen (Lymphozyten oder Makrophagen) oder von *deren Bestandteilen* (Transferfaktor), Immunribonukleinsäure) oder von Antikörpern (= „additive“ Form der spezifischen, passiven Immuntherapie) Entfernung von Serumfaktoren, welche das Tumorwachstum begünstigen oder die Immunabwehr spezifisch hemmen (= „ablative“ Form)
unspezifisch	Verabreichung von Antigenen, welche einzelne Stufen der allgemeinen Abwehr verstärken	Verabreichung von Produkten aus Immunzellen, welche eine unspezifische Antitumorwirkung ausüben können

noch ein Anstoß von außen fehlt, um diese Abwehrmaßnahme in Gang zu bringen.

Beispiel für eine unspezifisch aktive Immuntherapie ist die Verabreichung von Interleukin-2 (Vermehrung aller aktivierten T-Lymphozyten, unabhängig von ihrer Antigenspezifität; Vermehrung von NK-Zellen) oder Bakterienbestandteilen. Beispiel für eine unspezifisch passive Immuntherapie ist die Verabreichung von Tumor-Nekrose-Faktor (TNF) oder von lymphokinaktivierten Lymphozyten (LAK). Die aktive spezifische Immuntherapie konnte bisher beim Menschen noch nicht geprüft werden. Es sind jedoch in den letzten Jahren tumorspezifische Antigene isoliert worden, so daß in Zukunft vielleicht auch diese Behandlungsart möglich sein wird.

Behandlung mit Immunzellen und Immunmodulatoren

Immunzellen

Die Behandlung von Tumorpatienten mit aktivierten Immunzellen steckt noch in Kinderschuhen. Die ersten Behandlungen richteten sich nach der *Verfügbarkeit* des Therapeutikums und nicht nach neuen tumorimmunologischen Erkenntnissen über Zusammenhänge zwischen Antigenen auf Tumorzellen und Abwehrmechanismen, mit denen es am ehesten gelingen könnte, eine Tumorausbreitung zu verhindern.

Es wird versucht, durch Transfusion großer Mengen von aktivierten, *unspezifisch* auf den Tumor wirkenden Immunzellen eine Tumorrückbildung zu erzielen oder zu induzieren. Dazu wurden mit Lymphokinen aktivierte Killerzellen *(LAK-Zellen)* benützt. Solche Therapieversuche sind noch nicht genügend untersucht, um zu einer Beurteilung zu gelangen, da man gar nicht weiß, in welchem Tumorstadium eine solche Behandlung allenfalls wirksam sein könnte. Praktische Erfahrungen mit spezifisch gegen den Tumor sensibilisierten Lymphozyten (tumorinfiltrierende Lymphozyten = TIL) liegen noch nicht vor. Es ist aber bekannt, daß es tatsächlich Lymphozyten gibt, welche den Tumor des untersuchten Patienten als „fremd“ erkennen können.

Immunmodulatoren (Biological response modifiers = BRM)

Als Immunmodulatoren bezeichnen wir alle Substanzen, welche in der Lage sind, eine Immunreaktion in irgendeiner Weise zu verändern. Diese Veränderung kann in der Verstärkung einer unterschwelligen Immunantwort zum Ausdruck kommen, kann aber auch indirekt über die Ausschaltung hemmender Einflüsse auf eine Immunantwort (Suppressorzellen) wirken. Immunmodulatoren können aber *nicht* wie die Antigene eine nicht vorhandene Immunantwort auslösen.

Die angelsächsische Literatur hat diesen Begriff der Immunmodulatoren wesentlich erweitert und spricht mit den BRM auch Substanzen an, welche über nichtimmunologische Wechselwirkungen das Tumorwachstum zu beeinflussen vermögen. Als Beispiel mögen *Differenzierungsinduktoren* dienen. Diese sind körpereigene Eiweiße (die durch chemische Verbindungen in ihrer Wirkung nachgeahmt werden können), welche undifferenzierte Tumorzellen zur Differenzierung anregen können. Dadurch verlieren diese Zellen ihre Fähigkeit zur unkontrollierten Vermehrung und damit einen Teil ihrer Bösartigkeit. Auch hormonelle Behandlungen können die biologische Antwort modulieren.

Die klinisch am besten untersuchten Immunmodulatoren sind die *Alpha-2-Interferone* (a2-IFN). Wir wissen jedoch noch nicht, welcher Wirkungsmechanismus für die Tumorrückbildungen bei der Behandlung mit a2-IFN der entscheidende ist. Die Interferone werden bei Infektionskrankheiten, insbesondere bei Virusinfekten, freigesetzt. Sie haben einen Einfluß auf die Zellteilung, die Onkogenexpression (s. Onkogene), die Zelldifferenzierung und zahlreiche immunologische Mechanismen, so daß wir gar nicht wissen, ob sie ihre Tumorwirksamkeit tatsächlich als Immunmodulatoren ausüben. In Tab. 5.**14** sind diejenigen Tumorkrankheiten zusammengestellt, bei denen eine Behandlung mit a2-IFN wirksam ist.

Tabelle 5.**14** Tumorkrankheiten, bei denen eine Antitumorwirkung von Alpha-2-Interferon in Phase-II-Studien erwiesen wurde

systemische Applikation (subkutan oder intramuskulär)
- chronisch myeloische Leukämie (CML)
- maligne lymphoproliferative Erkrankungen (maligne Lymphome mit histologisch niedrigem Malignitätsgrad):
  Haarzelleukämie (HCL)
  Nicht-Hodgkin-Lymphome (follikuläre B-Zell-Lymphome)
  T-Zell-Lymphome der Haut
- Kaposi-Sarkom bei Patienten mit erworbenem Immundefekt (AIDS)
- maligne Melanome, nichtviszeraler Metastasierungstyp
- hypernephroide Nierenkarzinome

topische (lokale) Applikation
- intraläsionale Injektion (in den Tumor)
- intrakavitäre Infusion (in Körperhöhlen)
  Harnblasenkarzinome (intravesikal)
  Ovarialkarzinome (intraperitoneal)

Diese Zusammenstellung zeigt, daß es sich vor allem um maligne *Erkrankungen des blutbildenden Systems* handelt, deren Vorläuferzellen im Knochenmark entstehen (Leukämien und Lymphome), und um wenige einzelne solide Tumoren, bei denen auch spontane Tumorrückbildungen immer wieder beobachtet werden und deshalb auch angenommen werden kann, daß Immuntherapien zumindest potentiell erfolgreich sein können. Es ist noch nicht bekannt, weshalb einzelne Patienten dieser Krankheitsgruppen auf diese Behandlung ansprechen und andere nicht. Die Ansprechraten sind äußerst unterschiedlich: Bei Patienten mit Haarzelleukämien reagieren fast alle Behandelten gut, während bei Patienten mit malignen Melanomen und hypernephroiden Nierenkarzinomen nur selten eine stabile und für den Patienten auch klinisch sich „lohnende" Tumorrückbildung beobachtet wird. Bei den meisten Patienten muß die IFN-Behandlung zeitlich unbegrenzt fortgesetzt werden, um den Behandlungserfolg zu halten, was zeigt, daß es sich tatsächlich nur um eine „Modulation" handelt; bei anderen Patienten wurden dagegen tatsächlich echte Vollremissionen beobachtet, welche einen Therapieabbruch erlaubten.

Immuntherapien sind von teils massiven *Nebenwirkungen* begleitet, welche glücklicherweise *dosisabhängig und reversibel* sind. Tab. 5.**15** faßt die häufigsten, unter einer IFN-Behandlung beobachteten Nebenwirkungen zusammen.

Pflege des Patienten mit Interferontherapie

Für viele Patienten ist die Entwicklung der Interferontherapie zu einer großen Hoffnung geworden. Sie klammern sich an diese „neue Entdeckung" und sind in der Regel auch recht motiviert, diese Therapie, die im eigentlichen Sinne „biologisch" ist, durchzuführen.

Tabelle 5.**15** Nebenwirkungen, welche unter Immuntherapien mit Interferonen, Interleukinen und lymphokinaktivierenden Killerzellen beobachten werden

Interferone	Fieber, Schüttelfrost Übelkeit, Erbrechen, Anorexie Müdigkeit, Muskelschmerzen, Kopfschmerzen Lebertoxizität, Knochenmarktoxizität (Leukopenien) Bewußtseinstrübungen, Aphasie, Koma
Interleukine	„Kapillarleck" mit massiver Flüssigkeitsretention (Kreislaufschock, Niereninsuffizienz)

Die schweren Nebenwirkungen der Interferone können vermieden werden (dosisabhängig!), ohne daß dabei die tumorhemmende Wirkung verlorengeht. Die schweren Nebenwirkungen der IL-2/LAK-Therapie sind bisher noch nicht vermeidbar.

Die *Information* über die Wirkungsweise des Medikamentes muß dem Patienten in angepaßter Form gegeben werden. Dies soll primär in einem persönlichen Gespräch erfolgen, kann durch die Verwendung einer Patientenbroschüre aber noch verbessert werden. Die Information soll sich jedoch nicht nur auf die Wirkungsweise und die Nebenwirkungen beziehen, sondern auch auf die Notwendigkeit von Laborkontrollen und Nebenwirkungsprophylaxe.

Bezug nehmend auf die erwähnten Nebenwirkungen, muß der Patient aufgefordert werden, *genügend zu trinken* und sich angepaßt, *ausgewogen zu ernähren.* Eine gute *Mundhygiene* ist zur Stomatitisprophylaxe notwendig. Die Bekämpfung des „Flu-like-syndrome" (Bekämpfung des grippeähnlichen Syndroms) erfolgt medikamentös; die Krankenschwester muß darauf achten, daß der Patient die richtigen Mittel zu den vorgeschriebenen Zeiten einnimmt. Die meisten Patienten klagen auch über starke Müdigkeit. Die Lebensweise verlangt im Rahmen dieser Symptome möglicherweise Anpassung, z. B. Verschieben oder Einschränken bestimmter Aktivitäten.

Das Zubereiten der Injektionslösung sowie die Injektion selber stellen keine besonderen Probleme dar; dies geschieht in der Regel subkutan, evtl. intramuskulär.

Viele Patienten spritzen sich das Medikament über längere Zeit selber. Die *Instruktion über die Subkutaninjektion* steht deshalb bei der Interferontherapie oft im Vordergrund. Die selbständige Durchführung der Injektion ermöglicht den Patienten die Wahrung der Selbständigkeit und Unabhängigkeit. Wie bei anderen Patientengruppen auch, hat der Kranke vorerst die Angst vor dem Spritzen zu überwinden. Eine laienverständliche Instruktion, möglichst mit Bildmaterial und passendem Zubehör, ist nötig. Er muß die Prinzipien der Asepsis gut beherrschen. Patienten, die sich mehrmals wöchentlich Interferon spritzen, müssen sich ein *Verabreichungsschema zur Schonung der Hautstellen* merken. Es muß auch informiert werden über die Handhabung und Lagerung des Medikamentes und die Vernichtung des Spritzenmaterials.

Die Durchführung dieser Therapie erfolgt oft in Zusammenarbeit mit dem Hausarzt oder der Gemeindeschwester, damit der Patient weniger häufig ins Spital kommen muß. Die psychische Toleranz dieser Behandlung liegt wahrscheinlich deshalb so hoch, weil die Patienten, die sich selber therapieren, an der Behandlung mittragen und Eigeninitiative entfalten, selber etwas beitragen können. Möglicherweise ist eine *soziale Unterstützung* im Rahmen der Krankheit nötig, evtl. ebenfalls *finanzielle Hilfe* infolge der hohen Medikamentenkosten. Interferone werden derzeit von den meisten Krankenkassen nur für wenige, spezifische Indikationen bezahlt.

Ausblick

Es werden derzeit zahlreiche Immunmodulatoren, die Applikation von Immunzellen (aktivierte T-Lymphozyten, NK-Zellen, LAK-Zellen, aktivierte Makrophagen) und die Kombination von Immunmodulatoren mit Immunzellen und mit Zytostatika erforscht und klinisch geprüft. Bevor wir nicht in der Lage sind zu bestimmen, welcher Tumorpatient in welcher Situation von welcher dieser Behandlungsmöglichkeiten profitieren wird, kann keine rational begründete und gezielte Immuntherapie erfolgen. Die Geschichte der Entwicklung der Chemotherapie sollte uns gelehrt haben, daß sorgfältig geplante, kontrollierte klinische Studien in Kombination mit möglichst umfassenden zusätzlichen biologischen Untersuchungen und Fortschritte in der Grundlagenforschung uns am ehesten zu diesem Ziel führen werden.

Literatur

Milleck, J.: Immunologische Abwehr und Krebs. Edition Medizin, Weinheim 1984

Oldham, R. K., G. B. Thurman, J. E. Talmadge, H. C. Stevenson, K. A. Foon: Lymphokines, monoclonal antibodies and other biological response modifiers in the treatment of cancer. Cancer 54 (1984) 2795–2810

Nagel, G. A.: Grundlagen der Immunologie maligner Tumoren. In Brunner, K. W., G. A. Nagel: Internistische Krebstherapie. Springer, Berlin 1985 (S. 141–158)

Piper, P.: Recent advances of bio-therapy-related side-effects: fatigue. Oncology Nursing Forum, Vol. 16, Nr. 6, Supplement, 27–32 (1989)

Interdisziplinäres (adjuvantes) Tumorbehandlungskonzept

H.-J. Senn

Begründung und Zielsetzung

Die nüchterne Betrachtung der 5- und 10-Jahres-Überlebenszeiten sowie insbesondere der Mortalität der meisten menschlichen Tumorkrankheiten zeigt mit erschreckender Deutlichkeit, daß sich die Prognose der meisten „radikal operablen“ bzw. „kurativ bestrahlten“ Krebsformen im Verlauf der letzten 3–4 Jahrzehnte nicht wesentlich verbessern ließ. Dies gilt in typischer Weise für das *Mammakarzinom*, dem weitaus häufigsten Tumor der Frauen in unseren westlichen Ländern: Trotz Radikalisierungsversuchen des chirurgischen Eingriffs (supraradikale Mastektomie, s. auch Kap. 12) und unterschiedlichen Variationen der Zusatzbestrahlung (prä- und postoperativ) haben sich die Heilungschancen seit 40 Jahren nicht nennenswert verbessert. Die

Mortalität an Brustkrebs ist z. B. in der Schweiz und in der Bundesrepublik Deutschland seit 1920 im Rahmen der allgemeinen, leichten Häufigkeitszunahme dieser Krebsart langsam angestiegen. So seltsam dies klingen mag, haben sich im Lauf der letzten 20 Jahre vorwiegend die längerfristigen Überlebenschancen für Patienten mit Tumorkrankheiten verbessern lassen, bei welchen wegen primär schon ausgedehnter Tumorverschleppung eine *intensive zytostatische Chemotherapie* – evtl. kombiniert mit ausgedehnten Zusatzbestrahlungen – im Vordergrund stand, z. B. bei Leukämien, malignen Lymphomen, beim multiplen Myelom und bei metastasierten Hodentumoren.

Aus diesem Hintergrund therapeutischer Stagnation schiebt sich derzeit das „*interdisziplinäre*" (d. h. mehrere Tumorbehandlungsdisziplinen umfassende) Therapiekonzept als Ergänzung bisher vorwiegend *lokal erfolgreicher* Primärbehandlung (Chirurgie, Radiotherapie) zunehmend ins Rampenlicht der modernen Onkologie.

Wichtig ist *vor* Behandlungsbeginn ein gemeinsam (durch Chirurgen, Strahlentherapeuten und internistische Onkologen sowie evtl. weitere

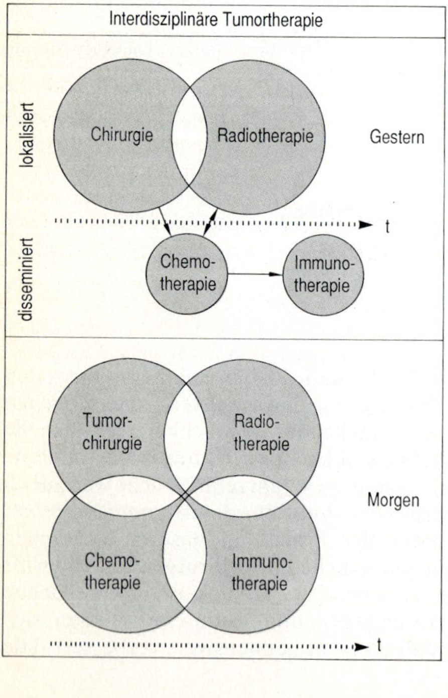

Abb. 5.**19** Schematische Darstellung derzeit sich abspielender Veränderungen der Beziehungen der einzelnen Tumorbehandlungsdisziplinen.

Fachärzte) abgesprochener *„interdisziplinärer" Behandlungsplan*. Das „Ineinanderflechten" sinnreich gestaffelter, unterschiedlicher Behandlungsformen ist in Abb. 5.**19** graphisch veranschaulicht. Durch die Überlagerung *lokal* wirksamer Behandlungsschritte (operative Tumorentfernung oder evtl. primäre Tumorbestrahlung) mit *systemisch* (d.h. im ganzen Körper) wirksamen medikamentösen Behandlungsplänen wird versucht, die Zahl der leider häufigen Tumorrückfälle und -metastasierungen zu vermindern und damit die Überlebenschance der Patienten zu erhöhen.

Okkulte (versteckte) Mikrometastasierung

Es gilt heute als allgemein anerkannt, daß die Ursache der Stagnation in der Behandlung der meisten „kurativ" operablen Tumoren in einer „okkulten" *Tumorzellenaussaat* zu suchen ist, welche offenbar viel häufiger und früher als erwartet sowohl über die Lymphbahnen wie auch auf dem Blutweg geschieht. Leider kommt es bei vielen häufigen Tumoren (z.B. Mammakarzinom, kleinzelliges Bronchuskarzinom usw.) schon *sehr früh* zur vorerst noch unsichtbaren Tumormikrometastasierung, während sich der langsam wachsende Primärtumor den Möglichkeiten unserer heutigen Nachweismethoden noch entzieht (s. auch Kap. 3). Eingehende Untersuchungen mit Durchführung routinemäßiger Punktionsbiopsien häufiger Metastasierungsorgane (z.B. Knochenmark und Leber) ergaben trotz Vornahme ungezielter Punktionen erschreckend hohe Anteile von Patienten mit zunächst lediglich *mikroskopisch nachweisbarer* „okkulter" Tumormetastasierung. Dies trifft insbesondere für Patienten mit *kleinzelligem Bronchuskarzinom, Prostatakarzinom* und scheinbar „lokalisierten" Stadien von *Nicht-Hodgkin-Lymphomen* zu. Diese anfangs noch „stummen" Mikrometastasen bestimmen jedoch (ungeachtet der Radikalität der Entfernung des Primärtumors) später den ungünstigen Verlauf der Tumorkrankheit und sind die *Quelle* für Krankheitsrückfall und vorzeitigen Tod nach Monaten oder gar Jahren der „Tumorfreiheit".

Tierexperimentelle Grundlagen

In zahlreichen Untersuchungen an *tierischen Modelltumoren* wurde mit Hilfe von frühzeitig verabreichten Zytostatika versucht, die Wahrscheinlichkeit eines Tumorrückfalls (Rezidiv) nach erfolgreicher Operation des Primärtumors zu vermindern. Eine Untersuchung an einem frühzeitig metastasierenden Lungenkarzinom der Maus (Abb. 5.**20**) soll hier als Beispiel für andere gelten. Nach subkutaner Übertragung der Tumorzellen in eine vorher gesunde Laboratoriumsmaus kommt es schon nach kurzer Zeit zum Tod an Lungenmetastasen, *trotz „erfolgreicher" Operation* des Primärtumors am 12. Tag nach der Tumorüberimpfung. *Kontrolltiere* (gleiche Tumorüberimpfung, ohne

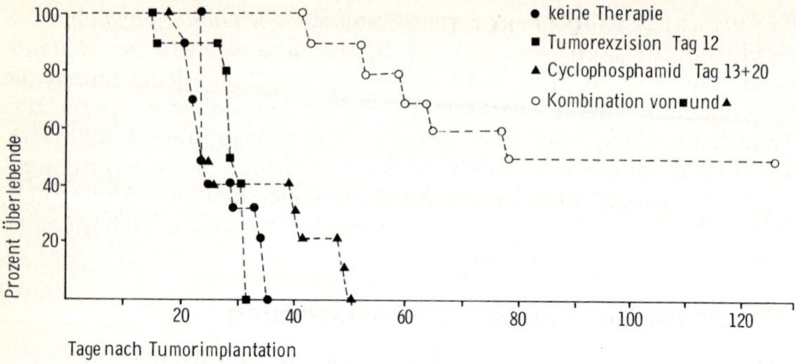

Abb. 5.**20** Abhängigkeit der Überlebenswahrscheinlichkeit von Mäusen mit subkutan übertragenem Lewis-Lungen-Karzinom von der Art bzw. Zeitfolge der Therapie. Bei der Tumorexzision wurde nur der subkutan gewachsene Tumor entfernt (aus Schabel, F. M.: Cancer [Philad.] 40 [1977] 558).

Operation) haben keine schlechtere Prognose. Auch die ausschließliche Behandlung eines Teils der tumortragenden, jedoch nicht operierten Mäuse mit dem bekannten *Zytostatikum Cyclophosphamid (= Endoxan, Cyclostin)* verbessert die Überlebensschancen nicht wesentlich. Hingegen überleben alle Tiere wesentlich länger, und ca. die Hälfte davon ist *geheilt*, wenn dieselbe Zytostatikabehandlung unmittelbar im Anschluß an die Radikaloperation des Primärtumors anschließt. Daraus läßt sich logischerweise folgern, daß die Heilungsaussichten einer zusätzlichen zytostatischen Behandlung stark von der Tumorzellmasse abhängen.

Kleine, postoperativ noch vorhandene Mikrometastasen sind offensichtlich durch tumorhemmende Medikamente gut beeinflußbar, *große* (hier im Beispiel nicht operativ entfernte) Tumorherde aber nicht.

Wenn das Ziel einer Rezidivverminderung und einer Erhöhung der Heilungsquote menschlicher Tumorkrankheiten erreicht werden soll, müßten ähnliche gemeinsame, d. h. *„interdisziplinäre" Behandlungspläne* für besonders geeignete Tumorarten entwickelt werden. Der Zeitpunkt des Einsatzes einer zusätzlichen, auf dem Blutweg (fast) überall wirksamen zytostatischen Chemotherapie müßte dabei so früh als möglich nach der lokalen Primärbehandlung (Operation oder Bestrahlung) oder vielleicht sogar *vorher* erfolgen.

Derzeitige Möglichkeiten und Erfolge interdisziplinärer Behandlungspläne

Tab. 5.**16** zeigt eine Zusammenstellung derzeit mehr oder minder gesicherter Indikationen zur „interdisziplinären" (adjuvanten) Tumorbehandlung. Es muß jedoch klar vermerkt werden, daß dieses Behandlungskonzept (insbesondere die Art, Intensität und Dauer einer zusätzlichen postoperativen Chemotherapie) sich derzeit noch in

Tabelle 5.**16** Indikationsliste für die „interdisziplinäre", adjuvante Tumortherapie, Stand 1992 (aus Senn, H. J. et al.: Checkliste Onkologie, Thieme, Stuttgart, 3. Aufl., 1992

Tumorkrankheit/Indikationsgrad	Resultate Rezidivsenkung	 Überlebensgewinn	Kombinierte Modalitäten
1. *Gesicherte Indikation* (Routine)			
– Wilms-Tumor	++	++	Chir. + (RT) + CT
– Ewing-Sarkom	++	++	RT + CT
– osteogenes Sarkom	++	++	Chir. + CT
– Rhabdomyosarkom	++	++	Chir. + RT + CT
– operiertes Mammakarzinom	++	++	Chir. (+ RT) + CT
– Nichtseminom-Hodenkarzinome	++	++	Chir. + CT
2. *„Hoffnungsvolle" Indikation* (klinische Studien)			
– Morbus Hodgkin I + II + III	++	++	RT + CT
– Nicht-Hodgkin-Lymphome I + II	++	+	CT + RT
– Ovarialkarzinom Ic–II	++	+?	Chir. (+ RT?) + CT
– kleinzelliges Bronchuskarzinom	++	+?	CT + RT
– gastrointestinale Karzinome v. a. Kolonkarzinom	+	(+)?	Chir. + (RT) + CT
– Melanom	+?	+?	Chir + CT + IT?
3. *Derzeit ungesicherte Indikationen* (zu wenig Daten bzw. noch erfolglos)			
– Plattenepithelkarzinom Lunge + ORL-Bereich	+?	0?	Chir. + (RT) + CT + IT?
– Uteruskarzinom Portiokarzinom	+?	0?	Chir. (+ RT) + CT
– Hypernephrom	0	0	Chir. (+ RT) + CT
– ZNS-Tumoren	0	0	Chir. (+ RT) + CT

Chir. = Operation CT = adjuvante Chemotherapie
RT = „kurative" Radiotherapie IT = adjuvante Immuntherapie
(Einzelheiten siehe Behandlungsrichtlinien und Prognose in den speziellen Kapiteln 12–21)

einer *wissenschaftlichen Entwicklungsphase* befindet. Weitere sorgfältig geplante und verantwortungsvoll durchgeführte klinische Studien werden über Erfolg oder Mißerfolg dieses hoffnungsvollen Behandlungskonzepts bei den zahlreichen, prognostisch teilweise ungünstig verlaufenden Tumorkrankheiten entscheiden. Es läßt sich jedoch nicht übersehen, daß die Zahl der Tumorpatienten, welche von diesen „interdisziplinär" abgesprochenen Therapiemaßnahmen profitieren, langsam, aber dauernd ansteigt.

In der *ersten Gruppe* („gesicherte Routineindikationen") in Tab. 5.**16** finden sich bösartige Tumorkrankheiten des Kindes- und Jugendlichenalters, wie z. B. der *Wilms-Tumor* (s. auch Kap. 15) oder die *Knochen- und Weichteilsarkome* (s. auch Kap. 16). Bei diesen erfahrungsgemäß früh auf dem Blutweg metastasierenden Tumorkrankheiten ist es in den letzten 10 Jahren durch geeignete zytostatische Zusatztherapiepläne (nach Operation und/oder Bestrahlung) gelungen, die Zahl der Tumorrezidive stark zu senken und die langfristigen Überlebenschancen erfreulich zu verbessern. Dies gilt nun nach internationalen Sammelstatistiken auch für das operable Mammakarzinom (prä- und postmenopausale Patientinnen).

Die *zweite Gruppe* in Tab. 5.**16** („hoffnungsvolle Resultate in klinischen Studien") umfaßt z. T. ausgesprochen häufige menschliche Tumorkrankheiten (wie z. B. operable Magen-Darm-Tumoren, die *malignen Lymphome* usw.). Derzeit durchgeführte, streng überwachte Behandlungsstudien zeigen zumindest eine deutliche Senkung der Tumorrückfall- bzw. Metastasierungsquote innerhalb von 3–5 Jahren nach „erfolgreicher" Primäroperation. Bei einzelnen Krankheiten zeichnet sich auch ein Trend zu höheren Heilungsraten durch adjuvante (unterstützende) zytostatische Chemotherapie ab.

Die *dritte Gruppe* in Tab. 5.**16** („derzeit noch ungesicherte bzw. erfolglose Indikationen") umfaßt diejenigen menschlichen Tumorkrankheiten, bei denen bisherige oder laufende interdisziplinäre Behandlungsstudien noch keine nachgewiesenen Erfolge erkennen lassen. Leider befinden sich darin einige zahlenmäßig sehr häufige und bisher prognostisch recht ungünstig verlaufende Krebsformen wie die *Karzinome der Lunge, des zentralen Nervensystems* und des *Gebärmutterkörpers*.

Für keine der genannten Tumorgruppen ist derzeit das volle *Langzeitrisiko* dieser interdisziplinären Behandlungspläne abzuschätzen, insbesondere was den längerfristigen Einsatz einer adjuvanten zytostatischen Chemotherapie anbelangt. Die Möglichkeit der Induktion (Wachstumsbegünstigung) späterer *Zweittumoren* durch diese interdisziplinären Behandlungen ist für befristete adjuvante Chemotherapien sehr klein (z. B. beim operablen Mammakarzinom), für andere, insbesondere hämatologische Tumorkrankheiten deutlich höher (Beispiel:

Kombination ausgedehnter Radiotherapie und intensiver Chemotherapie beim Morbus Hodgkin mit erhöhter Chance des Auftretens akuter Leukämien nach 5–8 Jahren „Tumorfreiheit").

Dieses Risiko muß bei jeder Tumorkrankheit im Vergleich mit der ungünstigen Überlebenschance lediglich „konventionell" behandelter Patienten abgewogen werden. Wie in vielen anderen Situationen in der Medizin wird man wahrscheinlich auch hier lediglich zwischen *dem größeren und dem kleineren Übel* auszuwählen haben, ein Entscheidungsprozeß, an welchem der informierte Patient von heute in sachlicher Weise beteiligt werden sollte.

Es ist voraussehbar, daß sich die sinnreichen und erfolgreich geprüften Indikationen zur Durchführung solcher „interdisziplinärer" Behandlungspläne im Laufe der kommenden Jahre stark vermehren werden. Das *Pflegepersonal* wird (vor allem in Krankenhäusern mit aktivem klinischem Forschungsprogramm) deshalb in zunehmender Weise mit diesem Problem technisch und auch psychologisch konfrontiert. Es ist deshalb wünschenswert, daß sich auch die Schwestern und Pfleger in steigendem Ausmaß mit den konzeptmäßigen Hintergründen, der technischen Durchführung und auch der psychischen Führung von Patienten mit solchen anfangs oft belastenden Behandlungsplänen auseinandersetzen. Nur auf diese Weise wird es möglich sein, durch Kombination heute vorhandener Behandlungsarten einer steigenden Zahl von Tumorpatienten mehr „tumorfreie Überlebenszeit" und in vielen Fällen auch eine echt erhöhte Heilungschance zu bieten.

Literatur

Becher, R., K. Höffken: Die Systemtherapie des Mammakarzinoms. Zuckschwerdt, München 1989

Fiebig, H. H., D. Schmähl: Kombinierte operative und zytostatische Therapie (adjuvante Chemotherapie) von Krebserkrankungen aus heutiger Sicht. Akt. Chir. 12 (1977) 143

Senn, H. J., et al.: Checkliste Onkologie, 3. Aufl., Thieme, Stuttgart 1992

Salmon, S. E.: Adjuvant Therapy of Cancer VI. Grune & Stratton, New York 1990

Senn, H. J.: Aktueller Stand der adjuvanten Chemo- und Hormontherapie des operablen Mammakarzinoms. Schweiz. Rsch. Med. Prax. 43 (1987) 1193–1199

6. Unterstützungsmaßnahmen in der Behandlung und Pflege von Tumorkranken

A. Glaus, R. Sauer und H.-J. Senn

Die Behandlung von Tumorpatienten erschöpft sich nicht in der Durchführung einer Strahlentherapie und/oder der Verabreichung von Zytostatika. Während anfänglich oft intensiver Behandlungsphasen und später wieder bei Komplikationen oder Rezidiven (Krankheitsrückfällen) ist eine Reihe wichtiger Unterstützungsmaßnahmen nötig, deren frühzeitiger Einsatz und sachgerechte Durchführung weitere Komplikationen vermeiden helfen. Ohne diese allgemein unterstützenden Maßnahmen (auch Supportivtherapie genannt), ist eine genügend wirksame (insbesondere medikamentöse) Tumorbehandlung in vielen Fällen gar nicht möglich. Die Krankenschwester trägt eine wesentliche Mitverantwortung an der Problemerkennung und in der optimalen Durchführung der folgenden Therapie- und Pflegemaßnahmen.

Voll implantierbare venöse Dauerkatheter

Durch heute vermehrte Inanspruchnahme langfristiger, venöser Chemotherapien in der Behandlung von Krebskrankheiten werden die Patienten und ihre Betreuer durch repetierte Venenpunktionen oft sehr belastet. Schlechte periphere Venenverhältnisse erfordern sehr geübte Hände, um sicher zu punktieren. Für eine Therapie von mehreren Tagen wird ein perkutaner kurzer Venenkatheter eingelegt, der wiederum die Venen schädigen kann, insbesondere auch durch die zusätzliche Verabreichung venenschädigender Substanzen. Das Einlegen eines zentralen venösen Katheters verursacht ebenfalls recht häufig Komplikationen wie schwieriger Zugang, Pneumothorax, Blutungen usw. Venenprobleme haben in der Vergangenheit bei Patienten oft zur Ablehnung einer weiteren Therapie geführt. Heute gibt es eine Anzahl voll implantierbarer venöser Kathetersysteme, die dieses Problem deutlich verringern und für den Patienten eine enorme Erleichterung darstellen.

Die *Indikation* für die Einlage eines solchen Katheters ist eine i. v. und i. a. Langzeitchemotherapie bei Patienten mit verschiedensten Tumorerkrankungen, insbesondere mit akuten Leukämien, malignen Lymphomen usw. und fehlendem Zugang zu peripheren Venen.

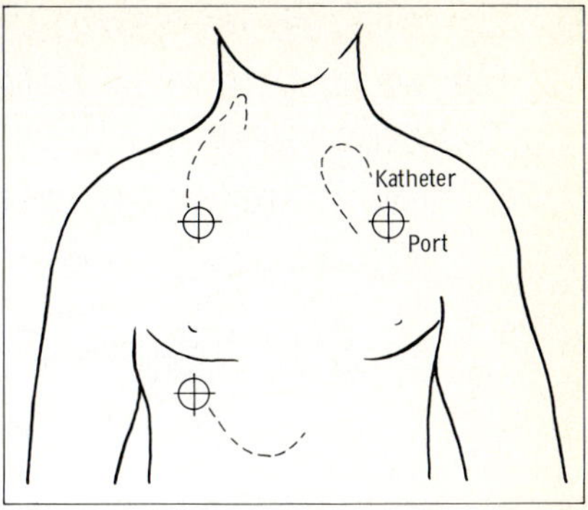

Abb. 6.**1** Empfohlene Implantationsstellen für den Port und i.v. und i.a. Katheter (aus Senn, H.-J., P. Drings, A.Glaus, W. F. Jungi, R. Sauer, P. Schlag: Checkliste Onkologie, 3. Aufl. Thieme, Stuttgart 1992).

Die *operative Einlage* des *Port-Systems* erfolgt durch den Chirurgen, meist in Lokalanästhesie. Der Venenkatheter wird in eine zentrale Vene eingelegt (meist V. subclavia oder V. jugularis) und durch einen subkutanen Tunnel zur Injektionskammer geführt, dort mit ihr zusammengeschlossen und fixiert. Die Abb. 6.**1** zeigt mögliche Einlagestellen.

Handhabung des Systems

Das System kann sofort nach der Implantation angestochen werden. Die selbstschließende Membran der Injektionskammer läßt ca. 2000 Stiche mit speziellen Huber-Nadeln zu.

Voraussetzung für eine komplikationslose Benützung des Katheters sind aseptische Arbeitsweise, fachgerechtes Handhaben und gute Patienteninformation. Krankenpflegepersonen und Ärzte müssen vor Ausübung dieser Tätigkeit genau über das Vorgehen und die Gefahren instruiert und informiert werden.

Bolusinjektion

- Auf Wunsch des Patienten Anästhesie der Haut mittels einer Folie mit anästhesierender Salbe (1 Stunde vorher auflegen).
- Vor der Punktion wird die Kapsel überdeckende Hautfläche gut und weitflächig desinfiziert. Anziehen steriler Handschuhe.
- Auswahl der geeigneten Nadel bezüglich Länge.
- Ankoppeln eines Dreiwegehahnes an die Huber-Nadel. Durchstechen der Haut und der Membran, bis die Nadel auf der Metallplatte der Injektionskammer anstößt. Spülung mit 5 ml physiologischer Kochsalzlösung (Abb. 6.**2**).

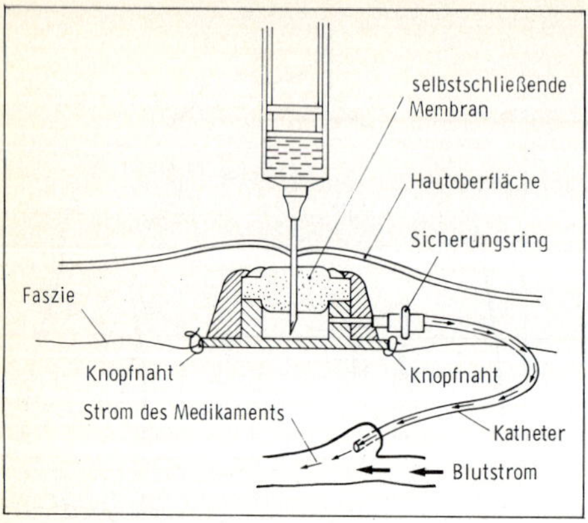

Abb. 6.**2** Darstellung des Ports während der Injektion bzw. Infusion (aus Senn, H.-J., P. Drings, A. Glaus, W. F. Jungi, R. Sauer, P. Schlag: Checkliste Onkologie, 3. Aufl. Thieme, Stuttgart 1992).

- Bei gleichzeitigen Blutentnahmen anschließend Blut entnehmen und wieder spülen.
- Aufgelöste Medikamente via 10- oder 20-ml-Spritze langsam injizieren, ohne zu viel Druck zu verwenden (Gefahr der Katheterruptur). Falls mehrere Medikamente verabreicht werden, muß nach jedem Medikament mit Kochsalzlösung gespült werden, um ein Ausflokken der Medikamente im System zu verhüten (verursacht sofortige Blockierung).
- Nach der Spülung mit Kochsalzlösung erfolgt die Füllung des Systems mit heparinisierter Kochsalzlösung (spezielle Lösung).
- Die Injektionsnadel wird unter Injektionsdruck unter Mithilfe des Patienten herausgezogen. Desinfektion.

Beim Anlegen einer längerfristigen Infusion wird eine gebogene Huber-Nadel verwendet, um eine gute Befestigung zu garantieren. Für das mehrtägige Infundieren von Medikamenten mittels einer Medikamentenpumpe eignen sich spezielle Nadeln mit einem flachen, unmittelbar über der Haut liegenden Abschluß (z. B. Gripper-Nadeln). Das Einfließen der Infusion muß gut überwacht werden, damit das System nicht verstopft.

Komplikationsgefahren

Die *Infektionsgefahr* ist bei korrekter, aseptischer Handlung sehr gering. Dieser Aspekt braucht aber intensive Beachtung.

Die *Katheterblockierung* passiert rasch, wenn die Infusionsflüssigkeit aufhört zu tropfen, weshalb eine gute Überwachung der Infusionen wichtig ist. Eine Blockierung durch Ausflockung der Medikamente im

Port-A-Cath-System kann *sofort* erfolgen, weshalb zwischen jedem Medikament mit Kochsalzlösung gespült werden muß.

Die Deblockierung kann oft erfolgreich mit Urokinase und Nadelumplazierung erreicht werden.

Ein *Paravasat* ist dann möglich, wenn die Nadel aus der Injektionskammer rutscht. Diese Gefahr ist besonders bei der Zytostatikaapplikation zu beachten und erfordert eine sehr gute Kontrolle und Überwachung der einfließenden Medikamente. Im Zweifelsfall ist die Injektion oder Infusion sofort zu stoppen und der Arzt zu benachrichtigen.

Bleibt eine Infusion angeschlossen, erfolgt der Verband nach guter Desinfektion mittels einer sterilen Folie oder konventionellen Verbands mit Unterlegung der Nadel durch einen Tupfer und guter Fixierung. Es ist derzeit unklar, wie häufig die Nadel gewechselt werden soll. Das kleinste Anzeichen einer Infektion erfordert einen Wechsel.

Akzeptanz des Systems durch die Patienten

Um den Patienten für die Einlage eines implantierten Dauervenenkatheters zu motivieren, muß er zuerst einmal ein solches System sehen, anfühlen und wenn möglich mit einem Mitpatienten, der bereits ein solches System trägt, in Kontakt gebracht werden. Patientenbroschüren, abgegeben durch die Herstellerfirmen, sind zur Instruktion und Information von Kranken und Angehörigen sehr hilfreich. Die Patienten äußern sich dahingehend, daß sie durch den Katheter gelegentlich an ihre Krankheit erinnert würden. Praktisch alle, die eine Weile mit dem System gelebt haben, würden sich jedoch wiederum dafür entscheiden (Bachmann 1988) und möchten es sich, solange benötigt, nicht mehr entfernen lassen. Implantierte Kathetersysteme, die längerfristig, evtl. definitiv nicht mehr gebraucht werden, bedürfen einer gewissen „Wartung". Es ist derzeit noch unklar, wie häufig dann das System noch gespült werden soll. Derzeit wird eine 2–3monatliche Spülung empfohlen. Bei wahrscheinlicher Heilung kann der Katheter auch wieder entfernt werden.

Für das Krankenpflegepersonal bedeutet diese technische Neuerung eine erhebliche Erleichterung der täglichen Arbeit und Entlastung von emotionalem Streß. Weiteres zum Thema venöse Zytostatikaverabreichung s. Kapitel 5.

Verhütung und Bekämpfung von Blutungen

Die Blutungsgefahr bei Tumorpatienten kann aufgrund folgender Ursachen eintreten:

1. Thrombopenie (zuwenig Thrombozyten).
   - Tumorinfiltration des Knochenmarks (Verdrängung der blutbildenden Knochenmarkszellen durch Tumorzellen),
   - Zytostatika/Bestrahlung (vorübergehende Knochenmarkdepression),
   - Splenomegalie (vermehrter Abbau von Thrombozyten in der vergrößerten Milz),
   - (Auto-)Immunthrombopenie (Antikörper gegen Thrombozyten mit beschleunigtem Abbau).
2. Gestörte Thrombozytenfunktion (z. B. bei chronischer myeloischer Leukämie oder nach bestimmten Medikamenten).
3. Gerinnungsstörungen anderer Art:
   - schwere Leberfunktionsstörung (verminderte Bildung wichtiger Gerinnungsfaktoren, z. B. bei ausgedehntem Tumorbefall der Leber),
   - Vitamin-K-Mangel (z. B. bei andauernder Mangelernährung),
   - Antikoagulation (medikamentös induzierter Vitamin-K-Mangel),
   - disseminierte intravasale Gerinnung (z. B. bei akuter promyelozytärer Leukämie, Sepsis bzw.).

Die Blutungsgefahr wird in der Regel bei Thrombozytenwerten unter $20000/mm^3$ groß. Bei älteren Patienten (zunehmende Gefäßbrüchigkeit) und bei Vorliegen mehrerer der oben erwähnten Blutungsursachen kann eine verstärkte Blutungsneigung (hämorrhagische Diathese) bereits bei wesentlich höheren Thrombozytenwerten eintreten. Erste Anzeichen einer Blutung sind oft Purpura der Haut und der Schleimhäute (punktförmige rotviolette Flecken), Nasenbluten, Blutungen des Zahnfleischs oder im Augenhintergrund (Retina). Schwerwiegendere, oft zu rasch zunehmender Anämie führende Blutungen treten im Magen-Darm-Bereich, in den Harnwegen oder in der Lunge auf. Besonders gefürchtet sind lebensgefährliche Blutungskomplikationen im Gehirn.

Thrombozytenersatz ist in der Regel nötig bei:
- Thrombopenie unter $20 \times 10^9/l$ und manifesten Blutungszeichen oder
- prophylaktisch bei Thrombozytenabfall unter $10 \times 10^9/l$ (Gefahr schwerwiegender Blutungskomplikationen vor allem während anfänglicher intensiver Behandlungsphasen bei Leukämien sehr groß).

Thrombopenien aufgrund von Antikörpern sprechen auf diese Maßnahme schlecht an, wenn nicht gleichzeitig Immunsuppressiva (die Antikörperbildung unterdrückende Medikamente wie z. B. Prednison) verabreicht werden. Splenektomie oder Milzbestrahlung kommt dann in Frage, wenn die vergrößerte Milz als Ursache einer Thrombopenie nachweisbar eine ausschlaggebende Rolle spielt.

Als Quellen genügend großer Mengen funktionstüchtiger Thrombozyten zur Blutungsbekämpfung bzw. -prophylaxe stehen uns zur Verfügung:

- *Blutspendezentren:* Gewinnung von plättchenreichem Plasma bzw. angereicherten Thrombozytenkonzentraten aus 4–6 Einheiten Frischblut nichtverwandter Spender. Vorteil: in größeren Spendezentren jederzeit rasch verfügbar, relativ billig. Nachteil: Da mehrere, nicht verwandte und bezüglich ihrer Zelloberflächen-Eigenschaften nicht typisierte Spender, Auftreten einer frühzeitigen Sensibilisierung (Bildung von Antikörpern) und damit verstärkter immunologischer Abbau später transfundierter Blutzellen, Fieber usw.
- *Zellseparatoren:* Gesunde, möglichst verwandte Einzelspender (am besten Geschwister des Empfängers) werden nach eingehender ärztlicher Untersuchung bezüglich der immunologischen Zelloberflächen-Eigenschaften ihrer roten und weißen Blutkörperchen untersucht (HLA-Typisierung = Bestimmung der „humanen Leukozytenantigene"). Zwischen Spender und Empfänger soll der „Kreuztest" in bezug auf die roten und weißen Blutzellen negativ ausfallen, d. h. keine nachweisbare Antikörperbarriere bestehen. Sobald immunologisch passend und viral getestet (Hepatitis/AIDS), wird der Spender (meist Familienangehöriger) antikoaguliert und durch einen „extrakorporalen Kreislauf" (z. B. von linker zu rechter Armvene) an einen Zellseparator angeschlossen (Abb. 6.**3**). Sein Blut durchfließt die druckgesteuerte Maschine, in welcher je nach Bedarf die gewünschten Spenderzellen abgetrennt werden, je nach Wahl vorwiegend *Thrombozyten, Leukozyten* (oder beides) bzw. falls nötig auch *Blutplasma*, wie z. B. bei stark erhöhtem Bluteiweißgehalt (multiples Myelom, s. Kap. 17). Das restliche Blut mit den nicht benötigten Blutzellen fließt aus dem Zellseparator in den Spender zurück. Falls vorwiegend Thrombozyten (Blutungsbekämpfung) benötigt werden, braucht der Spender keine besondere medikamentöse Vorbereitung. Werden jedoch vorwiegend Leukozyten (zur Infektionsbekämpfung) benötigt, erfolgt am Vorabend eine Vorbereitung des Spenders mit Kortikosteroiden zur erhöhten Ausschüttung von Granulozyten (Abwehrzellen) aus dem Knochenmark in die Blutbahn. Die Zellseparation wird von geübten Fachkräften (in der Regel Schwestern, Laborantinnen oder Ärzte) durchgeführt und ist sehr arbeitsaufwendig und teuer. Ihr Einsatz ist auf strikte Indikationen zu beschränken. Auch für den Spender bedeutet diese Maßnahme einen großen, meist Stunden dauernden

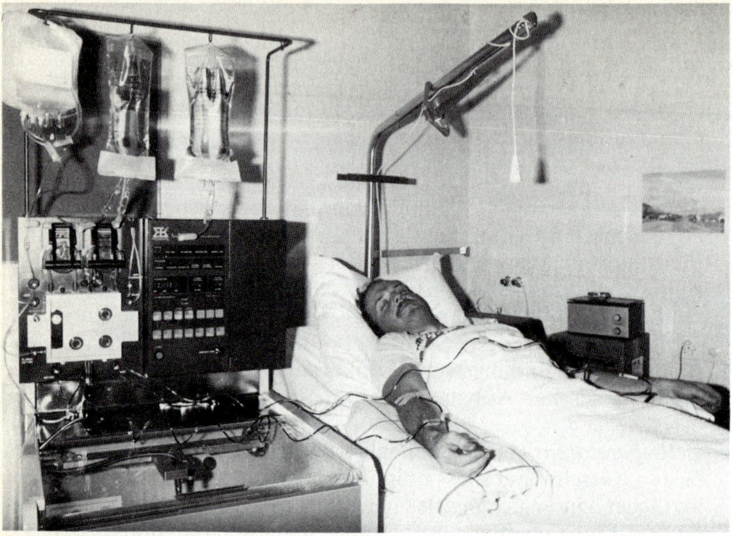

Abb. 6.3 Durchführung einer Zellseparation zur Thrombozytengewinnung mittels eines Zellseparators (Fenwal).

Einsatz. Für den blutungsgefährdeten Patienten ist sie jedoch oft eine lebensrettende Unterstützungsmaßnahme.

In der Pflege blutungsgefährdeter Patienten müssen folgende Punkte besonders beachtet werden:

- bei Thrombozytenwerten unter $10 \times 10^9/l$ in der Regel Empfehlung von Bettruhe oder zumindest sorgfältiger Bewegung im Zimmer (Blutungsgefahr bei Sturz usw.),
- sorgfältige Mundpflege zur Infektionsprophylaxe und damit Verhütung von Zahnfleisch- und Mundhöhlenschleimhaut-Blutungen,
- Verbot intramuskulärer, bei schweren Thrombopenien auch subkutaner Injektionen (Gefahr ausgedehnter Hämatome),
- möglichst keine Eingriffe (Punktionen, Extraktionen, Operationen) ohne vorher geplanten Thrombozytenersatz,
- möglichst wenig belastende Kost zur Schonung der blutungsgefährdeten Schleimhäute des Mund-Rachen-Raums und des Magen-Darm-Kanals,
- auf regelmäßigen Stuhlgang achten (Vermeiden von starkem Pressen).

Verhütung und Bekämpfung von Infektionen

Ursachen und Prophylaxe von Infektionen

Eine erhöhte Infektionsanfälligkeit stellt bei Tumorkrankheiten eine häufige Begleiterscheinung dar. Sie kann folgende Ursachen haben:

- Beeinträchtigung der zellulären Abwehr (vorwiegend bei Patienten mit malignen Lymphomen und akuten Leukämien mit besonders stark verminderter Resistenz gegen Virus- und Pilzinfektionen sowie Tuberkulose);
- Antikörpermangelsyndrom (Verminderung der Bildung funktionstüchtiger Antikörper, vor allem beim multiplen Myelom und bei Nicht-Hodgkin-Lymphomen bekannt, mit gehäuften Infektionen durch Bakterien und Viren);
- Granulozytopenie (Abfall der Granulozyten unter $1000/mm^3$) bei Verdrängung des normalen blutbildenden Knochenmarks durch Tumorinfiltration oder im Ablauf einer Strahlentherapie bzw. Zytostatikabehandlung;
- tumorbedingte Obstruktion (Durchgangsbehinderung) im Bereich der Luft- oder Gallenwege, des Magen-Darm-Kanals oder der Harnwege mit nachfolgender Infektion im rückgestauten Bereich.

Die vorübergehende Verminderung der weißen Blutkörperchen ist bei wirksamer Strahlen- und zytostatischer Chemotherapie unter heutigen Voraussetzungen eine meist erwartete oder gar angestrebte Erscheinung (vor allem in der intensiven Einleitungsbehandlung bei potentiell heilbaren Tumoren wie maligne Lymphome, akute Leukämien, metastasierende Teratokarzinome des Hodens usw.). Während dieser Phase ist der Patient jedoch stark infektionsgefährdet und muß beim geringsten Verdacht (Fieber, Schüttelfrost, Verschlechterung des Allgemeinzustandes bei Granulozytopenie) intensiv antibiotisch behandelt werden. Für das Abwarten evtl. positiver Blutkulturen (d. h. des bakteriologischen Nachweises einer Sepsis) steht meist keine Zeit zur Verfügung. Bei Granulozytopenie und Infektionsverdacht werden hochwirksame Breitspektrumantibiotika intravenös verabreicht. Bei Bedarf (Nichtansprechen auf wirksame Antibiotikaprogramme nach 24–72 Std.) werden bei anderweitig guter Prognose weitere Antibiotika oder bei entsprechendem Verdacht auch Medikamente gegen Pilze eingesetzt.

Pflege infektgefährdeter Tumorpatienten unter Berücksichtigung spezieller Maßnahmen zur Infektprophylaxe sowie in der Sterilbetteneinheit

Bei voraussehbarer, längerfristiger Granulozytopenie (z. B. in der intensiven Anfangsbehandlung bei akuten Leukämien) besteht das Hauptziel darin, das Aufkommen schwerwiegender und lebensbedrohlicher Infektionen zu verhüten. Dafür stehen in der Pflege dieser Patienten folgende Möglichkeiten zur Verfügung:

1. Pflege mit besonderen Maßnahmen zur Infektprophylaxe (früher Umkehrisolation genannt),
2. Pflege in der Sterilbetteneinheit („Life Island").

Pflege mit speziellen Maßnahmen zur Infektprophylaxe

Ziel: Schutz des gefährdeten Patienten vor Infektionen durch die Schaffung und Erhaltung eines keimarmen Milieus um ihn herum und durch Reduktion der Keime im Körper.

Indikationen:

- Patienten mit Granulozytopenie unter $500/mm^3$ bei zytostatischer Behandlung von Tumoren
- Patienten, welche für den Eintritt in eine Sterilbetteneinheit vorbereitet werden
- Patienten mit schwerwiegender Knochenmarkdepression, welche nicht für die Pflege in einer Sterilbetteneinheit geeignet erscheinen (ältere Menschen, psychische Probleme usw.).

Wenn bei einem Patienten die speziellen Maßnahmen zur Infektprophylaxe durchgeführt werden, müssen ihm durch Arzt und Schwester eingehend Sinn und Zweck erklärt werden. Sowohl von ihm wie von seinen Angehörigen sind für die reibungslose Durchführung dieser Schutzmaßnahmen viel Verständnis und Kooperationsbereitschaft nötig.

Keimreduktion im Rahmen der Körperpflege

- *Tägliche gründliche Ganzwaschung* oder vorzugsweise Dusche mit desinfizierender Seife.
- *Sorgfältige Mund- und Zahnhygiene* (Stomatitisprophylaxe), um Schleimhautulzerationen und Pilzbefall bei Granulozytopenie vorzubeugen. Zur Keimreduktion werden *desinfizierende Mundspülmittel* sowie Mittel gegen Pilze verwendet (vgl. als Beispiel Tab. 6.**1**).
- Intimpflege nach jeder Darmentleerung mit desinfizierender Lösung (mit Handschuhen).

Tabelle 6.1 Beispiel eines Dekontaminationsschemas für Patienten bei spezieller Infektprophylaxe oder in der Sterilbetteneinheit

Tageszeit	Morgen	Mittag	Abend	Nacht
Ganzkörperwaschung mit Chlorhexidin	●			
gute Zahnhygiene und Mundspülungen mit z. B. Chlorhexidin 0,12%	●	●	●	●
Darmdekontamination				
Medikamente zum Schlucken				
Sulfamethoxazol + Trimethoprim 1 Tabl.	●		●	
Ketoconazol 1 Tabl. à 200 mg	●		●	
Intimpflege mit Chlorhexidin nach jeder Darmentleerung				

Reduktion der Keime in der Ernährung

Die Ernährung soll nur gut *gekochte Speisen* und schälbare Früchte enthalten. Rohe Salate sowie Schimmelkäse und Joghurt sind zu vermeiden. Die Kost soll aber dennoch vitaminreich und ausgewogen sein.

Reduktion der Keime im Darm

Der bedingte Schutz vor Keimen aus der Umwelt wird ergänzt durch die *medikamentöse Darmdekontamination*. Es handelt sich dabei um eine Kombination von oralen Antibiotika und Fungistatika, welche zu einer starken Verminderung der potentiell gefährlichen Bakterienbesiedelung des Darmkanals führt (Tab. 6.**1**).

Reduktion der Keime in der Umgebung des Patienten

- Der Patient wird in einem *sauberen Einer- oder Zweierzimmer* untergebracht. Es ist darauf zu achten, daß ein eventueller Mitpatient nicht an einer infektiösen Erkrankung leidet.
- Der Kranke *verläßt sein Zimmer nur nach Absprache* mit dem Arzt.
- Alle Personen, die das Zimmer betreten, führen eine *gründliche Händedesinfektion* durch.
- An Infektionskrankheiten leidende Personen betreten das Zimmer nur, wenn es dringend nötig ist (mit Mundschutz).
- Im Zimmer des Patienten sollten sich *keine Topfpflanzen* befinden.
- Bei der täglichen Reinigung des Zimmers und des Mobiliars ist auf Gründlichkeit besonderer Wert zu legen.

Allgemeine Pflegehinweise

- Von großer Notwendigkeit ist die *gute Instruktion* des Kranken über mögliche Infektionszeichen. Die *tägliche Inspektion* der Mundhöhle (Schleimhautdefekte, Soor), der Haut (Druckstellen, Purpura) und der Analregion (Schleimhautdefekte, Entzündungen) ist unumgänglich. *Blutungs- oder Infektverdacht muß dem Arzt umgehend gemeldet werden.*
- Die mindestens zweimal am Tag durchgeführte *Kontrolle der Temperatur* ermöglicht das frühzeitige Erkennen einer systemischen Infektion.
- Soweit als möglich müssen auch die nächsten *Angehörigen* über die speziellen Maßnahmen informiert werden. Eine freie Besuchszeit, auf Wunsch des Patienten, kann die seelische Isolation mindern.

Von besonderer Bedeutung ist – gerade wegen der getroffenen Maßnahmen – die *psychische Betreuung* des Patienten in dieser Zeit der Infektions- und Blutungsgefahr. Er soll laufend über alles, was für ihn von Interesse sein könnte, offen informiert werden, auch über die aktuellen Blutwerte. Auch seine Angehörigen und Freunde brauchen das regelmäßige Gespräch mit Schwestern und Ärzten. Der *Kontakt des Patienten nach außen* wird durch Telefonanschluß, Radio, Fernsehgerät im Zimmer erleichtert. Eine *angepaßte Beschäftigung* durch Schwester oder Ergotherapeutin soll angestrebt werden. Die Signale des Patienten, die auf eventuell notwendige Mitbetreuung durch einen verständigen *Seelsorger* oder *Psychotherapeuten* hinweisen, müssen speziell beobachtet und weitergeleitet werden. Oft ist (vor allem bei längerfristig hospitalisierten Müttern) das Einschalten von *Sozialhilfen* zu Hause unumgänglich (s. auch Kap. 7 und 10).

Pflege in der Sterilbetteneinheit („Life Island")

Ziel: Schaffung eines soweit als möglich *keimfreien* Milieus zum Schutz ausgewählter Patienten mit schwerer, längerfristiger Knochenmarkdepression, jedoch relativ günstiger Prognose.

Indikationen:

- Patienten mit länger andauernder Agranulozytose nach intensiver Zytostatikatherapie (z. B. Erstbehandlungen bei gutartigen myeloischen Leukämien und hoher Remissionschance, Intensivbehandlungen bei leukämischen Formen maligner Lymphome oder ausgewählten soliden Tumoren mit längerfristiger Heilungschance);
- Patienten mit toxischer Knochenmarkaplasie, meist durch Medikamente verursacht (z. B. Chloromycetin, gewisse Schmerz- und Fiebermittel);
- Patienten vor und nach Knochenmarktransplantation.

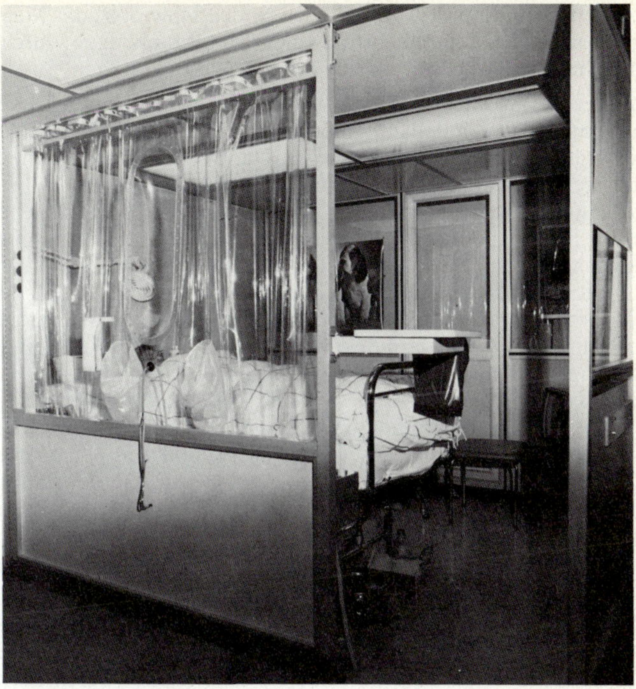

Abb. 6.**4** Blick in eine Sterilbetteneinheit („Life Island") der Firma Sci-Med, installiert in der Medizinischen Klinik C des Kantonsspitals St. Gallen.

In der Sterilbetteneinheit (Beispiel Abb. 6.**4**) besteht weitgehend Keimfreiheit. Die von Bakterien freigefilterte Luft wird nach dem sog. „Laminar-air-flow-Prinzip" vom Kopfende des Patientenbetts strömend nach dem Fußende bewegt und dort abgesogen.

Alle in den Raum eingebrachten Gegenstände müssen vorher (in der Regel mit Gas oder Dampf) sterilisiert und anschließend durch das Pflegepersonal unter Mithilfe des Patienten in die Sterilbetteneinheit „eingeschleust" werden. Auf diese Weise können dem Patienten alle täglichen Gebrauchsgegenstände wie auch Bücher, Zeitungen, Spiel- und Bastelmaterial usw. steril vermittelt werden.

Auch die *Ernährung* erfolgt keimfrei, teils durch spezielle Zubereitung in der Diätküche und im Autoklaven oder Dampfkochtopf, teils aus im Handel erhältlicher und industriell keimfrei zubereiteter Büchsennahrung, welche kurz vor Gebrauch durch die Schwester in einem Mikrowellenofen erwärmt wird. Es ist die Kunst der Schwester, das Mahlzeitenprogramm des Patienten trotz aller Einschränkungen durch die Keimfreiheit so abwechslungsreich wie möglich zu gestalten.

Der *Patient* selbst wird vor Eintritt in die Sterilbetteneinheit 2–3 Tage darauf vorbereitet, indem er äußerlich keimfrei gereinigt und sein Mund- und Rachenraum sowie Magen-Darm-Trakt innerlich medikamentös sterilisiert wird (vgl. Tab. 6.**1**). Er muß für diese Sterilbettenpflege „qualifiziert sein", d. h., er muß durch Ärzte und Pflegepersonal zuvor in bezug auf seine Kooperationsbereitschaft und psychische Belastbarkeit geprüft werden. Da der Patient während seines Aufenthalts in der Einheit einen großen Teil seiner Reinigungs- und Desinfektionsarbeiten (Keimfreihaltung seines Zimmers) und auch seiner eigenen Pflege (z. B. Darmdekontamination) selbst durchzuführen hat, können nur mobile, weitgehend selbständige und in der Regel jüngere Kranke berücksichtigt werden. Die Schwester braucht viel Zeit und Geschick, den Patienten in all diesen Aufgaben zweckmäßig anzuleiten. Sie braucht für diese spezialisierte und sehr personalintensive Tätigkeit eine entsprechend gute Ausbildung. Da der Patient in der Sterilbetteneinheit von Pflegepersonal und besuchenden Angehörigen in der Regel durch eine räumliche Barriere getrennt ist, erfordert die oft über mehrere Wochen dauernde Pflege solcher Kranken sehr viel Einfühlungsvermögen, Phantasie und liebevolle Zuwendung.

Die Meinungen der Fachleute über den Wert der Sterilbetteneinheiten in der Leukämiebehandlung sind heute geteilt. Nach neueren Untersuchungen scheint es möglich zu sein, die Life Islands durch normale Einbettzimmer mit bakteriengefilterter Luft zu ersetzen, ohne dadurch eine höhere Infektionsrate zu riskieren (Bodey 1984). Natürlich müssen alle vorher beschriebenen Maßnahmen der Infektprophylaxe konsequent durchgeführt werden. Eine solche Unterbringung von Patienten mit länger andauernder Knochenmarkaplasie vereinfacht die Pflege und beseitigt viele der erheblichen psychologischen Probleme, die mit der Isolation im Life Island verbunden sind.

Sowohl die Rücktransfusion von autologem Knochenmark als auch der Einsatz von hämatopoetischen Wachstumsfaktoren sind neue Behandlungsstrategien, die in Zukunft das Problem der langdauernden Knochenmarkaplasie möglicherweise abkürzen werden (s. Kap. 5).

Verhütung und Behandlung von Schleimhautaffektionen

Eine Mukositis ist eine Entzündung der Schleimhäute, die als Folge einer Schädigung der sich rasch teilenden Schleimhautzellen durch Chemo- oder Radiotherapie auftreten kann. Entsprechend der anatomischen Lokalisation handelt es sich um eine Stomatitis (Mundhöhle) oder Ösophagitis (Speiseröhre); im Darmtrakt manifestiert sich eine Mukositis meist mit Diarrhoe oder im Rektum mit einer Proktitis.

Stomatitis

Die Stammzellen der oralen Mukosa haben eine Lebensdauer von 3–5 Tagen, die äußere Epithelschicht wird alle 7–14 Tage vollständig ersetzt (Beck u. Yasko 1984). Es gibt Hinweise dafür, daß die Schädigung des Gewebes 5–7 Tage nach der Chemotherapie beginnt. Die Tab. 6.**2** (s. S. 146) illustriert die Entwicklung der Stomatitis auf der Basis eines „Streß-Antwort"-Modells nach Engleking (1988). Die Symptome der Phasen „Alarm, Resistenz, Erschöpfung und Erholung" sind über eine Zeitspanne von 21 Tagen aufgezeichnet.

Die Amerikanische Onkologieschwestern-Vereinigung hält in ihren Guidelines for Cancer Nursing Practice (McNally 1986) an folgender Gradeinteilung der Stomatitis fest:

Grad I	Rötung der Mundschleimhaut.
Grad II	Vereinzelte kleine Ulzerationen oder weiße Flecken. Keine Probleme zu essen oder zu trinken.
Grad III	Ineinanderfließende Ulzerationen oder weiße Flekken, die mehr als 25% der Mundschleimhaut bedekken. Patient kann nur noch trinken.
Grad IV	Blutende Ulzerationen, die über 50% der Mundschleimhaut bedecken. Patient kann nicht mehr essen und trinken.

Faktoren, die den Schweregrad der Stomatitis beeinflussen, sind die Dosis der Zytostatika, ein Ernährungsdefizit, schlechte Mundhygiene und gleichzeitige Radiotherapie im Kopf-Hals-Bereich (Yasko 1983). Die Inzidenz ist ungefähr 40% und wird vor allem mit den Antimetaboliten (speziell Methotrexat und 5-Fluorouracil) und den zytostatischen Antibiotika (Doxorubicin, Bleomycin) in Zusammenhang gebracht.

Da zahlreiche Geschmackspapillen die Zunge bedecken, kommt es bei deren Schädigung zu Störungen der Geschmacksempfindung. Schmerzen in Folge von Rötung und Ulzerationen führen zu Schluck- und evtl. zu Sprechstörungen. Dies wiederum führt zu einem größeren Ernährungsdefizit, was die Schleimhautdefekte fördert und die Heilung verzögert.

Eine indirekte Schädigung der Schleimhaut entsteht durch die Neutropenie mit dem erhöhten Risiko von Infektionen und Blutungen. Kleine Verletzungen ermöglichen dann Superinfektionen mit Bakterien, Pilzen oder Viren und stellen Eintrittspforten für systemische Infektionen dar, die für den Patienten lebensbedrohliche Folgen

Tabelle 6.**2** Reaktion der Schleimhäute auf physiologische Stressoren (nach Engleking 1988)

– Stressoren –

Pathophysiologische Veränderungen
Pharmakologische Substanzen

Thermische Reize
Chemische Reize
Physische Reize

Ernährungsdefizit
Schlechte Mundhygiene

↓
Mundschleimhaut
↓
– Antwort auf Streß –
(Verlauf der Stomatitis)

Gleichgewicht ⟶ (Tag 0)	Alarm ⟶ (Tag 5–7)	Resistenz ⟶ (Tag 7–10)	Erschöpfung ⟶ (Tag 10–14)	Erholung (Tag 14 ⟶)
– rosa, feuchte intakte Mukosa	– fahle, trockene Mukosa	– rote, trockene, faltige Mukosa	– stark entzündete Mukosa	– Entzündung: Mukosa, Lippen Zunge rückläufig
– Keine Störung durch Schmerz oder Brennen	– trockene Zunge mit erhöhten Papillen, trockene Lippen	– geschwollene Zunge mit erhöhten Papillen und schützendem, weißen Belag	– stark entzündete Zunge	– Granulation, Gewebe sichtbar an Stellen der Läsionen
– Keine Störung der Geschmacksempfindung	– rotes Halszäpfchen	– entzündete mukokutane Übergänge	– Lippen trocken, gesprungen, entzündet, geschwollen	– Schmerz nachlassend, weniger Blutung, keine Geschmacksstörung
– normaler Speichelfluß	– Wölbung oder Furchen in der Mukosa entlang der Zähne	– Schleimhautulzerationen (isolierte Läsionen)	– Schleimhautulzerationen (zusammenfließende Läsionen)	
	– Kribbeln oder Brennen	– Schmerz (evtl. gelindert durch lokale Anästhetika)	– Schmerz (bedarf systemischer Analgetika)	
	– erhöhter Speichelfluß	– veränderte Geschmacksempfindung – weniger Speichelfluß	– Infektion, Blutung, Geschmacksempfindung gestört	

haben können. Bakterielle Infekte sind beim immunsupprimierten Patienten meistens durch die Organismen wie Pseudomonas, Escherichia coli, Klebsiella und Proteus verursacht, Pilzinfektionen durch Candida albicans (Beck u. Yasko 1984). Ein zusätzliches Risiko für Pilzinfektionen stellt die immunsupprimierende Behandlung mit Kortikosteroiden dar.

Pflegerische Maßnahmen zur Verhütung von und Pflege bei einer Stomatitis

Die Erfassung des Zustandes der Mundhöhle erfolgt vor Beginn der Chemotherapie, damit Risikofaktoren wie schlechte Mundhygiene, schlechter Ernährungszustand, Parodontose, Zigaretten- oder Alkoholkonsum festgestellt werden können. Eine gute Mundinspektion erfordert den Gebrauch von Stablampe, Spatel und evtl. Handschuhen. Je nach Intensität der Behandlung und Zustand der Zähne muß der Zahnarzt oder Dentalhygieniker beigezogen werden.

Das Ziel der Mundpflege ist:

1. Instruktion des Patienten über gute Mund- und Zahnhygiene und Anleitung zur Selbstpflege.
2. Verhüten von Infektionen.
3. Frühes Erfassen von Störungen.
4. Förderung von Wohlbefinden und guter Ernährung.

Das Ziel der guten Mund- und Zahnreinigung ist es, die Schleimhaut feucht, sauber und ohne Nahrungsüberreste zu erhalten, damit die Schleimhautbarriere intakt und infektionsfrei bleibt. Dies erfordert die sorgfältige, genaue Reinigung mit weicher Zahnbürste und Zahnseide (letzteres nur bei normalen Thrombozyten) nach jeder Mahlzeit und vor dem Einschlafen, wozu ein künstliches Gebiß herausgenommen werden muß. Dies hilft zu verhüten, daß das Milieu im Mund sauer wird und somit ein geeigneter Boden für Bakterienwachstum entsteht. Solange der Speichelfluß normal ist, bleibt die Infektionsgefahr ebenfalls geringer. Sofern Mundwässer verwendet werden, sollten diese keinesfalls Alkohol enthalten, da dieser der Schleimhaut die Flüssigkeit entzieht (Goodmann u. Stoner 1985). Diese Informationen, die Beherrschung der korrekten Reinigungstechnik und das Wissen um die mögliche Gefährdung sowie die Empfehlung von Alkohol- und Nikotinabstinenz sind für den Patienten wichtige Instrumente zur Verhütung oder Verminderung einer Stomatitis.

Bei einer Intensiv-Chemotherapie mit hohem Stomatitisrisiko wird in der Regel als Zusatz zur peinlich genauen Mundpflege die Spülung mit einem keimreduzierenden Mittel empfohlen. Chlorhexidin 0,12% wurde in einer Doppelblindstudie an 49 Intensivchemotherapie-Patienten als erfolgreich in der Senkung von Mundschleimhautentzündungen und Pilzinfektionen bestätigt (Ferriti 1987).

Die Auffassungen bezüglich Behandlung einer Stomatitis sind sehr geteilt. Entscheidend dürfte dabei die Häufigkeit, Gründlichkeit und Regelmäßigkeit einer Maßnahme sein. Das generelle Ziel ist die Reinhaltung der Mundhöhle und das Vermeiden lokaler Irritation. Als erfolgreich werden die regelmäßige Anwendung, 2–4stündlich, von Chlorhexidin 0,12% (bakterizid, fungizid, löst Zahnplaques auf), Natriumbikarbonat (alkalinisierend, löst dickflüssigen Schleim), isotonische Kochsalzlösung oder Wasser (ph 7, billig) beschrieben. Massive Mundtrockenheit (Xerostomie) nach Chemo- oder Radiotherapie verlangt nach regelmäßiger, häufiger Anwendung von künstlichem Speichel, da die Trockenheit unangenehm ist (sprechen, essen) und das Risiko von Infektionen und Zahnschäden erhöht. Bei Pilzbefall wird nach der Mundreinigung mit einem lokalen Fungistatikum gespült. Bei Grad-III- und -IV-Stomatitis ist eine 2stündliche Spülung, bei zähem Schleim mit Natriumbikarbonat, lindernd; u. U. werden lokale Antibiotikaspülungen verordnet (Barton 1991). Abgeraten wird vom Gebrauch von Lemmon-Glyzerin-Stäbchen (Dekalzifizierung der Zähne, schafft saures Milieu) und den meisten sich im Handel befindenden Mundpflegemitteln. Es gibt keine wissenschaftliche Grundlage für die Verwendung anderer Substanzen.

Linderung verschafft die lokale Anwendung von flüssigen Anästhetika. Unter Umständen ist jedoch auch der Einsatz von parenteralen Schmerzmitteln, manchmal gar Morphininfusionen, nötig um die äußerst unangenehme Zeit mit schmerzhafter Stomatitis gut zu überstehen. Auch die parenterale Ernährung mit den nötigen Nährstoffen und Vitaminen ist dann indiziert.

Verhütung von Übelkeit und Erbrechen (Nausea und Emesis)

Definition und Ursache von Nausea/Emesis

Nausea und Emesis sind bei Zytostatikatherapien häufig und stellen manchmal gar einen therapielimitierenden Faktor dar. Nausea und Emesis können *akut*, rasch nach der Zytostatika Applikation, *subakut*, 6–12 Stunden später (z. B. nach Cyclophosphamid), *verspätet*, 2–3 Tage später (z. B. nach Cisplatin) auftreten. Dazu kommt das *antizipatorische* Erbrechen, das eine konditionierte Antwort darstellt infolge früher erfolgtem Erbrechens nach Zytostatika und bereits *vor der Applikation* auftritt, z. B. beim Anblick der Infusion oder beim Geruch des Spitalduftes. Diese Nebenwirkungen sind eine große psychische Belastung, die manchmal einen Therapieabbruch bedingen können, aber auch körperliche Komplikationen, wie z. B. Mangelernährung, sind mögliche Folgen.

Das Brechzentrum befindet sich im verlängerten Mark und erhält die Stimuli über 5 verschiedene Wege (Yasko 1985):

1. Kortikal via Hypothalamus (Hirnrinde und limbisches System), verstärkt durch Angst oder erhöhtem Hirndruck (wahrscheinlich Ursprung des antizipatorischen Erbrechens).
2. Intestinal via Vagusnerv, Stimulation durch verzögerte Magenentleerung oder gastrointestinale Überdehnung.
3. Zentral über die Chemorezeptor-Triggerzone im Mittelhirn über Stimulation durch im Blut zirkulierende Toxine, Medikamente.
4. Peripher via Sympathikusstimulation durch Irritationen, Spasmen im Magen-Darm-Trakt.
5. Vestibulär via Labyrinth und Vagusnerv durch rasche Lagewechsel (weniger bedeutsam bei Chemotherapie).

Der psychogene Einfluß auf Nausea- und Emesis-Verlauf darf nicht unterschätzt werden, weshalb es besonders wichtig ist, den Patienten beim ersten Chemotherapiezyklus davor zu schützen, damit nicht das antizipatorische Erbrechen eintritt. Die gute Aufklärung über die Krankheit und angepaßte Information über die Therapie scheinen einen positiven Einfluß auf die Verträglichkeit zu haben, dies ermöglicht auch die aktive Beteiligung des Patienten bezüglich Gegenmaßnahmen und stärkt seine Motivation.

Es bestehen sehr große Unterschiede zwischen den verschiedenen Zytostatika, nur ein kleiner Teil der sich heute im Gebrauch befindlichen Substanzen ist emetogen (Brechreiz auslösend). Unterschiede bestehen auch zwischen den Patienten, die Verträglichkeit ist sehr individuell. Die Tab. 6.**3** zeigt die Einteilung von häufig verwendeten Zytostatika in drei Gruppen unterschiedlicher Schweregrade bezüglich Übelkeit und Brechreiz.

Tabelle 6.**3** Gruppierung häufig verwendeter Zytostatika gemäß Nebenwirkungen auf das „Brechzentrum" (Markenpräparate vgl. Anhang I)

Gruppe I	(keine bzw. selten Übelkeit/Erbrechen) Bleomycin, Busulfan, Cytosin Arabinosid s. c., Chlorambucil p. o., Etoposid p. o. und i. v., Fluorouracil p. o. und i. v., 6-Mercaptopurin, Methotrexat p. o., Melphalan p. o., Prednimustin p. o., Teniposid, 6-Thioguanin, Vinblastin i. v., Vincristin i. v., Vindesin i. v., Tegafur i. v.
Gruppe II	(mäßige Übelkeit/Erbrechen bei einem Teil der Patienten) Cyclophosphamid i. v. und p. o., Cytosin Arabinosid i. v., Daunorubicin i. v., Doxorubicin i. v., Epirubicin i. v., Estramustin, Hexamethylmelamin p. o., Hydroxyurea, Ifosfamid i. v., Interferone s. c./i. v., Methotrexat i. v., Mithramycin i. v., Mitoxantrone, Mitomycin-C, Procarbazin p. o.
Gruppe III	(fast regelmäßig starke(s), oft prolongierte(s) Übelkeit/Erbrechen) Actinomycin-D i. v., Carboplatin i. v., Carmustin i. v., Cisplatin i. v., Cyclophosphamid i. v. hochdosiert, Dacarbazin i. v., Lomustin p. o., Mustargen i. v. und i. pleural

Antiemetische Behandlung

Die Tab. 6.**4** zeigt eine Zusammenstellung der heute meistgebrauchten Antiemetika (Mittel gegen Übelkeit und Erbrechen). Beim Einsatz der Antiemetika muß auf die zu erwartende Emesisdauer der Zytostatika und die Wirkungsdauer der Antiemetika geachtet werden. So verlangen Substanzen, die eine verspätete Emesis auslösen (z. B. Cisplatin) eine längere Behandlung. Heute finden, nebst den verschiedenen sedierenden Medikamenten, Kortikosteroiden und Antihistaminika auch sehr interessante, serotoninblockierende Medikamente (z. B. Ondansetron) ihren Platz. Diese blockieren die 5HT3(5-Hydroxytryptamine-)Rezeptoren in der Chemotherapie-Triggerzone und haben bis heute teilweise ausgezeichnete Erfolge erbracht. Sie haben sehr wenig Nebenwirkungen, insbesondere keine extrapyramidalen Symptome wie die Dopaminrezeptorblocker (z. B. Methoclopramide), die besonders bei jungen Patienten häufig auftreten und äußerst unangenehm sind. Bei *extrapyramidalen Symptomen*, z. B. Muskelkrämpfen im Bereich der Zunge, Kaumuskulatur, Larynx/Pharynx, Angst, Zittern, sind intravenöse Gaben von Antiparkinsonmittel, z. B. Biperiden, sofort wirksam; sie werden oft prophylaktisch eingesetzt.

Vorschläge zur antiemetischen Therapie bei zytostatischer Chemotherapie, mit Zytostatika der „Emesisgruppen“:

Gruppe I: In der Regel *keine* antiemetische Vorbereitung. Wenn doch nötig → wie Gruppe II.

Gruppe II:
1. *Standard:* Metoclopramid 20 mg p.o. (oder als Supp.; evtl. i.v.) 2 Std. vor Beginn der Chemotherapie, wiederholen 4–6stündlich während der nächsten 12–24 Stunden.
2. *Alternativen:* Chlorpromazin 25–50 mg p.o. oder als Supp., oder Thiethylperazin 6,5–13 mg p.o. oder als Supp., Zeitintervalle wie oben.

Tabelle 6.**4** Verzeichnis der international gebräuchlichen chemischen Kurznamen und der entsprechenden Markenpräparate häufig in der Tumorchemotherapie gebräuchlicher Antiemetika

Chlorpromazin	= Largactil, Megaphen u. a.
Dexamethason	= Decadron, Fortecortin, Millicorten u. a.
Domperidon	= Motilium (nur p. o. und als Supp.!)
Granisetron	= Kytril
Lorazepam	= Temesta (v. a. Expidets = auf der Zunge sofort lösliche Tabletten)
Metoclopramid	= Gastrosil, Paspertin, Primperan
Ondansetron	= Zofran
Thiethylperazin	= Torecan
Tropisetron	= Navoban

Gruppe III: 1. *Standard:* Metoclopramid 1–2 mg/kg KG i.v. in regelmäßigen Zeitabständen: –1, +2, +6 (evtl. +12, +18 und +24 Stunden) in bezug auf Chemotherapiebeginn, oft komb. mit Dexamethason 4–8 mg i.v. oder p.o. (gleiche Intervalle) + initial Lorazepam 1 mg p.o. (Expidet), während 3–4 Tagen. *Cave:* Metoclopramid- induzierte Muskelkrämpfe und Zittern → Biperidin (4 mg Akineton) i.v. + Lorazepam 1–2 mg p.o.

2. *Alternativen:* Tropisetron 5 mg i.v. oder p.o. alle 24 Std. × 3–4 Tage oder Ondansetron 4–8 mg i.v. oder evtl. per os alle 8–12 Std. × 3–4 Tage.

Bei eindeutigem „antizipatorischem Erbrechen“ (Erbrechen schon *vor* Zytostatikagabe) sind Antiemetika in der Regel wenig wirksam. Dann sind eher Sedativa (wie z. B. Lorazepam = Temesta) angebracht, evtl. auch psychotherapeutische „Entspannungstechniken“.

Pflegerische Folgerungen bei der Verhütung von Übelkeit und Erbrechen

Die *Pflegeperson* muß *gut informiert* sein darüber, wie stark und wie lange das zu verabreichende Zytostatikum Übelkeit und Erbrechen auslöst und wie intensiv vorgebeugt werden muß.

Den *Patienten* im Gespräch über die Intensität und Dauer der zu erwartenden Übelkeit in angepaßter Form *informieren.* Das Antiemetikaprogramm erläutern.

Das *Antiemetikaprogramm* zusammen mit dem Arzt *vor Beginn der Chemotherapie planen* und *zeitlich korrekt* gemäß Arztverordnung *verabreichen.*

Vollständige *Dokumentation der Nebenwirkungen* bzw. der Verträglichkeit der Zytostatika in der Patientendokumentation evtl. auf speziellem Dokumentationsblatt, um eine nachfolgende Therapie angepaßt durchführen zu können.

Praktische Tips für den Patienten:

- Orale Zytostatika immer bei vollem Magen einnehmen.
- Eine spezielle Diät ist nicht nötig, nüchtern bleiben bewährt sich in der Regel nicht als Vorteil.
- Eventuell während der Zytostatikaverabreichung „Geschmacksablenkung“ mittels Bonbons, Kaugummi etc.

Eine gute psychische Betreuung, evtl. Entspannungstechniken (z. B. eine geführte Visualisierungsmethode) sowie sedierende Medikamente können bei starker Nausea/Emesis zusätzliche Hilfen darstellen.

Zu beachten ist in diesem Fall auch die räumliche Unterbringung (Mitpatienten, Fenster).

Verhütung des Haarausfalls (Alopezie)

Ursache des Haarausfalls

Die Haarwurzelzellen werden wegen ihrer raschen Zellteilung von bestimmten Medikamenten (z. B. Adriamycin) intensiv betroffen; das kann von leichter Lichtung zur totalen Alopezie führen. Vielen Patienten macht diese Nebenwirkung am meisten zu schaffen. Das Fehlen der Haarpracht und vor allem das Vorhandensein der kahlen Kopfhaut, welche ein krankmachendes Aussehen verleiht, sind psychisch außerordentlich traumatisch. Vor jeder Therapie, die möglicherweise zu einer Alopezie führen könnte, muß der Patient gut informiert werden. Nebst der Information muß er aber auch der Hilfe versichert werden in bezug auf Verhütung des Haarverlusts oder auf einen akzeptablen Haarersatz. Die Zusicherung, daß der Haarausfall *nie definitiv* ist, bedarf der wiederholten Information.

Heute kann bei ca. 50% der Patienten mit einer epirubicin- oder adriamycinhaltigen Chemotherapie der Haarausfall verhütet werden mittels der Kopfhautunterkühlung, auch *Skalphypothermie* genannt (Joss 1988). Die Indikation zu dieser Maßnahme wird vom Arzt und der erfahrenen Schwester gestellt.

Kopfhautunterkühlung mittels Skalphypothermie

Die Unterkühlung der Kopfhaut mittels einer speziellen Kältehaube bewirkt eine Vasokonstriktion der Skalpblutgefäße. Die dadurch erreichte Minderdurchblutung schützt die Haaransatzzellen vor der vorübergehenden „Anflutung" (Spitzenkonzentration) der entsprechenden, i. v. verabreichten Zytostatika. Vor Beginn der Maßnahme muß der Patient gut informiert und motiviert werden.

Technik

Hochgesteckte Haare auflösen. Haare leicht anfeuchten (bessere Kälteleitung).

Schutz der empfindlichen Kopfpartien (Stirn, Schläfe, Ohren, Nakken), z. B. mit Zellstoff.

Mindestens 5 Minuten vor der (Epirubicin/Adriamycin-)Chemotherapie das bei –13 °C tiefgekühlte Chemocap aufsetzen und eng am Kopf befestigen (Abb. 6.**5**). Der Patient nimmt dabei mit Vorteil eine halbsitzende Stellung ein.

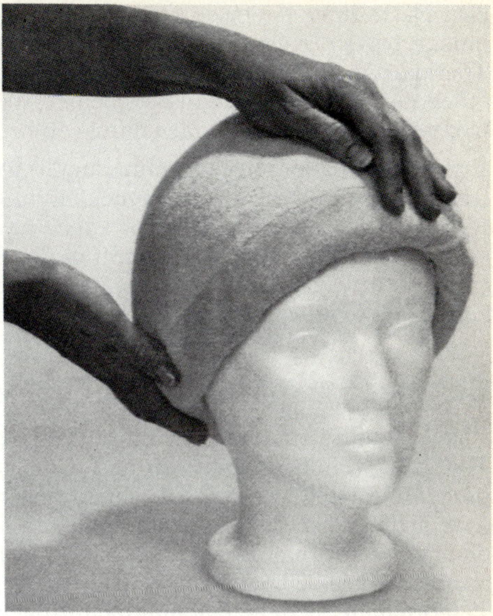

Abb. 6.5 Kühlhaube, z. B. die „Spenco-Haube" (Grauba, Basel)

Nachdem die Kühlhaube mindestens 5 Minuten gewirkt hat, wird das Zytostatikum als Bolus oder als Kurzinfusion (maximal 10–15 Minuten) verabreicht. Das Chemocap wird anschließend noch mindestens 30 Minuten belassen. Werden mehrere Zytostatika gleichzeitig verabreicht, muß dasjenige, welches am stärksten eine Alopezie verursacht, am Anfang injiziert werden.

Erfolgskriterien

Der Erfolg der Skalphypothermie ist stark abhängig von der genauen und perfekten Durchführung der Methode, aber auch von der Leberfunktion des Patienten und der Epirubicin-/Adriamycindosis. Gleichzeitig verabreichtes Cyclophosphamid vermindert den Erfolg ebenfalls. Nutzlos ist die Anwendung der Kopfhautunterkühlung bei haarverlustbewirkenden Medikamenten, die oral eingenommen werden, bei Zytostatika mit langer Halbwertszeit (z. B. Podophyllotoxine), oder bei gleichzeitig oder später folgender Kopfbestrahlung, die Beschränkung auf sinnreiche Indikationen (nur wenige) ist unumgänglich.

Der Haarausfall tritt 2–3 Wochen nach der ersten oder zweiten Chemotherapie mit Epirubicin/Adriamycin oft innerhalb weniger Tage ein. Nach einer Alopezie (teilweise oder total) wachsen die Haare immer wieder nach. In der Regel geschieht dies noch unter der Therapie, meist nach 6–8 Chemotherapiezyklen. Mehrmaliges Ausfallen der Haare wird dann beobachtet, wenn die Behandlungszyklen in unregelmäßigen Abständen durchgeführt werden müssen.

Erleidet der Patient trotz Kopfhautunterkühlung eine Alopezie, ist der frühzeitige Gang zu einem Perückenspezialisten ratsam, damit eine Perücke noch angepaßt werden kann, bevor alle Haare ausgefallen sind. Die Kosten dafür übernimmt in der Schweiz die Invalidenversicherung, in Deutschland und Österreich die Krankenkasse. (Weiteres zum Thema Perücke s. Kap. 10, Rehabilitation.)

Schmerzbekämpfung bei Tumorpatienten

Wahrscheinlich trägt die bekannte Assoziation „Krebs = Schmerz = Tod“ zur „Kanzerophobie“ in unserer Gesellschaft bei. Die weitverbreitete Vorstellung, daß ein Tumorpatient *Schmerzen haben muß*, zeigt nicht zuletzt die Tatsache, daß Krebskranke oft mit Morphinmedikationen ins Tumorzentrum geschickt werden, ohne daß sie wirklich entsprechende Schmerzen haben. Es ist anzunehmen, daß etwa ⅓ aller Tumorpatienten an behandlungsbedürftigen Schmerzen leiden. In den Frühphasen der Krankheit dürften es noch weniger sein. Hospitalisierte Tumorpatienten im *Endstadium* haben indessen in ca. 60–70% mit ernsthaften Schmerzen zu kämpfen und bedürfen einer konsequenten Schmerzprophylaxe (s. unten). Ein schmerzhafter Tod an einem Krebsleiden ist heute nicht unvermeidbar.

Ursachen von Krebsschmerzen

Die primäre Ursache bei Krebsschmerzen ist oft eine *mechanische* oder *chemische Aktivierung von Rezeptoren* in verschiedenen Geweben, z. B. viszerale Organe, Gelenke, Skelett, Muskeln. Die mechanische Stimulation kann erfolgen durch

- Volumenvermehrung innerhalb eines Organs,
- mechanische Verschiebung des Gewebes,
- mechanische Verschließung eines Hohlorgans,
- Einwachsung in andere Organe/Gewebe.

  Eine chemische Rezeptorstimulation kann durch schmerzauslösende Substanzen, z. B. Prostaglandin, Bradykinin, erfolgen. Diese bilden sich im Gewebe und modulieren die Erregbarkeit der Rezeptoren. Daneben sind auch die psychologischen Ursachen zu erwägen.

Der wichtigste Beitrag zur Schmerzvermeidung überhaupt sind sicher die sich laufend verbessernden kausalen Therapiemöglichkeiten: Eine erfolgreiche (wenn auch „nur" palliative) Tumortherapie, d.h. eine teilweise Tumorrückbildung unter Chemo-, Hormon- und/oder Strahlentherapie, ist praktisch immer auch mit Schmerzlinderung und Gewinn an Bewegungsfreiheit verbunden.

Chronische Tumorschmerzen verlangen nach regelmäßigen Schmerzmitteldosen (Schmerzprophylaxe)

Hat ein Patient chronische, kausal nicht (mehr) beherrschbare Tumorschmerzen, so ist beim heutigen großen Analgetikaangebot aus den verschiedensten Reihen von Wirkstoffen eine angepaßte Schmerzbekämpfung mehrheitlich möglich. Im pflegerischen Alltag kann indessen immer wieder beobachtet werden, daß der Schmerz zu wenig ernst genommen wird.

Um das Leiden bei Patienten mit schwierigen Schmerzproblemen richtig zu erfassen, empfiehlt sich eine Schmerzdokumentation, am besten durch den Kranken selbst. Dazu können verschiedene Erfassungsformulare verwendet werden, z. B. sogenannte Linear-Analogskalen (LASA), auf denen er das Ausmaß der Schmerzen zu bestimmten Zeiten festhält. Diese *Schmerzerfassung* bildet die Grundlage für die Behandlung.

Davon ausgehend, daß chronische Schmerzen immer bekämpft werden können und müssen, gilt es, die vom Patienten benötigte Schmerzmittelart und Dosierung *in regelmäßiger Abgabe als Schmerzprophylaxe* zu verabreichen. Schmerzprophylaxe bedeutet die regelmäßige Anwendung eines Schmerzmittels, z. B. 12stündlich, damit der Schmerz nicht mehr auftreten kann. Der Patient soll nicht immer auf sein Mittel warten müssen, sondern das Gefühl haben, daß Arzt und Schwester ihm wirklich auch geben, was er braucht. Bei regelmäßiger Analgetikaeinnahme soll der Patient seine Tagesdosis *selber* verwalten können (Medikament griffbereit).

Dabei sind Einzeldosis und Zeitintervall so zu wählen (alle 6 bzw. 4 Stunden), daß keine unnötigen, zur Verängstigung führenden „Schmerzdurchbrüche" eintreten. Es empfiehlt sich, die Mittel am Anfang genügend hoch zu dosieren, damit dem Patienten das Gefühl des „Ausgeliefertseins an den Schmerz" genommen werden kann. Nach initial erfolgreicher Schmerzbekämpfung kann die Dosis in den folgenden Tagen oft erniedrigt werden. Versuche mit Plazebo und Sparen an Mitteln bei tumorbedingten chronischen Schmerzen, die kausal nicht bekämpft werden können, sind unethisch.

Ist die orale Schmerzbehandlung nicht möglich, wird heute oft die kontinuierliche s.c. Verabreichung eines Mittels mit Hilfe einer kleinen, tragbaren Medikamentenpumpe durchgeführt.

Zur erfolgreichen Schmerzkontrolle sind nicht immer morphinhaltige Mittel nötig. Die Erfahrung zeigt, daß Kombinationen von Antirheumatika oder anderen Analgetika der leichteren Stufe mit Sedativa oder auch Antidepressiva eine gute Wirkung entfalten, vor allem bei schmerzhaften Knochenmetastasen. Ziel der Anwendung von nichtmorphinhaltigen Mitteln ist die Vermeidung von Nebenwirkungen wie Nausea, Verstopfung, Passivität, Persönlichkeitsveränderungen usw.

Orale Schmerzmittel sind vorteilhafter

Ideal ist eine Medikation, die *per os* verabreicht werden kann. Orale (und rektale) Verabreichung von Schmerzmitteln vermindert die Abhängigkeit der Patienten von seinen Betreuern. Auch ist die biologische Halbwertszeit (Wirksamkeit) eines Schmerzmittels nach oraler (p. o.) Gabe *wesentlich länger* als nach s. c. oder i. m. oder gar i. v. Verabreichung. In der oralen Schmerzprophylaxe sind heute sowohl Antirheumatika sowie Morphin und künstliche Opioide gebräuchlich. Die einfache, rasch wirksame 2%-Morphinlösung ist dabei in den letzten Jahren vielerorts durch länger wirkende Opiate wie z. B. Retard-Morphin (MST-Continus) oder Buprenorphin (Temgesic) abgelöst worden. Diese erlauben ein längeres Dosierungsintervall von 8–12 Stunden und eine gleichmäßigere Wirkung über den Tag (und vor allem die Nacht). Retard-Präparate eignen sich jedoch *nicht* zum Kupieren eines akuten Schmerzes oder eines Schmerzdurchbruchs.

Ein mögliches „Stufenschema“ zur Schmerzprophylaxe bei Tumorpatienten zeigt die Tab. 6.**5**.

Rolle der Krankenschwester in der Betreuung von Tumorpatienten mit chronischen Schmerzen

Die Betreuung eines Patienten mit chronischen Schmerzen verlangt ein partnerschaftliches Verhältnis zwischen dem Kranken und seinen Betreuern. Seine Aussagen bzw. seine Schmerzempfindung sind wichtiger als unsere Ansicht über seine mutmaßliche Schmerzintensität. McCaffrey (1985) sagt dazu: „Schmerz ist das, was die leidende Person sagt, daß es sei, immer dann vorhanden, wenn die leidende Person sagt, daß dem so sei.“ „Machtgefühle“ der Betreuer kommen bei der Schmerzinterpretation oft an den Tag. Das Erhalten der Selbständigkeit, Unabhängigkeit und Eigenverantwortung des Kranken in der Schmerzbekämpfung verbessert den Therapieerfolg. Das Sparen an Medikamenten bei chronischen Tumorschmerzen oder die Verwendung von Plazebos scheinen unangebracht und entsprechen nicht der Annahme des Patienten als mündigem Partner. Die große Angst vor der Sucht oder allenfalls vor einem Suizid mit den Schmerzmitteln hat

Tabelle 6.5 Richtlinien für die stufenweise angepaßte Analgetikaverordnung bei Tumorpatienten mit chronischen Schmerzzuständen

Schmerzintensität	Medikamente (Beispiele)	Tagesdosis
1. Stufe: „mäßig“	– Paracetamol, p. o., Supp. (z. B. Dolprone, Anaflon)	4–6× 0,5–1,0 g
	– Diclofenac, p. o., Supp. (z. B. Voltaren, Olfen)	2–3× 100 mg
	– Ibuprofen (z. B. Brufen) Drag., Supp.	4–6× 400–600 mg
	– evtl. kombiniert mit Neuroleptika oder Antidepressiva	
2. Stufe: „stark“	– Tramadol (Tramal)	4–6× 50–100 mg
	– Codein (p. o.)	4–6× 20–100 mg
	– evtl. komininiert mit Neuroleptika oder Antidepressiva	
3. Stufe: „schwer“	– Morphinhydrochlorid 2% p. o. (Tr., Saft, Supp.)	4–8× 10–30 mg
	– Retard-Morphinsulfat (z. B. MST continus) Tabl.	2–3× 30–80 mg
	– Buprenorphin (Temgesic) Sublinguetten	2–3× 0,4–0,6 mg
	– Tilidin-N	4–6× 50–100 mg
	(Valoron-N) p. o. (Kps., Tr.), Supp.	2–3× 0,4–0,6 mg
	– evtl. kombiniert mit Prostaglandinhemmern (vgl. 1. Stufe) oder Antidepressiva wie in Stufe 2	

* *Grundregeln:*

1. Orale (oder rektale) Verabreichung anstreben, verselbständigt die Pflege (Patient nicht abhängig machen von Injektionsvorgang und Betreuungspersonen).
2. Bei chronischen Schmerzen „Schmerzprophylaxe“ durchführen, d. h. Intervalle nach Bedarf verkürzen, um Schmerzrückfall zu vermeiden.
3. Bei schmerzhaften Skelettmetastasen zuerst Prostaglandinhemmer (1. Stufe) versuchen (wirkt oft nachhaltig). Zusatzdosen vor Mobilisation!
4. Falls orale Verabreichung (= p. o.) nicht (mehr) möglich, entsprechende Schmerzmittel im i. v. oder s. c. *Dauertropf* (Infusion/Pumpe) verabreichen, keine i. v. oder s. c. Einzeldosen (zu kurze Wirkungsdauer, Toxizität!).

Bei lokaliserter Schmerzursache: lokale Schmerzkontrolle anstreben (Nervenblockade, Periduralkatheter, Bestrahlung, palliativ chirurgischer Eingriff!).

sich in der Realität nicht bestätigt; diese Angst ist vor allem eine Betreuerangst.

Patienten mit chronischen Schmerzen brauchen Betreuer, die aufmerksam beobachten und rasch handeln. Das Konzept der Schmerzprophylaxe und deren pflegerische Folgerungen müssen bekannt sein. Bei unterschiedlichen Auffassungen in bezug auf die Schmerzintensität eines Patienten bewährt sich der Austausch in der Pflegegruppe und das Gespräch mit dem Arzt. Die über den ganzen Tag anwesende Schwester dokumentiert ihre Beobachtungen und leitet die Bedürfnisse an den Arzt weiter; sie wird oft zur Vermittlerin und Vertreterin des Kranken.

Pflegerische Folgerungen bei der Schmerzprophylaxe

Der Patient erhält sein Medikament *regelmäßig*, möglichst *oral* und *in Reichweite*.

- Gute Information des Patienten über Ziel und Durchführung der Prophylaxe (Patient versteht, wieso er die nächste Dosis regelmäßig einnehmen soll, auch bei noch vorhandener Schmerzfreiheit).
- Schmerzerfassung durch den Patienten mittels Erfassungsformular (z. B. LASA) bis zur guten Schmerzeinstellung.
- Die Schwester erstellt einen Verabreichungsplan für eine pünktliche Schmerzmittelgabe (ist vorzugsweise beim Patienten).
- Die Wirkung des Mittels durch den Patienten beurteilen lassen und auch eigene Beobachtungen festhalten und dokumentieren.
- Ungenügende Wirkung oder eventuelle Überdosierung an den Arzt weiterleiten.
- Bei i. v. oder subkutan Schmerzbekämpfung (laufende Infusion oder Pumpe) keine subkutanen Reservespritzen (unnötige Stiche).
- Bei Schmerzprophylaxe mittels Morphinpräparaten immer beachten:
  a) Übelkeit vorbeugen (Antiemetika),
  b) Obstipation vorbeugen (Laxantien immer bei Morphintherapie),
  c) gute Mundpflege (evtl. künstlichen Speichel, wegen Mundtrokkenheit durch Morphin),
  d) angepaßte Ernährung.

Epidurale Schmerzkatheter

Bei gut lokalisierbaren Schmerzen wird heute oft ein epiduraler Schmerzkatheter eingelegt. Dieser wird subkutan an eine vom Patienten einsehbare Stelle verlegt, manchmal mit einer Ableitung nach außen, manchmal voll implantiert mit einem Port a cath. Die injizierten Opiate lagern sich an spezifische Rezeptoren des zentralen Nervensystems an, insbesondere an die Substantia gelatinosa der Rückenmarkshinterhörner. Es genügen dort kleinste Opiatmengen, um eine selektive Schmerzausschaltung zu erzielen. Die epidurale Analgesie hat die Vorteile:

- niedriger Opiatverbrauch,
- keine Sedierung, Wesensveränderung,
- verbesserte Lebensqualität,
- keine neurologischen Ausfälle, keine Dauerschädigung.

Die Pflege ist einfach, Selbstpflege durch Patient oder Angehörige oft möglich. Die Zusammenarbeit im Team ist für eine gute Schmerzbekämpfung außerordentlich wichtig. Nebst den chirurgischen, radiotherapeutischen, anästhesiologischen, neurochirurgischen und medikamentösen Formen der Schmerztherapie darf auch die Psychotherapie nicht vergessen werden. Chronische Schmerzen führen oft zu depressiver Verstimmung und Isolation. Gespräche, Seelsorge und das Mithelfen beim Lösen von psychischen und sozialen Problemen gehören dazu.

Nicht zu vergessen sind die physikalischen Möglichkeiten zur Linderung der Schmerzen. Diese umfassen: angepaßte Lagerung, Bewegung, Mobilisation, gute Körperhygiene, frische Luft. Das Auflegen von Eiswickeln, z. B. bei Gelenkschmerzen, oder heiße Auflagen, z. B. bei krampfartigen Schmerzen, wirken unterstützend. Das Einreiben und das Massieren eines schmerzenden Körperteils wirkt oft schon durch den Kontakt und die Zuwendung lindernd und beruhigend. Ein heißer Tee, verabreicht in Verbindung mit ein paar freundlichen Worten, vermag auf andere Weise lindernd zu wirken.

Ernährung des Tumorpatienten

Ursache der Ernährungsstörungen

Eine gute Ernährung ist für die Gesundheit nötig und bei kranken Menschen besonders wichtig. 25–50% aller Tumorpatienten haben schon vor der Behandlung einen deutlich reduzierten Ernährungszustand. Die Ursachen können tumor-, patienten- und therapiebedingt sein. So behindern fortgeschrittene Tumoren des oberen Aerodigestivtraktes sowie des oberen Gastrointestinaltraktes durch infiltratives, stenosierendes und verdrängendes Wachstum die Passage und machen sie im Extremfall unmöglich. Bösartige Tumoren tragen auch schon selbst durch erhöhte Stoffwechsellage und einen erhöhten Energieverbrauch zur sog. Tumorkachexie bei. Die Patienten leiden häufig unter einer (pathophysiologisch noch nicht geklärten) Anorexie, für die auch ausgeprägte Veränderungen der Geschmacks- und Geruchsempfindung eine wesentliche Rolle spielen dürften. Trotz dieses schlechten prätherapeutischen Ernährungszustandes ist bei vielen Patienten eine aggressive multimodale Tumortherapie notwendig. Sie verschlechtert ihrerseits den Ernährungszustand weiter. Mangelernährung ist, andererseits, eine schlechte Voraussetzung für eine erfolgreiche Therapie.

Beispielhaft seien hier nur ausgedehnte Operationen, wie z. B. die Entfernung des Magens und der Speiseröhre, erwähnt. Oder die Strahlentherapie beeinträchtigt den Magen-Darm-Trakt direkt. Z. B.

liegt bei Kopf-Hals-Tumoren notwendigerweise ein Teil der Schluckstraße im Bestrahlungsfeld. Die dadurch ausgelöste Mukositis, der Geschmacksverlust, die Mundtrockenheit und eine Zahnkaries erschweren die Nahrungsaufnahme. Die Chemotherapie kann durch allgemeine Nebenwirkungen wie Appetitlosigkeit, Übelkeit, Erbrechen und Entzündung der Mundschleimhaut zu einer Beeinträchtigung der Nahrungsaufnahme bzw. zu Resorptionsstörungen führen.

Stufenkonzept unterstützender Ernährung

Es liegt deshalb auf der Hand, daß neben anderen supportiven Maßnahmen eine Ernährungstherapie notwendig ist. Sie erfolgt nach einem *Stufenkonzept:*

1. *Diätetische Beratung* (u. U. zusätzliche kommerzielle Formuladiäten = Zusatznahrung) bei geplanter aggressiver Therapie oder wenn zu befürchten ist, daß der Patient Gewicht verliert bzw. vielleicht sogar schon verloren hat.
2. *Enterale Sondenernährung* mit Nasogastralsonde, perkutaner endoskopischer Gastrostomie (PEG) oder Feinnadel-Katheter-Jejunostomie: erforderlich bei Patienten mit Tumoren im oberen Aerodigestivtrakt, die einer aggressiven multimodalen Therapie, z. B. Radio-Chemo-Therapie, oder einer interstitiellen Strahlenbehandlung unterzogen werden. Auch bei starker, länger anhaltender Stomatitis oder Mangelernährung unter Chemotherapie ist eine PEG zu erwägen. Sie wird empfohlen, wenn der Patient bereits 10% seines normalen Körpergewichts verloren hat.
3. *Parenterale Ernährung* über einen zentralvenösen Zugang oder voll implantierbare venöse Dauerkatheter (s. S. 132). Indikationen dazu sind: Stenosen im oberen Gastrointestinaltrakt oder Resorptionsstörungen des Dünndarms etc.

Erforderliche Zusammensetzung der Nahrung

Es ist hier festzustellen, daß es keine wissenschaftlich belegte „krebsverhütende“ oder „krebsbekämpfende“ Diät gibt. Viele Tumorkranke erhoffen sich von einer der vielen durch Heilpraktiker und Gesundheitsblätter angepriesenen „Krebsdiäten“ eine wundersame Besserung oder eine Verhinderung des Tumorwachstums ohne Nebenwirkungen. Auf diese Probleme wird in Kapitel 11 („Unbewiesene Krebsbehandlungsmethoden“) näher hingewiesen. Viele dieser „Diäten“ erlauben dem ohnehin oft mangelernährten Patienten nur eine sehr einseitige Zufuhr von Nährstoffen und sind somit für den Kranken eher eine Bedrohung als eine Unterstützung. Durch die teils extreme Unausgewogenheit in der Ernährung wird die ohnehin schon geschwächte

Abwehrkraft gegen den Tumor und gegen komplizierende Infekte noch mehr beeinträchtigt.

In der Ernähung von Tumorkranken ist vielmehr auf eine Ausgewogenheit der Nährstoffe zu achten: 50–60% Kohlenhydrate, 30–35% Eiweiß, 10–20% Fett. Je nach Körpergröße braucht der Patient 2200–3000 kcal pro Tag. Auch der Bedarf an Vitaminen und Spurenelementen muß gedeckt sein.

Diätetische Beratung

Viele Patienten leiden in der Therapiephase unter Appetitverlust. Neben der Verabreichung antiemetischer Medikamente vor den Mahlzeiten (z. B. in Form von Tropfen oder Zäpfchen) muß dem Patienten erklärt werden, daß die Ernährung ein wichtiger Teil der Therapie ist.

Vorschläge zur vermehrten Nahrungseinnahme:

- Klare Planung der Essenszeiten; häufige, kleine Mahlzeiten; Anbieten von nahrhaften Zwischenmahlzeiten (z. B. Eiweißcocktails wie Quark/Früchte-Getränke usw.);
- Zusatz von Rahm in Desserts, Suppen oder andere Gerichte;
- Zusatz von Butter zu Toast, Brot usw.;
- Zusätze zum Frühstück, z. B. ein Ei, Cornflakes usw.;
- Ausrechnen des minimalen Kalorien- und Flüssigkeitsbedarfs und dessen Berücksichtigung (s. unten).

Möglichkeit zu „Wunschkost", gepflegte Tischatmosphäre, langsames Essen und Ruhezeiten nach dem Essen können hilfreich sein. Die Verabreichung von zusätzlichen Vitaminen (vor allem B-Komplex, C, D) in Form von Multivitaminpräparaten zur Verhütung von Mangelerscheinungen im Bereich der Schleimhäute ist oft nötig. Patienten mit Inappetenz oder Aversion gegen Spitalnahrung profitieren von Vorschlägen sowie illustrierten Speisekarten und der Beratung durch die Diätassistentin.

Ernährungsprobleme bei Schluckstörungen

Ulzerationen der Mundschleimhaut (häufig bei Agranulozytose und als Nebenwirkung einzelner Zytostatika wie z. B. Methotrexat), Mundtrockenheit, Defekte des Gebisses, Schluckstörungen, fehlende Geschmacksempfindung können die Nahrungsmitteleinnahme beträchtlich hemmen. Im Vordergrund steht die Behandlung der Störung, z. B. Stomatitispflege (s. Kap. 6), Schlucktraining usw. Jeder Patient braucht dabei eine individuelle Beratung. In der Regel soll die Nahrung weich, breiig (evtl. flüssig) und säurearm sein.

Ernährung bettlägeriger Patienten

Die Ernährung bettlägeriger Patienten bietet oft besondere Probleme (erschwerter Schluckakt im Liegen) und erfordert nicht nur viel Geschick, sondern vor allem Geduld. Aufrechte Lagerung des Kranken zum Essen, die Verabreichung kleiner Portionen und aufmunterndes Zureden von seiten des Pflegepersonals, evtl. unterstützt von den Angehörigen, sind oft hilfreich. Auf keinen Fall darf der Patient durch seine Helfer in einen unerfüllbaren „Leistungszwang" gebracht werden.

Enterale Sondentherapie

Die enterale Nahrungsaufnahme hat gegenüber einer parenteralen mehrere Vorteile: Die Nährstoffzufuhr erfolgt auf physiologischem Wege, durch Anregung der Magen-Darm-Motorik werden Streßulzera vermieden, Komplikationen, wie z. B. Kathetersepsis, sind selten, die Behandlung ist leicht erlernbar und kann in fast allen Fällen ambulant durchgeführt werden.

Perkutane, endoskopisch kontrollierte Gastrostomie (PEG)

Einlage-Technik

Die PEG wird während einer Ösophagogastroskopie gelegt. Nach Einführen des Instrumentes in den Magen wird der Patient in Rückenlage gebracht. Der Magen wird durch Luftinsufflation aufgedehnt und die geeignete Punktionsstelle mittels Diaphanoskopie festgelegt. Nach lokaler Betäubung der Bauchdecke sticht man eine Plastikkanüle in den Magen und führt einen Führungsdraht über diese Plastikkanüle in den Magen, der mittels einer endoskopischen Zange erfaßt und zusammen mit dem Gerät aus dem Magen herausgezogen wird. Der Führungsdraht geht damit vom Mund über den Magen zur äußeren Bauchhaut. Die PEG-Sonde wird am oralen Ende des Führungsdrahtes befestigt und dann durch Ziehen am anderen abdominellen Ende in den Magen eingeführt und durch die Bauchdecke herausgezogen. Eine innere Plastikscheibe hält die Sonde im Magen, eine zweite auf der Bauchhaut fest. Das abdominelle Ende der Sonde kann entweder im Magen oder im Duodenum plaziert werden.

Handhabung

Nach Anlage einer PEG wird der Patient für 1–2 Tage stationär überwacht, um mögliche Komplikationen, wie z. B. eine Bauchfellentzündung, sofort behandeln zu können. Je nach Allgemeinzustand des

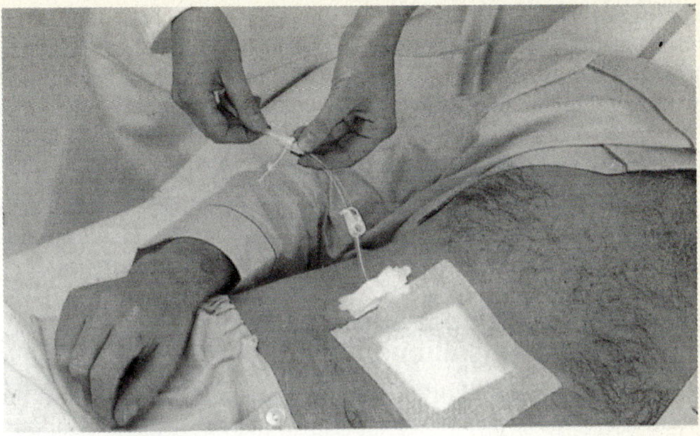

Abb. 6.**6** Nahrungsaufnahme via perkutane, endoskopische Gastrostomie (PEG) (mit freundlicher Genehmigung der Firma Fresenius).

Patienten kann bereits am Tag der Anlage bzw. am darauffolgenden Tag stufenweise mit der Ernährung begonnen werden. Am ersten Tag wird dabei zumeist nur Tee, in den folgenden Tagen eine kommerziell käufliche Formuladiät appliziert (Abb. 6.**6**). Über eine Nährstoffpumpe kann der Patient dann die Geschwindigkeit der Nahrungszufuhr individuell regeln. Die käuflichen Formuladiäten haben einen Energiegehalt von 1–1,5 kcal/ml (4–6 kJ/ml). Der Energiegehalt setzt sich zusammen aus 15–20% Eiweiß, 30–35% Fetten und 45–55% Kohlenhydraten. Bei ausschließlicher Ernährung mittels käuflicher Formuladiäten sollte der Patient in regelmäßigen Abständen klinisch überwacht werden, um Mangelzustände bei Spurenelementen wie Zinn und Kupfer vorzubeugen. Die PEG selbst muß nach jeder Nahrungsaufnahme gespült und mindestens 2–3mal wöchentlich verbunden werden. Als Spülflüssigkeit eignet sich gekochtes Wasser, oder Tee. Obstsäfte und Früchtetees sind verboten! Medikamente dürfen nicht mit der Nahrung vermischt werden (Ausflockung, Verstopfungsgefahr!). Auftretende Komplikationen wie Durchfall oder Verstopfung lassen sich meist durch eine Änderung der Geschwindigkeit der Nährstoffzufuhr vermeiden. Ein besonderer Vorteil der PEG liegt darin, daß die Sonde von außen nicht sichtbar ist.

Technik der Feinnadelkatheter-Jejunostomie

Bei der Feinnadelkatheter-Jejunostomie am offenen Abdomen wird die Sonde über eine 8 cm lange Hohlnadel, die unterhalb des linken Rippenbogens von außen nach innen eingestochen wird, in den Bauchraum eingeführt. Durch eine zweite 12 cm lange Splitkanüle wird eine Dünndarmschlinge antimesenterial subserös über eine Strecke von mindestens 10 cm getunnelt. Die Sonde wird über diese Nadel jetzt ca. 15 cm in den Darm eingeführt und durch Nähte gesichert.

Voll implantierbare venöse Dauerkatheter

Für die zentralvenöse Ernährung stehen heute fertige Eiweiß/Kohlenhydrat/Fett-Lösungen zur Verfügung. Dazu werden Hickmannkatheter, heute häufiger Port A cath's, auch doppellumige, verwendet.

Besondere Ernährungsprobleme und Stoffwechselkomplikationen

Hier wird in der Regel individuell vorgegangen. Patienten mit ausgedehnten Lebermetastasen oder Tumorkompression der Gallenwege haben meistens den Wunsch, fettarm zu essen. Die Nahrung sollte auch nicht zu eiweißreich sein. Tumorkranke mit Hyperkalzämie (s. auch Kap. 21) erhalten kalziumarme Diät (keine Milchprodukte, viel kalziumarme Flüssigkeit). Bei (osteolytischen) Knochenmetastasen und Übergewicht wird eine gewichtsreduzierende Kost empfohlen (Entlastung des Skeletts), die jedoch möglichst eiweißreich sein soll (Verhinderung einer zusätzlichen Osteoporose). Ein Diabetes mellitus bedarf auch bei Tumorpatienten entsprechender Diättherapie.

Ernährung in der Terminalphase

Mit viel Geduld, Liebe und Zeitaufwand kann bei einem Sterbenden der Einsatz einer parenteralen Ernährung mit der löffelweisen Verabreichung flüssiger Nahrungsmittel manchmal umgangen werden. Eine Möglichkeit der Entlastung des zeitlich oft überforderten Pflegepersonals in unseren Kliniken bietet dabei der Einsatz von Angehörigen, Freunden oder freiwilligen Helfern nach entsprechender Instruktion (weiteres s. Kap. 7).

Entspannende Maßnahmen

Durch ein Krebsleiden kommen viele Spannungen in das Leben eines Menschen. Es sind Spannungen, die primär psychischer Natur sind und mit der Bedrohung des Lebens durch eine potentiell tödliche Krankheit zusammenhängen sowie mit der Krankheitsbewältigung. Andererseits stellen Krankheitsfolgen wie Schmerz und Therapiefolgen, z. B. Übelkeit, Haarverlust etc., eine Quelle von Streß dar. Im Rahmen einer ganzheitlichen Gesundheitsauffassung haben wir uns nicht nur mit Krankheit und Therapie sowie deren Folgen, sondern auch mit der individuellen Reaktionsweise und dem Streßausmaß des

Kranken auseinanderzusetzen. Da es in diesem Unterkapitel nicht das Ziel sein kann, die diversen Entspannungstechniken im Detail zu beschreiben, werden hier nur einige Formen „entspannender Aspekte“ in der Krankenpflege erwähnt.

Partnerschaftliche Beziehung zwischen dem Patienten und den Krankenschwestern und Ärzten

Es gibt für den Krebskranken wohl kaum etwas Belastenderes als der Mangel an Vertrauen und das Gefühl des Nichtverstanden- und Nichtangenommenwerdens. Betreuer, die sich mit dem Mythos „Krebs“ auseinandergesetzt und die daraus resultierenden Barrieren überwunden haben, werden leichteren Zugang finden. Gut ausgebildete Krankenschwestern, die durch Weiterbildung und Erfahrung Ruhe und Sicherheit ausstrahlen, vermitteln den Kranken das Gefühl von Geborgenheit und Vertrauen. Diese Aspekte wirken sich im Pflegealltag sehr stark aus und haben auf den Patienten und seine Familie eine sehr entspannende Wirkung. Weiteres über die Rolle der Krankenschwester bei der Pflege von Tumorkranken s. Kap. 7.

Information und Wahrhaftigkeit

Patienten äußern häufig, daß die spannungsgeladenste Zeit während ihrer Krankheitsphase die des „Noch-nicht-Wissens“ war, sei dies vor Bestätigung der histologischen Diagnose, vor dem Entscheid einer Therapiewahl etc. Ungewißheit und Unwissenheit tragen eine große Spannung mit sich. Um vor unnötiger, schwerwiegender emotionaler Belastung zu schonen, müssen Krankenschwestern und Ärzte ehrlich darum bemüht sein, dem Patienten eine ihm angepaßte, Hoffnung nicht zerstörende Informationspolitik zu betreiben. Dies gilt einerseits für die Mitteilung der Diagnose, andererseits aber auch für die alltäglichen Kleinigkeiten, bei denen sich rasch und gern Halbwahrheiten einschleichen. Weiteres zu diesem Punkt s. Kap. 8, „Wahrhaftigkeit am Krankenbett“.

Entspannungstechniken

Alternierendes An- und Entspannen verschiedener Muskelgruppen wird als Methode beschrieben, die eine Verminderung des negativen Effektes von Streß bewirkt. Zu deren Erlernung ist ein regelmäßiges Training nötig. Der Patient kann so fähig werden, die Verspannungen verschiedener Muskelgruppen zu kontrollieren. Er lernt, diese Muskelgruppen systematisch anzuspannen und zu entspannen. Diese Methode verhilft zur Wahrnehmung unterschiedlicher Spannungszustände und fördert das Körperbewußtsein.

Autogenes Training ist eine altbekannte Methode, die zum Ziel hat, die „innere Harmonie" wiederherzustellen (Schultz 1987). Die Person stellt sich Wärme- und Schwereempfindungen vor, um so ein systematisches Inventar der verschiedenen Körperteile zu erstellen. Bestimmte Menschen können sich mit dieser Technik vollständig entspannen.

Massage ist ein wohltuender und beruhigender Teil der Krankenpflege, welcher leider aus Zeit- und/oder Ausbildungsgründen oft zu kurz kommt. Das bewußte Einreiben des Rückens, Nackens, eines Beines etc. bewirkt Lockerung und Entspannung und stellt gleichzeitig eine „therapeutische Berührung" dar. Zugewandte Hände haben lindernden Charakter. Gerade dann, wenn Menschen in großer Not und durch Aggression, Feindseligkeit oder Trauer blockiert sind, vermag die Berührung mit den Händen viele Worte zu ersetzen und trotzdem eine innere Beziehung herzustellen. Das in der Grundausbildung erworbene Können im Bereich der Massagen genügt oft für diese Zielsetzung. Krankenschwestern, die besonderen Wert auf diesen Aspekt legen, eignen sich mit Vorteil besondere Kenntnisse durch spezielle Kurse an. Da es jedoch Tatsache ist, daß die Krankenschwester im allgemeinen wenig Zeit findet, um eigentliche Massagen durchzuführen, kann sie versuchen, den Kranken bewußt anzufassen, wenn sie ihn sowieso berührt, sei dies bei der Körperpflege, beim Lagern, Mobilisieren usw. „Kleine Massagen" bei verspannten Muskelgruppen, Spannungskopfweh, Schmerzen etc. werden von den Patienten sehr geschätzt. Für eine klassische, therapeutische Massage, die ein fundiertes Wissen erfordert, wird in der Regel die Physiotherapeutin beigezogen.

Die *Reflexzonenmassage* ist in jüngster Zeit in Krankenpflegekreisen sehr aktuell geworden. Dabei werden, meist an der Fußsohle, bestimme Punkte lokalisiert, wo die entsprechenden Organe sich „stimulieren" lassen sollen. Dies geschieht mit einer präzisen Druckausübung mit genau definierter Krafteinwirkung (Poletti 1985). Diese Methode kann durchaus als entspannende Maßnahme eingesetzt werden und eine Form der Zuwendung darstellen. Sie soll jedoch in keinem Falle eine neue Technik der Krankenpflege darstellen, die eine Zuwendung von „Angesicht zu Angesicht" verdrängt.

Visualisierungsmethoden ermöglichen eine bildhafte Darstellung, z. B. der Krankheit, der Therapie etc. Es gibt verschiedene Formen dieser Methode. Die *planmäßige Visualisierung* entspricht z. B. der vielzitierten *Simonton-Methode* (Simonton 1987). Der Patient wird aufgefordert, sich seine Krankheit, seine weißen Blutkörperchen, seine Behandlung, die Vertreibung der zerstörerischen Zellen, die Verkleinerung der Geschwulst bildhaft vorzustellen. Der Patient hat bei dieser Methode die Chance, sich ein Bild der eigenen Krankheit zu machen und selber etwas beizutragen. Dies regt seine Kreativität und seine Eigeninitiative an. Erfolge dieser Methode in Zusammenhang mit „Krankheitsheilungen" wurden in der Literatur erwähnt, jedoch wissenschaftlich nie bestätigt. Bei der *offenen Visualisierung* ist die Person in einem Entspannungszustand und läßt Gedanken frei aufkommen. Bei der *geführten Visualisierung* leitet eine Person den Ablauf der bildhaften Vorstellung. Dies kann z. B. das Sich-Vorstellen einer schönen Erinnerung sein mit Einbezug von Farbe, Ton etc. vor dem Beginn einer gefürchteten Therapiemaßnahme. Solche entspannenden Bildvorstellungen können auch mittels Tonbandkassetten vermittelt werden.

Mal- und Musiktherapie sind moderne Therapieformen mit dem Ziel der nichtverbalen Kommunikationsförderung und der Entspannung.

Beruhigende Teesorten, Wickel, Auflagen etc. sind eine wirkungsvolle Ergänzung in einer umfassenden Pflege. Gerade Patienten mit Chemo- und Radiotherapie haben oft Hemmungen, zur Beruhigung und Entspannung weitere „chemische Mittel" zu sich zu nehmen. Der Einsatz von beruhigendem Tee, Wickel oder Auflagen wird von den Patienten meistens geschätzt. So kann z. B. ein mit Honig gesüßter heißer Orangenblütentee, gebracht von der Nachtschwester, die noch einige Worte mit dem Patienten spricht, sehr wohltuend und beruhigend wirken auf die Nacht. Zum Studium dieser Unterstützungsmaßnahmen wird auf die Spezialliteratur verwiesen.

Die *medikamentöse Behandlung von Unruhe und Angstzuständen* ist heute oft die Therapie der Wahl. So ist z. B. die Bekämpfung von Nausea und Emesis bei zytostatikainduziertem Erbrechen heute mit Hilfe differenzierter Medikamente viel besser möglich geworden, insbesondere auch in Zusammenhang mit anderen entspannenden Maßnahmen. Krebspatienten mit lang andauernder, möglicherweise vorbestehender Depression profitieren oft von einer antidepressiven Behandlung mit Medikamenten.

Die *Seelsorge* trägt, neben der *psychologischen Betreuung*, einen wichtigen Teil zur Wiederherstellung des geistlichen und seelischen Gleichgewichtes bei. Seelsorge, die Gefühle und Worte aufkommen läßt, die behutsam durch verschiedene Phasen hindurch begleitet und den Trost des frohmachenden Evangeliums enthält, ist wohl zweifellos für die meisten Menschen Überlebenshilfe und Zukunftshoffnung. Seelsorge sowie auch, je nach Wunsch des Patienten, die psychologische Unterstützung sind im Rahmen der Entspannungsmaßnahmen unentbehrlich.

Literatur

Bachmann, I.: Schätzen Patienten implantierbare Dauervenenkatheter? In Glaus, A., H.-J. Senn: Unterstützende Pflege bei Krebspatienten. Springer, Heidelberg 1988

Barton, M.: Cancer Chemotherapy: a Nursing Approach. Jones and Bartlett, Boston 1991

Beck, S., J. M. Yasko: Guidelines for Oral Care. Cary/Ill., Sage Products 1984

Bodey, G. P.: Current status of prophylaxis of infection with protected environments. The Amer. J. Med. 76 (1984) 678–684

Engleking, C.: Managing stomatitis: a nursing process approach, in supportive care for the patient with cancer. Richmond, Va: A H Robins Co, 1988

Ferreti, G. A., I. A. Hanse: Effect of chlorhexidine mouthrinse on mucosa in patients receiving intensive chemotherapy. J. dent. Res. 66 (1987) (special issue): 342

Glaus, A., H.-J. Senn, (Hrsg.): Unterstützende Pflege von Krebskranken. Springer, Heidelberg 1988

Goodman, M. S., C. Stoner: Mucose mambrane integrity impairment of stomatitis, chapter 37. In McNally, J. C.: Guidelines for Cancer Nursing Practice. Grune & Stratton, Orlando 1985

Higby, D. G.: Supportive Care in Cancer Therapy. Nijhof, Amsterdam 1985

Joss, R., J. Kiser: Fighting alopecia in cancer chemotherapy. In Senn, H. J., A. Glaus: Supportive care in cancer patients (Recent results in cancer research). Springer, Heidelberg 1988

Juchli, L.: Heilen durch Wiederentdeckung der Ganzheit. Kreuz Verlag, Stuttgart 1985

Mc Caffrey, M.: Nursing the patient in pain. Harper & Row, New York 1985

McNally, J. C., J. Stair: Guidelines for Cancer Nursing Practice. Grune & Stratton, Orlando 1985

Polleti, R.: Wege zur ganzheitlichen Krankenpflege. RECOM, Basel 1985

Schultz, I. H.: Das autogene Training, 9. Aufl. Thieme, Stuttgart 1991

Senn, H.-J., A. Glaus: Schmerzen und Schmerzbekämpfung bei Tumorkrankheiten. Schweiz. med. Wschr. 112 (1982) 1158

Senn, H.-J., P. Drings, A. Glaus, W. F. Jungi, R. Sauer, P. Schlag: Checkliste Onkologie. Thieme, Stuttgart 1991 (S. 292ff)

Simonton, C.: Getting Well Again. Tharcher, Los Angeles 1987

Yasko, J. M.: Guidelines for Cancer Care: Symptom Management. Reston, Va., Reston Publishing Co. 1983

Yasko, J. M.: Holistic management of nausea and vomiting caused by chemotherapy. Top. clin. Nursing (April) (1985) 26–29

7. Rolle des Krankenpflegepersonals in der Pflege Tumorkranker

A. Glaus und R. Meier

Stellung der Krankenschwester

Noch vor kurzer Zeit war die Pflege von Tumorpatienten eher unbeliebt. Nur wenige Schwestern wollten sich langfristig dafür einsetzen oder sich gar in diesem Gebiet spezialisieren. Die meisten empfanden die Pflege als mühsam und entmutigend. Geprägt vom Erfolgsdenken der modernen Medizin, ist es für viele Betreuer schwer, sich mit der Tatsache abzufinden, daß für manche Patienten wenig oder keine Überlebenschancen bestehen und daß oft keine Therapie zur Heilung angeboten werden kann. Heute zeichnet sich jedoch eine Wende dieser Einstellung ab. Die Pflege Tumorkranker hat Eingang gefunden in die Grundausbildung des Krankenpflegepersonals, und an verschiedenen Orten wird bereits eine Weiterbildung für diplomiertes Personal angeboten. Erfahrene Berufsleute in der onkologischen Krankenpflege sind sich ihrer wichtigen Aufgabe und Verantwortung bei der positiven Beeinflussung der Lebensqualität von Krebskranken bewußt geworden. Sie haben gelernt, sich vom medizinischen Erfolgsdenken unabhängig zu machen, ihr Wissen und ihre Erfahrung in der Pflege dieser Patienten zu vertiefen und sich dafür einzusetzen, ohne daß die zunehmend schwindende Hoffnung auf eine medizinische Heilung des Patienten zu schweren seelischen Belastungen führen muß. Um miteinander Erfahrungen auszutauschen, voneinander zu lernen und sich gegenseitig anzuregen, haben sich in vielen Ländern nationale Onkologieschwesterngruppen gebildet. Übergeordnet existieren eine europäische und eine internationale Vereinigung. Diese Entwicklungen der jüngeren Zeit haben die Enttabuisierung der Pflege Krebskranker gefördert, den Stellenwert der Pflege verbessert, und durch Weiterbildung und Unterstützung Pflegender konnte bereits viel zur Verbesserung der Betreuung Krebskranker beigetragen werden. Diesen Fortschritten zum Trotz ist Krebs immer noch eine sehr gefürchtete und verabscheute Diagnose, von welcher man allgemein immer noch am liebsten nicht zu viel spricht. Krebs zu haben, bedeutet noch heute, bald zu sterben, und selbst in unserer schnellebigen und modernen Welt bleiben viele, Fachleute und Laien, uninformiert und verängstigt.

Aufgabe

Wenn sich fachlich qualifizierte, motivierte Schwestern für Tumorpatienten einsetzen wollen, sind die Aufgaben vielfältig. Durch Wissen, Erfahrung, Sicherheit und Hinwendung kann dem Patienten geholfen werden, seine Krankheit und Therapie besser zu verstehen und zu lernen, damit weiterzuleben. Ein offenes und aufmerksames Verhalten des Betreuers läßt das Aussprechen von Ängsten und Erwartungen zu und unterstützt Hoffnung, welche nicht auf Lüge, sondern auf Ehrlichkeit, Anteilnahme und Takt beruht. Die Schwester ist manchmal *Dolmetscherin* zwischen Arzt und Patient, indem sie neue Fakten verstehen oder annehmen hilft. Als *Informationsträgerin* hat sie die Aufgabe, eine dem Patienten angepaßte Information über die ärztlich mitgeteilte Diagnose, die Therapie und Pflegemaßnahmen zu geben oder zu vertiefen. Sie kann die Bedürfnisse durch ihr tägliches „Mitleben“ oft besser als andere ergründen bzw. erspüren und bei der Pflegeplanung das Pflegeziel diesen Erfahrungen anpassen. Durch die Aufnahme einer Pflegeanamnese können die Ressourcen des Kranken erkannt und aktiviert werden, sei es zur Genesung oder zur Erhaltung des Gesunden im Kranken. Die Schwester ist auch *Vermittlerin* zwischen dem Patienten und den verschiedenen inner- und außerhalb des Krankenhauses arbeitenden Instanzen und befindet sich somit in einer *Schlüsselstellung*, die es ihr ermöglicht, den Patienten mit den Menschen zu verbinden, die er benötigt und die ihn benötigen. Sie kann auch *Verteidigerin* des Willens des Kranken sein und sein Wohlbefinden wesentlich beeinflussen durch professionelle Förderung und Hilfeleistungen. Sie ist meistens die für den Patienten verfügbare Person, die ihn, wenn es ihr gelingt, sehr umfassend, als „Schwester“ im eigentlichen Sinne pflegt. Zur Aufgabe gehören ebenfalls der Einsatz eines fundierten Fachwissens sowie viele pflegerisch-technische Fertigkeiten, die dem Patienten eine detaillierte, sorgfältige und unterstützende Pflege zu geben vermögen und die sehr viel zur Verbesserung der Lebensqualität beitragen können, sei es bei der Diagnosestellung, der Therapie oder auch in der Sterbephase.

Konfrontation und Auseinandersetzung mit dem Mythos Krebs

Am Anfang der Pflege Krebskranker steht die Auseinandersetzung mit der Mystifizierung des Krebses. Ein junger Patient mit einem metastasierenden Teratokarzinom des Hodens bezeichnete seine Krankheit als eine „in ihm tickende Zeitbombe“. Diese und ähnliche Umschreibungen stellen den Schrecken und die Angst vor diesen Krankheiten dar. Menschen aus allen Bevölkerungsschichten sind von dieser Angst betroffen, sowohl Erkrankte selbst als auch ihre Betreuungspersonen, insbesondere auch das Krankenpflegepersonal. Ungeachtet allen Fortschritts bei der Krebsbehandlung unterscheiden viele Menschen immer noch nach der Gleichung „Krebs = Tod". Sontag schreibt in ihrem Buch „Krankheit als Metapher": „Solange eine besondere Krankheit als ein bösartiger, unbezwingbarer Feind und nicht einfach nur als Krankheit behandelt wird, werden die meisten Menschen mit Krebs in der Tat demoralisiert sein, wenn sie erfahren, was für eine Krankheit sie haben. Die Lösung kann wohl kaum darin bestehen, daß man Krebspatienten nicht länger die Wahrheit sagt, sondern nur in der Berichtigung der Vorstellung von dieser Krankheit, ihrer Entmythisierung."

Häufig wird in den Krankenpflege-Ausbildungsstätten nur mit Resignation und therapeutischem Nihilismus über das Gebiet der malignen Tumoren doziert. Diese Art des Lehrens ist nicht geeignet, angehende Krankenschwestern für den Sinn der Pflege von Tumorkranken zu motivieren oder zu ermutigen. Im Rahmen einer *sachlichen Auseinandersetzung* über viele Krebsformen und deren Therapiemöglichkeiten – insbesondere auch in der internistischen Onkologie – können bereits in der Ausbildung viele Mißverständnisse geklärt werden. Die Schüler müssen zuerst ihre eigenen negativen Vorstellungen über die Krankheit Krebs erkennen lernen, um dann zu verstehen, daß Krebs nicht notgedrungen Tod und Schmerz bedeutet, sondern daß es sich dabei um mehr als hundert verschiedene Krankheiten handelt, von denen es heute heilbare, über längere Zeit stabilisierbare und auch unheilbare Formen gibt. Nur so kann ein negativistisches Bild dieser Krankheiten analysiert und bekämpft werden. Bei der Pflege von Tumorpatienten steht die Onkologieschwester, objektiv betrachtet, vor der gleichen Situation wie diejenige Schwester, die sonst irgendwo in der inneren Medizin oder an einer Intensivstation arbeitet (wenn dies auch von den meisten subjektiv anders empfunden wird). Es gibt viele „bösartige" Krankheiten, z. B. Herz-, Leber-, Nierenkrankheiten, die chronisch sind und letztlich zum Tode führen. So ist es auch in der Tumormedizin. Die Schwester pflegt Kranke, die geheilt, und Kranke, die mit medizinischer und pflegerischer Hilfe über eine gewisse Zeit rehabilitiert werden können. Sie pflegt aber auch Tumorpatienten, die an ihrem Leiden sterben wie an einer anderen Krankheit auch. Wenn die Schwester lernt, den Schrecken und die Angst vor dem Mythos „Krebs" zu überwinden, wird sie fähig werden, den Patienten in einer angepaßten, nicht isolierenden Form zu begegnen und sich bei der Pflege herausgefordert, aber nicht unwohl zu fühlen. Ihr Beitrag zum besseren „Überleben" in allen Krankheitsphasen gibt Anlaß zu realistischen Hoffnungen – für sich selbst und für die Patienten.

Beitrag der Krankenschwester zur psychischen Unterstützung des Patienten und seiner Familie

Unterstützung bei der Krankheitsinformation und -bewältigung

Der Beitrag der Krankenschwester zur Problemverarbeitung ist beeinflußt von der Wahrhaftigkeit des Arztes gegenüber dem Patienten. Ist der Arzt wahrhaftig und teilt die Natur der Krankheit taktvoll, ehrlich und einfühlsam mit – was für eine erfolgreiche Verarbeitung der Krankheit als unerläßlich zu betrachten ist –, wird die Schwester zu einem wichtigen *Informationsträger*. Sie hat den Patienten als *Gesprächspartnerin und Dolmetscherin* durch die Zeit, in der er ihr anvertraut ist, zu begleiten. Nach einer Arztvisite sagen Kranke oft: „Schwester, was hat der Arzt vorhin genau gemeint?“ Es ist wünschenswert, daß die Schwester bei solchen Visitengesprächen mit dabei war oder sich zumindest darüber informiert, wie ein solches Gespräch ablief, um dann die gleiche Information wieder aufgreifen zu können. Diese Aufgabe fordert das Zuhörenkönnen und ein sorgfältiges Eingehen auf ausgesprochene und unausgesprochene Ängste und Fragen. Eine verständliche Alltagssprache ohne medizinische Fremdwörter läßt Mitteilungen klarer beim Empfänger ankommen. Es geht dabei einerseits um *Informationsvermittlung*, aber auch um *Anteilnahme*. Die emotionale Beteiligung bei solchen Gesprächen läßt den Patienten spüren, daß er nicht nur Patient Nummer „X“, sondern ein uns anvertrauter, einmaliger Mensch ist.

Wenn der Patient vom Arzt die Mitteilung erhält, daß er an einem potentiell tödlichen Leiden erkrankt ist, gerät sein seelisches Gleichgewicht aus den Fugen. Von Kübler-Ross (1974) wissen wir, daß Patienten nach Mitteilung einer solchen Information verschiedene Reaktionsphasen durchmachen können: Schock, Verdrängung, Aggression, Depression, Annahme/Verklärung (Abb. 7.**1**). Diesen verschiedenen Reaktionen richtig zu begegnen, ist eine wichtige – wenn auch nicht immer leichte – Aufgabe der Krankenschwester. So können z. B. Aggressionen des Patienten auf die Krankheit zu *Aggressionen* gegen die Betreuer werden. Diese richtig zu verstehen, zu deuten und angepaßt darauf zu reagieren, muß gelernt sein. So kann z. B. Aggression hinterfragt werden: Was meint der Kranke damit; wogegen und gegen wen richtet sie sich? Auch der Umgang mit der *depressiven Verstimmung* ist nicht immer einfach, ist sie doch oft von langer Dauer und fordert vom Betreuer viel Geduld. Sicherlich nützt es dem Patienten nichts, wenn ihm auf die Schulter geklopft und gesagt wird: „Es wird schon wieder besser ...“ Es ist besser, die Trauer hervorkommen zu lassen, deren Aussprache und Ausdruck zu fördern. Der Betreuer muß jedoch aufpassen, daß er dabei nicht selber bedrückend wirkt und

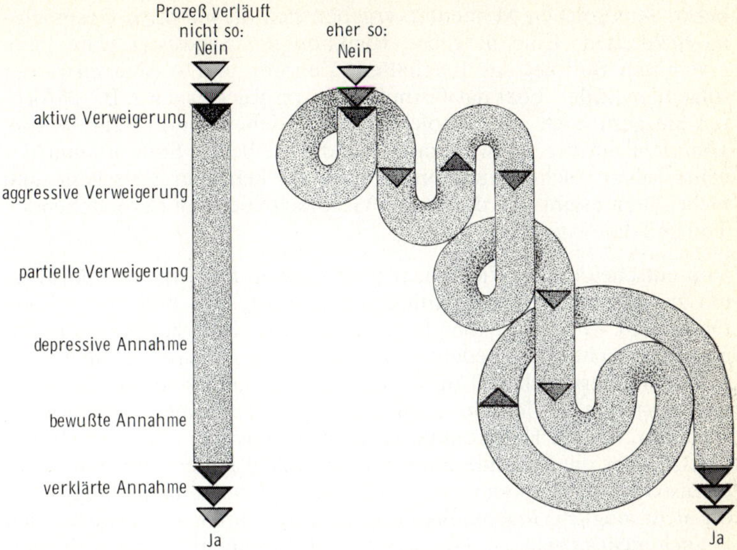

Abb. 7.1 Verarbeitung der Reaktionsphasen nach Information über die Betroffenheit von einer bösartigen Erkrankung (aus Bertschi, H. P., in Herzig: Die Betreuung Sterbender. ROCOM. Hoffman-La Roche, Basel 1979).

die Depression mit seinen Gefühlen noch verstärkt; er kann mit seiner natürlichen Distanz versuchen, angepaßt aktivierend und aufmunternd zu sein. Die *Verdrängung der Wahrheit* durch den Patienten bildet immer wieder schwierige Situationen. So kommt es vor, daß gut informierte Patienten plötzlich so reden, als ob sie nie eine Information erhalten hätten, weil sie gerade in jenem Moment die Wahrheit nicht ertragen können oder wollen. Die psychische Verarbeitung der Krankheit verläuft nie schematisch, sondern bedeutet immer wieder, einen Schritt vorwärts zu kommen, gelegentlich aber auch wieder, Rückschritte zu machen usw. Dazu ein Beispiel: Eine sterbende Mammakarzinompatientin in der Phase der Annahme sagt der Schwester beim Waschen, daß sie für den kommenden Sommer Ferien auf den Kanarischen Inseln buchen wolle. Die sonst offen über den Tod sprechende Patientin hat plötzlich Funken von Hoffnungen verspürt und zu träumen gewagt.

Es kann nicht unsere Aufgabe sein, solche unrealistischen Verarbeitungsmomente anzuregen. Aber wir können lernen, diese Spannungen auszuhalten, bis der Patient wieder auf den Boden der Realität zurückkehrt. Aus solchen Momenten ergeben sich oft intensive Gesprächsmöglichkeiten. Eine mögliche Reaktion der Schwester wäre beim erwähnten Beispiel das Innehalten, Zuhören und Ausharren in der folgenden Stille – oder das Formulieren von Rückfragen z. B.: „Möchten Sie gern noch einmal solche Ferien erleben?“ etc. Beim *aktiven Hinhören* auf die Antwort oder auf die bleibende Stille kommt der echte Inhalt solcher Äußerungen meistens klar zum Vorschein, und nicht selten ergibt sich daraus ein Gespräch über den bevorstehenden Tod und die Angst.

Von entscheidender Wichtigkeit ist *die innere Präsenz der Schwester*, um zu erfassen, wie der Patient sie braucht; dies bedeutet, offene Ohren und Augen zu haben für den Moment, da er sie als *Gesprächspartnerin* sucht. Dies bedeutet, *wirklich beim Patienten zu sein* während der pflegerischen Tätigkeiten. Gerade dann sind die Chancen, ihn verstehen zu lernen, groß. Es ergibt sich eine ungekünstelte Situation, oft mit Hautkontakt (z. B. beim Waschen, bei einer Injektion), in der die helfende Beziehung zwischen Patient und Schwester intensiviert werden kann. In der Hektik des Krankenhausalltags ist es oft nicht möglich, regelmäßig Gespräche zu führen; solche lassen sich ja auch nicht erzwingen. Nein, es bedeutet vielmehr, in der vorhandenen Zeit für Pflege und Betreuung innerlich präsent zu sein; den Kranken von seiner Körpersprache und seinen verbalen Ausdrucksformen her zuhörend zu verstehen.

Vom Bewußtsein, an einem bösartigen Leiden erkrankt zu sein, ist nicht nur der Patient selber, sondern auch *seine Familie* stark betroffen. Es ist deshalb wünschenswert, wenn die dem Kranken nahestehenden Personen, auf *seinen Wunsch* selbstverständlich, bei Informationsgesprächen dabeisein können. Dies schafft in der Familie eine Atmosphäre der Offenheit, in welcher das Unausgesprochene aussprechbar wird. Damit ist ein wichtiger Grundstein zur gemeinsamen Verarbeitung gelegt. Angehörige haben meistens auch viele Rückfragen in bezug auf ihr Verhalten, ihre Möglichkeit des Beitrags zur Gesundung und auch in bezug auf die Therapie und den Verlauf. Unter normalen Umständen sind eine freie Besuchszeit in den Krankenhäusern und das *Integrieren von Angehörigen* und Freunden in die Pflege sehr wünschenswert. Es tut ihnen fast ausnahmslos sehr gut, etwas für den Kranken tun zu können, sei es z. B. das Herrichten des Essens, die Zubereitung einer speziell beliebten Speise, das Mithelfen beim Waschen und Betten etc. Aus dieser Integration entsteht auch ein umfassenderes Verständnis für die soziale Situation des Kranken, und dies schafft mehr Klarheit über dessen Bedürfnisse. Es ist so auch eine gewisse Möglichkeit geboten, verschiedenen Phasen der Verarbeitung bei Angehörigen zu begegnen. In einer Studie weist Kesselring (1986) darauf hin, daß das Unterstützungsnetz des Tumorpatienten das Schwergewicht bei Angehörigen und Freunden findet. Dies relativiert ein Stück weit die Wichtigkeit des Pflegepersonals, fordert jedoch ganz klar eine intensivere Unterstützung der Freunde und Angehörigen, ein Aspekt, der heute in den Krankenhäusern noch sehr im argen liegt.

Unterstützung bei der Krankheitsbewältigung kann nicht durch Pflegepersonal oder Ärzte allein erfolgen. Der *multidisziplinäre* Ansatz umfaßt die Zusammenarbeit mit und Ergänzung durch Fachpersonen aus dem psychosozialen Bereich. So ist *Seelsorge* oft ein notwendiger Beitrag, da Ängste und Probleme im Zusammenhang mit der Frage nach Gott, dem Tod oder dem Leben nach dem Tod nahe liegen. Schuldgefühle, Sehnsucht nach dem Trost des Glaubens verlangen nach seelsorgerlich tätigen Helfern. *Sozialarbeit* vermag manche zusätzliche soziale, finanzielle Last zu mindern (s. Kapitel 9). *Psychologische* oder auch *psychiatrische* Hilfe zur Unterstützung im Krankheitsverarbeitungsprozeß sind oft nötig, sei es für den Patienten, seine Angehörigen oder auch die Betreuer. *Kunsttherapie* in Form von Malen, Musizieren, sich Ausdrücken, ist ein neueres, für manche Patienten hilfreiches Betreuungsangebot.

Unterstützung durch das Vermitteln von Hoffnung

Hoffnung ist ein unentbehrliches Element im Leben jener, die an Krebs erkranken. Hoffnung ermöglicht, besser weiterzuleben oder die Sterbephase erträglicher werden zu lassen. Krankenschwestern sind in einer einzigartigen Stellung, um dem Patienten und seiner Familie Hoffnung zu vermitteln. Oft verlieren Schwerkranke, ihre Angehörigen und ihre Betreuer die Hoffnung, besonders wenn der Tod nahesteht. Hoffnung bedeutet jedoch nicht nur, um Heilung zu ringen. Hoffnung kann ein kurzfristiges Ziel sein, z. B. eine weitere gute Woche ohne Beschwerden, schmerzfrei zu sein, die Möglichkeit, einer nahestehenden Person auf Wiedersehen zu sagen, einen letzten Frühling zu erleben, von der Geburt eines Enkels zu erfahren oder auch einen guten Tod zu erleben, einen Tod in Würde mit den Nächsten am Krankenlager. Hoffnung ist ein Bedürfnis, um mit Krebs zu überleben. Es gibt viele Quellen der Hoffnung – der Patient selbst, seine Familie und Freunde, Krankenschwestern, Ärzte, Laien und unterstützende Berufsgruppen, Religion, palliative Hilfeleistungen etc. Jeder Patient und seine Familie entfalten Hoffnung in einer individuellen Weise.

Realistische Hoffnung ist praktische Hoffnung. Ein sterbender Patient, der auf ein Wunder hofft, hat keine praktische Hoffnung. Viele Menschen, bei denen die Diagnose Krebs gestellt wurde, haben eine realistische Hoffnung auf Heilung. Krankenschwestern können helfen, eine realistische Hoffnung durch Instruktion über Krankheit, Therapie und Verlauf zu fördern. So ist es für einen Patienten z. B. nicht selbstverständlich, wenn seine Blutzellen nach Leukopenie wieder ansteigen – solche Informationen wecken Hoffnung.

Unrealistische Hoffnung andererseits mag für eine gewisse Zeit sinnvoll sein. Sie ermöglicht dem Patienten oder seiner Familie zu überleben, bis wieder mehr Reserven für eine angepaßte Verarbeitung geschaffen sind, um realistisch zu hoffen. Krankenschwestern können dabei helfen, realistische von falscher Hoffnung zu trennen und sorgfältig in die richtige Richtung zu lenken. Religion ist eine *Quelle der Hoffnung*, die für viele Menschen unabdingbar ist. Die geistlichen Bedürfnisse sind ein Teil der ganzheitlichen Pflege, die sowohl zum Überleben als auch zum Sterben gehören. Krankenschwestern können solche Bedürfnisse wahrnehmen und eine Beziehung zum Seelsorger fördern.

Ein selten erwähnter Aspekt der Hoffnung ist *Humor*. Es gibt verschiedene Wege, Humor und Lachen zu fördern. Es wäre meistens ideal, wenn sich Betreuer frei fühlen könnten, offen mit Patienten, Familien und Kollegen zu lachen. Nur Lachen ohne Einfühlung kann falsch sein. Krankenschwestern haben erlebt, daß selbst von sterbenden Patienten humoristische Einlagen gegeben wurden, und haben dabei den spannungslösenden Effekt als sehr befreiend empfunden.

Unterstützung durch Information und Instruktion

Für den Patienten ist die fachliche Sicherheit der Krankenschwester besonders wichtig. Meistens kann er den Wirkungsmechanismus der Chemotherapie schlecht verstehen – das Ganze ist für ihn schwieriger faßbar als z. B. eine Operation. Das gleiche gilt für eine Strahlentherapie. Für die Krankenkschwester ergibt sich deshalb eine wichtige *Instruktionsaufgabe*. Es ist interessant zu beobachten, wie Patienten, die von motivierten, psychologisch und fachlich gut ausgebildeten Schwestern die Therapie verabreicht bekommen, weniger Nebenwirkungen wie z. B. Übelkeit etc. zeigen. Als *Lehrerin* hat die Schwester die Aufgabe, den Patienten das Wesen der Krankheit und der Therapie näherzubringen. An den meisten Orten steht dafür verschiedenes Material, wie z. B. die Broschüre „Chemotherapie, was ist das?“, von der Schweizerischen Krebsliga herausgegeben, zur Verfügung. Wissen bedeutet auch für den Patienten Macht und Möglichkeit zu verstehen, mitzureden und etwas zur Genesung beizutragen. Er gewinnt damit Boden unter den Füßen und fühlt sich weniger wie „eine Feder im Wind“. Somit können Eigeninitiative gefördert und das Gefühl von Hilflosigkeit vermindert werden. Der gut aufgeklärte und instruierte Patient wird weniger an den Folgen einer therapeutischen Maßnahme leiden, weil er versteht, worum es geht, und lernt, wie er damit am besten zurechtkommt.

Die innere Haltung der Krankenschwester überträgt sich automatisch auf den Patienten. Wenn sie selbst z. B. Abscheu hat vor einem Medikament, das Brechreiz oder Haarausfall verursachen könnte, wird der Patient dies wahrnehmen und auch entsprechend reagieren. Durch das Erwerben von fundiertem Fachwissen kann sie zudem viel dazu beitragen, den Patienten *vor unnötiger Toxizität zu bewahren*. Sie ist fähig, wichtige Merkmale zu erkennen, mitzudenken, komplizierte Therapien kompetent durchzuführen usw. Die helfende, positiv-realistische Einstellung ermöglicht dem Patienten, die meist vorübergehenden Nebenwirkungen und die angestrebten Wirkungen in der richtigen Relation zu erkennen, und hilft somit über unangenehme Phasen hinweg.

Oft wünschen Patienten mehr Informationen von ärztlicher Seite. Die Krankenschwester kann dieses *Bedürfnis nach Information durch den Arzt* erfassen und zu solchen Gesprächen aufmuntern und sie vermitteln.

(Zu den unterstützenden, pflegerischen und medizinischen Maßnahmen bei der Behandlung und Pflege Krebskranker s. Kap. 6, „Unterstützungsmaßnahmen in der Behandlung und Pflege von Tumorkranken".)

Pflege des sterbenden Tumorpatienten

Wann beginnt die Sterbephase? Beginnt sie dann, wenn ein Patient über den bösartigen Charakter seiner Krankheit informiert wird, beginnt sie beim Krankheitsrückfall oder in den letzten Wochen, Tagen oder gar Stunden eines Lebens? Die sehr individuelle Empfindung jedes Sterbenden und seiner Nächsten ist einzigartig und hängt von vielen äußeren und inneren Umständen ab. Für viele Betroffene bedeutet das Abbrechen von kurativen Behandlungsmaßnahmen den Beginn der letzten Zeit. So stellt z. B. für viele Patienten der Einsatz von Morphin zur Bekämpfung starker Schmerzen eine der letzten Maßnahmen dar.

Als Krankenschwestern hören wir oft Aussagen wie: „Ich habe keine Angst vor dem Tod, aber ich habe Angst vor dem Sterben." Dabei geht es einerseits um Angst vor Schmerzen, vor Atemnot etc., aber auch um Angst vor dem Übergang, vor dem Loslassen, davor, den Weg ganz allein gehen zu müssen. Wenn solche offenen Gespräche über das Sterben zwischen Patient, Betreuer und Angehörigen möglich sind, sind die Tore geöffnet, um in unterstützender Weise den Tod vorzubereiten und einen Teil der Angst abzubauen.

Begegnung mit Sterbenden

Wie lernt die Krankenschwester, dem Sterbenden zu begegnen? Obwohl heute in den Schulen viel offener über die Begleitung Sterbender gesprochen wird, sind die ersten Begegnungen mit Sterbenden im Krankenhaus im Leben einer jungen Krankenschwester meist erschütternd. Sie wird sehr hautnah mit dem Tod konfrontiert und steht schon früh mitten in der Auseinandersetzung mit den existentiellen Fragen um Leben und Tod.

Ihre Lehrmeister sind die Sterbenden selber, ihre Vorbilder meist erfahrene Krankenpflegepersonen oder Ärzte. Die ersten Begegnungen mit Sterbenden stellen ein Experiment dar: Halte ich die Spannung aus? Wie werde ich selber reagieren? Wie werde ich mit den Angehörigen umgehen? Der Kontakt mit Patienten, die in der Sterbephase offen über die letzte Wegstrecke sprechen können, lehrt uns, mit all diesen Fragen besser umzugehen. Durch sie lernen wir, daß es möglich ist, über diese Dinge zu sprechen, und daß wir es wagen dürfen, mit ihnen einen offenen Dialog zu führen. Ist dies erst einmal gut gelungen, so wird sich diese Fähigkeit bei weiteren Patienten entwickeln und sowohl bei ihnen als auch beim Betreuer selber zum Abbau von Hemmungen und Angst führen, was für die Intensivierung der Beziehung sehr fruchtbar ist. Von der Krankenschwester ist für diese Tätigkeit die Bildung einer Lebensphilosophie fast unabdingbar. Aus welchen Quellen sie letztlich ihre Einstellung und Ansicht über den Tod bezieht, ist eine sehr persönliche Frage. Die biblische Offenbarung durch Johannes bietet im Kap. 21.4 eine Grundlage in bezug auf das ewige Leben an, nachdem sich wahrscheinlich alle Menschen sehnen: „Und *er* wird abwischen alle Tränen von ihren Augen, und der Tod wird nicht mehr sein, und kein Leid noch Geschrei, noch Schmerz wird mehr sein, denn das Erste ist vergangen." Ein vom christlichen Glauben überzeugter Betreuer wird versuchen, von diesem wunderbaren Angebot zu erzählen, und vielleicht gelingt es ihm, damit tragende Hoffnung zu vermitteln. Wenn Sterbende mit den Pflegenden über die „Heimkehr zu Gott" sprechen können, entwickelt sich manchmal die für beide Seiten tröstliche Vorstellung der inneren Untrennbarkeit durch den Tod.

Bei weitem schwieriger ist die Betreuung eines Sterbenden, der seinen Zustand verdrängt oder verleugnet. Die Sterbephase kann dann nur schlecht bewältigt werden, weil ja über die wichtigsten Dinge weder gesprochen noch gefühlt werden darf. Das Sterben wird dann zu etwas Unantastbarem, Kaltem und Unpersönlichem. Obwohl dies für das Krankenpflegepersonal eine sehr schwierige Situation darstellt, muß auch eine solche Haltung respektiert werden. Es ist anzunehmen, daß seelsorgerliche oder psychologische Beratung in solchen Fällen helfen kann, Kommunikationsbarrieren abzubauen.

Folgende Worte einer Sterbenden aus dem Buch „Reifer werden zum Tode“ von Kübler-Ross geben uns praktische Anleitung:

„Ich weiß, Ihr fühlt Euch unsicher, Ihr wißt nicht, was Ihr sagen oder was Ihr tun sollt. Aber glaubt mir bitte, wenn Ihr Euch sorgt, dann könnt Ihr gar keine Fehler machen.“ „Alles, was ich wissen will, ist, daß da jemand sein wird, um meine Hand zu halten, wenn ich das nötig habe. Ich habe Angst. Der Tod mag für Euch eine Routine werden, aber er ist neu für mich ... Ich habe eine Fülle von Dingen, über die ich gerne reden würde. Ich würde wirklich nicht viel von Eurer Zeit beanspruchen, denn Ihr seid ja ohnehin oft in meinem Zimmer.“

Die Verarbeitungsweisen des Patienten berühren auch die Betreuer. Nicht immer gelingt es der Schwester oder dem Arzt, dem Patienten zu folgen und, *genauso wie er, ja zu sagen* zum Unausweichlichen. Es kann beobachtet werden, daß die Sterbephase dann sehr lange dauert, wenn die Betreuer nicht ja sagen können zu diesem vom Patienten vollzogenen Schritt oder die Angehörigen ihn nicht loslassen können. Diese unterschiedlichen Ziele führen zu unangepaßtem Verhalten, sei es zu weiteren medizinischen Maßnahmen oder zur Störung der Kommunikation. Andererseits wird bei medizinisch und pflegerisch schwieriger und anspruchsvoller Situation der Wunsch nach einem raschen Tod oft sehr vordergründig. Durch den Versuch der „Überlebenshilfe in der Sterbephase“ können wir viel dazu beitragen, daß ein Mensch nicht für tot erklärt wird, bevor er gestorben ist. Dies hat pflegerische Auswirkungen – so ist es z. B. falsch zu denken, daß sich eine gute Dekubitusprophylaxe nicht mehr lohne, weil der Tod schon so nahe sei. Wie oft haben wir uns in bezug auf das Überleben geirrt! Eine lange Sterbephase fordert ungeheuer viel Geduld und Ausdauer und eine tägliche Anpassung der Pflegemaßnahmen. Dies einerseits, weil das im Patienten Gesunde nicht krank und dadurch sein Leiden noch vergrößert werden soll, andererseits weil unsere Maßnahmen nicht zu einer unnötigen Belastung des Kranken führen dürfen.

Der *Todeswunsch der Betreuer* ist auch Ausdruck der Ablehnung dieser letzten Phase, die so sehr an unsere Vergänglichkeit erinnert und herausfordert. Vielleicht gibt es Menschen mit einem gewissen Charisma zur Hilfe in der Sterbephase: Menschen, die versuchen, trotz ihrer Ohnmacht gegenüber dem Tod sich mit ihm auseinanderzusetzen. Die Schwester, welche den Tod sehr nahe erlebt, tut gut daran, dies zu tun. Wenn sie selbst bereit ist, sich mit dem Sterben zu beschäftigen, wird ihr ein wichtiger Beitrag zur Sterbehilfe gelingen: der Aufbau einer engen Beziehung zum *todkranken Menschen.* Dann kann sie ihn bejahen und mit Herzlichkeit und Liebe an ihn herantreten. Nicht indem sie ihn vor Gesprächen über den inneren Schmerz „verschont“, sondern indem sie ihre Person öffnet und mit ihm über

Angst vor dem Sterben, über Kummer in bezug auf seine Hinterbliebenen, über Gott usw. spricht.

Oft ist es auch ein Hineinhorchen in den Patienten, da Gefühle nicht immer geäußert werden. Ihm ist damit geholfen, daß wir unsere Bereitschaft zeigen, daß wir uns mit ihm auf den Weg machen.

Möglichkeiten der Gestaltung der Pflege des Sterbenden im Krankenhaus

Als Krankenschwestern haben wir viele Möglichkeiten, dem vielberüchtigten und beschriebenen Sterben im Badezimmmer eines anonymen Krankenhauses entgegenzuwirken. Wenn die Heimpflege nicht möglich ist (s. folgenden Abschnitt), gibt es auch in öffentlichen Krankenhäusern Wege, diese letzte Lebensphase eines Patienten persönlich und individuell zu gestalten. Mit etwas Phantasie ist es meistens möglich, ein *angepaßtes Zimmer* zu finden. Patienten im Mehrbettenzimmer möchten manchmal, wahrscheinlich aus Angst, nicht herausgenommen werden. In sorgfältiger Abwägung mit dem Mitpatienten muß entschieden werden, ob dies für alle Beteiligten erträglich ist. Besonders bei Einsamen, die wenig Besuch haben, kann das Sterben in einem Mehrbettenzimmer unterstützend sein. Krankenschwestern können sich dies zwar schlecht vorstellen, folgendes Beispiel zeigt es deutlich: Eine Krankenschwester will eine sterbende Patientin aus einem 5-Betten-Saal herausholen und in ein kleines Zimmer bringen. Während die Schwester die Patientin zügeln will, sagen die Mitpatienten: „Schwester, lassen Sie sie doch bei uns sterben; wir möchten nicht, daß sie allein ist." Solche Erlebnisse zeigen, daß unter günstigen Umständen auch sehr viel Solidarität und Mittragen unter den Patienten herrschen kann. Wenn jedoch eine intensive *Betreuung durch Angehörige und Freunde* im Krankenhaus möglich ist, ist die Verlegung in ein kleines Zimmer fast unumgänglich. Nebst den für die Pflege nötigen Utensilien und Geräten sollen auch patienteneigene Sachen genügend Raum finden: Fotos, Zeichnungen, Kartengrüße, evtl. eigene Bettwäsche usw.

Wenn genügend Angehörige da sind, ist es von Vorteil, einen eigentlichen Betreuungsring, möglichst über 24 Stunden, aufzubauen. Für das Dableiben in der Nacht soll ein Liegebett oder ein zusätzliches Bett ins Zimmer gestellt werden, damit sich die Angehörigen auch einmal hinlegen können.

Integration der Angehörigen

Solche intensive Begleitungsmöglichkeiten durch Angehörige sind für den Sterbenden das Wertvollste und auch für das Pflegepersonal von großer Hilfe und Unterstützung. Das gemeinsame Trinken eines Kaffees, das liebevolle Zurechtmachen der Liegemöglichkeit, ein Gespräch zwischendurch, Aufmunterung und Bestätigung sind alles Maßnahmen, die, durch die Krankenschwester gegeben, die *Angehörigen wiederum unterstützen* und kräftigen. Manchmal brauchen sie auch konkrete Anweisungen, was sie z. B. tun dürfen, wie Getränke zu verabreichen, wie zu berühren, wie in der Nähe zu verweilen. Das Miteinbeziehen in die Pflege sei es beim Waschen, Einreiben oder Betten etc., unterstützt die helfende Beziehung zum Kranken. Schwierigkeiten bei der Nahrungsaufnahme können manchmal dadurch behoben werden, indem ein Angehöriger eine Lieblingsspeise mitbringt, diese vielleicht in der Abteilungsküche selber zubereitet und auch eingibt. Das Anlegen einer Infusion zur Verhütung eines Flüssigkeitsdefizits kann oft damit umgangen werden, indem Angehörige instruiert werden, regelmäßig löffelweise Flüssigkeit einzugeben. Essen und Trinken müssen in dieser Situation völlig ungesetzlich sein können; auch der Wunsch nach ungewohnten Getränken, z. B. einem Glas Wein, kann kaum auf begründete Ablehnung stoßen.

Kommt ein Patient, der keine Angehörige und Freunde hat, zum Sterben ins Krankenhaus, stellt dies eine besondere Anforderung an die Organisation der Station dar. An vielen Orten gibt es freiwillige Helfer, die bereit sind, stunden- oder tageweise bei einsamen Menschen zu verbringen (nur sofern der Patient einverstanden ist). Eine gute Absprache mit den Seelsorgern für regelmäßige Besuche ist notwendig. *Vom Stationsteam her muß die Begleitung eines einsamen Sterbenden oberste Priorität* haben. Dies kann z. B. bedeuten, andere, weniger wichtige Dinge zu verschieben, um jemanden freizustellen, einen großen Teil des Arbeitstages bei diesem Menschen zu verbringen. Dies erfordert ein hohes Maß an Führungsfähigkeit, Flexibilität und Umsicht. Nicht alle Patienten brauchen zur gleichen Zeit gleich viel Zuwendung, um bestimmte betriebliche Aufgaben und materielle Belange können oft noch etwas aufgeschoben bzw. in Kauf genommen werden. Auch die Kontinuität der Pflegeperson ist zu berücksichtigen. Wenn möglichst oft die gleiche Person pflegt, ist der Baustein zu einer guten Beziehung gelegt, und es kann besser und individueller auf die Bedürfnisse eingegangen werden. Die Kommunikation innerhalb der Pflegegruppe ermöglicht eine gute Information aller Pflegenden über die Bedürfnisse des Sterbenden.

Nicht immer sind die personellen und betrieblichen Voraussetzungen gegeben, um das Sterben im Krankenhaus optimal zu gestalten. Grenzen vielerlei Art sind oft gegeben, und das Sterben in Würde ist nicht immer so möglich, wie wir es gern hätten. Diese realistischen Grenzen sollen uns aber nicht hindern, diese einmalige Lebensstation unserer Patienten nach unserem besten Wissen, Gewissen und Können bewältigen zu helfen.

Heimpflege für Sterbende

Ein Teil der Kranken zieht die Pflege zu Hause einem Krankenhausaufenthalt vor. Der ungezwungene Tagesablauf, die gewohnte Umgebung, die Nähe der Liebsten ermöglichen bei besten Beziehungs- und Pflegevoraussetzungen eine erträglichere Krankheitsphase oder sogar ein gut vorbereitetes, würdiges Sterben im Kreise der engsten Angehörigen.

Voraussetzungen

Die Voraussetzung für die Pflege zu Hause ist primär *der Wunsch des Patienten* selber. Je nach Art seiner Beschwerden, seiner psychischen Verarbeitung und nach seinen persönlichen Verhältnissen wird er sich die Heimpflege wünschen oder nicht. Gleichzeitig muß die *Bereitschaft der Angehörigen* abgeklärt werden. Sind sie bereit und genügend belastbar? Können sie sich beruflich freistellen lassen, um die nötige Zeit zu investieren? Wer macht Ablösedienst für die Nächte, Wochenenden etc.? Voraussetzung für die Pflege zu Hause ist auch die *Durchführbarkeit* spezieller pflegerischer Maßnahmen wie das Verabreichen von Infusionen, Schmerzmitteln etc. Grundlegend für das Gelingen der Heimpflege ist in jedem Falle eine gute Beziehung und Offenheit zwischen Patient und Angehörigen.

Im weiteren ist eine solche Pflege nur möglich, wenn *Gemeindekrankenschwester* sowie ein *Hausarzt*, der regelmäßige Hausbesuche macht, und weitere Betreuungspersonen wie *Hauspflege, Pro Senectute*, kirchliche Organisationen u. a. zur Mitarbeit bereit sind. Zudem müssen *geeignete Räumlichkeiten* vorhanden sein, ein Lift oder eine Parterrewohnung, sanitäre Installationen auf gleicher Ebene etc.

Organisatorische Maßnahmen

Unabdinglich ist eine *frühzeitige Kontaktnahme* mit Angehörigen, Hausarzt und Gemeindekrankenschwester durch die Ärzte, Schwestern und Sozialarbeiter des Krankenhauses. So kann der Pflegeplatz zu Hause durch die Gemeindekrankenschwester und die Angehörigen gut vorbereitet werden. Als Krankenzimmer eignet sich ein zentraler Raum, z. B. der Wohnraum, damit der Kranke nicht isoliert ist. Bei Bettlägerigkeit muß ein verstellbares Bett mit Bettbügel bereitgestellt werden, ebenso Antidekubitusmaterial zur optimalen Lagerung. Gemeindekrankenschwestern verfügen aus dem Krankenmobilienmagazin oft auch über Nachtstuhl, Krankentisch, Infusionshaken, Rollstuhl, Rufanlage etc. Sauerstoffgeräte und Inhalationsgeräte können in lokalen Sanitätsgeschäften gemietet werden.

Zu den administrativen Vorbereitungen gehört auch die Abklärung, ob für die Nachtwache eine Person gesucht werden muß. Die Angehörigen benötigen auch das frühzeitig ausgestellte Rezept für Medikamente und Verbandmaterial (Achtung: Fürs Wochenende Reserve mitgeben!). Der Krankenhausarzt berichtet dem Hausarzt umgehend über den Zustand des nach Hause zu verlegenden Kranken. Er stellt auch ein Zeugnis aus für die Krankenkasse.

Die Krankenschwester orientiert die Gemeindeschwester frühzeitig und mit einem ausführlichen Rapport über spezielle pflegerische Maßnahmen und den psychosozialen Zustand des Patienten. Dies betrifft Medikamentenverabreichung, evtl. Spritzen/Infusionen, Umgang mit Kathetern, sei es ein Urin-, Venen- oder Periduralkatheter etc., Pflege von Stomata (Tracheo-, Darm- oder Urostoma), Sauerstoffverabreichung, verschiedene Verbände, besondere Risiken und Gefahren u. a. Es ist von großem Vorteil, wenn die Gemeindekrankenschwester den Patienten bereits im Krankenhaus kennenlernt und dort auch rückfragen kann. Diese Kontaktaufnahme gibt dem Kranken selber auch das Vertrauen, daß er zu Hause ebensogut gepflegt werden wird.

Soweit möglich, ist die Instruktion der Angehörigen über Pflegemaßnahmen sinnvoll, z. B. das Überwachen der Infusionen, Verabreichen von Schmerzmedikamenten. Vermitteln von Wissen bedeutet für sie Reduktion der „Machtlosigkeit".

Betreuungsinstanzen zu Hause

In einigen Krankenhäusern wird die Krankenpflege vom Krankenhaus aus durch geübte Onkologie-Gesundheitsschwestern gefördert und unterstützt. Diese stehen zur Verfügung für die Beratung zu Hause, für spezielle Behandlungen oder Pflegeprobleme und zur psychischen Unterstützung des Kranken und dessen Familie. Je nach Land gibt es auch Sozialberaterinnen der Krebsligen oder der Gemeinden, welche für die psychosoziale Unterstützung, finanzielle Hilfeleistungen, Organisation von Haushalthilfen und Transporten, Nachtwachen etc. zuständig sind. Hauspflegeorganisationen garantieren Mithilfe im Hausdienst zur Unterstützung der Angehörigen. Auch die Betreuung durch Selbsthilfegruppen, Seelsorger und Sozialarbeiter der Gemeinde ist zu erwägen. Die Pro Senectute bzw. Altershilfe nimmt verschiedene hilfreiche Dienste wie Mahlzeitenlieferung etc. vor.

Angehörige und deren Sterbende wagen eher den Heimaufenthalt, wenn sie wissen, daß verschiedene Leute dasein werden, die für eine kompetente Pflege und Betreuung sorgen können. Der Entscheid dazu wird auch eher gefällt, wenn bewußt ist, daß jederzeit wieder ins Krankenhaus zurückgekehrt werden kann. Manchmal bewährt sich zuerst ein „Urlaub" aus dem Krankenhaus, z. B. für 2 Tage. Ein gelegentlicher Besuch durch eine vertraute Bezugsperson aus dem Krankenhaus kann ebenfalls unterstützend und beruhigend wirken.

Die gute Zusammenarbeit zwischen den externen Instanzen und den Krankenhausangehörigen wirkt sich positiv aus. Um die Heimpflege in Erwägung zu ziehen, empfehlen sich Gruppengespräche mit den Angehörigen und auch mit den Gemeindekrankenschwestern.

Grundsätze der Palliativpflege

Wenn eine Krankheit nicht mehr kurativ behandelt bzw. geheilt werden kann, erhält jede weitere Therapiemaßnahme eine veränderte Zielsetzung. In der Palliativpflege geht es nicht darum „nichts mehr zu tun“, sondern viel mehr um die Gestaltung einer intensiven Betreuung, die das Wohlbefinden des Kranken an die erste Stelle setzt. Es handelt sich dabei um das Akzeptieren einer gegebenen Situation, in der die Behandlung sich danach ausrichtet, Symptome zu bekämpfen und allgemeine Beschwerden zu lindern. Saunders (1982) sagt dazu: „Das Akzeptieren dieser Situation hat nicht mehr die Bedeutung, daß ‚nichts mehr gemacht werden kann’, sondern es wird ausgesprochen, daß alles Hilfreiche gemacht wird, was möglich ist‘.“ Der Tod wird als natürliches Ereignis und Sterben als Teil des Lebens aufgefaßt. Die umfassende Betreuung des Kranken und seiner Angehörigen schließt körperliche, geistige, geistliche oder seelsorgerliche und soziale Bedürfnisse ein, was den Einsatz eines multidisziplinären Teams erfordert. Wenn es gelingt, dem Kranken zu einem beschwerdefreien oder mindestens beschwerdearmen Dasein zu verhelfen, wächst die Möglichkeit, daß er und seine Angehörigen sich innerlich auf eine für sie befriedigende Weise auf den Tod einstellen können.

Der Begriff Palliation kommt vom lateinischen Wort „Pallium“, was „Mantel“ bedeutet. Dieser Mantel symbolisiert das Zudecken, Sorgen, Lindern. Der Begriff Palliativpflege umfaßt folgende Hauptaspekte:

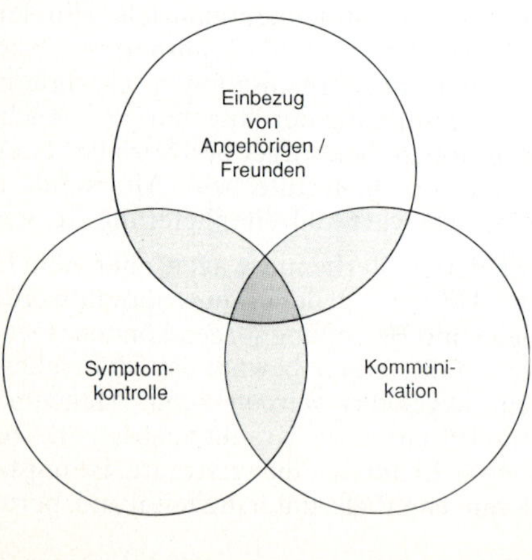

Symptomkontrolle: Bedeutet das Lindern der Beschwerden, sei es Schmerz, Atemnot, Erbrechen, Ernährungsstörungen, Husten, Darmentleerungsprobleme, Angst, Depression und viele andere.

Kommunikation: Bedeutet hier das Ausdrücken und Wahrnehmen von verbalen oder averbalen Informationen/Gefühlen durch Kranke, Angehörige oder Betreuer. Die wahrhaftige Haltung erhält einen hohen Stellenwert, und das Reden oder Ausdrücken von Gefühlen in der letzten Lebensphase wird bewußt unterstützt und gefördert. Krankheit, Sterben und Tod sind in der Palliativpflege keine Tabus. Trotz aller Vorstellung von idealer Offenheit zum Reden, wird jedoch die individuelle Art der Verarbeitung des Kranken respektiert.

Die *Integration von Angehörigen und Freunden* in die Pflege versucht der Tatsache gerecht zu werden, daß eine zum Tode führende Krankheit immer auch eine Angelegenheit der Angehörigen ist. Die Betreuung umfaßt deshalb auch die Nahestehenden, welche wiederum auch zu Helfern in der letzten Lebensphase werden können. Oft übernehmen sie, soweit dies psychisch und zeitlich möglich ist, einen Teil der Pflege.

Die medizinische, pflegerische, seelische und soziale Betreuung hat den gleichen Stellenwert. Jede Maßnahme erfordert die Information und das Einverständnis des Kranken. Belastende, lebensverlängernde Maßnahmen haben in der Palliativpflege keinen Platz. Dagegen sind alle Interventionen, die Linderung verschaffen können, möglich, wie z. B. eine Schmerzbestrahlung oder Chemotherapie zur Linderung von bestimmten Tumorsymptomen.

Palliativpflege betont das Leben und eine gute Lebensqualität. Überlebenshilfe in der letzten Lebensphase hat nichts mit „Euthanasie" gemeinsam, sondern ist angestrebte „Eubiose". Ein gutes Überleben bis zum Tod kann zur Sinnfindung beitragen. Solche Zeit wird kostbar.

Palliative Pflege kann überall praktiziert werden, sei es in besonderen Hospizen, in Palliativstationen, in Spitälern oder in der Heimpflege. In Deutschland, Österreich und der Schweiz existiert sie in verschiedenen Organisationsformen. In jedem Fall wird angestrebt, daß der Kranke dort sterben kann, wo er es wünscht. Die Förderung der Heimpflege bekommt hier besondere Bedeutung.

Der Aufbau von Palliativstationen in Akutspitälern bedarf der Förderung. Gerade dort, wo viele Menschen sterben, z. B. in Tumorzentren, ist die „Kunst der Palliativpflege" am nötigsten, nicht zuletzt, weil dort durch Lehre und Forschung die Praxis fundiert werden kann und Ausstrahlung inner- und außerhalb des Spitals möglich ist.

Palliativstationen erfordern mehr Personal als „übliche" Krankenstationen. Oft ergänzen freiwillige Helfer das Betreuungsteam. Krankenpflegepersonen brauchen für diese Tätigkeit besondere Gaben und

Fähigkeiten, besonders bezüglich lindernder Pflege, Symptomkontrolle und Kommunikation. Eine regelmäßige Supervision kann eine solche Arbeit tragen helfen und ist hier, wie bei jeder Arbeit mit Schwerkranken, sehr zu empfehlen.

Konfrontation der Krankenschwester und des Krebskranken mit paramedizinischen Maßnahmen

Untersuchungen zeigen, daß mehr als die Hälfte der Krebspatienten, die medizinisch behandelt werden, noch zusätzliche paramedizinische Maßnahmen in Anspruch nehmen. Meistens werden solche Aktivitäten gegenüber der Krankenschwester oder dem Arzt verheimlicht, aus der Angst heraus, belächelt zu werden oder die Betreuer zu verletzten. Diese Tatsache stellt den tiefen Graben zwischen sog. „Schulmedizin“ und „Naturheilmedizin“ dar. (Darstellung über die Definition und Gründe zur Inanspruchnahme unbewiesener Krebsbehandlungsmethoden, deren Charakteristika und eine Übersicht über z. Zt. angepriesene gängige Methoden s. Kapitel 11, „Unbewiesene Krebsbehandlungsmethoden“.) An dieser Stelle geht es nicht um die Methoden, sondern um den Umgang des Krankenpflegepersonals damit.

Wenn bekannt wird, daß ein Mensch an Krebs erkrankt ist, wird er oft unaufgefordert von Bekannten und Unbekannten mit unzähligen Ratschlägen überhäuft. Angehörige setzen Betroffene manchmal richtig unter Druck, bedrängen sie, Tropfen, Säfte etc. einzunehmen. Einzelne Produktelieferanten sind mafiaartig organisiert und machen aus der Krebsangst ein großes Geschäft. Zurück bleiben oft zerstörte Hoffnungen und große Rechnungen. Eine besondere Gefahr liegt bei den Patienten, die eine potentiell heilbare Krankheit haben und wegen unbewiesener Krebsbehandlungsmethoden ihre medizinische Therapie abbrechen und sich so Überlebenschancen vergeben. Gegen eine unschädliche, auf Wunsch des Patienten die medizinische Behandlung begleitende Maßnahme kann kaum etwas eingewendet werden. Um eine Hinwendung zu schädlichen paramedizinischen Maßnahmen zu verhüten oder den Patienten darin beratend zu begleiten, muß die Rolle des Krankenpflegepersonals neu reflektiert werden. Mangelndes Ernstnehmen, zuwenig Information und menschliche Zuwendung sowie Nichtgewähren der Selbstverantwortung mögen Lücken in der Form unserer Betreuung sein.

Bei der alltäglichen Pflege lassen sich mit guter Beobachtung und Hellhörigkeit im Krankenzimmer oft Anzeichen alternativmedizinischer Bemühungen entdecken. Manchmal stehen Flaschen mit speziellen Säften herum; unter dem Kopfkissen liegen spezielle Tüchlein, auf dem Nachttisch möglicherweise Broschüren und Bücher, die aufhorchen lassen. In nicht belächelndem, sondern verstehendem Verhalten kann die Krankenschwester versuchen, auf solche Dinge einzugehen und herauszufinden, welche Erwartungen und Hoffnungen der Patient hegt.

Nur die Offenheit der Betreuer gegenüber unbewiesenen Behandlungsmethoden ermöglicht das offene Gespräch. Hinter der Inanspruchnahme zusätzlicher Heilmethoden verbergen sich oft tief liegende Ängste. Wieso genügt die naturwissenschaftliche Behandlung nicht? Steckt dahinter nicht viel mehr als nur, „noch etwas Zusätzliches getan zu haben"? Ist es Verzweiflung, Hoffnung auf Gesundheit um jeden Preis? Geht es letztlich um die Angst vor dem Tod? Eine andere Erklärungsmöglichkeit wäre, daß der Patient mit der Schulmedizin unzufrieden ist, ihr nicht vertrauen kann. Interessanterweise wird aber die Verwendung einer zusätzlichen paramedizinischen Maßnahme häufig bei Patienten beobachtet, welche sich in einer Remission befinden und die es offenbar nicht aushalten, nach Beendigung der Therapie nichts mehr weiter gegen die Krankheit zu tun.

Der Patient steht als *individueller Mensch* im Mittelpunkt unserer Bemühungen. *Seine* Ansichten und Vorstellungen über die Krankheit und mögliche Heilungsmechanismen sowie -ressourcen und *seine* Persönlichkeit werden ernst genommen und akzeptiert (er ist nicht „nur ein Fall"). Der Patient und auf Wunsch auch seine Angehörigen werden im wiederholten Gespräch angepaßt über Krankheit, Therapie, Wirkungen und Nebenwirkungen sowie den Verlauf informiert. So kann er besser verstehen, was mit ihm passiert, und hat ein sicheres Gefühl unter den Füßen – er fühlt sich nicht wie eine Feder im Wind. *Selbsthilfe* und *Eigenaktivität* erhöhen das Gefühl der *Eigenverantwortung* und *vermindern das Gefühl des Ausgeliefertseins*. Dies bedarf jedoch der guten Information darüber, was er selber zu seinem Wohlergehen beitragen kann, z. B. indem er weiß, wie den Nebenwirkungen am besten vorzubeugen (z. B. der Stomatitis). Dazu gehört auch eine umfassende Beratung zu einer gesunden Lebensführung bezüglich Essen, Sport, Rauchen etc.

Im Gespräch über paramedizinische Maßnahmen muß auf eventuelle Gefahren hingewiesen werden, insbesondere auch auf möglicherweise gefährdete Heilungschancen. Auch die Schädlichkeit bestimmter Maßnahmen, z. B. einer Hungerkur, bedarf vollumfänglicher Information. Gute Information und Instruktion über palliative Maßnahmen sind notwendig, besonders dann, wenn eine Heilung nicht möglich ist. Gerade dann ist es wichtig zu vermitteln, daß alles getan wird, um sein Wohlbefinden zu fördern. Wenn er trotzdem paramedizinische Helfer aufsuchen will, ist dies ein zu akzeptierender Entscheid. Die Rückkehr ins Krankenhaus ist in den meisten Fällen sicher, wenn manchmal auch erst zum Sterben. Diese Betreuung in der Terminalphase wird von Paramedizinern nie angeboten. Unsere Beziehung zum Kranken soll auch dann helfend und ohne Vorwürfe sein. (Gedanken zum Umgang mit Aspekten der Paramedizin aus der Sicht der Psychoonkologie s. Kap. 9.)

Individualität in der Krankenpflege vermag dem Patienten zu helfen, sich im Großbetrieb eines Krankenhauses mit rationalbegründeter Medizin besser zurechtzufinden. Das Überdenken von routinehaften Abläufen und unnötigen Sachzwängen ermöglicht eine individuellere und freundlichere Betreuung. In der heutigen Zeit ist man sich der Wichtigkeit zusätzlicher, altbekannter Linderungsmaßnahmen auch wieder vermehrt bewußt.

Weiteres über pflegerische und psychosoziale Unterstützungsmaßnahmen zur Besserung des Wohlbefindens s. Kap. 6, „Unterstützungsmaßnahmen".

Rolle der Krankenschwester in Behandlung und Pflege von tumorkranken Kindern

Die Häufigkeit der Krebserkrankungen bei Kindern ist glücklicherweise viel geringer als bei Erwachsenen. Die Erfolge in der Behandlung von tumorkranken Kindern haben zugenommen, und einige Formen wie akute Leukämien und maligne Lymphome, das Neuroblastom und Nephroblastom, Knochentumore, wie osteogenes Sarkom und Ewing-Sarkom, z. T. ZNS-Tumore, können heute zu einem hohen Prozentsatz geheilt werden. Die Tatsache, daß viele Kinder überleben und eine normale Lebenserwartung haben, führt zu ganz neuen Gesichtspunkten in der Betreuung des Kindes und seiner Familie durch das multidisziplinäre, pädiatrisch-onkologische Betreuungsteam. Es versteht sich von selbst, daß die psychosozialen Aspekte in bezug auf die Kinder- und Familienpsychologie einen besonderen Platz einnehmen. Die Krankenschwester steht bei der Pflege mitten in diesen vielfältigen Problemkreisen und kann durch ihre Erfahrung und ihr Verständnis viel zur Wiederherstellung des seelischen Gleichgewichtes von Kind und Familie beitragen. Auch in bezug auf Pflegemaßnahmen kann sie als „Schwester" im eigentlichen Sinne unterstützend durch schwierige Phasen hindurch begleiten.

Information über die Krankheit

Entgegen früherer Ansichten ist man heute der Auffassung, daß ein Kind verstehen soll, um welche Art der Krankheit es sich handelt, damit es sich entsprechend damit auseinandersetzen und auch kooperativ sein kann. Nur wenige Kinder fragen direkt danach, ob sie Krebs haben und wie die Prognose ist. Was gesagt wird, soll aber ehrlich und vollständig sein. Wesentlich scheint nicht die Nennung der Diagnose, sondern das Erwecken von Verständnis für die Krankheit, damit das Unbekannte in der Phantasie des Kindes nicht zum Ungeheuerlichen wird. Die Information muß bezüglich Quantität und Qualität den Bedürfnissen des Kindes, seinem Alter, seinem physischen und psychischen Zustand, seiner seelischen Belastbarkeit und seiner familiären Situation angepaßt werden. Im Vordergrund steht die Orientierung der Eltern als rechtliche Vertreter der Kindes. Es steht ihnen eine vollständige Information bezüglich Therapie, Nebenwirkungen und Prognose zu, wobei auch bei ihnen die Art und Weise der Informationsvermittlung nicht zur Hoffnungslosigkeit und Resignation führen darf.

Die Pflege des Kindes erfordert immer wieder das Eingehen auf das *Verständnis der Krankheit.* Ängste und Probleme werden nur selten geäußert. Sie sprechen manchmal von Märchenfiguren wie Hexen, bösen Geistern oder wilden Tieren, mit denen sie das Krankheitsgeschehen erklären möchten. Wichtig ist, daß die Schwester auf die Fragen der Kinder antwortet und sich nicht mit Ausreden aus der Sache ziehen will. Die *gute Vorbereitung auf diagnostische Eingriffe, Therapie und deren Nebenwirkungen* ist für die Kooperation unabdingbar. Dies kann z. B. durch das Üben einer solchen Maßnahme an der Puppe geschehen, mit Hilfe von Zeichnungen oder in Rollenspielen. Dies umgeht jedoch eine gute, medikamentöse Vorbereitung in bezug auf Beruhigung oder Schmerzbekämpfung nicht, sind doch die Kinder bei intensiven Therapien oft massiven und schmerzhaften Eingriffen ausgesetzt.

Verhaltensprobleme

Die Bedrohung durch eine schwere Krankheit löst bei Kind und Familie eine Verhaltensveränderung aus. Die Angst um das Kind läßt Eltern oft ihre *Erziehungsmaßstäbe ändern.* Ein häufig beobachtetes Problem ist das Zukommenlassen von *zu viel Nachsicht*, was zu Problemen mit der *Disziplin* führen kann. Für die Geschwister ist dies ärgerlich, da sie sich dann vernachlässigt vorkommen und da das ständige Rücksichtnehmen wiederum zu massiven Aggressionen führen kann. Übertriebene Nachsicht äußert sich möglicherweise auch in *Essensproblemen.* Das Kind ißt vielleicht nur das, was es wirklich gern mag und lehnt eine angepaßte Ernährung ab, was bei den Eltern sofort wieder Ängste auslöst. Ein besonderes Problem stellen Zwillinge dar. Der gesunde Zwilling bedarf einer guten Information, um das Verständnis zu haben, warum die Eltern so verängstigt sind und warum sie so viel Zeit für das andere Kind investieren. Das Gefühl des Vernachlässigtwerdens kommt sonst rasch auf, und durch übermäßig gutes oder schlechtes Betragen wird dann die Aufmerksamkeit auf sich gelenkt; es kommt zu *Rivalitätskonflikten. Schlafprobleme* des kranken

Kindes werden in der Regel den Hospitalisationsphasen zugeschrieben, und es scheint wichtig, daß das Kind nach der Heimkehr so rasch als möglich wieder in seinem eigenen Bett schläft, insbesondere auch um der Geschwister willen.

Der Zuzug eines *Kinderpsychologen* erweist sich im Verlauf der Therapie und Krankheitsphase sowohl für das Kind als auch seine Familie als hilfreich. Auftretende Schwierigkeiten können analysiert und bekämpft werden. Von großem Wert scheint auch die *Kontinuität der Betreuer* zu sein. Die Anwesenheit des gleichen Arztes, der *gleichen* Schwester, des Sozialarbeiters oder des Psychologen ermöglicht erst eine effektive Beratung und Unterstützung. In einigen Zentren besteht die Möglichkeit, daß eine Schwester oder ein Sozialarbeiter vom Krankenhaus aus schon bald nach der Entlassung das Kind und seine Familie aufsucht. Dabei können Probleme besser erkannt werden, und die ganze Familie hat die Chance, mit einer erfahrenen Spezialistin über Ängste in bezug auf Behandlung und Prognose zu sprechen.

Schulprobleme

Schon während eines längeren Krankenhausaufenthalts wird sobald wie möglich die Schulung wiederaufgenommen. Die meisten größeren Krankenhäuser verfügen über einen eigenen Lehrer, der diesen Kindern individuell nachgehen kann. Dies fördert die schnellere Rückkehr ins normale Leben und verhindert einen massiven Schulstundenausfall. Vor der Rückkehr in die Schule der Wohngemeinde ist es unabdingbar, schon früh Kontakt mit dem zuständigen Lehrer aufzunehmen. Der Lehrer erklärt den Mitschülern die Zusammenhänge über Krankheit und Schulausfall des Kindes und bereitet sie auch vor über äußere Veränderungen wie z. B. das Tragen einer Perücke. Wenn Mitschüler gut darüber informiert werden, daß diese und jene Erscheinung infolge der Krankheit und Therapie aufgetreten ist, verhalten sie sich in der Regel verständnisvoll und unterstützend. Sie reagieren nur dann roh und seltsam, wenn sie nur Halbwahrheiten wissen und keine Erklärungen für eine spezielle Situation erhalten haben.

Eine *Angst*, die viele Eltern für ihr Kind haben, ist die des *Infektionsrisikos*. Begründeterweise werden Masern und Windpocken außerordentlich gefürchtet. Mit den heutigen Möglichkeiten der Behandlung, z. B. mit Acyclovir oder Prophylaxe mit Immunglobulinen, kann diese Angst reduziert werden. Eltern tun gut daran, trotz allem ein möglichst normales Schul- und Freizeitleben des Kindes zu fördern. Eine Überbehütung kann die emotionale Entwicklung hemmen. Es ist Aufgabe der Krankenschwester, die Eltern diesbezüglich zu beraten und zu ermuntern.

Unterstützungsmöglichkeiten der Eltern

Die *Beziehung zwischen den Ehepartnern* kann durch das Ereignis einer solch schweren Krankheit enorm belastet werden. Vorher bestandene Krisen kommen noch drastischer zum Ausdruck und können gar zur Trennung oder zur Scheidung führen. Durch aufmerksames Hören auf die Eltern kann im Bedarfsfall die Hinzuziehung eines Psychologen vorgeschlagen werden. Dies gilt auch für Kommunikationsprobleme, welche möglicherweise schon vorher bestanden und die durch die anfallenden Probleme noch intensiver geworden sind.

Die Krankenschwester, die Hausbesuche durchführt, ist oft in der Lage, schwierig Auszusprechendes zu erwähnen und damit die offene Atmosphäre zu fördern. Depressive Verstimmungen der ganzen Familie und bedrohende Angst zeigen sich möglicherweise in Schlafstörungen, Appetitverlust, Konzentrationsschwäche etc.

Auch *Finanzprobleme* treten oft auf. Insbesondere dann, wenn ein Elternteil die Arbeit aufgeben muß, um für das Kind zu sorgen. Auslagen in Zusammenarbeit mit Behandlung und Therapie, aber auch mit dem Einkauf von unangepaßt teuren Geschenken für das „arme Kind" können den Rahmen sprengen und bedürfen der Abklärung und der Unterstützung durch den Sozialarbeiter der Gemeinde oder der Krebsliga.

An vielen Orten werden *Elterngruppen* gebildet. Sie treffen sich zu gemeinsamen Abenden, Ausflügen oder gar Ferien mit den Kindern und zu Problembesprechungen. Diese Gruppen, im Sinne von Selbsthilfegruppen mit fachlicher Beratung, sind außerordentlich unterstützend und jeder betroffenen Familie anzuraten.

Bei Kindern, die an ihrem Leiden sterben, ist das Ziel der *Heimpflege in der Terminalphase* wünschenswert. Voraussetzungen dazu sind unter „Organisation der Heimpflege" (s. S. 182) beschrieben. Zu Hause bleibt dem Kind die ständige Trennungsangst erspart, und wenn die Pflege im Sinne der „hôpitalisation à domicile" gewährt werden kann, ist dies sicher das Beste. Vielerorts gibt es auch Gruppen von Eltern verstorbener Kinder, die sich zur Verarbeitung des Todeserlebnisses noch lange regelmäßig treffen, woraus oft Freundschaften besonderer Tiefe für das ganze Leben entstehen.

Kinderzeichnungen

Kinderzeichnungen verraten außerordentlich viel und sind eine dem Kind angemessene Kommunikationsform. Sie sind ein einfaches Mittel für den Therapeuten, mit welchem er dem Pflegepersonal und auch den Eltern sonst unausgesprochene Bedürfnisse eines Kindes verständlich machen kann. Zeichnungen werden auch in Zusammenhang mit dem Beitrag zur Frühdiagnose, Prognose und Therapie von Kindern mit malignen Tumoren gebracht. Der im Hinblick auf den Krankheitsverlauf präzise, prognostische Gehalt von Kinderzeichnungen läßt den Betreuer oft verblüffen. Streng wissenschaftlich gibt es darüber jedoch keine Daten. Als Beispiel werden hier sechs Bilder eines Kindes im Verlauf seiner Krankheit dargestellt (Abb. 7.**2**).

Für die Rolle und Aufgabe des Krankenpflegepersonals bei der Schmerzbekämpfung, Verminderung von Übelkeit/Erbrechen, Verhütung von Haarverlust, Schleimhautproblemen, Blutung, Infektionen und bei Problemen der Venenpunktion wird auf das Kap. 6, „Unterstützungsmaßnahmen in der Behandlung und Pflege von Tumorkranken", verwiesen.

Viele Kinder können heute geheilt werden, und es ist außerordentlich wichtig, daß sie sobald als möglich wieder ein normales Leben führen und sich normal weiterentwickeln können. Die Unterstützung des Kindes als auch seiner Familie ist dabei notwendig und wertvoll. Es besteht auch immer die Gefahr, daß Betreuer sich zu stark in die Rolle der Unterstützung begeben. Als Professionelle müssen wir herausfinden, welches die richtige Balance ist zwischen verfügbarer, unterstützender und anbietender Beratung, ohne die Fähigkeit der Familie, ihre eigenen Entscheidungen zu treffen, zu beeinträchtigen.

a
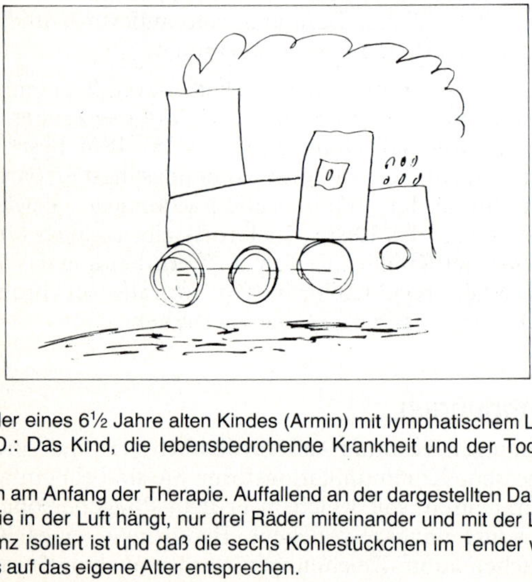

Abb. 7.**2** Bilder eines 6½ Jahre alten Kindes (Armin) mit lymphatischem Lymphosarkom (aus Bürgin, D.: Das Kind, die lebensbedrohende Krankheit und der Tod. Huber, Bern 1978).

a Entstanden am Anfang der Therapie. Auffallend an der dargestellten Dampflokomotive ist z. B., daß sie in der Luft hängt, nur drei Räder miteinander und mit der Lok verbunden sind, eines ganz isoliert ist und daß die sechs Kohlestückchen im Tender wahrscheinlich einem Hinweis auf das eigene Alter entsprechen.

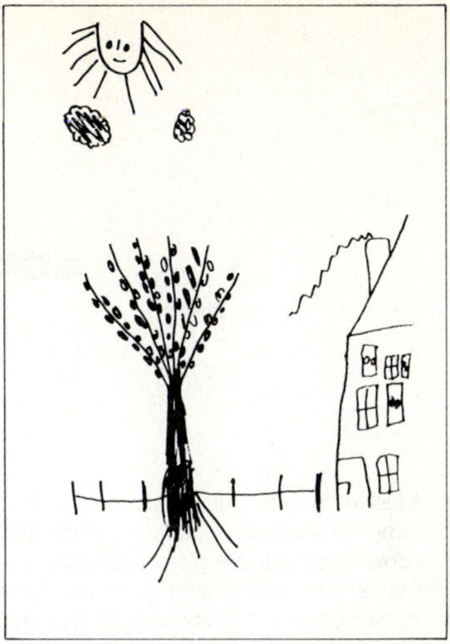

b Auffälliger Baum, offener Boden und Himmel; repetiert dreifach den Hinweis auf das Lebensalter: sechs Äste, sechs Zaunpfähle – und entspricht einer nachdrücklichen Standortbestimmung.

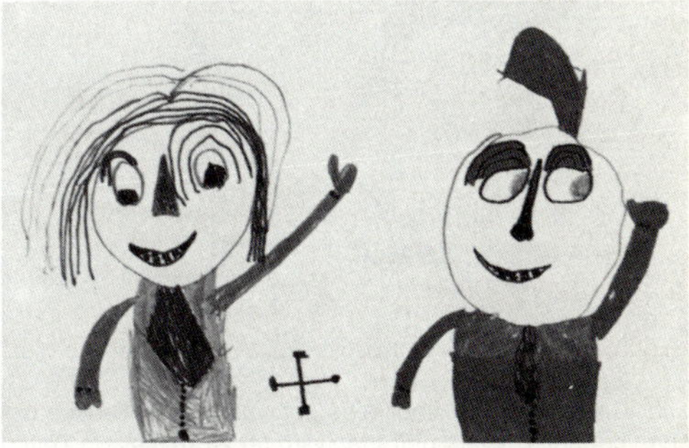

c Nach prophylaktischer Kopfbestrahlung mit ausgedehntem Haarausfall: Max, das Selbstbild vorher, Moritz, dieses nach der Bestrahlung? „Hühnerfalle“ als Pluszeichen der Zusammengehörigkeit der beiden Figuren?

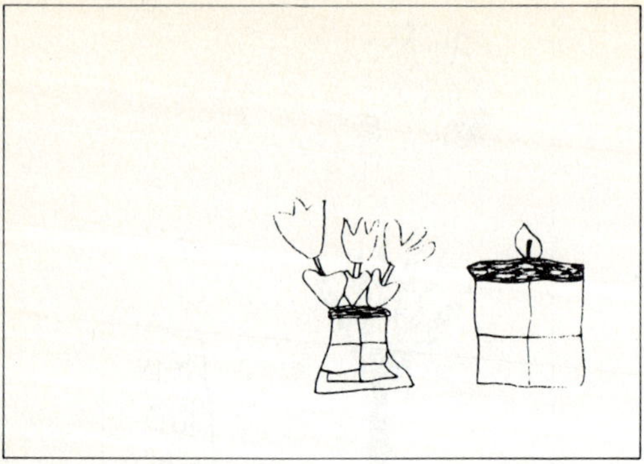

d 26 Monate später entstanden. Im Intervall war ein erstes Knochenmarkrezidiv aufgetreten, wonach nur noch eine Teilremission mäßigen Ausmaßes hatte erzielt werden können. Der Sockel der Blumenvase hat die gleiche Struktur wie der der Kerze. Armin weist also auf die Zugehörigkeit hin, betont aber auch den Unterschied zwischen sich (Kerzenstumpf) und den restlichen drei Familienmitgliedern (blühende Pflanzen). Das Faktum des Auslöschens ist akzeptiert (Original farbig).

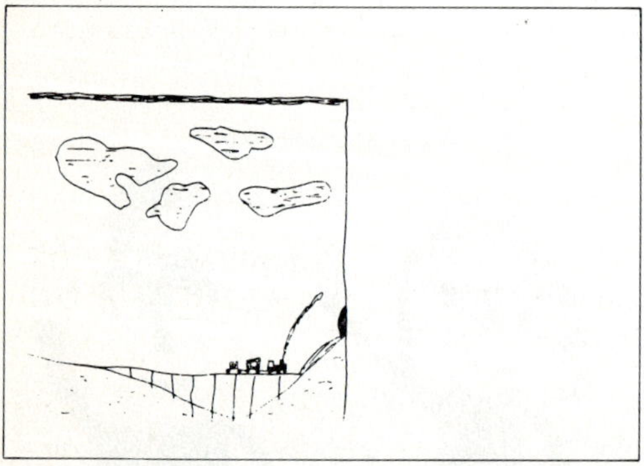

e 4 Tage danach: Das Züglein ist über eine sehr schwache Brücke gefahren, die von acht ausgesprochen dünnen Pfeilern getragen wird (er ist zu diesem Zeitpunkt achtjährig). Das Ende der Fahrt (der Tod) steht bevor. Es geht in einen dunklen Tunnel (Grab). Allerdings ist die dazugehörige Steigung kaum zu überwinden, und auch der Rauch der Lok scheint sich dagegenzustellen. Das Unausweichliche wird noch nicht 100%ig akzeptiert. Noch besteht eine fühlbare Ambivalenz: Wenn ich nur stehenbleiben könnte! (Original farbig).

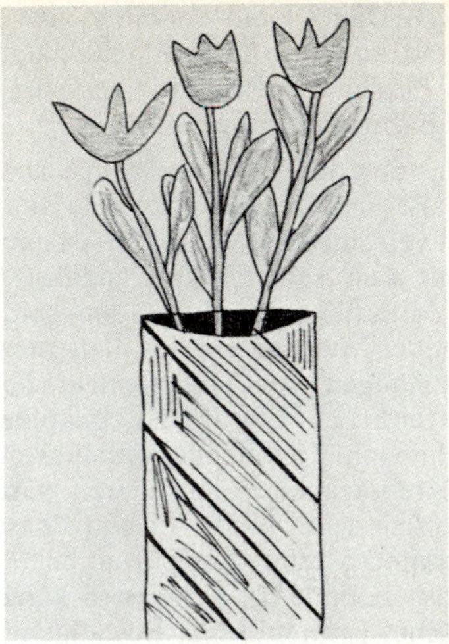

f 4 Tage später, 5 Tage vor dem Tod: Die Kerze fehlt. Armin greift voraus auf das Weiterbestehende: die drei Hinterbliebenen der Familie. Er hat aufgegeben. Von ihm ist nur noch der Name da, der links und rechts am Fuß der Vase angebracht ist (auf Reproduktion weggelassen). Die Zeichnung ist sehr farbig, fast fröhlich. Es ist, als versuchte er, seine Angehörigen zu trösten: Nehmt das nicht so tragisch; es war alles bloß ein böser Traum!

Pflege von Krebskranken: Belastungen des Betreuers, Auswirkungen und vorbeugende Unterstützungsmaßnahmen

Psychische Belastungen in der Pflege Tumorkranker

Zweifellos wird die Krankenschwester bei der Betreuung Krebskranker psychologisch ganz besonders *herausgefordert.* Sie ist konfrontiert mit mehr oder weniger bösartigen Krankheiten, die sie an die *Vergänglichkeit des menschlichen Lebens* und an ihren *eigenen Tod* erinnern. Die *Trauer der Patienten* und deren Angehörigen und das sich wiederholende *Abschiednehmen* beeinflussen die Gemütslage und können als belastend empfunden werden. Junge Krankenschwestern beginnen oft mit viel Enthusiasmus und großem Helferwillen, Tumorkranke zu pflegen. Nach einer gewissen Einarbeitungszeit beginnen sie dann zu erfassen, daß dieses Helfen nicht so einfach ist, daß der Betreuer selbst, zusammen mit dem Kranken, die Verarbeitungsphasen durchwandern lernen muß. Dabei kann er selber eine *Persönlichkeitsentwicklung* erleben und an Reife und Tragfähigkeit gewinnen, es sei denn, er hält diese Phasen nicht aus und verspürt für sich selber die Notwendigkeit, das Fachgebiet zu verlassen.

Die psychische Belastung durch Schwerkranke kommt, nach eigenen Beobachtungen, meist nach einigen Monaten zum Durchbruch. Sie manifestiert sich auf verschiedene Weise. Oft ist es eine undefinierbare Unzufriedenheit mit sich selber, Arbeitsunlust, das Gefühl, den Patienten und den Mitarbeitern nicht zu genügen. Auflehnung oder Aggressivität gegenüber Mitarbeitern und Patienten werden beobachtet. Falsche Vorstellungen vor Stellenantritt über „unbegrenzten menschlichen und zeitlichen Einsatz auf onkologischen Stationen" führen zu Enttäuschungen. Die eigene Unfähigkeit, sich im Rahmen des Möglichen für Krebskranke zu engagieren, wird oft auf Mitarbeiter und Betrieb projiziert. In einer solchen Phase ist es besonders wichtig, daß fachlich und psychologisch erfahrene Mitarbeiter sich um die sich in der Krise befindende Schwester kümmern. Sie braucht wiederholte Gespräche, Ermunterung, Bestätigung und auch Aufklärung über Zusammenhänge von Therapie und Patientensituation etc. Fachliche, praktische Hilfe und gute Instruktion vermögen Überforderung, Unsicherheit und Angst abzubauen. Kollegialität im Team ist zu diesem Zeitpunkt mitentscheidend über das Verbleiben der Schwester am Arbeitsplatz. Nicht jede Krankenschwester hat die Gabe, längerfristig mit Tumorpatienten zu arbeiten. Dies muß im gemeinsamen Gespräch abgewogen und erkannt werden. Die Schwester, welche sich nach einer schwierigen Phase erneut in adaptierter Form für die Pflege von Tumorkranken einsetzen will, wird eine belastungsfähige und hilfreiche Onkologieschwester werden.

„Burn-out-Phänomen" = „Ausgebranntsein"

Die Betreuung von Krebskranken braucht auch für erfahrenes Krankenpflegepersonal immer wieder aufs neue viel Kraft, Hoffnung und Zuversicht. Schwestern und Ärzte, welche für diese Arbeit zuwenig Unterstützung erhalten oder annehmen, sind besonders gefährdet, vom sog. Burn-out-Phänomen betroffen zu werden. Maslach (1982) definiert es als Syndrom physischer und emotionaler Erschöpfung, welches zu einer negativen Einstellung gegenüber sich selbst und dem Berufsbild sowie zum Verlust von patientenbezogenen Gefühlen führt. Die Ursachen des Syndroms sind vielfältig. Meistens handelt es sich um eine Anhäufung mehrerer Problemkreise, welche persönlicher, beruflicher, ausbildungstechnischer oder auch betriebsorganisatorischer Natur sein können. Nach Freudenberger (1974) gibt es Risikogruppen, die für das Burn-out-Syndrom prädisponieren. Es betrifft vor allem Personen, welche die Arbeit als Ersatz für das Privatleben sehen, Vorgesetzte, die sich unersetzlich fühlen, autoritäre Mitarbeiter und solche, die zu einem Auftrag nie nein sagen können.

Besonders *gefährdet* sind ebenfalls Personen, die sich *mit den Patienten zu stark identifizieren.* Bei dieser Identifikation kommt es zu Schwierigkeiten, indem die Probleme des Patienten zu den persönlichen Problemen des Pflegepersonals werden. So können bei Krankenschwestern hin und wieder Symptome, auch körperliche, der Patienten beobachtet werden. Eine Schwester, die einige Wochen mit Leukämiepatienten arbeitete, verspürte plötzlich die typischen Knochenschmerzen dieser Patienten, welche nach der Krisenverarbeitung wieder verschwanden. Der Gefahr einer zu intensiven Identifikation mit den Kranken sind auch Betreuer ausgesetzt, die kürzlich die Erkrankung eines nahestehenden Familienmitgliedes erlebten. Die persönliche, innere Belastung durch die Krankheit eines Familienmitgliedes wird dann möglicherweise in die anderen Patienten hineinprojiziert, was zu einer untragbaren Last wird. Personen mit hohen Erwartungen an sich selbst und mit starkem Bedürfnis, akzeptiert zu werden und geliebt zu sein, sind ebenfalls gefährdet. Eine weitere Ursache des Burn-out-Phänomens liegt mit Sicherheit in der wiederholten Konfrontation mit dem Tod bzw. mit Sterbenden und mit den trauernden Angehörigen.

Engagierte Krankenschwestern haben gerade wegen ihrer intensiven Patientenbeziehung oft auch Schwierigkeiten, den Wert und die Ethik gewisser *Forschungsprogramme* zu akzeptieren. *Betriebliche Mängel* wie *schlechte Führung, mangelnde Unterstützung* und Beratung des Pflegepersonals, *schlechte Kommunikation* und kleinliche Vorschriften sowie die Überlastung einzelner zehren an der Energiereserve und tragen so ebenfalls zum Burn-out-Phänomen bei.

Als typische *Symptome des Ausgebranntseins* werden Kopfweh, Magenschmerzen, steifer Nacken, Schlaflosigkeit, Rückenschmerzen, Infektanfälligkeit (häufige Erkältungen) und Müdigkeit beschrieben. Auch psychische Symptome wie Entscheidungsschwierigkeiten, Nichtzuhörenkönnen, rasches Wütendwerden bzw. emotionale Reizbarkeit und Affektlabilität sind zu beobachten. Es entsteht eine Neigung zu sturem und rigidem Verhalten, was die Teamatmosphäre belasten kann. Wiederholtes, zu langes Verweilen am Arbeitsplatz, ohne entsprechende Mehrleistung, leitet die Betroffenen in die soziale Isolation. Als terminale Phase des Burn-out-Syndroms wird die totale Abscheu gegenüber sich selbst, allem und jedem beschrieben.

Viele berufsabhängige sowie berufsunabhängige Faktoren scheinen eine Rolle zu spielen, so z. B. die Anzahl der Berufsjahre als Onkologieschwester sowie das Alter. Nach einer bestimmten Zeit und positiver Überwindung erster Schwierigkeiten werden Schwestern zuversichtlicher und erfahrener; vielleicht lernen sie auch, helfende Methoden besser zu ergreifen, welche über ausbrennende Arbeitsaspekte hinweghelfen. Interessant ist die Feststellung, daß die höchste Stufe von Burn-out-Gefühlen im Zusammenhang mit der Organisation des Betriebs und mit den Ärzten verzeichnet wurde. Die niedrigste Stufe dieses Phänomens wurde in Zusammenhang mit den Patientenproblemen gebracht. Dies führt zur Folgerung, daß die Probleme im Zusammenhang mit Betrieb und Zusammenarbeit mit anderen Berufsgruppen oft bedeutend belastender sind als die Patienten selber, bei deren Pflege auch sehr viel Schönes und Erfüllendes erlebt wird. *Neuere Untersuchungen* zeigen auch auf, daß *Onkologieschwestern,* im Gegensatz zu anderweitig tätigen Krankenschwestern im Krankenhaus, kaum *einem erhöhten Risiko* des Ausgebranntwerdens ausgesetzt sind.

Unterstützungsmaßnahmen für die Betreuer

Es gibt viele Möglichkeiten, das Burn-out-Phänomen zu verhüten. Dies kann jedoch nur in sehr individueller Weise angegangen werden. Der Besuch einer *Balint-Gruppe* oder die Durchführung von regelmäßigen *Gruppengesprächen* an Stationen mit Schwerkranken sind sehr zu befürworten. Der *Austausch im Kollegenteam* ist wohl der wirkungsvollste Ansatz. Die *Bestätigung der Betreuer* und ihre Förderung durch *Weiterbildungsmöglichkeiten, angepaßte Entlohnung und Dienstzuteilung* im Betrieb erhöhen das Selbstimage und geben Berufszufriedenheit. Von enormer Wichtigkeit scheinen *regelmäßige Kontakte und gute Beziehungen zu Freunden.* Anderen gelingt es, in einer tragenden *Gottesbeziehung* viele der schweren Probleme „abzuladen“ und neue Kraft zu schöpfen. *Geregelte Freizeit, ausgewogene Ernährung* und *regelmäßiger Sport* tragen zu physischer und psychischer Erholung bei. Jeder Betreuer müßte lernen, wirksam für sich selbst zu sorgen, sich auch selbst pflegen zu lassen. Nach der Arbeit „abzuschalten“, bedeutet z. B. für die einen, ein heißes Bad nehmen, für die anderen, zum Friseur zu gehen, sich in einer Krisenzeit etwas besonders Schönes zu kaufen usw. Sich selbst eine Freude zu bereiten, ist etwas Individuelles und muß von jedem Betreuer für sich selbst erkannt und gepflegt werden.

An manchen Kliniken sind, oft auf Verlangen der Onkologieschwestern, besondere Hilfsprogramme in der Form von Gruppenzusammenkünften organisiert. Angst vor Krankheit und Tod sowie Unkenntnis und mangelnde Übung im mitmenschlichen Umgang geben oft das Motiv zu solchen Gruppensitzungen. Ziele solcher Gespräche können sein: Erleichterung der Kommunikation der Schwestern untereinander, Reduktion inneren Unbehagens, Steigerung der gegenseitigen Unterstützung und besseres Verständnis der Patienten.

Es gilt als Regel, daß eine gute Krankenschwester keine „bösen" oder feindseligen Gedanken über Patienten haben darf. Verspürt sie aber dennoch Aggressionen gegen einzelne schwierige Patienten, fühlt sie sich unter ihren Mitschwestern isoliert und kann nicht mehr offen mit ihnen kommunizieren. Außerdem kann sie, wenn sie ihre eigenen Gefühle nicht versteht und annimmt, auch diejenigen der Patienten nicht verstehen und annehmen. Dadurch kann die Arbeitsfähigkeit wesentlich beeinträchtigt werden. In Gruppensitzungen unter der Leitung eines Psychologen können derartige Reaktionen aufgefangen und die Schwestern entlastet werden. Die Erkenntnis, daß auch Ärzte in solchen Lagen nicht „omnipotent" sind, kann das Klima zwischen Schwestern und Ärzten wesentlich verbessern.

Wenn nebst der psychischen Belastung auch noch die Überforderung durch zu hohe Arbeitslast dazu kommt, läßt das „Ausgebranntwerden" nicht lange auf sich warten. Es ist deshalb unabdingbar, daß Pflegedienstleitungen und Krankenhausverwaltungen diesem Aspekt Rechnung tragen und die Stellenpläne entsprechend überwachen.

Literatur

Burgin, D.: Das Kind, die lebensbedrohende Krankheit und der Tod. Huber, Bern 1978

Cook, D. J.: Music as an intervention in the oncology setting. Cancer Nurs. 9 (1986) 23–28

Freudenberger, H. J.: Staff burn-out, J. soc. Iss. 30 (1974) 159–165

Gaudinski, M. A.: Coping with expanding nursing practice, knowledge and technology. Aviat. Space Environ. Med. 50 (1979) 1073–1075

Glaus, A.: Pflege von Tumorkranken. Hilfsmittel für den berufskundlichen Unterricht. RECOM, Basel 1987 (S. 167)

Hickey, S.: Enabling hope. Cancer Nurs. 9 (1986) 133–137

Horner, A.: Unterstützung des krebskranken Kindes und seiner Familie. In: Glaus, A., H.-J. Senn: Unterstützende Pflege Tumorkranker. Springer, Heidelberg 1988

Jenkins, F. J.: Evaluation of burn-out in oncology nurses. Cancer Nurs. 9 (1986) 108–116

Kesselring, A.: Social network and support perceived by Swiss cancer patients. Cancer Nurs. 9 (1986) 156–163

Kübler-Ross, E.: Reif werden zum Tode, 2. Aufl. Gütersloher Verlagshaus, Gütersloh 1982

Maslach, C.: Burn-out, a review of the literature with application to cancer nursing. Cancer Nurs. 3 (1982) 211–217

Meerwein, F.: Einführung in die Psycho-Onkologie, 3. Aufl. Huber, Bern 1985 (S. 181)

Pfeiffer, S.: Gesundheit um jeden Preis, 8. Aufl. Brunnen Verlag, Basel 1983

Saunders, C. M.: Principles of symptom control in terminal care. Med. Clin. N. Amer. 66 (1982) 1171

Senn, H.-J., P. Drings, A. Glaus, W. F. Jungi, R. Sauer, P. Schlag: Checkliste Onkologie. Thieme, Stuttgart 1992

Sontag, S.: Krankheit als Metapher. Fischer, Frankfurt 1981 (S. 23)

Vachon, M. L. S.: Measurement and management of stress in health professionals working with advanced cancer patients. Death educat. (1978) 365–375

8. Wahrhaftigkeit am Krankenbett bei Tumorpatienten

H.-J. Senn

Einleitung

Krebs ist ein ausgesprochenes – und oft auch nicht ausgesprochenes – Reizwort. Es löst bei den meisten Menschen automatisch eine ganze Welle „negativer" Gefühle aus und wird sowohl von den Betroffenen wie auch deren Umwelt meist unmittelbar mit Vorstellungen von *Schmerzen, Leiden* und *Tod* in Zusammenhang gebracht.

Dieses vorurteilhafte Denken ist nicht nur in der Bevölkerung (den sog. medizinischen Laien) noch weit verbreitet, sondern greift tief hinein in die Reihen der Ärzteschaft und der Pflegeberufe, was für Krebskranke und deren nächste Bezugspersonen u. U. zu einem schwerwiegenden Kommunikationsproblem werden kann.

Wird im Rahmen der Behandlung nichtmaligner Tumorkrankheiten mit vergleichbar schlechter Prognose (wie etwa Myokardinfarkt, zerebrovaskulärer Insult, Nieren- oder Leberinsuffizienz) in erster Linie das Positive erlebt und im Gedächtnis festgehalten, so wird im Umgang mit Krebskranken viel eher das Negative fixiert, d. h., man zählt sich selbst und anderen dauernd auf, wie viele bekannte oder unbekannte Menschen dieses „Scheusal unter den Krankheiten" (Zitat aus der Diplomarbeit einer Schwesternschülerin) bereits dahingerafft hat. Die Tatsache, daß im Durchschnitt heute jeder dritte Tumorpatient langfristig „geheilt" werden und gesund und sozial integriert sein Leben heute vielleicht viel bewußter gestalten kann als früher, wird weitgehend verdrängt.

Man gewinnt in diesem Zusammenhang als Arzt und Betreuer vieler Tumorkranker oft den Eindruck, ein Patient dürfe an allen anderen, „normalen" Krankheiten bzw. Todesursachen sterben – nur nicht an Krebs.

Auf diesem emotional vorurteilshaften Hintergrund ist es nicht verwunderlich, daß das Informationsproblem und der Kontakt zwischen Tumorpatient, Angehörigen, Ärzten und Pflegepersonal eine andere Dimension aufweist als die psychosoziale Erlebniswelt in anderen Bereichen der medizinischen Betreuung. Es ist eine traurige Tatsache, daß es mit der Arzt-Patient-Angehörigen-Beziehung bei Tumorkranken bei uns noch nicht zum besten bestellt ist. Dabei hätten gerade viele dieser vom Schicksal ohnehin schwer geprüften Patienten und deren mitbetroffene Angehörige eigentlich ein *spezielles Anrecht* auf eine besonders gute psychologische Führung durch Arzt und Pflegepersonal.

Immer noch entziehen sich viele Ärzte und Schwestern dieser zeitraubenden, herausfordernden, jedoch wichtigen und dankbaren Aufgabe. Glücklicherweise ist die Zahl dieser „Befangenen“ in den letzten Jahren stark im Abnehmen begriffen.

Die meisten älteren Ärzte wurden im Laufe ihres Studiums und ihrer Assistentenjahre noch durch Wort, Weisung und Vorbild dazu erzogen, unangenehmen Gesprächen mit sog. „unheilbaren“ Patienten auszuweichen. Sie wurden zur „gnädigen Lüge“ angeleitet – einleuchtenderweise zum Schutz des ohnehin vom Schicksal schwer geprüften Patienten. Es waren fast ausschließlich Tumorpatienten, bei welchen dieses ethisch fragwürdige „Ausweichspiel“ praktiziert wurde. Es ist auch bekannt und durch wissenschaftliche Untersuchungen belegt, wie z. B. die Zimmer sog. unheilbarer Tumorpatienten von Ärzten und Pflegepersonal gemieden werden, und zwar nicht erst in der eigentlichen Sterbephase bei bereits gestörter Kommunikation zwischen Betreuer und Patient, sondern bezeichnenderweise vorher. Man ist froh über jede Zimmerabwesenheit des Patienten im Bad, in der Röntgenabteilung usw. Es ist bedenklich, mit welchen eigenartigen Erklärungen und Begründungen heute noch – vor allem in deutschsprachigen Ländern – gegen eine offene, wahrhaftige Haltung gegenüber Tumorpatienten Stellung bezogen wird und in welcher vorurteilshaften Verdrängung die Folgen dieses Versagens der Arzt-Patienten-Kommunikation von vielen Ärzten, aber auch von Angehörigen der Pflegeberufe nicht gesehen werden wollen. Die Nichtinformation stellt für das Pflegepersonal ein großes Problem dar, da durch Ermangelung der Möglichkeit des Gesprächs über existentielle Fragen eine Isolation des Patienten entsteht.

Praktische Beispiele falscher Informationstaktik

Das Wesen der gestörten Kommunikation mit Tumorkranken wird dadurch illustriert, daß immer noch vielen dieser Patienten elementarste Informationen über die Natur und den grundsätzlichen Verlauf der Tumorkrankheit wie auch über den Sinn und Nutzen der getroffenen oder unterlassenen Therapiemaßnahmen vorenthalten werden. Nicht selten übersteigt dieser Kommunikationsblock das Maß der „Nichtinformation“ und wird zur „Unwahrhaftigkeit am Krankenbett“, indem bestimmte, von ihren Ärzten oft psychologisch völlig falsch eingeschätzte Tumorkranke bis hin zu gefälschten Histologieberichten und ähnlichem aktiv belogen werden. Daß dies jeweils alles unter dem

Deckmantel einer mehr als fragwürdigen „Humanität" geschieht, macht die Angelegenheit nicht weniger peinlich.

Aus zahlreichen Erfahrungen seien beispielhaft einige bezüglich „ärztlicher Wahrhaftigkeit" *besonders instruktive* Krankengeschichten hier erwähnt:

Beispiel einer chronischen Nichtinformation: 38jähriger, psychisch sehr differenzierter Kaufmann mit leider bereits *fortgeschrittenem, inoperablem Kolonkarzinom* (2 bioptisch gesicherte Haut-, palpatorisch und szintigraphisch vermutete Lebermetastasen, 1 radiologisch vermutete Lungenmetastase). Der Hausarzt sprach sich mit dem Chirurgen ab, den Patienten, der „schon immer ein Hypochonder und Neurotiker gewesen sei", nicht über seine schwere Krankheit zu informieren. Der Patient fragte im Krankenhaus auch gar nicht viel und gab sich mit oberflächlichen Aufmunterungen anscheinend zufrieden. Niemand erkannte offenbar seine notvolle Ungewißheit und sein unausgesprochenes Erahnen der Natur seines Leidens. Auch bei sichtlicher Zustandsverschlechterung anläßlich der ambulanten Kontrollen beim Hausarzt und in lockerer Folge beim Chirurgen erfolgte *kein klärendes Gespräch.* Der Patient sprach mit seinen Ärzten immer weniger, wurde verschlossen und feindselig gegen seinen Hausarzt und begab sich auch nicht mehr in die vorgesehene Nachkontrolle seines Chirurgen. Er meldete sich dann selbständig und in großer innerer Not bei uns zu einer Aussprache mit den Anfangsworten: „Ich hoffe, endlich einmal mit jemandem offen und vertrauensvoll über mein Schicksal reden und meine Zukunft planen zu können. Ich habe doch Krebs. Ich sehe es mir ja selbst im Spiegel an." Der junge Mann faßte nach einer längeren Aussprache außerhalb der Sprechstunde wieder Vertrauen, später auch wieder zu seinem Hausarzt und kostete seine „rationierte Zeit" voll aus. Er lebte danach noch 11 Monate unter temporär erfolgreicher zytostatischer Chemotherapie und reifte (nach seinen eigenen Worten) in diesem letzten Lebensjahr mehr als in den vorangegangenen 38 Jahren zusammen. Unter Führung eines erfahrenen Seelsorgers legte er sein (menschlich gesehen unvollendetes) Leben in Gottes Hand und starb zuversichtlich und in der Überzeugung, „daß es sich dennoch gelohnt habe".

Beispiel einer krassen Fehlinformation: Bei einer 54jährigen, offenbar sehr sensiblen Patientin wurde aufgrund einer längerfristigen ungeklärten Oberbauchsymptomatik radiologisch und endoskopisch die Diagnose eines weit *fortgeschrittenen, inoperablen Magenkarzinoms* gestellt. Monatelang hatte ihr Hausarzt sie vertröstet, daß alles nur „nervöser Natur sei". Man vereinbarte ärztlicherseits (zu wessen Schutz wohl?), der Patientin mitzuteilen, sie hätte „lediglich ein großes Magengeschwür". Die resolute Patientin wollte umgehend operiert werden, erhielt jedoch zur Antwort, daß „Geschwür und belanglose

Verwachsungen jetzt noch keiner Operation bedürften". Die Oberbauchschmerzen nahmen unangenehm zu. Als Antwort auf ihre grübelnde Skepsis fertige man der Patientin sogar ein *vom Klinikchef unterzeichnetes falsches Zeugnis samt gefälschtem Histologiebericht* aus und sandte sie zur Erholung in ein Kurhaus. Von dort aus erfolgte wegen zunehmender narkotikaabhängiger Oberbauchschmerzen und unstillbarem Erbrechen die Notfallüberweisung in die Klinik. Beim Krankenhauseintritt war die gequälte Patientin unruhig, fordernd und „schnoddrig" mit dem Pflegepersonal. Sie verstand nicht, weshalb sie überhaupt Schmerzen hatte, und machte ihren früheren Ärzten schwerste Vorwürfe, weil sie nicht (gemäß ihrem Wunsch) operiert worden war. Trotz fortschreitender Kachexie und immer peinlicher werdender Lage versuchten die begleitenden Angehörigen nach telefonischer Rücksprache mit den früheren Ärzten, diese „fehlinformierte Scheinwelt" aufrechtzuerhalten, um „nicht das Gesicht zu verlieren und der Patientin die letzte Vertrauensbasis zu zerstören" (!). Unter dem Druck der unhaltbaren Situation und der fragenden Spannung von seiten der Patientin wurde sie offen, jedoch taktvoll informiert, und es wurde ihr soweit möglich unsere menschliche Hilfe angeboten. Die Folgen dieses (viel zu späten) Informationsgesprächs waren zunächst eine *verständliche Wut auf ihre Angehörigen und früheren Ärzte* und dann eine mehrtägige Phase ebenfalls einfühlbarer reaktiver Depression. Knapp eine Woche später verließ jedoch die Patientin *ohne weiteren Narkotikabedarf* die Klinik zu Fuß, ernster geworden, jedoch völlig ruhig und konnte vor ihrem 3 Monate später zu Hause eintretenden Tod noch vieles im Geschäfts- und Verwandtenkreis klären und ordnen.

Beispiel einer falschen Informationstaktik: Bei einer 41jährigen Frau wurde durch den Frauenarzt anläßlich einer Routinekontrolle ein *fortgeschrittenes Portiokarzinom* mit Infiltration der Parametrien festgestellt. Operation und Nachbestrahlung erfolgten – auf dringenden Wunsch des Ehemannes und des ihn beeinflussenden Hausarztes – *ohne Angabe des wahren Grundes* gegenüber der Patientin. Man sprach von „operativem Ausschalten einer sonst gefährlichen Blutungsquelle und eines Gebärmuttervorfalls". Als die Frau nach der Operation kategorisch Bescheid wissen wollte, wichen ihr die Klinikärzte aus und wiederholten die *Scheindiagnose.* Auch der nachbehandelnde Strahlentherapeut wurde angehalten, „mit der Patientin doch dieselbe Sprache zu reden". Doch die intelligente Patientin ließ sich nicht mehr länger hinhalten, wurde immer skeptischer und verweigerte nach 10 Bestrahlungssitzungen die Weiterbehandlung, „falls man ihr nicht klaren Wein einschenke, warum dies alles geschähe". Unter diesem Sachzwang stehend, händigte ihr der zuständige gynäkologische Oberarzt im Krankenhaus anstelle eines klärenden Gesprächs *ihre Krankengeschichte aus* (!), mit der Bemerkung: „Wenn Sie es unbedingt wissen wollen, können Sie alles selbst nachlesen.“ Die Patientin entnahm somit ihren Krankenakten, daß sie ein „weitgehend hoffnungsloser Fall mit leider äußerst schlechter Langzeitprognose“ sei (Zitat des operierenden Arztes aus dem Brief an den einweisenden Hausarzt). Die *Patientin lebt aber heute noch, 14 Jahre nach der „hoffnungslosen“ Lagebeurteilung durch den Gynäkologen.* Allerdings hat sie nach dem damaligen „totalen Informationsschock“ verständlicherweise ihre Ärzte gewechselt.

Beispiel einer unzweckmäßigen Angehörigeninformation: 47jährige Hausfrau mit peritonealer Aussaat eines leider wie meistens spät diagnostizierten *Ovarialkarzinoms samt Aszites.* Die Frau hatte ihr ganzes Leben lang hart gearbeitet, war seit 5 Jahren verwitwet und sorgte bis vor kurzem für ihre fünf z. T. noch schulpflichtigen Kinder. Der Hausarzt wagte nicht, offen mit ihr über die Krankheit zu reden, da die Patientin „von früher her schon depressiv veranlagt sei“. Man sprach ärztlicherseits im Regionalkrankenhaus und in der hausärztlichen Praxis von „chronischer Entzündung und Verwachsungen im Bauche“. Dennoch erfolgte (um angesichts der Kinder nichts unversucht zu lassen) die konsiliarische Überweisung an den medizinischen Onkologen. Dies war allerdings verbunden mit dem *dringlichen kollegialen Wunsch,* der *Patientin nichts von der schwerwiegenden Diagnose zu sagen.* Dies sei um so weniger nötig, als der Hausarzt (da der Ehemann der Patientin verstorben war) bereits Bruder und Schwägerin informiert habe, was wohl genügen dürfte. Es „genügte“: 5 Wochen später, anläßlich der Osterfeiertage, titulierte die streibare und *leider nur allzu gut informierte Schwägerin* die Patientin in einer offenbar häufig vorkommenden Familienauseinandersetzung als „eine ohnehin bald abkratzende Krebstante“. Die Depression nach dieser unzweckmäßigen, nichtärztlichen Information war entsprechend ausgeprägt. Es war auch verständlich, wenn auch in keiner Weise angestrebt und zweckmäßig, daß die Patientin dann Hilfe im geographisch weit entfernten Tumorzentrum suchte und nicht bei ihrem Hausarzt.

Für und Wider einer offenen, wahrhaftigen Patienteninformation

Es läßt sich nicht bestreiten, daß der Großteil der Tumorpatienten unserer Zeit für eine offene, sachliche und hilfreiche Information dankbar ist.

Welches sind die Gründe, die *für* eine offene, wahrhaftige Informationstaktik auch bei Kranken mit sog. „bösartig-unheilbaren“ Leiden sprechen?

- Vermeiden der kommunikativen Isolation des Tumorpatienten von seiner Umgebung (Nicht- sowie Fehlinformation trennt: Man muß sich ausweichen, vgl. obige Beispiele).
- Die ohnehin gesellschaftspolitisch sinkende Glaubwürdigkeit des Arztes und Pflegepersonals nicht noch durch „Unwahrhaftigkeit" aufs Spiel setzen.
- Den Patienten nicht um wertvolle Lebenszeit betrügen (nötige Konfliktverarbeitung, Reifungs- und Ablösungsprozeß. Handlungsfreiheit wahren).
- Das Verständnis des Patienten für seine Krankheit und die eventuell nötigen, einschneidenden Behandlungsschritte wecken (Kooperation).
- Medizinische Pflege und seelische Führung des Patienten in der Krise erleichtern (Pflegepersonal, Seelsorge). Eine offene Atmosphäre ermöglicht bessere Hilfe und ist für alle Beteiligten befriedigender.
- Keine Illusionen, sondern ehrliche Hoffnung und Trost schenken.

Welches sind die Gründe, die vielfach gegen eine offene und wahrhaftige Informationspolitik bei Tumorpatienten geäußert werden?

- Angst vor den angeblich negativen Folgen einer allzu offenen Informationstaktik (Schutz des Patienten durch Verschweigen bzw. „gnädige Lügen").
- Vermutete Verarbeitungsschwierigkeiten infolge Intelligenz- und Reifegrad des Patienten (Jugendliche, „einfache Leute", höheres Alter usw.).
- Angeblich hohe Suizidgefahr bei informierten Krebspatienten.
- Information der nächsten zuständigen Angehörigen genügt.
- Therapeutischer Nihilismus, oft basierend auf vorurteilshaft verarbeiteter, einseitiger eigener Erfahrung und mangelnder Weiterbildung („Krebs = Tod").

Zu diesen *Gegenargumenten* ist zu sagen, daß die oft ins Feld geführte „Angst vor den Folgen eines allzu offenen Gesprächs" in den meisten Fällen einer nüchternen Betrachtungsweise nicht standhält. Der so Argumentierende frage sich zunächst einmal in der Stille „wahrhaftig" selbst, *wen* er denn mit der vorenthaltenen unangenehmen Information eigentlich schützen will: den angeblich nicht belastbaren Patienten – oder vielleicht in erster Linie sich selbst? Dasselbe gilt wohl auch für entsprechend eingestellte Angehörige des Tumorkranken. Es ist erstaunlich, was in diesbezüglichen Gesprächen mit Arztkollegen, Krankenschwestern und Familienangehörigen oft an uneingestandener „Krebsangst" und verdrängter eigener „Todesangst" zum Vorschein kommt.

Bezüglich *Selbstmordgefahr bei Tumorpatienten* steht fest, daß Suizidversuche und geglückte Suizidfälle bei Krebspatienten nicht wesentlich häufiger sind als in der „gesunden Durchschnittsbevölkerung". Zahlenmäßige Literaturangaben zu diesem Thema sind rar. Nach unserer Erfahrung ist es immer wieder erstaunlich zu sehen, welch großer Prozentsatz von hartangefochtenen Patienten mit Tumorleiden im Laufe ihrer Krankheit zu einer *bewundernswert tragfähigen Verarbeitung ihres Leidens heranreifen.* Im direkten Kontakt mit über 20000 Malignompatienten haben wir in den letzten 20 Jahren *nur zweimal von erfolgreichem Selbstmord* Kenntnis erhalten, wobei nur in *einem Fall* (47jähriger Patient mit inoperablem Larynxkarzinom) eine unzweckmäßige ärztliche Informationstaktik mitverantwortlich war. Das *zweite Suizidereignis* betraf einen 68jährigen Patienten mit inoperablem Magenkarzinom: Dieser erschoß sich anläßlich eines Klinikurlaubs zu Hause, nicht etwa wegen des Wissens um die Ausweglosigkeit seiner ihm wohlbekannten Diagnose, sondern weil ihm tags zuvor sein einziger ihn besuchender Sohn im Affekt erklärt hatte, er solle jetzt lieber möglichst rasch sterben, als noch unnötigerweise viel von seinem Erbe an die Ärzte zu vergeuden. Unter 125 bezüglich Leitmotiv ausgewerteten Suizidversuchen der intern medizinischen Intensivstation am Kantonsspital St. Gallen befand sich nur ein *einziger Tumorpatient,* welcher nebst schweren sozialen Problemen auch das Mitwissen um die medizinische Ausweglosigkeit seines Plattenepithelkarzinoms der oberen Luftwege als Nebenmotiv angab.

Wie schon im oben erwähnten Beispiel einer „unzweckmäßigen Angehörigeninformation" wird auch in diesen Suizidbeispielen von Tumorpatienten klar, mit wieviel Unverstand und Berechnung „unheilbar Kranke" oft von ihren engsten Angehörigen behandelt werden. Nicht selten sieht sich der verantwortliche Arzt in die Rolle eines „Vermittlers zwischen Patient und Umgebung" gedrängt – eine Aufgabe, welcher er nur mit *Offenheit und Wahrhaftigkeit* gewachsen ist.

Gründe zum Umdenken

Die Tab. 8.**1** umfaßt die wichtigsten Gründe, welche unseres Erachtens ein Umdenken bezüglich Offenheit und Wahrhaftigkeit im Umgang mit Tumorpatienten erfordern. Wenn wir Ärzte und Schwestern nicht wahrhaftig sein können, wird der Krebspatient in noch vermehrtem Maße in die längst offenen Arme (und Geldbeutel) psychologisch geschickt agierender *Scharlatane* getrieben.

Tabelle 8.1 Gründe zum Umdenken bezüglich Offenheit und Wahrhaftigkeit in der Information von Tumorpatienten

- dauernde Veränderung der Arzt-Schwestern-Patienten-Beziehung in Richtung „mündiger“ Patient, Beeinträchtigung der Glaubwürdigkeit von Ärzten und Klinikpersonal
- fortschreitende Publikumsinformation über Tumorkrankheit durch Massenmedien, Presse, Laienvorträge usw.
- echte Therapiefortschritte in den letzten Jahren bei vielen früher „inkurablen“ Tumorkrankheiten: „Unheilbare“ Patienten werden innerhalb ein bis zwei Ärzteausbildungsgenerationen „heilbar“, wie z. B. akute lymphatische Leukämie bei Jugendlichen, disseminierte maligne Lymphome im Erwachsenenalter, Chorionkarzinom der Frau, Knochensarkome, Hodenteratokarzinome usw.
- tiefere psychologische Erkenntnisse im Umgang mit überlebenden Tumorkranken sowie Sterbenden (Kübler-Ross 1974, Sporken 1973)
- „Entmythologisierung“ des Tumorproblems bei Ärzten und Pflegeberufen durch Einbau der klinischen Onkologie in den regulären Ausbildungs- und Fortbildungsplan
- rechtliche und ökonomische Faktoren (vor allem in der amerikanischen Medizin und Gerichtspraxis unangenehm weit fortgeschritten)

Was meint der Tumorpatient zur Wahrhaftigkeit seiner Ärzte?

Im Gegensatz zur hausärztlichen Praxis und dem Allgemeinkrankenhaus betreut ein Tumorzentrum viele Hunderte dieser medizinisch und psychisch oft schwierigen und anspruchsvollen Patienten. Es entwikkelt sich daraus zwangsläufig zu diesen Patienten eine *vertiefte Beziehung,* welche nicht zuletzt Frucht vieler eingehender Gespräche ist – Schicksalsgemeinschaften, welche oft bis in die Sterbephase bestehenbleiben. Vielfach ist der Tumorspezialist nicht so sehr kraft seiner besseren modernen Therapiemöglichkeiten als kraft seiner *größeren menschlichen Erfahrung im Umgang mit Tumorkranken* eine Art von „Ombudsmann“, welcher in der verständlichen Verzweiflungssituation des Patienten zwischen diesem, seinen Angehörigen, dem überlasteten Hausarzt und dem am Problem nicht länger interessierten früheren Chirurgen vermitteln soll.

Das Ausmaß des Informations- und Kommunikationsnotstands im Umgang mit Tumorkranken in Praxis und Allgemeinkrankenhaus kann nur ermessen, wer gewohnt – und auch bereit – ist, sich mit diesen Menschen und ihren Sorgen zusammenzusetzen. Die Tab. 8.2 enthält einige der häufigsten *Klagen* Tumorkranker. Es handelt sich dabei nicht um zusammengesuchte Raritäten, sondern um Musterbeispiele von Antworten und Gesprächen Hunderter von Krebspatienten. Diese Patientenaussagen sind es wert, ernst genommen und überdacht zu werden. An dieser Kommunikationsnotlage ändert sich auch dann nichts Wesentliches, wenn stets dieselben Beispiele unheilvoller

Tabelle 8.2 Häufigste Klagen schlecht oder nicht informierter Tumorkranker

- „Ich glaube, mein Hausarzt hat Angst vor mir. Er läßt mich während der kurzen Zeit in der Sprechstunde nie zu Wort kommen und geht mir wo immer möglich aus dem Weg."
- „Ich bin froh, wieder einmal ins Krankenhaus kommen zu dürfen. Hier kann ich endlich wieder offen über meine Krankheit und meine Probleme reden."
- „Ich komme mir vor wie aussätzig oder ausgestoßen. Man tuschelt mit meinen Angehörigen und weicht mir aus. Alle sind so komisch."
- „Mein Arzt meint zwar, ich wüßte nicht, daß ich Krebs habe. Ich möchte ihn damit nicht auch noch belasten."
- „Warum hat man mir das nicht alles viel früher gesagt? Man hat mich um eine wichtige Zeit meines Lebens betrogen. Die Ärzte sind alle Lügner."

Effekte eines allzu offenen Umgangs mit „unheilbaren" Patienten zitiert werden. Daß es ausnahmsweise zu solchen negativen Informationsfolgen kommen kann, ist kaum zu bestreiten. Das dadurch in Einzelfällen gestiftete „Unheil" dürfte erfahrungsgemäß in keinem Verhältnis stehen zur inneren Not einer großen Zahl nicht oder falsch informierter und damit von ihrer pflegenden Umgebung irgendwie isolierter Tumorkranker.

Wahrheitsproblem in seiner Beziehung zur Begegnung Arzt/Schwester mit dem Tod

Erfahrungsgemäß haben viele Schwestern und Ärzte Mühe mit der Wahrhaftigkeit am Krankenbett. Dies hat u. a. damit zu tun, daß in einzelnen medizinischen Bereichen (z. B. Augenklinik, Dermatologie, Rheumatologie) nur selten Sterbende betreut werden (Abb. 8.**1**). Am häufigsten sterben die Patienten auf den Abteilungen der inneren Medizin und auf den Intensivstationen. Wichtig ist aber, nicht nur die Zahl der Todesfälle zu kennen, sondern es ist die Intensität und Dauer der effektiven Konfrontation der Ärzte und Schwestern mit dem sterbenden Patienten, die berücksichtigt werden muß.

Nicht selten hört man den Vorwurf aus der Praxis, in den Krankenhäusern hätte man gut reden, da schließlich dann doch der Hausarzt den Patienten in der Sterbevorbereitungs- und Todesphase zu Hause allein verkraften müsse. Angesichts der Tatsache, daß sich heute weit über 50% – in Großstäden oft über 80% – der Sterbefälle in Krankenhäusern und Heimen ereignen, wo sich das Patiententodeserlebnis auf relativ wenig Ärzte und Schwestern bestimmter Fachrichtung konzentriert, ist diese Argumentation überprüfungswürdig. Bei einer derzeitigen Sterberate von rund 10 von 1000 Lebenden pro Jahr und einem mittleren Anteil von 50–60% Krankenhaustodesfällen sieht ein Arzt

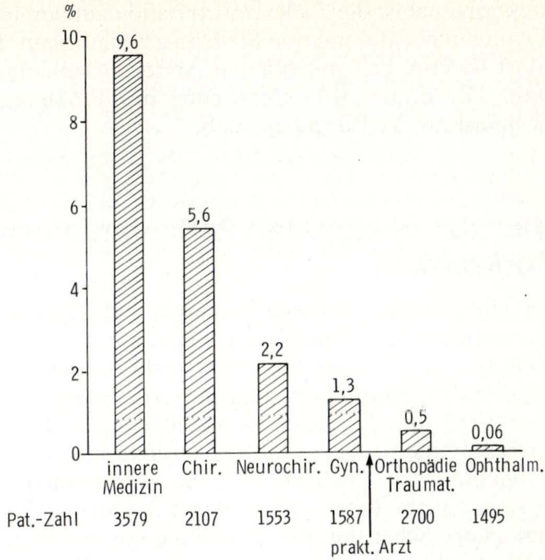

Abb. 8.1 Anteil der Sterbefälle am Gesamtkrankengut des Kantonsspitals St. Gallen 1984.

in der Praxis in einem Dorf(-teil) mit ca. 1000 Einwohnern im Mittel jährlich höchstens 4–5 Todesfälle zu Hause. Wenn ungefähr ein Drittel der nominellen Einwohner seines Praxiskreises zu seinen Patienten zählen, entspricht dies einem prozentualen Anteil von Todesfällen am Krankengut von 1–2%, wobei wahrscheinlich je nach Landesgegend und ärztlicher Tätigkeit (wie auch im Krankenhaus) wieder erhebliche Unterschiede bestehen dürften.

Davon abgesehen ist jedoch unverkennbar, daß die Begegnung mit dem sterbenden Patienten in der Praxis heute selten geworden ist. Wenn auch in diesen quantitativen Überlegungen die qualitative Auseinandersetzung mit dem „Wie“ bzw. dem „Wie lange“ des Sterbens der jeweiligen Patientengruppe nicht berücksichtigt bleibt, gibt doch die Tab. 8.**1** Einblick in die Schwierigkeiten, welche bestimmte Ärzte- und Schwesterngruppen angesichts des Problems der Offenheit und Wahrhaftigkeit am Krankenbett „unheilbarer Patienten“ befallen. Die verminderte Auseinandersetzung des Personals einiger Fachdisziplinen mit dem Sterben und Tod seiner Patienten könnte mitschuldig sein an gewissen Kommunikationsschwierigkeiten bezüglich der Wahrhaftigkeit am Krankenbett.

Für das Pflegepersonal ist die Todeskonfrontation auf den Intensivstationen und Abteilungen der inneren Medizin am häufigsten. Darum ist es gerade dort wichtig, daß mit offenen Ärzten zusammengearbeitet werden kann. Die dauernde Verdrängung des Problems führt zu untragbarer Belastung des Pflegepersonals.

Vom „Wie" der geeigneten Patienteninformation bei Tumorkranken

Das Problem einer zweckmäßigen Information und Gesprächsführung bei echt oder vermeintlich „unheilbaren" Tumorkranken ist im Laufe der Entwicklungen der letzten Jahre erst recht komplex geworden, indem sich außer dem meist zuerst konsultierten Hausarzt *eine ganze Reihe anderer Ärzte und Pflegepersonen* zeitweise um den betreffenden Patienten kümmern: der Chirurg, postoperativ eventuell der Strahlentherapeut, dann vielleicht der Sanatoriumsarzt bei einer „Nachkur", später beim Tumorrezidiv meist der medizinische Onkologe und eine ganze Schar von Pflegepersonal von der Krankenhaus- bis zur Gemeindeschwester, nebst Sozialarbeitern, Krebsliga-Fürsorgeschwestern, Seelsorgern, Laienhelfern u. a.

Das Problem der Wahrhaftigkeit am Krankenbett ist deshalb auch beim besten Willen letztlich nicht durch einen einzigen Arzt, auch nicht durch den internistischen Onkologen, zu lösen, sondern nur durch vorurteilslosere und zweckmäßigere Begegnung zwischen Patient, Arzt/Schwester und den sog. „ersten Anlaufstellen", d. h. in der hausärztlichen Praxis und schon bei den ersten Aufenthalten auf den verschiedenen Krankenhausabteilungen. Ärzte und Schwestern, welche diese Patientenbedürfnisse nicht erkennen, mögen bedenken, welchen irreparablen Schaden sie gerade in der heutigen, zunehmend krankenhausfeindlichen Zeit ihrer Glaubwürdigkeit zufügen.

Hier ist noch ein Wort am Platz zur *Taktik der sog. „schrittweisen Information" des Tumorpatienten.* Solange damit ein behutsames, schrittweises und sich über mehrere Arzt/Schwester-Patienten-Begegnungen hinziehendes Einführen des Kranken in seine wirkliche Lage gemeint ist, ist gegen die Taktik nicht das geringste einzuwenden – sie ist im Gegenteil sehr empfehlenswert. Oft lassen uns jedoch die vielen, durch die Medien „vororientierten" Patienten dazu leider *kaum mehr Zeit.* Wenn jedoch (was unserer Erfahrung nach eher die Regel ist) unter „schrittweiser Information" verstanden wird, den Patienten nach der Resektion des Primärtumors *nicht* oder *falsch zu informieren,* um ihn dann beim späteren Rezidiv selbst oder durch andere Ärzte, „die Wahrheit herausfinden zu lassen", so hat diese Taktik wohl eher mit unwürdigem Fliehen vor der Verantwortung als mit weiser Voraussicht zu tun. Eine Notlüge als Basis trägt auch die bestgemeinten späteren korrigierenden Informationsschritte nicht mehr: Für den ohnehin schwergeprüften Patienten, welcher sich durch die spätere Krankheitsentwicklung geprellt fühlt, werden seine früheren Ärzte unglaubwürdig.

Es ist in diesem Zusammenhang auch auffallend, daß immer dieselben Ärzte über schlechte Erfahrungen mit einer offenen Patienteninformation klagen und vor deren unheilvollen Folgen warnen. Dies mag darauf hindeuten, daß es wahrscheinlich nicht so sehr darum geht, „ob“ Wahrhaftigkeit am Krankenbett herrschen soll oder nicht, sondern „wie“. Die Tab. 8.**3** enthält einige praktische Hinweise für Ärzte und Pflegepersonal, denen neben der fachtechnisch-onkologischen Weiterbildung insbesondere auch die „Entmystifizierung des Krebsproblems“ und die Normalisierung der ärztlichen und pflegerischen Beziehung zum Tumorkranken ein inneres Anliegen bedeutet. Ohne Kombination von modernem onkologischem Fachwissen einerseits und ethischer Verantwortung andererseits ist eine optimale Führung und Betreuung des Tumorkranken nicht realisierbar – weder durch den Hausarzt noch im Tumorzentrum.

Tabelle 8.**3** Praktische Hinweise für eine wahrhaftige Informations- und Betreuungspolitik bei Tumorkranken

---

- Den Patienten zuerst kennenlernen und ein persönliches Vertrauensverhältnis zu ihm schaffen (womit sich Lügen schlecht vertragen!). In der Regel nicht anläßlich der ersten Konsultation oder bei der Krankhausaufnahme informieren
- Den subjektiven Informationsstand des Patienten durch „abholende“ informative Gegenfragen ergründen (z. B.: Was meinen Sie zu ihrer Krankheit? Haben Sie sich auch schon Gedanken über Ihre Zukunft gemacht?). Über 90% aller Tumorpatienten ahnen ihre Diagnose
- Sich durch Indifferenz und Schweigen gewisser Patienten nicht täuschen lassen, die klärende Gesprächsmöglichkeit zumindest anbieten (z. B.: Ist es Ihnen ein Bedürfnis, einmal mit mir oder einer anderen Ihnen vertrauten Person über ihre Krankheitssituation und ihre Zukunft zu sprechen?). Sich als Arzt nicht scheuen, eventuell geeignetere Gesprächspartner wie den Seelsorger, einen Kollegen oder eine erfahrene Krankenschwester einzusetzen
- Taktvoll und dem Verständnis des Patienten angepaßt informieren und dabei eher von „bösartigem Tumor“ als von „Krebs“ sprechen. „Den Krebs“ gibt es nicht, dafür Dutzende prognostisch ganz unterschiedlich verlaufende Tumorkrankheiten; auch sind nicht alle Tumoren wie z. B. Lymphome und Leukämien „Krebs“
- Das Tumorleiden des Patienten mit anderen ernsthaften Krankheiten sachlich vergleichen (Patienten mit einer ganzen Reihe von Tumorkrankheiten wie Mammakarzinom, kolorektale Karzinome, maligne Lymphome usw. haben heute eine höhere Lebenserwartung als viele andere internistische Leiden wie z. B. Herzinfarkt, Leberzirrhose, Niereninsuffizienz, gewisse Kollagenosen usw.)
- Immer Hoffnung offenlassen, auch in sog. hoffnungslosen Situationen, jedoch keine Illusionen züchten. Wenn immer möglich, einen evtl. auch nur symptomatischen Thera-

Tabelle 8.3 (Fortsetzung)

pieplan aufstellen: Auch „bösartige" Tumorkrankheiten verlaufen für den einzelnen Patienten in einer individuellen nicht voraussehbaren prognostischen Bandbreite (man kann auch mit inoperablem Pankreaskarzinom sowie mit akuter myeloischer Leukämie unter Umständen jahrelang weitgehend beschwerdefrei überleben usw.)

- Nach Absprache mit dem Patienten (= mitbestimmender Hauptbetroffener!) engste Angehörige und eventuell Drittpersonen informieren, wenn möglich gemeinsam mit dem Patienten. Das umgekehrte Vorgehen ist nach unserer Erfahrung zu unterlassen. Bei der nötigen Angehörigeninformation die soziale Tragfähigkeit und Integrität einer Familie, Freundschaft usw. beachten, um dem Patienten und seiner Umgebung nicht Schaden zuzufügen (Erbschafthändel, Suizidversuche überforderter Angehöriger usw.)
- Alle bei der Betreuung des Patienten mitwirkenden Ärzte und Pflegepersonen gleich informieren, d. h. die Absprache eines einheitlichen Therapie- und Pflegeplans. Wichtige Rückinformationen von seiten des Pflegepersonals berücksichtigen und die seelische Betreuung und Führung des Patienten im weiteren Krankheitsverlauf durch Einschaltung tragfähiger Kontaktpersonen (Seelsorger, erfahrene Schwestern, evtl. geeignete Angehörige und Freunde usw.) einleiten
- Den Patienten weiter akzeptieren, wenn er das Wissen um sein Leiden phasenweise verdrängt, und ihn auch verstehen, wenn er in Verzweiflung ausgerechnet gegen seine ihm vertrauten Ärzte und weitere pflegende Bezugspersonen Aggressionen entwickelt
- Den Patienten bei Bedarf gegen die Ratschläge zu paramedizinischer Polypragmasie ratender Angehöriger schützen und wiederholt klärend informieren (Krebsdiät, Krebswundermittel usw.)

Über dem Hauptportal des alten Wiener Allgemeinen Krankenhauses steht die bedeutsame Stiftungsinschrift: Saluti et solatio aegrorum (zum Heil und Trost der Kranken). Das *Trösten* der Kranken scheint dem Spitalstifter offenbar ebenso wichtig gewesen zu sein wie das *Heilen.* Zum „Trösten" Tumorkranker gehört in erster Linie eine gehörige Portion „Wahrhaftigkeit". Die aufgezeigten Kommunikationsschwierigkeiten insbesondere bei Patienten mit „Leben auf Zeit" lassen auch auf ernsthafte *Mängel in der Ausbildung* schließen. Es bleibt zu hoffen, daß diese Lücke in unserer ärztlichen und pflegerischen Ausbildung und Erfahrung möglichst bald erkannt und geschlossen wird. In dem Maße, wie Ärzte im wahrhaftigen Umgang mit Tumorpatienten Fortschritte machen, haben auch die Schwestern die Freiheit und Möglichkeit, Tumorpatienten wirklich umfassend zu pflegen. Die Pflege von Tumorpatienten gewinnt somit an Bedeutung; viel Angst kann überwunden werden, und diese Aufgabe wird eine sehr befriedigende, wenn auch anspruchsvolle Tätigkeit.

Literatur

Ahnson, E.: Wahrheit am Krankenbett. Pustet, Salzburg 1979
Kübler-Ross, E.: Interviews mit Sterbenden, 8. Aufl. Kreuz, Stuttgart 1974
Meerwein, F.: Einführung in die Psycho-Onkologie, 3. Aufl. Huber, Bern 1985

Senn, H.-J., A. Glaus: Wahrhaftigkeit am Krankenbett – auch bei Tumorpatienten? Schweiz. Rsch. Med. Prax. 80, 200–205 (1991)

Sporken, P.: Menschlich Sterben, 2. Aufl. Patmos, Düsseldorf 1973

Sheldon, M.: Truth telling in medicine. J. Amer. med. Ass. 247 (1982) 651–654

Stiefel, F., W. Breitbart, M. Volkenant: Suizid und Krebserkrankung. Schweiz. med. Wschr. 119 (1989) 891–895

9. Psyche des Krebskranken

F. Meerwein †

Krebskrankheit als psychosoziale Krise

Mit der Diagnose „Krebs" ist für beinahe jeden Menschen, der von ihr betroffen wird, die Vorstellung eines meist unheilbaren, chronischen, unter Schmerzen letztlich zum Tode führenden Leidens verbunden. Sie leitet fast regelmäßig eine tiefe Lebenskrise ein. Schwerpunkte dieser Krise sind: Angst vor den Folgen der physischen Bedrohung durch die Krankheit, Trauer um den Verlust der körperlichen Integrität und der Lebensfreude, Veränderungen vieler mitmenschlicher Beziehungen und der bisherigen Lebensziele, Angst vor sozialer Isolierung, Einsamkeit und schließlich Bewältigung der mit der Krankheit verbundenen Todesangst. Ohne Mitbeteiligung des sozialen Umfeldes des Kranken, seiner Familie, Freunde und Bekannten, aber auch der medizinischen Pflegepersonen, Ärzte, Krankenschwestern, Sozialarbeiter usw. ist ein gutes Bestehen der Krise, ob nun der Kranke geheilt wird, chronisch krank bleibt oder seiner Krankheit erliegt, nicht denkbar. Die Wahrnehmung dieser Aufgabe ist jedoch oft ihrerseits mit krisenhaften Reaktionen im Umfeld des Kranken verbunden. Sie kann auch dort Todesängste, Versagensängste, Wünsche nach Rückzug und Kontaktvermeidung oder aber heimliche Auflehnung gegen den als Belastung oder Bedrohung erlebten Kranken auslösen, die den Umgang mit ihm schwer behindern und in einen Teufelskreis einmünden können, der die vom Kranken gefürchtete soziale Isolierung verstärkt und den inneren, emotionalen Kontakt mit ihm letztlich unterbricht.

Man hat lange Zeit geglaubt, der Entwicklung dieser Krise mit allen ihren Folgen für Patient und Umgebung sei dadurch am besten vorzubeugen, daß man den Kranken eine wahrheitsgemäße Aufklärung über ihren Zustand vorenthalte. Dadurch sollten sie vor allen Folgen solcher Aufklärung wie psychischem Schock, Verzweiflung und Depression geschützt werden. Hoffnung sollte auf diese Weise in ihnen wachgehalten und ein günstiger Einfluß auf den Krankheitsverlauf ausgeübt werden können. In manchen Kliniken gehörte es deshalb bis vor kurzem noch zur offiziellen Doktrin, Krebskranke grundsätzlich nicht über die Natur ihres Leidens zu informieren. Die ärztliche Lüge galt dabei aus ethisch-psychologischen Gründen als sanktioniert.

Heute weiß man, daß unwahrhaftiger Umgang mit dem Kranken die Entwicklung der Krise nicht nur nicht verhindern kann, sondern diese sogar oft noch vertieft (s. Kap. 8). Ein gutes Bestehen der Krise ist an eine wahrhaftige, sachgemäße, aber auch hoffnungerschließende Information des Patienten durch seinen Arzt gebunden. Die Persönlichkeit des Kranken sowie die Strategien, die er und seine Umgebung zur Bewältigung der Krise anwenden, werden ihren Ausgang mitbestimmen.

Gibt es eine Risikopersönlichkeit?

In Anlehnung an die Körpermedizin, die nach spezifischen Ursachen bestimmter Krankheitsstände forscht, hat sich auch die medizinische Psychologie das Ziel gesetzt, bestimmten Krankheitsbildern spezifische psychische Besonderheiten zuzuordnen. Heute gilt so gut wie sicher, daß solche Zuordnungen für die meisten Krankheiten, somit auch für die Krebskrankheiten, nicht angenommen werden können. Sowenig, wie angesichts der verschiedensten Erscheinungs- und Verlaufsformen der Krebse von *der* Krebskrankheit gesprochen werden kann, kann *die* Persönlichkeit des Krebskranken als von der Persönlichkeit anderer Kranker verschieden beschrieben werden. Die Psyche des Krebskranken ist somit von derjenigen anderer Kranker oder sogar Gesunder nicht mit Sicherheit zu unterscheiden und kann nicht von ihr abgegrenzt werden.

Dennoch haben an einer Großzahl von Krebskranken vorgenommene retrospektive und prospektive Studien gezeigt, daß bestimmte Erlebnisqualitäten und affektive Verhaltensweisen bei Krebskranken bereits vor ihrer manifesten Erkrankung gehäuft auftreten können. So sollen Krebskranke in überdurchschnittlichem Ausmaß personelle, materielle oder ideelle Verluste erlitten haben, deren innere Verarbeitung schwierig oder gar unmöglich geworden ist (z. B. Entwicklung der Krankheit im Anschluß an den Tod eines Lebens- oder Ehepartners, im Anschluß an die Pensionierung usw.). Eine gewisse erhöhte Empfindsamkeit hinsichtlich der Verarbeitung von Verlusten soll sich bei ihnen allerdings schon in der frühen Kindheit ausgebildet haben. Das Gefühl der Hilf- und Hoffnungslosigkeit, das mit solchen Verlusten verbunden sein kann, wird demzufolge oft als zeitlich der Erkrankung vorausgehend erlebt. Es kann begleitet sein von einer in der Persönlichkeit tief verankerten Unfähigkeit, Affekte des Unmutes, der Auflehnung oder des Zornes zum Ausdruck zu bringen. Auch die Neigung zur Resignation und zur freundlich-angenehmen Kooperation wird als eine Charaktereigenschaft prospektiver Krebskranker beschrieben. Sie kommt aber wie die erwähnten Verlusterlebnisse und die Störungen im Bereich der Aggressivität auch bei an anderen Krankheiten leidenden Menschen oder bei Gesunden häufig vor. Spezifität für die

Krebskrankheiten können diese Faktoren allenfalls erst in Verbindung mit anderen Faktoren der Entstehung gewinnen, deren Darstellung andernorts (s. Kap. 2) vorgenommen wird.

Die Frage, ob und wie Art und Sitz des Karzinoms mit spezifischen Persönlichkeitszügen in Verbindung gebracht werden können, ist ebenso ungeklärt. Diesbezügliche Hinweise liegen zwar vor. So sollen beispielsweise Mammakarzinomkranke neben den bereits erwähnten Merkmalen eine masochistische Charakterstruktur bei großer Opferbereitschaft, allgemeiner sexueller Zurückhaltung und gestörter Mutterrolle aufweisen. Pankreas- und Kolonkarzinomkranke gelten als bereits prämorbid besonders depressive Persönlichkeiten. Lungenkarzinomkranke schließlich sollen sich durch starren, konformen Lebensstil, eingeengte soziale Beziehungen, gehemmte Sexualität, Unterwürfigkeit bei gleichzeitig hoher Durchsetzungskraft und hohem moralisch-ethischem Selbstkonzept auszeichnen. Als gesichert können derartige, meist aus retrospektiven Untersuchungen gewonnenen Erkenntnisse zwar nicht betrachtet werden. Als Hinweise auf besonders zu beachtende Persönlichkeitszüge können sie jedoch im Umgang mit diesen Kranken eine gewisse Bedeutung erlangen.

Psychische Verarbeitungsmechanismen

Wie jede Lebenskrise folgen auch der Krise „Krebs" psychische Reaktionen, die – in Anlehnung an die Untersuchungen von Kübler-Ross (1974) – als Schock, Verleugnung, Auflehnung und Depression bezeichnet werden müssen.

Der Eröffnung der Diagnose „Krebs" folgt beim Patienten, auch wenn Vorahnungen ihn beunruhigt haben, meist ein psychischer *Schockzustand.* Dieser ist die Folge der bereits erwähnten, unheilvollen Vorstellungen, die mit dieser Diagnose verbunden sind. Er kann durch ärztliche Lügen nicht verhindert werden, sondern muß durch geeignete, begründbare Hoffnung auf Behandelbarkeit enthaltende Information sowie durch innere und äußere Verfügbarkeit der Pflegepersonen aufgefangen werden. Totale Verlust-, Isolations- und Weltuntergangsgefühle kennzeichnen diesen Schockzustand. Bei geeigneter ärztlicher und pflegerischer Führung klingt er jedoch in der Regel nach kürzerer oder längerer Zeit ab und wird von einer kooperativen, von Hoffnung getragenen Grundeinstellung des Kranken abgelöst.

Vielen Kranken gelingt es allerdings nur durch die Entwicklung einer als *Verleugnung* benannten Einstellung, ihre hoffnungsvolle Grundstimmung aufrechtzuerhalten. Als Verleugnung wird die Neigung bezeichnet, der Tatsache der Erkrankung nicht voll Rechnung zu tragen, sondern so zu fühlen, zu handeln und sich zu verhalten, als ob diese Tatsache nicht wahr oder doch nicht im zur Kenntnis gebrachten

Ausmaß wahr sei. Vorstellungen, der Arzt habe sich in der Diagnose getäuscht, Labor- oder Röntgenbefunde seien verwechselt worden usw., können diese Verleugnungsneigung des Kranken unterstützen. Dadurch schützt sich der Kranke einerseits selber vor der angstvollen Erkenntnis seiner Krankheit; andererseits möchte er dadurch die durch seine Krankheit seelisch mitbetroffenen Umgebungspersonen, Familie, Ärzte, Krankenschwestern, bei guter Gestimmtheit erhalten. Er fürchtet, als Krebskranker für alle diese Personen zur Belastung zu werden, und sucht durch seine Verleugnungsneigung diese Belastung zu verringern und damit seiner mitmenschlichen Isolation vorzubeugen. Da diese Art der Verleugnung die innere und äußere Anpassung des Kranken an seine Situation erleichtert, wird sie als *adaptiv* (anpassend) bezeichnet. In ihr kommt ein innerer Beitrag des Patienten zur Krankheitsverarbeitung zum Ausdruck, der durch die Umgebungspersonen respektiert und nicht (beispielsweise durch Warnungn vor allzu großem Optimismus usw.) in seiner Entwicklung beeinträchtigt werden soll.

Schreitet die Krankheit trotz eingeleiteter Behandlung weiter fort und tritt sie in das Stadium der Metastasierung ein, kann die adaptive Verleugnung allerdings schwer erschüttert werden. Mit dem Schwinden der Hoffnung auf Heilung stellt sich Mißtrauen gegenüber den bis jetzt angewandten Behandlungsmethoden ein, und die Ängste des Patienten verstärken sich erneut. Die Beziehung zu den Umgebungspersonen wird erneut belastet; das Isolationsgefühl nimmt wieder zu. Die Angst, fallengelassen oder aufgegeben zu werden, kann sich einstellen. Fragen, die sich dem Kranken aufdrängen, werden nicht mehr gestellt, da befürchtet wird, durch solches Fragen zum unangenehmen Patienten zu werden, von dem sich Ärzte und Schwestern zurückziehen. „Ich weiß, wie sehr meine Krankenschwester selber unter meinem Rückfall leidet. Ich möchte sie jetzt nicht mit meinen Fragen belästigen, ihre knapp bemessene Zeit in Anspruch nehmen oder als undankbarer und aufdringlicher Patient erscheinen." An die Stelle direkten Fragens tritt dann oft ein stilles, fortgesetztes Beobachten der pflegerischen Handlungen, aus denen der Patient Schlüsse über seinen Gesundheitszustand ziehen will. Das Gespräch mit den Pflegepersonen ist dabei jedoch weitgehend verstummt.

Die Verleugnungsneigung, die sich in diesem Krankheitsstadium zwischen dem Kranken und einzelnen oder allen seiner Umgebungspersonen einstellen kann, wird als *maladaptiv* (nicht anpassend) bezeichnet. Sie bringt zum Ausdruck, daß sowohl der Kranke als auch seine Familienangehörigen oder Pflegepersonen ein offenes Gespräch über den Krankheitsverlauf und die nun zu ergreifenden Maßnahmen oder zu erwartenden Entwicklungen vermeiden und sich dabei innerlich aus dem Wege gehen. Nicht nur der Kranke selber, auch seine Umgebung kann sich auf diese Weise vor unangenehmen, weil mit Angst- und Insuffizienzgefühlen belasteten Gesprächssituationen schützen wollen. Das mit der maladaptiven Verleugnung verbundene Isolations- und Leidensgefühl ist jedoch meist so stark, daß es zur ärztlichen Aufgabe wird, durch geeignetes, taktvolles, die innere Beteiligung zum Ausdruck bringendes und immer wieder Hoffnung auf Zuwendung und Behandlungs- oder Linderungsmöglichkeiten beinhaltendes Vorgehen das verstummte Gespräch wahrheitsgemäß wieder in Gang zu bringen.

Im Stadium der maladaptiven Verleugnung kann es oft zu Spaltungen innerhalb des Pflegeteams kommen, indem der Patient beispielsweise das Gespräch mit dem Arzt zwar meidet, mit der Schwester jedoch sucht. Die Schwester kann sich dabei dann in ihrem Kompetenzbereich durch den Patienten überfordert, durch den Arzt aber im Stich gelassen fühlen. Die daraus sich entwickelnde Neigung zur Vermeidung des Patientenkontaktes einerseits, aber auch der inneren, oft nur schwer äußerbaren Auflehnung gegen den Arzt andererseits kann sie in ihrer Arbeits- und Einsatzfreudigkeit schwer beeinträchtigen. Offene, regelmäßige Aussprachen des ganzen mit der Behandlung betrauten Pflegeteams können solchen Entwicklungen vorbeugen (s. auch Kap. 7).

Im Stadium der Progredienz der Krankheit erhöht sich jedoch nicht nur die Gefahr der Entwicklung einer gegenseitigen maladaptiven Verleugnung bei Patient und Pflegeteam. Manche, wenn auch nicht alle Patienten können in diesem Stadium zu unzufriedenen, gereizten und innerlich wie äußerlich aufgebrachten, ja arroganten und herablassenden Menschen werden. Einerseits stellen sie an die Pflegepersonen hohe Ansprüche bezüglich pflegerischer Leistungen und fortdauernder Präsenz und Verfügbarkeit; andererseits fühlen sie sich dennoch andauernd unbefriedigt und in vieler Hinsicht vernachlässigt. In einer derartigen seelischen Verfassung sind die Patienten für ihre Umgebung oft schwer erträglich. Die Gefahr, daß die Gereiztheit und Unzufriedenheit auf die Pflegepersonen übergreift und dadurch zu einer gespannten, ja oft geradezu haßerfüllten Beziehung Anlaß gibt, ist dabei außerordentlich groß. Diese Stimmungen können ja meist nicht offen zum Ausdruck gebracht, sondern müssen unterdrückt und verheimlicht werden. Verständnis für Ursache und Anlaß des auflehnenden Verhaltens des Patienten sowie die Möglichkeit, in gemeinsamen Gesprächen des Pflegeteams die gegen den Kranken aufgestauten negativen Gefühle zum Ausdruck zu bringen und auch dabei Verständnis zu finden, können Wege darstellen, aus dieser pflegerisch schwierigen Situation mit dem Kranken wieder herauszukommen.

Die Befürchtungen, fallengelassen und aufgegeben zu werden, die Stolz und Selbstgefühl verletzende Erkenntnis, schuldlos erkrankt zu sein, oder aber heimliche Vorstellungen, die Krankheit selbst verschuldet zu haben, sowie schließlich ein gewisser Neid auf die gesunden, von der Krankheit nicht betroffenen Umgebungspersonen („Warum bin ich erkrankt und nicht du?") können den inneren Anlaß zum gereizten, herablassenden Verhalten des Kranken darstellen. Es bringt das Gefühl einer tiefen, ängstigenden und quälenden Persönlichkeitsverletzung zum Ausdruck und ist nur in den seltensten Fällen im Sinne eines persönlichen Angriffes auf bestimmte Pflegepersonen zu verstehen. Es ist wichtig, daß sich die Pflegepersonen diese Erkenntnis immer wieder vergegenwärtigen, denn sie können durch dieses Wissen vor offener oder heimlicher negativer Einstellung gegenüber dem Patienten ihrerseits geschützt und dabei ebenfalls vor quälenden Schuldgefühlen dem Patienten gegenüber bewahrt werden.

Während gereizte, schwierige, offen aggressive Patienten zur Auseinandersetzung mit ihnen direkt herausfordern, so besteht demgegenüber die Gefahr, daß die viel häufigeren *depressiven Reaktionen* vieler Krebskranker von den Pflegepersonen nicht beachtet werden. Der depressive Patient verhält sich meist still und in sich zurückgezogen. Seine körperlichen und seelischen Ausdrucksmöglichkeiten sind gehemmt, seine Grundstimmung ist gedrückt, ja oft stumm verzweifelt. Pflegerische Maßnahmen läßt er meist passiv über sich ergehen und kann so, oberflächlich gesehen, als angenehmer, leicht zu pflegender und zu behandelnder Patient gelten. Oft wird er selber seine depressive Verfassung der ärztlichen Umwelt gegenüber zu verbergen suchen, da er sie sich als Schwäche ankreidet oder da er fürchtet, dafür kein Verständnis zu finden. Die Angst, die oft knappe ihm von Ärzten und Pflegepersonen zur Verfügung gestellte Zeit durch die Erörterung seelischer Probleme aufzubrauchen und diese dadurch von körperlicher Untersuchung und Behandlung abzulenken, kann zur Tendenz, depressive Reaktionen zu verheimlichen oder zu übersehen, beitragen.

Depressionen treten jedoch im Verlauf der Krebskrankheiten sehr häufig, im Stadium der Metastasierung fast regelmäßig auf. Oftmals können sie sich aber auch erst zu einem späteren Zeitpunkt, wenn der zunächst geheilte Patient vor der Aufgabe seiner familiären oder beruflichen Wiedereingliederung steht, einstellen. Mastektomierte Frauen beispielsweise, denen die Lösung der mit dem Verlust der Brust verbundenen Selbstwertproblematik nicht gelungen ist, können, trotz Heilung und fehlender klinischer Progredienz, eine chronische, monatelange Depression entwickeln. Sie ist dann meist aber auch die Folge einer ausgebliebenen oder mißglückten Rehabilitation (s. Kap. 10).

Ziel aller pflegerischen Maßnahmen muß es – in psychologischer Hinsicht – sein, dem Kranken die *Annahme* seiner Krankheit zu ermöglichen. Dies gilt sowohl für den Kranken mit guten Heilungsaussichten, der mit dem Bewußtsein, Krebspatient gewesen zu sein, weiterlebt, wie für denjenigen, der seiner Krankheit letztlich erliegt. Vergegenwärtigt man sich, daß die Angst vor innerer Einsamkeit und psychosozialer Isolation ein wesentliches Hindernis auf dem Wege zu dieser Annahme bildet, so wird deutlich, daß allen pflegerischen Maßnahmen, die die Vereinsamung des Kranken zu überwinden geeignet sind, direkte psychotherapeutische Wirkung zukommt. Sorgfältige körperliche Pflege, Stillung sog. „oraler Bedürfnisse" des Kranken, d. h. seiner Wünsche nach innerer Teilnahme und Verfügbarkeit der Pflegepersonen, nach Sicherheit und Geborgenheit, Respektierung der mit der Krankheit oft verbundenen starken Scham- und Schuldgefühle, offene Kommunikation, Bereitschaft zum taktvollen Umgang mit den Angehörigen oder nötigenfalls zur Vermittlung zwischen diesen und dem Patienten, schließlich eine angemessene Schmerzbehandlung (s. „Allgemeine Unterstützungsmaßnahmen in der Behandlung und Pflege von Tumorkranken", Kap. 6) stellen Elemente dieser Maßnahmen dar.

Die Erfüllung dieser Forderungen setzt die Pflegepersonen der Kranken verständlicherweise oft großen inneren Belastungen aus. Die Befürchtung, ihnen nicht gewachsen zu sein, ist deshalb nicht nur unter Krankenschwestern, sondern auch unter Ärzten weit verbreitet.

Beziehungsstörungen

Beziehungsstörungen zwischen dem Kranken und dem Pflegeteam können folgende Ursachen haben:

- *Störungen der Einfühlung:* Die Einfühlung in den Kranken kann bei Mitgliedern des Pflegeteams eigene Krankheits- oder Todesängste auslösen, die u. U. nur schwer unter Kontrolle zu bringen sind. Überstarke Bindung an den Kranken oder zunehmende Vermeidung des Kontaktes mit ihm kann die Folge solcher Einfühlungsstörungen sein.
- *Störungen der Aggressionsverarbeitung:* Intensive Pflege- und Abhängigkeitswünsche der Kranken, verbunden mit einer fordernden oder herablassenden Grundeinstellung, können im Pflegeteam Gegeneinstellungen gegen den Patienten bewirken. Werden solche Gegeneinstellungen, die dem Berufsideal der Krankenschwester widersprechen, nicht im Gruppengespräch richtig verstanden und aufgearbeitet, können Arbeitsunlust, depressive Verstimmung und quälende Zweifel an der eigenen beruflichen Qualifikation mit allen Folgen für die Bezeichnung zum Kranken daraus hervorgehen (sog. „Burn-out-Syndrom").
- *Störungen des Selbstgefühls:* Manche Krebskranke können ihrerseits den Kontakt mit dem Pflegeteam meiden und sich ganz auf sich selbst zurückziehen wollen. Sie bringen damit zum Ausdruck, daß

sie psychische Hilfe nicht von außen, sondern nur von sich selber, ihrem eigenen Mut und ihrer eigenen Tapferkeit erwarten. Bei den Pflegepersonen können sie dadurch den Eindruck erwecken, daß diese nur zu Handreichungen und Dienstleistungen benutzt, nicht aber als hilfsbereite Mitmenschen geschätzt und akzeptiert werden. Die daraus resultierende psychische Verletzung und Entwertungsgefühle z. B. der Krankenschwester, bedürfen ebenfalls der Beachtung und der Verarbeitung.

- *Störungen im Dreieck Arzt-Patient-Krankenschwester:* Zeitliche Überlastung des Arztes, oft aber auch Vermeidungs- und Abwehrhaltungen dem Kranken gegenüber, Furcht des Patienten vor der Autorität „Arzt", die er nicht mit unangenehmen Fragen belästigen möchte, usw. führen oft dazu, daß Patienten ihre Fragen, Beunruhigungen und Ängste lieber mit der Krankenschwester als mit dem Arzt besprechen. Diese kann sich dadurch überfordert und in schwieriger Situation ebenso wie der Patient vom Arzt im Stich gelassen fühlen, wodurch ihre Arbeitsfreudigkeit beeinträchtigt und dem Patienten, der die Spannung zwischen Arzt und Krankenschwester spürt, ein weiteres Problem aufgebürdet wird.
- *Störungen im Gesprächsbereich:* Die Auffassung ist weit verbreitet, es müsse mit Krebskranken, vor allem mit den sog. „terminalen" Kranken, über den Tod oder die Frage des Lebens nach dem Tode geredet werden. Tatsächlich kann eine solche Auffassung nur richtig sein, wenn sich dieses Reden seitens der Pflegepersonen auf fundierte, persönliche Überzeugungen stützt und den diesbezüglichen Wünschen bzw. dem Abwehren der Patienten Rechnung getragen wird. Die den Kranken zu vermittelnde Hoffnung gründet sich aber oft stärker auf die Sicherheit, in der Krankheits- oder Sterbezeit nicht allein gelassen zu werden, als auf Gespräche über Glaubensinhalte. Jedenfalls kommt diesen für den Kranken oft weniger Bedeutung zu als der Erfahrung der Sicherheit und Geborgenheit in der Pflegesituation. Sterbende Krebskranke erwarten von ihren Pflegepersonen nicht in erster Linie Trost, sondern oft vor allem die Garantie der Befriedigung aller ihrer Bedürfnisse nach Nahrung, Schmerzstillung und Zuwendung bis zu ihrem Ende. Sie wünschen, als liebenswerte, tapfere Menschen in die Erinnerung der Hinterbliebenen einzugehen und die Versicherung zu spüren, daß dies auch so sei. Wenn sie noch angesichts des unmittelbar bevorstehenden Todes von ihren Zukunftsplänen sprechen, was häufig vorkommt, so tun sie dies nicht aus Unwissenheit über ihren Zustand oder aus Feigheit, sondern oft ihrer Umgebung zuliebe, um dieser so eine seelische Belastung durch die bevorstehende Trennung zu ersparen. Korrigierende Aufklärung solchen Überlebensphantasien gegenüber ist deshalb meist fehl am Platze und stellt eine Verletzung des Patienten dar.

– *Störungen der Trauerarbeit:* Besonders bei der Pflege von „terminalen“ Krebskranken kann die Erfahrung der medizinischen Machtlosigkeit und des immer wieder eintretenden Todes das Pflegeteam emotional erheblich belasten. Die immer wieder geforderte Trauerarbeit um den Verlust eines Kranken stellt einen inneren sog. „Streß“ dar, der oft demjenigen beim Verlust eigener Verwandter nahekommt. Die Schwester hat Anspruch darauf, diesen „Streß“ im gemeinsamen Gespräch in einer durch geeignete Fachkräfte geleiteten Gruppenzusammenkunft mit Arbeitskolleginnen, von denen sie sich gehalten wissen kann, zu verarbeiten.

Wunsch nach Alternativmedizin

Es gibt kaum eine andere Gruppe von Kranken, welche in derart ausgesprochenem Maße zur Anwendung sog. alternativmedizinischer Maßnahmen neigt wie die Gruppe der Karzinomkranken. Dies hängt mit den inneren Vorstellungen zusammen, welche sich vieler dieser Kranken über Natur und Wesen ihrer Krankheit bilden. Mit Tumorkrankheiten ist oft das unbestimmte Gefühl einer inneren körperlichen oder seelischen „Vergiftung“ verbunden. Es besteht die Vorstellung, maligne, d. h. bösartige Kräfte in sich aufgenommen oder durch schuldhaftes Verhalten innerlich erzeugt zu haben, denen der Betroffene nun wehrlos ausgeliefert ist. Viele sog. alternativmedizinische Behandlungsverfahren bauen auf solchen Vorstellungen auf. Sie beinhalten die Idee der natürlichen Abfuhr oder Austreibung dieses „Bösen“ mit „natürlichen“ Methoden und nicht mit Verletzung oder mit „Gift“, als was die schulmedizinischen Methoden oft erlebt werden. Alternativmedizin vermittelt auf psychischer Ebene das Gefühl einer Art Rückkehr (Regression) in einen allmächtigen, mütterlichen Schoß, den Schoß der Natur, welchem magische und schützende Heilkräfte von alters her zugeschrieben werden. Dies gilt vor allem für alternative Produkte pflanzlicher oder tierischer Herkunft. Außer dieser „reinigenden“ Wirkung und ihrer Wiederverbindung mit der verlorenen Natur vermitteln diese Methoden dem Kranken das Gefühl, selbst ein Mittel in der Hand zu haben, welches hilft, und somit selbst etwas zu seiner Heilung beitragen zu können. Das Gefühl einer völligen Auslieferung an die Macht der Ärzte kann damit ganz oder teilweise aufgehoben werden, was für die Erhaltung einer guten Lebensqualität wichtig ist. Deshalb fürchten viele Kranke, oft zu Recht, ihre Pflegepersonen durch die Mitteilung, daß sie alternative Methoden anwenden, zu kränken, und verschweigen dies häufig. Für Pflegepersonen, welche eine solche Mitteilung entgegennehmen, ist es deshalb wichtig, die Motive der Kranken zu würdigen und auf die eventuelle Kränkung durch den Kranken nicht mit einer Gegenkränkung, z. B. durch Entwertung, Spott und Lächerlichmachen alternativer Methoden, zu antworten. Sie haben im Gegenteil für ein Klima zu sorgen, das es dem Kranken ermöglicht, solche Mitteilungen zu äußern und sachlich, kritisch und aufklärend zu besprechen.

Literatur

Bürgin, D.: Das Kind, die lebensbedrohende Krankheit und der Tod. Huber, Bern 1978

Kübler-Ross, E.: Interview mit Sterbenden, 8. Aufl. Kreuz, Stuttgart 1974

Meerwein, F.: Einführung in die Psycho-Onkologie, 3. Aufl. Huber, Bern 1985

Nagel, G. A.: Psychologische Probleme in der Tumortherapie. In Brunner, K. W., G. A. Nagel: Internistische Krebstherapie, 2. Aufl. Springer, Berlin 1979

Senn, H.-J.: Wahrhaftigkeit am Krankenbett aus der Sicht des medizinischen Onkologen. Schweiz. Ärzteztg 58 (1977) 234

10. Rehabilitation von Tumorkranken

W. F. Jungi, B. Wildhaber, R. Frühwirth, R. Sauer, B. Feldges, A. J. Feldges, Ch. Brunner und H. Hausmaninger

Allgemeines: Begriff und Ziele der Rehabilitation

Die Rehabilitation von Tumorkranken hat zum Ziel, auch diesen Patienten medizinische Langzeittherapie sowie Hilfen bei der psychosozialen Wiedereingliederung in Familie, Beruf und Gesellschaft zu bieten. Bei Behinderten, Unfallopfern und anderen Kranken ist dies seit Jahren selbstverständlich.

Erst die Fortschritte der Krebstherapie ermöglichen die Rehabilitation von Tumorkranken. Somit ist die Krebsbekämpfung mit Operation, Bestrahlung und internistischer Therapie durch eine vierte Dimension – die Rehabilitation – ergänzt.

Die Maßnahmen sind um so erfolgversprechender, je früher sie im Rahmen des Nachsorgeplans beginnen. Die *Nachsorge* umfaßt alle Maßnahmen der Diagnostik, Therapie und Rehabilitation.

Problematik der Geschwulstleiden

Die Krebserkrankung und ihre Behandlungsfolgen, die oft mit dem Verlust eines persönlichkeitsprägenden Organs verbunden sind, führen zu schweren psychischen Belastungen.

Defekte und körperliche Verunstaltung beeinträchtigen das Selbstwertgefühl empfindlich und lösen eine existentielle Angst aus. Die Unwissenheit und mangelnde Aufklärung über Krankheit und Therapiemöglichkeiten bedrohen familiäre und berufliche Sicherheiten und isolieren den Patienten, der in Furcht vor Schmerz und Tod vor seiner Zukunft resigniert.

Diese schwierige Situation ist nur in einer vertrauensvollen Partnerschaft zwischen Arzt, Pflegepersonal, Patient und seiner Familie zu überwinden. Voraussetzung dazu ist Offenheit und Wahrheit, die dem Patienten und seinen Angehörigen gegenüber in ertragbarer Form und mit einem hoffnungsvollen Weg in die Zukunft vermittelt werden muß (s. Kap. 8).

Das Pflegepersonal trägt bei der Rehabilitation eine große Verantwortung und muß den Patienten auf seinem Weg vom behandelten Objekt zum selbständig handelnden Menschen unterstützen. Dies verlangt neben gutem Fachwissen einen hohen persönlichen Einsatz in der Zuwendung zum Patienten. Die Entlassung aus dem Krankenhaus oder der Nachsorgeklinik ohne nachfolgende Betreuung überfordert sowohl den Patienten und seine Familie als auch Hausarzt und ggf. Pflegehilfen (Gemeindeschwester, Hauspflege o. ä.). Es gilt daher, frühzeitig mit diesen Kontakt aufzunehmen (s. Kap. 7).

Das therapeutische Ziel der Heilung ist nicht immer erreichbar, so daß ein „Leben wie zuvor“ nicht selbstverständlich ist. Gemeinsames Ziel bleibt aber eine *Verbesserung der Lebensqualität.* Es sollte durch eine medizinische funktionale Rehabilitation zumindest die Erhaltung oder Wiederherstellung der selbständigen Beweglichkeit im häuslichen Bereich erzielt werden. Durch die psychologische Führung wird der Patient sein Schicksal leichter ertragen und die veränderte Körperlichkeit akzeptieren können, so daß er wieder „gesellschaftsfähig“ ist.

Organ- bzw. tumorspezifische Probleme

Brustamputierte Patientinnen

Allgemeines

Was bedeutet der Organverlust für die Frau? Naturgemäß ist der Verlust einer Brust wegen Mammakarzinoms ein von den meisten Frauen nur schwer zu akzeptierender Zustand. Sie fühlen sich nur als „halber Mensch“ und nicht mehr als „richtige Frau“. Die Brust stellt für die Frau ein Symbol ihrer Weiblichkeit dar. Daher ist eine Brustamputation für keine Frau nur irgendeine schwere Operation, sondern viele Frauen sind in Gefahr, dadurch ihr Selbstwertgefühl einzubüßen. Sie sind verunsichert, verwirrt und oft so angsterfüllt, daß sie in eine schwere Depression verfallen können.

Im allgemeinen reicht zu ihrer Aufmunterung und seelischen Gesundung das taktvolle Verhalten ihrer nächsten Angehörigen sowie ein offenes Gespräch mit dem Arzt aus. Da viele Frauen aus Verwirrung, Angst oder Scham nicht in der Lage sind, die entscheidenden Fragen zu stellen, soll der Arzt diese direkt ansprechen und der Patientin wenn möglich eine schriftliche Wegleitung (z. B. diejenige der Schweizerischen Krebsliga oder der Deutschen Krebshilfe, s. unten) übergeben. Viele dieser Fragen können auch von einer versierten Krankenschwester beantwortet werden, verbunden mit praktischen Ratschlägen, oder von Schicksalsgenossinnen in einer Selbsthilfegruppe.

Den meisten Frauen gelingt es, wieder den Anschluß an ein Normalleben zu finden, vorausgesetzt, daß ihnen jemand zur Seite steht, dem sie sich anvertrauen können. Frauen, die verständnisvolle Ehepartner und Kinder haben, bewältigen die Problematik besser als Alleinstehende.

Rehabilitationsmaßnahmen

Im Krankenhausmilieu, im Kontakt mit anderen Patienten und vom Pflegepersonal umsorgt, fällt es leichter, Angstgefühle zu unterdrükken. Erst nach der Entlassung sieht man sich wieder mit den Aufgaben des täglichen Lebens konfrontiert.

Praktische Übungen als Beitrag zur Genesung

Gymnastik ist besonders wichtig, denn Arm und Schulter der betroffenen Seite sind nach einer Brustoperation in ihrer Beweglichkeit oft eingeschränkt. Eine regelmäßige Bewegungstherapie kann hier sehr viel helfen. Spezielle Übungen werden der Patientin bereits im Krankenhaus gezeigt. Zu Hause sollten diese konsequent weitergeführt werden. Anregungen gibt z. B. die Broschüre „Zurück zum Alltag" der Schweizer Krebsliga oder der Ratgeber „Krebs – wie geht es weiter?" der Deutschen Krebshilfe.

Lymphödem

Pathogenese: Die Schwellung des Armes der betroffenen Seite, das sog. Lymphödem, war früher nach radikaler Mastektomie, meist kombiniert mit Nachbestrahlung, relativ häufig. Es kommt heute bei eingeschränkter Operationstechnik selten vor und nimmt kaum je stärkeres Ausmaß an. Es entsteht durch die operationsbedingte Unterbrechung der Lymphabflußbahnen und Venen in der Achselhöhle, die durch zusätzliche Bestrahlung noch verstärkt wird. Ein Lymphödem kann Monate bis wenige Jahre nach Operation auftreten. Die meisten Lymphödeme bedeuten eine lästige Komplikation, aber keinen Rückfall des Tumorleidens. Bei erstmaligem Auftreten eines Lymphödems muß ein solcher aber stets mit den geeigneten Untersuchungen ausgeschlossen werden.

Zur *Vorbeugung* sollten folgende Punkte beachtet werden:

- Regelmäßige gymnastische Übungen für Arm und Schulter.
- Häufiges Hochlagern des Armes mit Betätigung der Muskelpumpe fördert den Rückfluß der Gewebsflüssigkeit.
- Überlasten des Armes vermeiden, kein Heben und Tragen von schweren Gegenständen, Wäscheaufhängen, Fensterputzen, Plätten usw.
- Direkte Hitze- oder Kälteeinwirkung vermeiden.
- Am operierten Arm keine Blutdruckmessungen, Injektionen oder Blutentnahmen vornehmen lassen, Verletzungen vermeiden.

- Bei rascher Verdickung des Armes, Rötung, Überwärmung sofort den Arzt aufsuchen.

Behandlungsmaßnahmen beim Lymphödem:

- Medikamente helfen meist wenig und nur vorübergehend. Diuretika (wassertreibende Mittel) schaden mehr als sie nützen, indem sie wohl die Flüssigkeit kurzfristig vermindern, diese sich aber in kürzester Zeit wieder ansammelt. Günstig wirken systemisch Venalot und lokal Unguentum lymphaticum.
- Flüssigkeitsauspressende (dekomprimierende) Maßnahmen: Die verschiedenen zur Verfügung stehenden Apparate (z. B. Flowtron, Angiomat oder Jobst-Kompressorium) bringen selten Hilfe. Korrekte *Lymphdrainag-Therapie* im Rahmen einer komplexen physikalischen Entstauung (KPE) inkl. Bandagierung bringt nicht nur subjektiv angenehme Linderung, sondern kann ein Lymphödem vermindern und gelegentlich ganz beheben.
- Die dadurch erreichte Abschwellung muß durch einen individuell angepaßten *Stützstrumpf* (Varitex, Sigvaris, Jobst) erhalten werden.
- In seltenen Fällen, auf jeden Fall nur nach Ausschluß eines aktiven Tumorleidens, kann eine operative Korrektur versucht werden.
- Bei Infektverdacht (Erysipel!) sofort Antibiotika!

Versorgung mit Brustprothesen

Nicht nur aus äußerlichen Gründen, sondern auch aus medizinischer Sicht ist nach Brustamputation das Tragen einer gut passenden Prothese unbedingt zu empfehlen. Viele Frauen haben große, schwere Brüste. Wenn die eine entfernt wird, wird naturgemäß die Wirbelsäule durch die verbleibende Brust einseitig belastet, was zu schmerzhaften Haltungsfehlern führen kann. In schweren Fällen muß die verbleibende Brust operativ in ihrer Größe reduziert oder abgesetzt werden.

Bis die Wundheilung abgeschlossen ist, kann den Patientinnen nur das Tragen einer *Erstversorgungsprothese* empfohlen werden. Dies ist eine leichte Prothese aus textilem Gewebe mit Baumwollhülle. Ab wann die definitive Prothese getragen werden darf, entscheidet der Arzt.

Es gibt heute verschiedene im Handel erhältliche Modelle von Brustprothesen. Es ist daher ratsam, wenn sich die Patientinnen in einem guten Wäsche- oder Sanitätsgeschäft beraten lassen. Unter Umständen kann diese Beratung, die neben Kenntnissen viel Takt und Einfühlungsvermögen erfordert, bereits im Krankenhaus erfolgen. Die Broschüre „Brustprothesen – welche paßt für mich?" der Schweizerischen Krebsliga gibt erschöpfend Auskunft.

Grundsätzlich bestehen folgende Alternativen:

- *Flüssigkeitsprothese* (Vollprothese): Die poröse Schaumstoffbasis schmiegt sich dem Körper an und erwärmt sich auf Körpertempera-

tur, vermittelt damit ein natürliches Gefühl. Die Prothese kann direkt auf der Haut getragen oder in einer Trikothülle in den Büstenhalter eingenäht werden.
Diese Prothesen sind pflegeleicht und beständig gegen Sonneneinstrahlung, Chlor- und Salzwasser. Die meisten der heute verwendeten Materialien verhindern ein Auslaufen oder Schrumpfen der Prothese. Sie können direkt in einem gut gearbeiteten Büstenhalter getragen werden.

- *Naturbrustprothese* (meist Schalen- bzw. Hohlraumprothesen): Das wärmeleitende Prothesenmaterial (sog. additionsvernetztes Silikon oder Silikonkautschuk) erreicht sehr schnell die Körpertemperatur. Das Gewicht entspricht dem der natürlichen Brust. Das hautähnliche Material fühlt sich weich an, ist gut verträglich und kann entweder direkt auf der Haut getragen werden (u. U. auf Haftring) oder in einer Prothesentasche aus Baumwolle. Entscheidend ist die Wahl des für die betr. Patientin passenden Typs in der richtigen Größe. Als sichere Haltevorrichtung empfiehlt sich ein spezieller Prothesenbüstenhalter (Abb. 10.**1**).

Wer bezahlt die Brustprothese?

- In der Schweiz: Die Invalidenversicherung (IV) übernimmt die Kosten für Brustprothesen bis zum 62. Lebensjahr, ab 63 die Alters- und Hinterbliebenenversicherung (AHV).

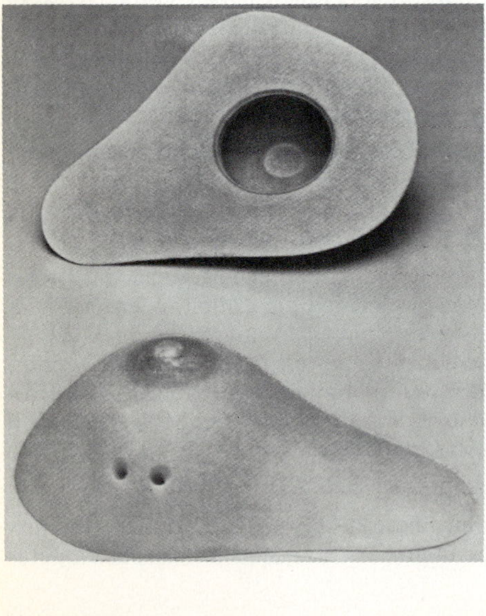

Abb. 10.**1** Beispiel einer Naturbrustprothese; Blum Hohlkörperbrustprothese.

- In der Bundesrepublik Deutschland und in Österreich: Die Brustprothese ist rezeptpflichtig und wird von der Krankenkasse übernommen.

Chirurgische Rekonstruktion der Brust

Im Interesse größtmöglicher Sicherheit vor einem Rückfall führen viele Operateure heute immer noch die Brustamputation durch. Unter günstigen Voraussetzungen (niedriges Tumorstadium, komplikationslose Heilung mit reizloser, korrekter Narbe, rückfallfreier Verlauf) kann nach einer Wartezeit von 2–3 Jahren ein Wiederaufbau der Brust verantwortet werden. Dazu stehen verschiedene plastisch-chirurgische Techniken zur Verfügung, einerseits mittels Expander-(Ausdehnungs-)Techniken und Prothesen, die unter den Brustmuskel eingepflanzt werden, andererseits durch Ersatz mit Muskel-Haut-Lappen (z. B. vom großen Rückenmuskel; M. latissimus dorsi). Auch die Brustwarze kann aus eigenem Gewebe rekonstruiert werden, so daß die vorübergehende Verlagerung, z. B. in die Leiste, kaum mehr notwendig wird. Das Einlegen eines Expanders unmittelbar nach Entfernung der Brustdrüse zur schrittweisen Ausdehnung mit dem Ziel einer späteren Protheseimplantation ist eine weitere Möglichkeit.

Die Kosten für eine Brustrekonstruktion, die stets in mehreren Schritten erfolgt und häufig eine Verkleinerung und Straffung der gegenseitigen Brust erfordert, übernimmt die Krankenversicherung.

Ein Beispiel einer erfolgreichen Rekonstruktion mit Expandertechnik inkl. Warze und Warzenhof zeigt die Abb. 10.**2** (s. S. 230).

Die Notwendigkeit einer Rekonstruktion entfällt, wenn zu Beginn *brusterhaltend operiert* wird. Entweder wird nur der Tumorknoten (sog. Lumpektomie) oder nur ein Teil der Brust (z. B. Quadrantenresektion) entfernt, inkl. Untersuchung der Achselhöhle. Ein solches Vorgehen kommt bei Patientinnen mit kleinem Primärtumor und histologisch negativen Achsellymphknoten in Frage. Eine Nachbestrahlung ist unumgänglich.

Selbsthilfegruppen

„Zurück zum Alltag" ist das Programm und die Bezeichnung einer Bewegung von Frauen, die das gleiche Schicksal einer Brustamputation erlitten haben und die anderen helfen möchten. Die Idee stammt von Therese Lasser, die 1953 in den Vereinigten Staaten die Bewegung „reach to recovery" gegründet hat, und von Francine Timothy, die seit 1974 am Aufbau von „vivre comme avant" in Europa und anderen Kontinenten arbeitet. In der Bundesrepublik Deutschland hat sich Ursula Schmidt große Verdienste erworben.

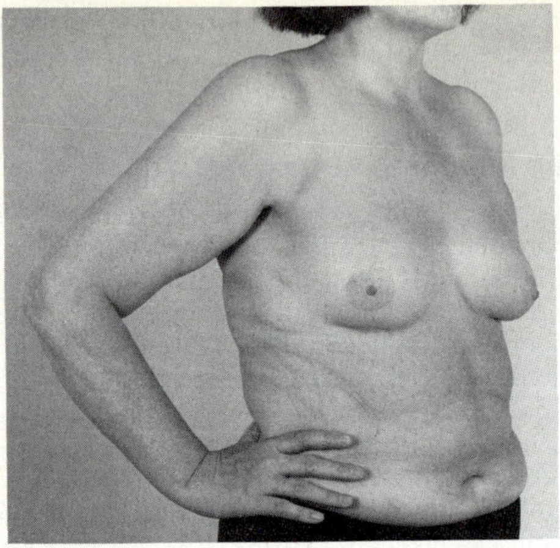

Abb. 10.**2** Beispiel einer optimalen Rekonstruktion der rechten Brust 7 Jahre nach Mastektomie wegen Brustkrebs (Operateur Dr. E. Niedermann, Rapperswil, SG/Schweiz).

Frauen dieser Bewegung, die eine Brustoperation seelisch und körperlich erfolgreich überstanden haben, besuchen Patientinnen vor oder nach der Operation im Krankenhaus. Als verständnisvolle Gesprächspartnerinnen helfen sie somit wesentlich an der Verarbeitung der verschiedensten Probleme mit und sind bei der Anpassung an das Alltagsleben behilflich. Die Krebsliga bzw. die Krebshilfe vermitteln Information und Adressen.

Stomaträger

(Patienten mit Ileo-, Kolo- und Urostomie)

Für die besonderen Probleme der Patienten mit Stomata wird auf Kap. 14 und 15 verwiesen.

Tumoren im Kopf- und Halsbereich, speziell Kehlkopflose

Geschwulsterkrankungen an Kopf und Hals bedrohen die körperliche und seelische Existenz des Patienten ganz besonders und führen beim Patienten und seiner Umgebung zu tiefer Betroffenheit. Die Behandlung kann Aussehen und Funktion dieser Körperregion verändern, und die Folgen bleiben der Umgebung der Patienten weniger verborgen als bei anderen Geschwulstleiden.

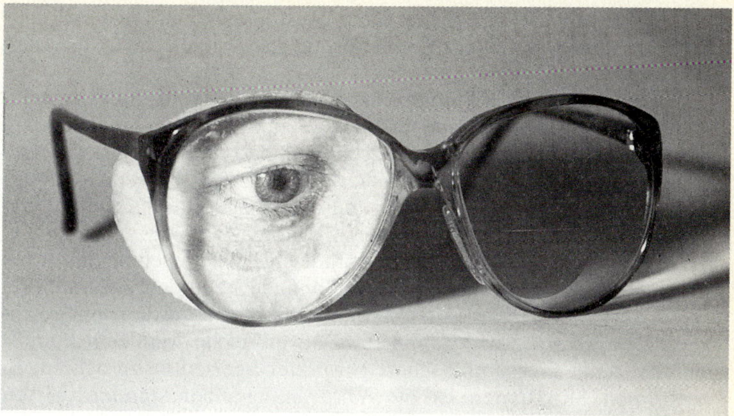

Abb. 10.**3** Epithese nach Oberkieferresektion und Ausräumung der Orbita (Dr. H. H. Wespi, ORL-Klinik, Kantonsspital St. Gallen).

Ziele der Rehabilitation sind die Erhaltung und Wiederherstellung von Form und Funktion. Je besser das Aussehen und die Funktion nach der Krebsbehandlung sein werden, um so geringer sind die seelischen Probleme des Patienten. Atmen, Sprechen, Essen und Schlucken können durch entsprechende Behandlungsmethoden erhalten oder durch gewisse Techniken wiederhergestellt werden. Durch plastische Operationen oder Abdeckung von sichtbaren Defekten (Epithesen, vgl. Abb. 10.**3**), wird die gestörte Ästhetik überwunden, so daß der Patient wieder gesellschaftsfähig wird. Für alle Einzelheiten sei auf Kap. 19 verwiesen.

Wichtigste rehabilitative Maßnahmen

- Plastische Operationen mit Plastik von angrenzenden Weichteilen aus oder mit Verpflanzung von Haut- und Schleimhautlappen.
- Ersatz von Körperteilen durch körpereigenes oder körperfremdes Material (z. B. Ersatz des Unterkiefers mit Knochen vom Beckenkamm oder durch Endoprothese aus Metall).
- Epithesen aus hartem Kunststoff oder aus elastischem Silikon, Kautschuk (z. B. Nase, Wangen, Ohren), im Kieferbereich ergänzt durch entsprechende Zahnprothetik.
- Zur Verbesserung der Ästhetik kann evtl. durch Nervenplastik eine Parese gebessert und die Mimik wiederhergestellt werden.
- Mundtrockenheit nach Bestrahlung erschwert das Schlucken und begünstigt Infekte im Nasen-Rachen-Raum. Die Mundpflege nach

jeder Nahrungsaufnahme mit Kamillenspülungen und Schleimhautbehandlungen mit Bepanthen (Lösung und Tabletten) ist unerläßlich.
Die Verordnung von synthetischem Speichel kann oft hilfreich sein. Der Geschmack wird von vielen Patienten aber als unangenehm empfunden. Synthetischer Speichel (Glandosane) mit Zitronengeschmack ist eine erfreuliche Neuerung. Auf den Rat, den synthetischen Speichel mit Cognac o. ä. zu mischen, sollte man unbedingt verzichten, wegen der Gefahr der Alkoholgewöhnung.

– Wenn die Speichelsekretion vermindert oder das Schlucken durch Mundhöhlendefekte und Narbenbildungen behindert ist, muß die Kost zerkleinert oder flüssig-breiig verabreicht werden, mit reichlich Getränken. Auf vitamin- und eiweißreiche Mahlzeiten unter Vermeidung saurer und scharf gewürzter Speisen ist zu achten. In extremen Situationen ist die Verordnung einer standardisierten Bilanzkost (sog. Astronautenkost) notwendig.

Rehabilitation des Kehlkopflosen

Die totale Entfernung des Kehlkopfes trifft den Patienten durch den Verlust der Sprache erdrückend schwer. Seine zwischenmenschlichen Beziehungen sind durch die gestörte verbale Kommunikation belastet, so daß es zur Vereinsamung und Isolation kommen kann.

Aber auch die Familie und der Freundeskreis leiden unter einer zunehmenden gegenseitigen Verfremdung. Da die Prognose der Laryngektomierten günstiger ist als bei anderen Krebslokalisationen der Luft- und Speisewege, ist eine gute Rehabilitation zur Überwindung der Behandlungsfolgen besonders wichtig.

Präoperative Beratung

Die Rehabilitation beginnt bei der Diagnose mit der präoperativen Beratung des Patienten und seiner Familie. Schon in dieser Phase sind Kontakte zu Kehlkopflosen von großem Vorteil.

Der ärztliche Rat zur Operation und die Beteuerung der postoperativen Verständigungsmöglichkeiten mit der Ösophagussprache können nie so wirkungsvoll sein wie das Gespräch mit einem Kehlkopflosen, der dem Patienten die Überwindung der Krankheit überzeugend demonstriert. So erst kann der Betroffene sich vorstellen, wie das Leben auch ohne Kehlkopf weitergehen kann.

Schwimmen

Die aktive Bewegungstherapie ist heute in der Rehabilitation selbstverständlich, und besonders effektiv ist dabei das Schwimmen. Auch

Kehlkopflose sind vom Schwimmen nicht mehr ausgeschlossen. Unter Verwendung eines Schwimmgerätes (Aquamat o. ä.) kann auch der Kehlkopflose wieder gefahrlos schwimmen. Die durch die Nase eingeatmete Luft wird über einen Verbindungsschlauch vom Mund in die Luftröhre geleitet.

Selbstverständlich darf der Kehlkopflose dieses Gerät nur benützen, wenn er mehrere Stunden von einem kehlkopflosen Schwimmer im Gebrauch unterwiesen wurde. Ein Kehlkopfloser, der wieder sprechen und schwimmen kann, ist auch psychisch rehabilitiert und wird kaum Schwierigkeiten in seinem beruflichen und familiären Bereich haben. Die gegenseitige Hilfe im Rahmen von Selbsthilfegruppen ist bei diesen Patienten besonders effektiv.

Sprachliche Verständigung

Zur sprachlichen Verständigung bestehen mehrere Möglichkeiten:

- Bei der Operationsmethode nach Staffieri erfolgt die sprachliche Verständigung über eine kleine Öffnung am Luftröhrenende, die bei der Entfernung des Kehlkopfes belassen wird. Nachteil: Flüssige Speisen können in die Luftröhre gelangen! (Die Rekonstruktion eines künstlichen Kehldeckels ist noch nicht gelungen.)
- Die Verbindung zwischen Luft- und Speiseröhre kann auch durch das Einsetzen einer Singer-Bloom-Prothese, einem Einwegventil, hergestellt werden, das den obgenannten Nachteil der Aspiration reduziert.
- Die beste Methode ist die Verständigung durch die sog. *Ösophagussprache*, wobei Luft in die Speiseröhre geschluckt und kontrolliert ausgestoßen wird. Der durch Vibration der Speiseröhre und des Rachenraums erzeugte Ton ist etwas tiefer und nicht so laut; die sprachliche Verständigung ist aber doch sehr gut. Jeder Kehlkopflose sollte zur Erlernung der Ösophagussprache motiviert werden. Die logopädische Unterweisung ist fester Bestandteil der Nachsorge, kann in engem Kontakt mit dem behandelnden Arzt schon im Krankenhaus etwa ab dem 10. postoperativen Tag beginnen und muß so lange fortgesetzt werden, bis sich der Patient gut verständigen kann. Der Kontakt zu Kehlkopflosen einer Selbsthilfegruppe mit gemeinsamem Gespräch und Erfahrungsaustausch erleichtert das Erlernen der Ersatzsprache.
- Die *elektronische Sprechhilfe,* ein Gerät, das die Schwingungen am Hals in eine gut verständliche, aber monoton klingende Sprache überträgt, sollte eine Notlösung für ältere und stark gehemmte Patienten darstellen. Die Sprechhilfe kann auch erforderlich sein, wenn aus medizinischen Gründen, z. B. bei einer Strahlenfibrose, das Erlernen der Ösophagussprache unmöglich ist (Abb. 10.**4**).

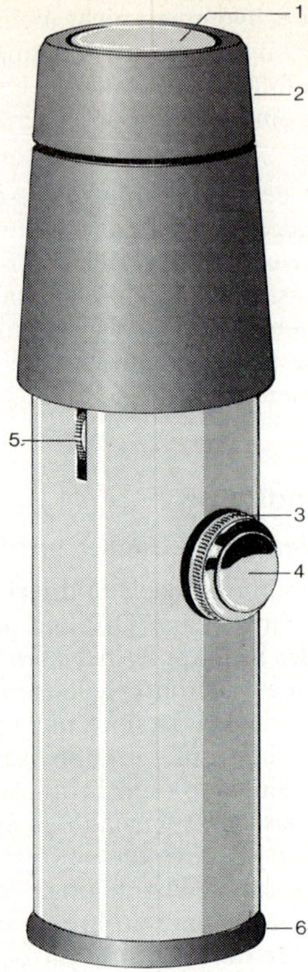

Abb. 10.**4** Sprechhilfe (natürliche Größe). 1 = Hartmembran, 2 = Schraubkappe zur Feineinstellung auf reinsten Klang, 3 = Sperrling, 4 = Taster, 5 = Lautstärkeregulierung (Tonhöheregulierung andere Seite), 6 = Bodendeckel (abnehmbar).

Auf jeden Fall sollte jeder Patient mit dem Sprachtherapeuten eine Verständigungsmöglichkeit erlernen. Flüstersprache und schriftliche Verständigung sollten der Vergangenheit angehören. Kehlkopflos ist nicht gleichbedeutend mit stumm, und der Kehlkopflose ist keineswegs isoliert und zur Vereinsamung verurteilt, wenn er sich mit der Erkrankung auseinandersetzt, die ihm gebotenen Hilfen annimmt und gemeinsam mit den Betroffenen den Mut zum Leben zu stärken weiß.

Ist dem Kehlkopflosen die Verständigungsmöglichkeit wieder gegeben, so hat er schon die größte Hürde der Rehabilitation genommen.

Tracheostomapflege

Dafür werden in Kap. 19 Anleitungen gegeben.

Extremitätenamputierte

Im Interesse einer möglichst radikalen, vollständigen Entfernung des Tumors kann es notwendig werden, daß Arme oder Beine teilweise oder in ihrer Gesamtheit amputiert werden. Der Patient ist damit nicht nur entstellt und in seinem Körpergefühl beeinträchtigt, sondern er erleidet beträchtliche funktionelle Einbußen.

Ziel und Vorbereitung

Ziel der prothetischen Versorgung ist es, nicht nur die Intaktheit der äußeren Erscheinung, sondern noch viel vordringlicher die Funktion so gut als möglich wiederherzustellen. Der Ersatz fehlender Körperteile ist meist dauernd und definitiv. Er stellt eine gemeinsame Aufgabe von Arzt, Pflegepersonal, Orthopädist und Physiotherapeut dar. Mit der Beschaffung eines Körperersatzstückes ist es nicht getan, vielmehr gilt es, den zu amputierenden Patienten auf den Eingriff und seinen künftigen Zustand psychisch und körperlich vorzubereiten. Je besser die Vorbereitung auf die Amputation, desto einfacher und erfolgreicher ist die Rehabilitation. Glücklicherweise stehen uns hier viele Institutionen und Erfahrungen der Unfall- und Invalidenmedizin zur Verfügung.

Operatives Vorgehen

Unter *Amputation* verstehen wir den Verlust einer Extremität. Dabei wird die Gliedmaße herzwärts (proximal) des Tumors abgesetzt. Man wird versuchen, so viel wie möglich zu erhalten, ohne die Radikalität des Eingriffs zu beeinträchtigen. Antagonistische (einander entgegenwirkende) Muskelgruppen werden miteinander als Muskelplastik vernäht und vor dem knöchernen Stumpfende vereinigt. Das korrekte Bedecken des Stumpfes ist von größter Bedeutung für die spätere Rehabilitation, wobei auch die Hautschnittführung (Narbe!) von entscheidender Bedeutung ist. Bei der *Exartikulation* wird das Glied auf Höhe eines Gelenkes abgesetzt. Die Knieexartikulation hat an Bedeutung gewonnen, da das Stumpfende nachher voll tragfähig und das Anziehen der Prothese leichter ist.

Stumpfhygiene

Bei Frischoperierten wird der Extremitätenstumpf mit einer elastischen Binde vor der Prothesenversorgung umwickelt, wodurch die postoperative Weichteilschwellung, die infolge der Durchtrennung von Blut- und Lymphgefäßen entsteht, vermindert wird. Das Einbinden erfolgt von distal nach proximal, d. h. immer herzwärts, und muß auch nach prothetischer Versorgung noch für mind. 6 Monate durchgeführt werden, wenn die Prothese nicht getragen wird.

Durch Stumpfwaschungen und Bäder werden Hautschäden, die durch die Einschließung des Stumpfes in die Prothese und durch mechanische Beanspruchung beim Gehen auftreten können, verhindert. Waschen mit warmem Wasser und milder Seife entfernt Talg- und Schweißdrüsenausscheidungen sowie Schmutz. Mit Abhärtungsmaßnahmen wie Abreiben mit Franzbranntwein, Hirschtalgcreme oder PC-30-Salbe, kalten Waschungen und Massagen wird die Durchblutung angeregt. Regelmäßige Luft- und Sonnenbäder sind günstig.

Prothesenversorgung

Der Ersatz eines Armes ist kosmetisch relativ einfach. Die verlorene Handfunktion ist dagegen nur teilweise ersetzbar (Gefühl, Druck). Bei einseitig Armamputierten bevorzugt man Eigenkraftprothesen, die mittels Schulterzug aktives Öffnen und Schließen der Prothesenhand ermöglichen oder – für nicht handwerklich tätige und ältere Patienten – sog. Schmuckprothesen. Nur bei Schwerbehinderten wird der Versuch einer elektrisch gesteuerten Handprothese sinnvoll sein.

Die Steh- und Gehfunktion kann von einer Unter- oder Oberschenkelprothese weit einfacher und erfolgreicher übernommen werden. Die meisten Unterschenkelprothesen übertragen die Stützkräfte durch eine Knieeinbettung bei fast voller Kniebeweglichkeit; die verschiedenen Fußgelenktypen versuchen alle, einen weichen Fersenauftritt und ein leichtes Abrollen zu erreichen. Bei der Oberschenkelprothese wird wahlweise ein arretierbares oder frei bewegliches Kniegelenk eingebaut (Abb. 10.**5**).

Die Prothesenabklärung soll vom Operateur, Orthopädisten und Therapeuten gemeinsam getroffen werden, um vor der Versorgung Maßnahmen ergreifen zu können, die den Beinstumpf „prothesengerecht" machen. Häufig muß der Orthopädist im Verlauf des Trainings und des späteren Tragens kleine Änderungen vornehmen, weshalb er regelmäßig in die Rehabilitation einzubeziehen ist.

Beim Anziehen der Prothese ist darauf zu achten, daß die Fußaußendrehung stimmt. Bei einem Haftschaft mit Ventil wird der Stumpf mit Hilfe einer Schlauchbinde oder einer spiralig angelegten elastischen Binde in den Prothesenschaft gezogen. Die Schlauchbinde oder das Bandagenende werden mit Pumpbewegungen durch die Ventilöffnung des Schaftes herausgezogen, und es wird ein Gummiventil aufgesetzt. Die Prothese hält dann mit einem Unterdruck (Abb. 10.**5**). Der Orthopädist soll die für den Patienten geeignetste Anziehmethode festlegen und mit Physiotherapeutin und Pflegepersonal üben.

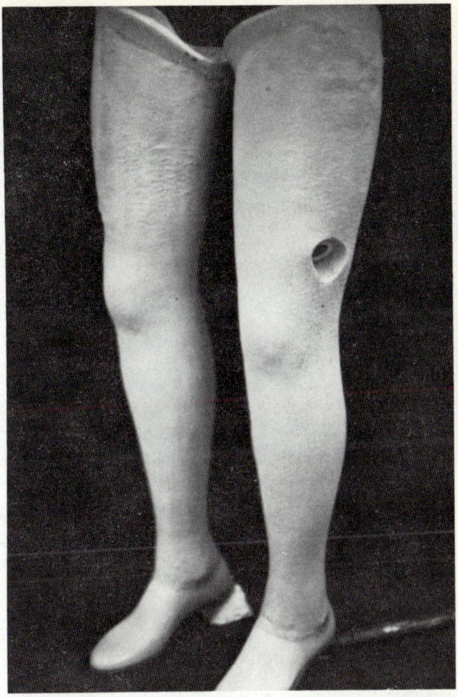

Abb. 10.**5** Zwei Oberschenkelprothesen mit eingebautem Kniegelenk und Ventilöffnung (Spiess und Kühne AG, Orthopädische Werkstätte, CH-9006 St. Gallen).

Das Stumpfbett der Prothese sollte jeden Abend mit Seife und lauwarmem Wasser feucht ausgerieben werden. Bei der Unterschenkelprothese sollte der Stumpf durch einen speziellen Wollstrumpf geschützt werden. Der Strumpf wird täglich gewechselt.

Gliedmaßenerhaltende Operationen

Wenn immer möglich, wird heute versucht, eine Extremität auch nach radikaler Tumorentfernung zu erhalten. Dies ist zu verantworten, weil prä- und postoperativ wirksam zytostatisch behandelt werden kann. Mit verschiedenen technischen Methoden kann dem meist jungen Patienten ein funktionsfähiges Glied erhalten werden. Häufig ausgeführt wird die En-bloc-Resektion unter Einfügen eigenen Knochens oder einer Tumorendoprothese. Die radikalste Form einer Resektion

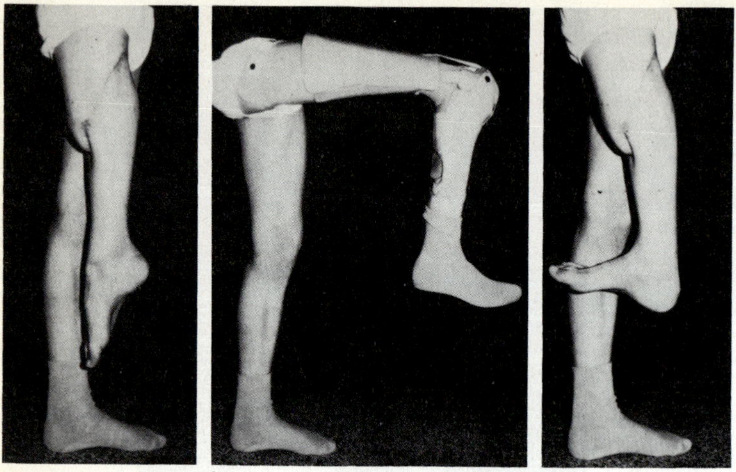

a b c

Abb. 10.**6a–c** Umkehrplastik nach Resektion eines Osteosarkoms des distalen Oberschenkels. Das um 180° gedrehte Sprunggelenk stellt ein neues Knie dar, das eine Unterschenkelprothese aktiv bewegen kann (aus Kotz, R.: Onkol. Forum Chemother. H. 3 [1986] 12).

unter Erhaltung des Unterschenkels stellt die Umkehrplastik dar: Der Unterschenkel wird um 180° gedreht; das Sprunggelenk ersetzt das Knie (Abb. 10.**6**).

Gehschule

Bevor mit der eigentlichen Gangschulung begonnen werden kann, muß ein Konditionstraining des Stumpfes durchgeführt werden. Rhythmische Klopfübungen mit dem Stumpf in alle Bewegungsrichtungen in Kombination mit dem anderen Bein oder mit den Armen stellen die Funktionstüchtigkeit des Stumpfes wieder her. Zugleich werden Blutkreislauf und Gewebsernährung mit diesen Übungen gefördert. Zur Verhinderung einer Fehlstellung mit Mehrbelastung im Hüftgelenk sollen täglich die Hüftstreckmuskeln und auch die Muskeln der Gegenseite trainiert werden, indem der Stumpf in Bauchlage mehrmals kräftig nach hinten durchgestreckt wird. Die Gangschulung mit der Prothese wird von der Physiotherapeutin übernommen. Mit Gymnastik, Sport und Spiel wird die Gehschulung unterstützt. Im späteren Verlauf spielt der Invalidensport eine wichtige Rolle in der Rehabilitation von Amputierten.

Phantomschmerz

Die meisten Amputierten spüren nach der Operation Schmerzen im entfernten Körperteil, wie wenn er noch da wäre. Bei den meisten Patienten verschwinden diese Schmerzen bei Tragen der Prothese unter Belastung oder werden vom Patienten nicht mehr als Schmerz realisiert. In seltenen Fällen bleiben diese Schmerzen bestehen und beeinträchtigen das Leben des Patienten stark. Sie sprechen auf eine übliche Schmerztherapie wenig an; unter Umständen kann autogenes Training Hilfe bringen.

Sonstige Rehabilitation bei Geschwulstbehandlungen

Haarersatz bei vorübergehendem Haarausfall durch Chemo- oder Radiotherapie

Kopfhaare, die infolge Bestrahlung oder Zytostatikatherapie ausgefallen sind, lassen sich durch Perücken ersetzen. Es ist wichtig, daß der Friseur oder der Perückenmacher den Patienten vor dem Haarausfall mit seiner eigenen, vollen Haartracht sieht, damit die Perücke in Farbe und Form optimal gewählt werden kann. Sofern ärztlich bestätigt wird, daß ein Haarersatz zur Erhaltung oder Wiedererlangung der Arbeitsfähigkeit während mindestens 360 Tagen notwendig ist, wird die Schweizerische Invalidenversicherung (IV), bzw. AHV die Kosten zur Anschaffung und Reinigung der Perücke übernehmen, auch für Hausfrauen. In der Bundesrepublik Deutschland sowie in Österreich wird eine Perücke von der Krankenkasse bezahlt.

Stützkorsett u. ä.

Ja nach Krankheit bzw. Folgen einer Tumorkrankheit oder ihrer Behandlung können weitere Hilfsmittel notwendig werden, die einen Patienten selbständig oder arbeitsfähig machen helfen. Dies kann auch für eine begrenzte Zeitspanne sinnvoll sein und unterstützt Hoffnung und Heilungswillen. Patienten mit Wirbelsäulenmetastasen benötigen gelegentlich ein orthopädisches Stützkorsett. Dieses soll aber nicht zu früh verordnet und vor allem nicht dauernd getragen werden, da sich sonst die tragenden Muskeln zurückbilden. Das Korsett muß vom Orthopädisten regelmäßig überprüft und wenn nötig korrigiert werden. Bei Korsettträgern ist das Rückenmuskeltraining eine zwingende Notwendigkeit, sonst macht die Muskelatrophie die Korsettfunktion unmöglich. Die Kosten werden in der Bundesrepublik Deutschland und in Österreich von der Sozialversicherung übernommen. Die Schweizerische Invalidenversicherung übernimmt die Kosten nur, wenn durch ein Stützkorsett eine mindestens teilweise Arbeitsfähigkeit erhalten oder wiedererlangt werden kann.

Gelähmte Glieder können durch *Stützschienen* kompensiert werden.

Stöcke, Krücken oder Rollstühle sind weitere Hilfsmittel, die meist ausgeliehen werden können.

Ersatz anderer Organe

Ein wegen einer Geschwulst (meist Melanom) entfernter Augapfel kann durch eine individuell anzufertigende Prothese ausgezeichnet, für Außenstehende nicht erkennbar, ersetzt werden. Der Einäugige kann sich in seiner Umgebung überraschend gut wieder zurechtfinden. Selten werden Hoden- und Penisimplantate nach Entfernung der betreffenden Organe wegen Tumors notwendig sein.

Allgemeine, soziale und psychosoziale Hilfe und Nachsorge

Allgemeines

Bei der Rehabilitation Tumorkranker ist die Sozialberatung als fester Bestandteil innerhalb des Behandlungsplanes notwendig, um die Persönlichkeit des Kranken ganzheitlich erfassen zu können. Nicht nur die Erkrankung an sich, sondern auch die psychische Beeinträchtigung und soziale Faktoren können den Patienten bedrängen. Krankheiten stehen oftmals in Wechselwirkung zur sozialen Situation, und ungelöste Probleme können den Erfolg der besten medizinischen Behandlung hemmen. Daher darf gerade in diesem Bereich die enge Zusammenarbeit des Betreuerteams nicht unterschätzt werden. Wenn Sozialarbeit mit Kranken und ihren Familien für die Patienten sinnvoll und fruchtbar sein soll, muß sie ständig auf die medizinische Situation bezogen bleiben. Ebenso ist eine gute medizinische Behandlung abhängig davon, daß die Betreuer sich jederzeit der sozialen Umstände ihrer Patienten bewußt sind. Tumorkranke Menschen brauchen oft in vermehrtem Maße Fürsorge und Hilfe, und zwar gerade dann, wenn sie aus der eigentlichen medizinischen Behandlung entlassen worden sind und beginnen, sich allmählich mit den krankheitsbedingten Veränderungen ihres Lebens in Ehe, Alltag und Beruf zurechtzufinden.

Während der Sozialdienst *im Krankenhaus* in der Schweiz, der Bundesrepublik Deutschland und in Österreich gut organisiert ist und den Tumorpatienten umfassend betreut und berät, bestehen *außerhalb des Krankenhauses* noch Lücken, oft ungenügende Koordination und Unkenntnis über die zur Verfügung stehenden Möglichkeiten. Ein besonders kritischer Punkt ist die Entlassung aus dem Krankenhaus.

Die Kontaktaufnahme zwischen krankenhausinternen und -externen Sozialinstitutionen muß möglichst frühzeitig erfolgen.

Zum Aufgabenbereich der Sozialhilfe gehören:

- *medizinische Leistungen* wie ärztliche Behandlung, Arznei- und Verbandmittel, Krankengymnastik, Logopädie, Bewegungs- und Beschäftigungstherapie usw.;
- *Hilfsmittel* wie Prothesen, Perücken, Stützkorsetts usw. einschließlich Ausbildung zu ihrem Gebrauch;
- *ergänzende Leistungen* wie Vermittlung von Kur- und Erholungsaufenthalt, Haushaltshilfen, ambulante Benützung von Spezialeinrichtungen;
- *Rehabilitation, insbesondere berufliche Wiedereingliederung;*
- *Rentenversorgung* bei Teil- oder Vollinvalidität.

Im folgenden wird das Angebot sozialer Hilfe für die Schweiz und das Fürstentum Liechtenstein, die Bundesrepublik Deutschland und Österreich vorgestellt. Besonderes Gewicht wird den Verschiedenheiten, Vor- und Nachteilen jedes Systems beigemessen.

Angebot sozialer Hilfe in der Schweiz und im Fürstentum Liechtenstein

Spitalinterne Beratungsstellen

Alle größeren Spitäler verfügen über einen Sozialdienst, der folgende Aufgaben hat:

- Abklärung der sozialen Situation;
- Beratung in persönlichen, familiären und beruflichen Schwierigkeiten;
- Zusammenarbeit mit Angehörigen, Arbeitgebern, Behörden, Sozialberatungsstellen anderer Institutionen;
- Abklärung von Versicherungsangelegenheiten und Wahrung rechtlicher Interessen;
- Vorbereitung der Spitalentlassung, Hilfe bei Unterbringung in Alters- oder Pflegeheimen;
- Verlegung in Erholungs- und Kurhäuser, Rehabilitationszentren, andere Krankenhäuser;
- Vermittlung von Heim- und Krankenpflegerinnen, Hilfsmitteln;
- finanzielle Hilfe bei Lücken im Versicherungsschutz.

Kantonale und regionale Beratungsstellen der Krebsligen

Die Aufgabe dieser Beratungsstellen ist es, auf freiwilliger Basis die Betreuung der Tumorkranken nach der Spitalentlassung weiterzuführen. Die Sozialarbeiterin/Gesundheitsschwester berät Patienten in allen Problemen, die durch die Krankheit verursacht oder verschärft werden, wie z. B.:

- Hilfe, sich mit der Krankheit auseinanderzusetzen, deren Probleme anzugehen und sich an eine neue Lebenssituation anzupassen;
- Abklärung der Ansprüche auf Leistungen der Sozialversicherung, Beratung zu sachgemäßem Vorgehen;
- Beratung in Fragen der Wohnung, des Berufs, der Familie, der Erziehung, der Finanzen;
- Vermittlung von Hilfe Dritter wie Gemeindeschwester, Hauspflegerin, Mahlzeitendienste, Haushilfe für Betagte, Transportdienste und Finanzierungsmöglichkeiten dafür.

In einzelnen Kantonen übernehmen Onkologieschwestern Behandlung und Pflege zu Hause, in Zusammenarbeit mit praktizierenden Onkologen und Spitälern.

Selbsthilfeorganisationen

Verschiedene Selbsthilfeorganisationen haben sich zum Ziel gesetzt, sich für das Wohlergehen und die Wiedereingliederung ihresgleichen einzusetzen. Durch die Selbsterfahrung der Krankheiten und der damit verbundenen Probleme besteht ein sehr starkes Zusammengehörigkeitsgefühl, welches dem einzelnen Patienten viel Mut und Hilfe geben kann. Die Hilfe reicht von der praktischen Anleitung eines Gerätes, dem Gespräch über Lebensprobleme bis zum gemütlichen Zusammensein.

Heute bestehen folgende Organisationen (Kontaktadressen s. Anhang II):

- Schweizerische Ileo-, Colo- und Urostomievereinigung (ILCO),
- Union Schweizerischer Kehlkopflosenvereinigungen,
- Vereinigung „Das Band“ = Selbsthilfewerk der Kranken und Genesenden,
- Kontaktgruppen für brustamputierte Frauen („vivre comme avant“).

Vieles steht noch in den Anfängen und bedarf dringend eines weiteren Ausbaus.

Eingliederungsmaßnahmen

Leistungen der Schweizerischen Invalidenversicherung (IV)

Medizinische Maßnahmen: Der Versicherte hat Anspruch auf medizinische Maßnahmen, die nicht auf die Behandlung des Leidens an sich, sondern unmittelbar auf die berufliche Eingliederung gerichtet und geeignet sind, die Erwerbsfähigkeit dauernd und wesentlich zu verbessern oder vor wesentlicher Beeinträchtigung zu bewahren. Die eigentliche Behandlung der Krankheit übernimmt die IV nicht; sie ist Sache der Krankenversicherung.

Berufliche Maßnahmen: Die IV gewährt Berufsberatung und Arbeitsvermittlung, erstmalige berufliche Ausbildung und Umschulung. Bei der erstmaligen beruflichen Ausbildung übernimmt sie die invaliditätsbedingten Mehrkosten. Unter bestimmten Voraussetzungen gewährt die IV Kapitalhilfen an Selbständige.

Hilfsmittel: Die IV finanziert im Zusammenhang mit der beruflichen Eingliederung Hilfsmittel wie Sprechhilfen, Hörgeräte, Prothesen, Perücken, Stützkorsetts, sofern sie der Erhaltung oder Wiedererlangung der Arbeitsfähigkeit dienen.

Renten: Die IV stellt in der Regel das Einkommen, das der Invalide nach eventuellen Eingliederungsmaßnahmen erzielen kann, dem Einkommen gegenüber, das er ohne Invalidität erzielen könnte. Diese Vergleichsrechnung ergibt den Invaliditätsgrad. Wenn der Invalide während 360 Tagen invalid ist, steht ihm eine IV-Rente zu.

Private Sozialinstitutionen

Die Leistungen der privaten Organisationen können nur als Ergänzung zu den öffentlichen Kostenträgern gesehen werden. Ihre Aufgabe besteht darin, dem Patienten und seinen Angehörigen zu helfen, die durch die Krankheit in finanzielle Bedrängnis geraten sind. Die finanziellen Konsequenzen einer Krankheit können zu einer echten Sorge werden: Behandlungskosten, Reisekosten, Heimpflege, Erholungsaufenthalt, besondere Hilfsmittel, krankheitsbedingter Wohnungswechsel usw. In all diesen Belangen werden fachliche Aufklärung und oft eine überbrückende finanzielle Unterstützung benötigt.

Angebot sozialer Hilfe in der Bundesrepublik Deutschland

(von R. Frühwirth und R. Sauer, Erlangen)

Die wichtigste Kontaktstelle für die Patienten ist vor der Entlassung aus dem Krankenhaus der „Sozialdienst im Krankenhaus“. In verschiedenen Bundesländern der BRD ist der Sozialdienst im Krankenhaus ab 250 Planbetten bereits gesetzlich verankert.*

---

* Rheinland-Pfalz, Berlin, Nordrhein-Westfalen, Baden-Württemberg, Saarland, Hessen).

Hier erfolgt die psychosoziale Beratung bei persönlichen, familiären oder beruflichen Problemen, der Kontakt zu Behörden, die Vermittlung von Erholungs- und Kuraufenthalten usw. Die Patienten erhalten durch den Sozialdienst auch Informationen über Hilfs- und Versorgungsmittel wie über Beratungsstellen oder Selbsthilfegruppen am Wohnort.

Eingliederungsmaßnahmen/Rehabilitation

Im Gegensatz zur Schweiz sind auch die Leistungen der Rehabilitation in Deutschland gesetzlich verankert. Die Leistungen umfassen:

Medizinische Maßnahmen

Innerhalb von 3 Jahren nach Abschluß der Primärbehandlung können beim Rentenversicherungsträger 3 Anschlußheilbehandlungen für Versicherte und mitversicherte Familienangehörige (Ehepartner/Kinder) sowie auch für Rentner beantragt werden. Es gibt in der BRD für die medizinische Rehabilitation spezialisierte Nachsorgekliniken für Tumorpatienten (z. B. Park-Sanatorium Aulendorf, Gynäkologische Nachsorgeklinik Bad Trissl, Oberaudorf).

Ist kein Rentenversicherungsträger kostenpflichtig, übernehmen die gesetzlichen Krankenkassen die Kosten. Besteht kein Versicherungsverhältnis, übernimmt das Sozialamt die Kosten.

Berufsfördernde Maßnahmen

- Arbeitsplatzumsetzung innerhalb des bisherigen Betriebes,
- Arbeitsversuche und Arbeitserprobung zur Feststellung der zuträglichen Belastung,
- berufliche Anpassung, Fortbildung und Ausbildung,
- evtl. Umschulung auf einen neuen Beruf,
- Kostenzuschuß zur Anschaffung eines behindertengerechten PKW, falls der Versicherte wegen Art und Schwere der Behinderung für die Fahrt zwischen Wohnung und Arbeitsplatz auf die Benutzung eines eigenen Kraftfahrzeuges angewiesen ist.

Die Rentenversicherungsträger arbeiten bei Einleitung derartiger Maßnahmen eng mit den Arbeitsämtern zusammen.

Schwerbehindertenausweis

Jeder Patient mit einem bösartigen Tumor kann beim zuständigen Versorgungsamt einen Antrag nach dem Schwerbehindertengesetz (1.5.74) stellen. Für Schwerbehinderte gilt ein besonderer Kündigungsschutz, erhöhter Urlaubsanspruch sowie steuerliche Vergünstigungen; auch besteht ein Anspruch auf einen Schwerbehindertenarbeitsplatz.

Leistungen der Kranken- und Rentenversicherungen

Grundsätzlich hat jeder Versicherte Anspruch auf Krankengeldleistungen. Krankengeld wird wegen ein und derselben Erkrankung innerhalb eines Zeitraums von 3 Jahren für 78 Wochen gewährt. Eine Rentengewährung steht immer an letzter Stelle des Leistungsspektrums der Sozialversicherungen. Prinzipiell gilt der Grundsatz „Rehabilitation vor Rente“. Ist nach dem Verlauf der Erkrankung absehbar, daß eine Berentung unumgänglich wird, ist der zeitlich befristeten Rente zunächst der Vorzug zu geben, da nach neueren Erkenntnissen die Dauerberentung noch weit häufiger als Zeitrenten negative psychische Auswirkungen zeigt. Eine Zeitrente kann für max. 6 Jahre gewährt werden.

Leistungen der Krankenkassen bei häuslicher Pflege

Ab Januar 1991 werden Angehörige, die Pflegebedürftige pflegen, monatlich bis zu 25 Std. durch eine Ersatzkraft entlastet. Alternativ kann von den Angehörigen ein Pflegegeld in Höhe von 400,– DM im Monat bei den Krankenkassen beantragt werden. Bei Schwerstpflegebedürftigen können die Krankenkassen den pflegenden Angehörigen jährlich 1800,– DM zahlen, um sie im Urlaubs- bzw. im Krankheitsfall zu entlasten.

Leistungen der Krankenkassen bei Heil- und Hilfsmitteln

Die zuständigen Krankenkassen finanzieren die je nach Erkrankung notwendigen Hilfsmittel (Prothesen, Perücken, Stützkorsett etc.) mit bis zu 10%iger Eigenbeteiligung des Patienten.

Leistungen der mobilen Hilfsdienste/Sozial- und Diakoniestationen

Sozial- und Diakoniestationen sind in der Zwischenzeit nahezu flächendeckend eingerichtet worden. Die Haus- und Krankenpflege, die von den Sozialstationen übernommen wird, umfaßt pflegerische Maßnahmen (z. B. regelmäßige Behandlungen und Verrichtungen wie Injektionen, Verbände, Katheterismus, Dekubitusbehandlung etc.), wenn nötig auch zusätzliche Haushaltsversorgung.

Für Patienten, die nicht in der Lage sind, sich ihr Essen selbst zuzubereiten, besteht die Möglichkeit, sich von verschiedenen Organisationen des mobilen Hilfsdienstes „Essen auf Rädern“ bringen zu lassen.

Selbsthilfeorganisationen

Trostreiche Partner für die Krebspatienten sind auch hier an vielen Orten die Selbsthilfegruppen der deutschen ILCO, der Kehlkopfverbände sowie der brustamputierten Frauen. Patienten, die unter der Krankheit psychisch in besonderer Weise leiden, können sich an eine sog. „Emotion-Anonymous"-Gruppe (EA) anschließen. Auskünfte über Beratungsstellen, Interessengemeinschaften und Selbsthilfegruppen erteilen auch die Deutsche Krebshilfe sowie der Förderkreis Krebsnachsorge, der auch Fortbildungstagungen für Sozialdienste und Krankenschwestern veranstaltet. Erwähnenswert sind noch die in verschiedenen deutschen Großstädten existierenden Hospizvereine. In diesen Hospizvereinen haben sich Ärzte, Schwestern, Geistliche, Sozialarbeiter, Psychologen und Laien zusammengeschlossen mit dem Ziel, Kranken mit befristeter Lebenserwartung und ihren Angehörigen Unterstützung und Hilfe zu geben. Die Betreuung zu Hause soll so lange wie möglich gewährleistet werden. Um dies zu erreichen, ist die Zusammenarbeit mit bereits bestehenden Institutionen und Hausärzten erforderlich. Die Beratung zur Schmerzfreiheit mit Hilfe einer ausgearbeiteten individuellen Schmerztherapie ist eine weitere wichtige Aufgabe des Hospizvereins.

Für ambulante Patienten und ihre Angehörigen gibt es regional und kommunal spezielle Beratungsstellen für Krebspatienten. Auch verschiedene freie Wohlfahrtsverbände, wie z. B. Rotes Kreuz und die Arbeiterwohlfahrt, bieten Beratung für Tumorpatienten an.

Angebot sozialer Hilfe in Österreich

(von H. Hausmaninger, Salzburg)

Leistungen der Sozial- bzw. Pensionsversicherungen

Tumorpatienten sind in Österreich hinsichtlich der Inanspruchnahme von Sozialleistungen allen anderen Patienten gleichgestellt. Im Falle einer plötzlichen Erkrankung bzw. während diagnostischer und therapeutischer Maßnahmen befindet sich der Patient im Krankenstand, der je nach Versicherungszeit bzw. Beschäftigungsdauer bis zu 1 Jahr (und darüber) dauern kann. Es wird während dieser Zeit als Leistung der Sozialversicherung ein Krankengeld ausgezahlt, das sich an der Höhe des letzten Gehaltes orientiert. Ist eine Wiederaufnahme der beruflichen Tätigkeit nicht mehr zu erwarten oder nicht mehr möglich, wird der Kranke durch die Pensionsversicherungsanstalten befristet oder dauernd berentet. Außer der finanziellen Unterstützung gewähren die Versicherungen Erholungs- oder Genesungsaufenthalte in anstaltseigenen Heimen oder speziellen Rehabilitationszentren.

Schließlich werden Unterstützungen für notwendige Behelfe gewährt. Sogar die Anschaffung eines Elektrofahrstuhls ist aus Mitteln der Sozialversicherung möglich.

Sozialhilfe und -beratung im Krankenhaus

Bei Auftreten psychischer oder auch sozialer Notfälle kann bereits während des Krankenhausaufenthaltes eine psychiatrische Beratung oder Hilfe durch die sozialmedizinischen Dienste der jeweiligen Landesregierungen bzw. Fürsorgeämter der Gemeinden eingeleitet werden. In Absprache mit dem Patienten und seinen Angehörigen erfolgt also bereits vor der Entlassung die Sicherstellung der weiteren häuslichen Betreuung.

Sozialhilfen außerhalb des Krankenhauses

Obwohl zahlreiche Institutionen noch im Aufbau befindlich sind, ist die häusliche Krankenbetreuung in manchen Bundesländern bereits vorbildlich organisiert.

Hauskrankenpflege: Gerade im Bundesland Salzburg hat sich ein System der Patientenbetreuung im häuslichen Milieu bereits bestens bewährt, indem von ausgebildeten Krankenschwestern bzw. Pflegerinnen im Zusammenwirken mit dem Hausarzt diverse Verrichtungen möglich sind, wie z. B. Verbandwechsel, Injektionen oder Überwachung von Infusionen usw. Diese Einrichtung eröffnet auch dem Tumorpatienten in seiner terminalen Lebensspanne die Möglichkeit der Pflege in seiner gewohnten Umgebung. Dieser Pflegedienst wird von den Krankenkassen bis zur Dauer von 3 Monaten durchgehend finanziert.

Nachbarschaftshilfe: Als nächster Schritt in der Unterstützung manchmal nur geringfügig behinderter Patienten wurde, vor allem von Institutionen des Österreichischen Roten Kreuzes, eine organisierte „Nachbarschaftshilfe" ins Leben gerufen, die durch Unterstützung bei täglichen Verrichtungen (Aufräumen, Einkaufen, Begleiten bei Spaziergängen usw.) dem Kranken die Aufrechterhaltung seines Haushaltes ermöglicht.

„Essen auf Rädern": Patienten, die nicht mehr in der Lage sind, ihre Speisen selbst zuzubereiten, kann durch Zusammenwirken von Sozialämtern und Hilfsdiensten täglich eine warme Mahlzeit ins Haus geliefert werden, was für viele, vor allem ältere Menschen eine willkommene Hilfe bedeutet.

Selbsthilfegruppen: Diese bestehen auch in Österreich.

Familien- und Sexualberatung

Zu einem normalen Leben, wie es das Ziel aller Rehabilitationsmaßnahmen ist, gehört auch die Sexualität. Diesem Problemkreis wird meist zuwenig Aufmerksamkeit geschenkt, aus ganz verschiedenen Gründen. Der Patient selbst wird selten spontan Fragen über Sexuelles stellen. Daher müssen Arzt und Schwester mit der gebotenen Diskretion und Sorgfalt diese Probleme direkt ansprechen, was bereits bei vielen Patienten zu einer großen Erleichterung führt, und nach Lösungen suchen. Diese Beratung erfordert viel Takt und Einfühlungsvermögen.

Empfängnisverhütung, Schwangerschaftsunterbrechung

Tumorpatienten sollen ein möglichst normales Geschlechtsleben führen können. Dabei gilt es aber zu berücksichtigen:

- Leider haben viele unserer Patienten nur eine begrenzte Lebenserwartung. Es muß daher gut überlegt und gründlich besprochen werden, ob dem Wunsch nach einem Kind stattgegeben werden soll, wenn dieses wahrscheinlich nach kurzer Zeit zur Waise werden wird. Im Zweifelsfall soll der Entscheid hinausgeschoben werden, bis mehr Klarheit über die Prognose besteht, und bis dahin Antikonzeption betrieben werden.
- Ionisierende Strahlen wie Zytostatika können zu fetalen Mißbildungen führen, wenn sie in der Schwangerschaft (besonders in den ersten 3 Monaten) verabreicht werden. Nach dem 3. Schwangerschaftsmonat kann außerhalb des Bauchraums bestrahlt werden. Unter einer aktiven Tumortherapie darf es daher zu keiner Schwangerschaft kommen. Dies muß beiden Partnern, Mann und Frau, klargemacht werden. Nach Abschluß der Behandlung kann nach einer individuell festzusetzenden Wartefrist einer Schwangerschaft zugestimmt werden (günstige Prognose vorausgesetzt), da später keine erhöhte Rate an Mißbildungen mehr anzunehmen ist.
- Bei verschiedenen hormonabhängigen Tumoren der Frau, ganz besonders beim Mammakarzinom, aber auch beim Melanom, kann es zu einer Beschleunigung des Tumorwachstums in der Schwangerschaft kommen. Frauen, bei denen ein Tumor in der Schwangerschaft aufgetreten oder rasch gewachsen ist, sollten auf weitere Schwangerschaften verzichten. In den anderen Fällen kann einer Schwangerschaft erst nach mindestens 2 Jahren Rückfallfreiheit zugestimmt werden.
- Bei der Entdeckung eines bösartigen Tumors in der Schwangerschaft muß individuell und je nach Tumor vorgegangen werden.

Eine Schwangerschaftsunterbrechung hat kaum je hemmenden Einfluß auf den Tumor, kann sich aber mit Rücksicht auf die Mutter (Blutarmut, mechanische Hindernisse, Ermöglichung einer lebensnotwendigen Therapie) u. U. aufdrängen.

Unfruchtbarkeit

Unter zytostatischer Therapie kommt es beim Mann fast stets zur Unfruchtbarkeit, bei der Frau oft zu Störungen oder zum Ausbleiben der Periode (Amenorrhö). Da große individuelle Unterschiede bestehen, muß trotzdem auf eine Empfängnisverhütung geachtet werden. Potenzstörungen sind (mit Ausnahme von Prostatakarzinompatienten nach Orchiektomie und in 30% nach großvolumiger Bestrahlung) nicht therapiebedingt.

Während sich vor allem bei jungen Frauen die normale Menstruation nach Absetzen der Zytostatika meist wieder einstellt und die Fruchtbarkeit erhalten bleibt, bleiben bei Männern oft dauernde Fertilitätsstörungen (Mangel oder Fehlen von Spermien, Oligo- bzw. Aspermie) zurück. Bestrahlung der Ovarien führt nach 4 Gy und der Hoden bereits nach 1,5 Gy zu dauerhafter Infertilität. Die Gonaden müssen nicht nur vor dem Direktstrahl, sondern auch vor Streustrahlung geschützt werden. Heute schützt man den Hoden dreifach: durch eine Bleikapsel, patientennahe und -ferne Bleiabdeckung. Bei den Eierstöcken bietet nur die Seitwärtsverlagerung (in die ileokolischen Nischen bzw. an die Beckenwand) ausreichende Sicherheit. Die Verlagerung und Befestigung der Ovarien hinter dem Uterus erfordert einen sehr breiten Bleiblock auf die Beckenmitte. Dadurch wird oft (Lymphknotenbestrahlung im kleinen Becken!) unzulässig Tumor geschont.

Bei jüngeren Männern mit Kinderwunsch kann Samen tiefgefroren (Kryopräservation) und für eine evtl. spätere homologe Insemination (Einbringen von Samen des Ehemanns/festen Partners) reserviert werden.

Während diese Möglichkeiten mit Erwachsenen vor und während einer Tumortherapie besprochen werden können und müssen, ist dies bei kindlichen Patienten kaum möglich. Um so tragischer ist es dann, wenn einem nun erwachsenen, geheilten, ehemals pädiatrischen Tumorpatienten mitgeteilt werden muß, daß er keine Kinder haben kann. Erfolgversprechende Behandlungsmöglichkeiten bestehen nicht.

Partnerprobleme bei Kehlkopflosen, Stomapatienten, nach Brustamputation bzw. Unterleibsbestrahlung

Auch Träger von Ileo-, Kolo- oder Urostomata sollen und können ein Geschlechtsleben führen. Der Geschlechtsverkehr bietet hier aber wegen der relativ nah der Genitalorgane liegenden Öffnungen mit ihrem störenden Geruch besondere Probleme. Die Öffnung kann mit einer speziellen Stomakappe verschlossen werden. Der vor allem bei Kehlkopflosen störende üble Geruch kann durch Chlorophyllkapseln korrigiert werden. Viele brustamputierte Frauen (oder ihre Partner) haben nach der Operation Angst vor Geschlechtsverkehr, da sie sich nicht als vollwertig empfinden (s. oben). Diese psychischen Hemmungen können nur durch offene Aussprachen, ggf. mit einer anderen mastektomierten Patientin („vivre comme avant"), und mit viel Liebe und Geduld überwunden werden. Gegebenenfalls muß der plastische Wiederaufbau der Brust ins Auge gefaßt werden.

Nach Bestrahlung des Unterleibs bei Frauen kann es zu Schrumpfungen und Verengungen der Scheide kommen. Durch medikamentöse und mechanische Maßnahmen ist es meist möglich, wieder eine durchgängige Scheide mit geschmeidiger Schleimhaut zu erzielen.

Auch hier gilt, daß die Patienten diese Probleme selten spontan ansprechen. Ärzte weichen ihnen aus Unsicherheit häufig aus. Sie sollten aber unbedingt offen besprochen, und es sollten Wege zur Lösung gesucht werden.

Gesunde Lebensführung und Ernährung

Im Sinne der eingangs formulierten Ziele der Rehabilitation gilt es, den Patienten möglichst bald und vollständig wieder in ein „normales" Leben zurückzuführen. Die Erkrankung an einem Tumorleiden führt nicht selten zu einer eigentlichen Lebensumstellung, die durchaus positiv sein kann. Damit ist aber keineswegs eine einseitige, oft fast sektiererische, extreme Haltung gemeint. Gesunde Lebensführung bedeutet:

> Maßvolle, ausgewogene Ernährung, ausreichende körperliche Betätigung, Arbeit und Entspannung, psychische Ausgeglichenheit.

Ein wesentliches Element dabei ist das Gefühl des Tumorpatienten, noch gebraucht zu werden, sei es in der Familie oder am Arbeitsplatz. Aus diesen Gründen sind sowohl längere Entfernung von zu Hause, z. B. durch Kuren, wie voreilige Invalidisierung fragwürdig. Der Patient soll möglichst bald wieder nach Hause zurückkehren und sein hoffentlich in positivem Sinn verändertes Alltagsleben wiederaufnehmen können.

Die *Ernährung* spielt eine wesentliche Rolle in der Entstehung verschiedener, aber längst nicht aller bösartigen Tumoren, ohne daß bisher einzelne Substanzen oder Verhaltensweisen als eindeutig krebserzeugend identifiziert werden konnten. So ist es auch bisher unmöglich, eine sicher krebshemmende Kostform zu definieren, trotz allen Versuchen der Verhütung und Bekämpfung manifester Tumorkrankheiten auf diätetischer Grundlage. Viele der angeblichen „Krebsdiäten" sind einseitig und extrem.

Rational betrachtet, gelten sowohl zur Vorbeugung bei Gesunden wie zur Ernährung von Patienten mit bekannten Tumorkrankheiten die gleichen allgemeinen Grundsätze: Die Ernährung soll ausgewogen, quantitativ und qualitativ maßvoll sein. Alle Extreme, insbesondere auch Überernährung, sind zu vermeiden. Insbesondere soll auf ballaststoffreiche Ernährung (viel Zellulose enthaltende Kleie und Vollkorn) zur Erreichung einer regelmäßigen, mindestens einmal täglich erfolgenden Darmentleerung geachtet werden. Frisches Gemüse und Obst (Vitamine) sind zu empfehlen. Fett soll maximal 30% der Gesamtkalorien ausmachen. Um auch die Zufuhr der gerade bei behandelten Tumorpatienten lebensnotwendigen Eiweiße und fettlöslichen Vitamine zu garantieren, umfaßt eine ausgewogene Ernährung auch Fleisch, Fisch und Milchprodukte. Die Natur dieser Milchprodukte, besonders der darin enthaltenen Milchsäure, spielt keine besondere Rolle. Im großen und ganzen gelten die gleichen Grundsätze für Tumorpatienten, wie sie generell für eine gesunde Ernährung gelten.

Hilfe bei gestörter zwischenmenschlicher Beziehung

Krebspatienten, die oft eine besondere Persönlichkeitsstruktur haben, akzeptieren ihre veränderte Körperlichkeit nur schwer und leiden unter dem abrupten Abbruch der familiären und beruflichen Aktivitäten. Sie haben ein starkes Bedürfnis, sich über die Sorgen und Probleme offen auszusprechen, und daher ist die persönliche Zuwendung im Gespräch wichtig.

Operationsfolgen, Chemotherapienebenwirkungen oder Strahlenreaktionen werden vom informierten Patienten leichter ertragen. Viele unnötige Ängste vor neuen Krebssymptomen können durch sachliche Informationen vermieden werden. Die Angehörigen sollten zum besseren Verständnis frühzeitig in die Gespräche miteinbezogen werden (s. Kap. 8). Zur Konfliktbewältigung sowie zur Verbesserung der zwischenmenschlichen Beziehungen eignet sich die *Gruppentherapie* in besonderer Weise. Erwähnt seien hier das autogene Training, gemeinsames Schwimmen und Wandern sowie Ergo-, Mal- und Musiktherapie. Das Gestalten bei Tonarbeiten und der Ausdruck persönlicher Empfindungen mit Farbe oder Musik sind sehr geeignet zum Aufbau zwischenmenschlicher Kontakte unter gleichzeitiger Freigabe problembeladener Emotionen. Bei diesen Beschäftigungen werden das Selbstvertrauen wieder entdeckt, der Lebenswille gestärkt und die persönliche Einstellung zu den Lebensproblemen positiv beeinflußt. In schweren Lebenskrisen können Seelsorge, Psychotherapie individuell oder in Gruppen oder evtl. sog. Biofeedback-Methoden hilfreich sein.

Hat die Erkrankung den Kontakt in der Familie zerstört und den Patienten bedrohlich isoliert, so kann mit der *Familientherapie* das gegenseitige Verständnis und damit das Zusammenleben wesentlich erleichtert werden.

Literatur

Aker, S. N., P. Lenssen, K. Schumacher: Leitfaden zur optimalen Ernährung bei Tumorkrankheit – insbesondere während und nach Chemotherapie und Radiotherapie. Schattauer, Stuttgart 1985

Aulbert, E., N. Niederle (Hrsg.): Die Lebensqualität der chronisch Krebskranken. Thieme, Stuttgart 1990

Barth, V.: Ärztlicher Rat bei Erkrankungen der weiblichen Brust, 2. Aufl. Thieme, Stuttgart 1986

Bundesverband der Kehlkopflosen e. V., Bebra: Ratgeber für Kehlkopflose, 1986

Deutsche Krebshilfe e. V., Bonn: Ratgeber „Leitfaden für Laryngektomierte", „Krebs im Mund-, Kiefer-,Gesichtsbereich = was dann?", „Krebs – wie geht es weiter?", „Wie kann man sich vor Krebs schützen?", „Krebs im Kindesalter"

Földi, M., E. Földi: Das Lymphödem, 3. Auflage. Fischer, Stuttgart 1987

Gallmeier, W., U. Bruntsch, E. M. Röttinger, M. Betzler: Praktische Onkologie 4, MMW Medizin, München 1984

Hussain, M.: Der praktische Ratgeber für Frauen nach Brustkrebsoperationen, 2. Aufl. Zuckschwerdt, München 1985

Kotz, R., Operatives Management des Osteosarkoms. Onkol. Forum Chemother. H. 3 (1986) 12

Matzker, J.: Ärztlicher Rat für Kehlkopflose. Thieme, Stuttgart 1975

Niederle, N., E. Aulbert (Hrsg.): Der Krebskranke und sein Umfeld. Thieme, Stuttgart 1987

Pichlmaier, H. (Hrsg.): Palliative Krebstherapie. Springer, Berlin 1991

Schweizerische Krebsliga, Bern: Broschüren: „Zurück zum Alltag", „Brustprothesen: welche paßt für mich?", „Kehlkopflos – was nun?" „Krebs und Ernährung" „Stomapflege und Versorgung".

11. Unbewiesene Krebsbehandlungsmethoden

W. F. Jungi

Definition, Gründe

Der Gegensatz zwischen *„Schulmedizin"* und *„Para-, Natur-, Alternativ-"* bzw. *„Erfahrungsmedizin"* ist künstlich konstruiert und widersinnig. Nicht nur sind viele Medikamente der wissenschaftlichen Medizin natürlicher Herkunft, sondern sind „Schulmeinungen" in der Alternativmedizin wesentlich ausgeprägter als in der an den Hochschulen gelehrten Heilkunde.

Die Medizin hat in den letzten 100 Jahren in erster Linie deshalb enorme Fortschritte gemacht, weil sie konsequent Gesetze der *Naturwissenschaft* berücksichtigte. Angesichts der Errungenschaften der modernen Medizin – deren negative Aspekte keineswegs übersehen werden sollen – ist es unsinnig, die zugrundeliegenden naturwissenschaftlichen Gegebenheiten zu negieren. Ein gutes Beispiel dazu ist der seit Jahrhunderten bekannte Zusammenhang zwischen Dosis und Wirkung (sog. Dosis-Wirkungs-Relation), der von einem großen Teil der „Naturmedizin" im Gefolge von Hahnemann und seiner homöopathischen Lehre bestritten wird. Häufig werden dabei sowohl die beträchtlichen Variationen des spontanen Krankheitsverlaufs auch bei Tumorkrankheiten sowie der sog. Plazeboeffekt (Wirkung einer Scheintherapie) jeder, auch der kleinsten Maßnahme übersehen bzw. vernachlässigt. Der wichtigste und entscheidende Unterschied zwischen „Schul-" und „Alternativmedizin" ist, daß Wirkung und Nebenwirkungen alternativer Methoden nicht oder nicht ausreichend geprüft sind, bzw. vorhandene (negative) Prüfergebnisse aus meist ideologischer Sicht nicht akzeptiert werden.

Unbewiesene Krebsbehandlungsmethoden sind heute sehr populär. Mehr als die Hälfte unserer Tumorpatienten wenden sich zusätzlich solchen Methoden zu. Die Gründe dafür sind:

- *„Grüne Welle":* Damit sind Unbehagen gegenüber Abwendung von wissenschaftlichem Fortschritt, Technischem, Chemischem, Unnatürlichem und der Zug zum Natürlichen, Biologischen, Alternativen, Magischen gemeint.
- *Krebsangst:* Krebs ist für viele das schlimmste vorstellbare Ereignis, so daß bei seinem Eintreten jede Vernunft über Bord geworfen und jede scheinbare Hilfe akzeptiert wird (s. Kap. 6).

- Das Bedürfnis, *selbst einen Beitrag zur Genesung zu leisten.* Diese positiv zu wertende, ernst zu nehmende Haltung ist oft mit den Gefühlen einer alten Schuld verbunden, die durch Entbehrung (Hungerkur) oder einschneidende Lebensveränderungen abzutragen versucht wird.
- *Versagen der „schulmedizinischen" Krebsbehandlung:* Dies ist wahrscheinlich das wichtigste Moment, weshalb viele sich nach alternativen Behandlungsmethoden umsehen. Die Mehrheit der häufigsten Tumoren ist auch heute noch unheilbar. „Naturmedizin" stellt den rettenden Strohhalm dar. Dazu kommen psychologische Fehler und mangelnde menschliche Zuwendung seitens der „Schulmediziner".
- Das *„Geschäft mit dem Krebs":* Es darf nicht verschwiegen werden, daß mit dem Krebs heute durch zweifelhafte „Heiler" und „Helfer" ein riesiges Geschäft gemacht wird, was durch die ständig anwachsende Flut von Publikationen und neuen Behandlungsmethoden illustriert wird.
- Massenmedien: Eine wichtige Rolle in der Verbreitung der „naturmedizinischen Methoden" spielen die Massenmedien, die oft voreilig, kritiklos und in marktschreierischer Aufmachung „Wunderheilungen" verkünden und angeblich verkannte Genies mit ihren Thesen zu Wort kommen lassen.

Die unbewiesenen Methoden der *Krebsbehandlung* können nicht ohne gleichzeitige Berücksichtigung ähnlicher oder gleicher Methoden bezüglich Entstehung und Nachweis von Krebs betrachtet werden (s. Kap. 2 und 4).

Charakteristika unbewiesener Krebsbehandlungsmethoden

- Publikation nicht im üblichen medizinischen Kommunikationsmitteln, d. h. wissenschaftlich anerkannten Zeitschriften, sondern oft zuerst in der Laienpresse, gegebenenfalls in eigenen Zeitschriften und Verlagen bzw. auf besonderen Kongressen.
- Behauptung, daß nur die Unterdrückung und Verfolgung durch die machtvolle „Schulmedizin" den Erfolg der Naturmedizin und ihrer Methoden verhindere.
- Berufung auf verkannte Genies wie Paracelsus, Hahnemann, Semmelweis, Kneipp, Künzle usw.
- Besondere, oft mystische Umstände der Behandlung (Herstellungsweise, Dosierung, Applikationsweise usw.), schlecht definierbare und kaum reproduzierbare Behandlungselemente. Der Erfolg der Behandlung ist ausgeprägt an die Person des Behandelnden gebunden.

- Besondere Sprache mit komplizierten, oft nichtssagenden Fremdwörtern (z. B. makrobiotisch, orthomolekular, Desoxybiose, Sophrologie, induzierpotentielle Energie, Syntheseregulation usw.).
- Negierung von Gesetzen der Naturwissenschaft, speziell der Zusammenhänge zwischen Dosis und Wirkung bzw. Nebenwirkungen.
- Behandlung auch *ohne* Sicherung von Diagnose und Stadium des Tumors, auf der vagen Basis oben erwähnter „Krebsteste", bei angeblichen Präkanzerosen.
- Kombination mit oft zahlreichen anderen Methoden (Homöopathie, Kneippkuren, Diät, Akupressur und Akupunktur, Abschirmung von Erdstrahlen und Wasseradern, Reflexzonenmassage, Frischzellen usw.). Damit ist es unmöglich, zu erkennen, welche Maßnahme überhaupt gewirkt haben könnte.
- Unterlagen der Behandlung, z. B. Krankengeschichten, entweder lückenhaft oder überhaupt nicht vorhanden. Damit ist eine Nachprüfung oder statistische Auswertung unmöglich.
- Mangel an Kritik, speziell Selbstkritik und Ehrlichkeit. Naturmedizin kennt praktisch nur Erfolge, die durch rührende Fallbeschreibungen und Dankesschreiben illustriert werden. Aussagekräftige Vergleiche mit anderen Methoden oder dem Spontanverlauf (Plazeboeffekt) werden abgelehnt. Naturmedizin wird stets als ungefährlich angepriesen und hat angeblich keine Nebenwirkungen.

Beispiele unbewiesener Krebsbehandlungsmethoden

Potentiell zytostatisch wirksame Substanzen

Dabei sind in erster Linie die *Mistelprodukte* der anthroposophischen Medizin (Iscador, Helixor, Plenosol u. a.) zu erwähnen. Die Misteltherapie des Krebses beruht auf geisteswissenschaftlichen Erkenntnissen von Rudolf Steiner, dem Gründer der Anthroposophie. Ihre Wirksamkeit bei manifestem Krebs wurde bisher nur ungenügend gegenüber Plazebo oder einem wirksamen Tumormedikament geprüft; dasselbe gilt für ihre adjuvante Anwendung. Ob die angebliche Immunstimulation von klinischer Bedeutung ist, ist unbewiesen. Im Mistelextrakt befinden sich, wie auch in anderen Naturpräparaten potentiell wirksame Substanzen. Diese Substanzen werden aber meist in stark verdünnter (und deswegen rational betrachtet unwirksamer) Dosis appliziert.

Heilkräuter

Wie erwähnt, sind einige unserer wichtigsten Zytostatika Produkte von Pflanzen (Vincristin, Vinblastin) oder Pilzen (alle Antibiotika). Dies sind jedoch hochgereinigte, in ihrer chemischen Zusammensetzung bekannte, dosierbare Substanzen. Die *Zuordnung bestimmter Heilpflanzen zu bestimmten Organkrebsen* (oft wegen Ähnlichkeit der Form!) ist dagegen reine *Spekulation*. Eine erfolgreiche Krebstherapie mit Kräutern allein („Apotheke Gottes“) ist nicht möglich.

Diättherapie

Es existieren unzählige „Krebsdiäten“ verschiedenster Zusammensetzung. Sie widersprechen sich nicht selten in der Bewertung einzelner Nahrungsmittel (z. B. Tomate oder Kartoffel), haben aber meist das Gemeinsame der Verdammung tierischer Fette und Eiweiße, speziell des Schweinefleisches, des Zuckers (vor allem in raffinierter Form, besonders in der sog. linksdrehenden chemischen Struktur) und von Tabak und Kaffee. Die meisten Krebsdiäten basieren auf der auf Warburg zurückgehenden, in ihrer Allgemeingültigkeit längst widerlegten Auffassung, jede Krebszelle gäre (d. h. habe nur einen anaeroben Stoffwechsel). Damit wäre die Krebszelle sauer, das Blut alkalisch. Ziel vieler „Krebsdiäten“ ist daher verbesserte Sauerstoffversorgung der Zellen.

Von keiner der zahlreichen „Krebsdiäten“ liegt bisher ein Beweis ihrer Wirksamkeit vor, weder präventiv noch therapeutisch. Dies gilt auch für die hochdosierte Vitamin-C-Behandlung und die Hungerkur nach Breuss.

Enzyme

Es ist verlockend, eine Tumorzelle an ihrer biochemischen Abartigkeit angreifen zu wollen, z. B. durch eiweißauflösende Enzyme. Bisher ist dies aber nicht möglich, mit Ausnahme des nur bei akuten Leukämien des Kindesalters wirkenden Enzyms L-Asparaginase. Die systemische Gabe anderer Enzympräparate steht auf unsicheren Füßen. Dagegen können sie möglicherweise bei lokaler Applikation (zur Verödung bei Pleuraergüssen) gute Dienste leisten.

Immunologische Methoden

Die Immuntherapie des Krebses (s. Beitrag Fopp, Tumorbeeinflussung durch Immuntherapie, Kap. 5) steckt beim *Menschen*, von einigen seltenen Ausnahmen abgesehen, immer noch im experimentellen Stadium. Die paramedizinischen „Immunotherapien“ sind alle unbewiesen und z. T. gefährlich. Zu erwähnen sind hier die Behandlung mit Frischzellen oder Bestandteilen davon, lyophilisierten fetalen Zellen, die sog. zytoplasmatische Therapie mit makromolekularen Organextrakten, die Thymustherapie, die sog. immunoaugmentative Therapie etc. Eine echte Immunstimulation, d. h. die Aktivierung der körpereigenen Abwehr, ist zwar bisher unerreichbar, bleibt aber nach wie vor Ziel und Inhalt wissenschaftlicher Forschung.

Psychotherapie

Daß die Psyche in der Entstehung und im Verlauf von Krebskrankheiten eine wesentliche Rolle spielt, ist unbestritten. Ob sich dies für eine Psychoprophylaxe oder gar Psychotherapie einer Krebskrankheit ausnützen läßt, ist unsicher. Abzulehnen sind sog. „Geistheilungen" (angebliche unblutige Entfernung von Tumoren, z. B. auf den Philippinen).

Weitere Therapien

Hier sind zu erwähnen: Vitamin B_{17} = Laetrile (ein Extrakt aus Bittermandeln oder Aprikosenkernen, vor allem in Mexiko und den USA im Gebrauch), Petrol, Bérès-Tropfen (enthalten vor allem Eisen), verschiedene physikalische Methoden (Neuraltherapie, Akupunktur, Magnetfeldtherapie usw.) sowie die sog. Krebs-Mehrschritt-Therapie (von Ardenne) usw.

Daß naturmedizinische Methoden zur Verhütung und Bekämpfung von Krebserkrankungen so populär geworden sind, ist in erster Linie Folge der begrenzten Möglichkeiten der heutigen Medizin, das „Krebsproblem" in den Griff zu bekommen, und der daraus resultierenden *Krebsangst.* Vernünftige Gegenmaßnahmen sind einerseits Kampagnen zur Krebsverhütung (Rauchen!), andererseits sachliche Information über Möglichkeiten und Grenzen der Tumormedizin im vertrauensvollen Gespräch zwischen Arzt, Patient und Angehörigen. Dennoch lassen sich viele Patienten, oft unter massivem Einfluß von Verwandten und Bekannten, nicht davon abhalten, einen Versuch mit der ja „völlig harmlosen" Naturmedizin zu machen (nützt es nichts, so schadet es auch nicht ...). Oft wird damit jedoch der rechtzeitige Einsatz einer erfolgversprechenden rationalen Tumortherapie verpaßt. Naturmedizin allein ist bei Krebskrankheiten deshalb nicht unbedenklich. Falls parallel dazu eine Behandlung mit erwiesener Wirksamkeit betrieben wird, ist gegen eine zusätzliche naturmedizinische Behandlung wenig einzuwenden, wenn Patient oder Angehörige unbedingt daran festhalten wollen.

Die Rolle der Schwester in der Konfrontation mit paramedizinischen Maßnahmen ist ausführlicher in Kap. **7** dargestellt.

Literatur

American Cancer Society: Unproven Methods of Cancer Management. New York 1982

Galaus, A.: Betreuung Krebskranker durch das Krankenpflegepersonal. therapeutiken 5 (1991) 271

Jungi, W. F., H.-J. Senn: Krebs- und Alternativmedizin I. Aktuelle Onkologie, Bd. 32. Zuckschwerdt, München 1986

Jungi, W. F., H.-J. Senn: Krebs und Alternativmedizin II. Springer, Heidelberg 1990.

Jungi, W. F.: Diättherapie maligner Tumoren. In I. Oepen: An den Grenzen der Schulmedizin. Deutscher Ärzteverlag, Köln 1985 (S. 123 ff.)

Jungi, W. F.: Risiken alternativer Krebsbehandlung. Onkologie 9 (1986) 231–234

Moraut, R., W. F. Jungi, C. Köhli, H.-J. Senn: Warum benützen Tumorpatienten Alternativmedizin? Schweiz. med. Wschr. 121 (1991) 1029

Nagel, G. A., D. Schmähl, D. K. Hossfeld: Krebsmedikamente mit fraglicher Wirksamkeit. Aktuelle Onkologie, Bd. 11 und 49, Zuckschwerdt, München 1984 bzw. 1989

Oepen, I., O. Prokop: Außenseitermethoden bei Krebs, Wissenschaftliche Buchgesellschaft, Darmstadt 1986

Schweiz. Ges. Onkologie/Schweiz. Krebsliga, Dokumentationen der Studiengruppe über Methoden mit unbewiesener Wirkung in der Onkologie, Bern

12. Mammakarzinom

H.-J. Senn und A. Glaus

Epidemiologie und Altersverteilung

Das Mammakarzinom ist in den meisten westlichen Industrieländern (Westeuropa, USA) nicht nur der häufigste maligne Tumor des weiblichen Geschlechts, sondern der häufigste bösartige Tumor eines einzelnen Organs überhaupt. Jede 14.–17. Frau wird in ihrer Lebenszeit an diesem Leiden erkranken, was ca. 5–7% der weiblichen Bevölkerung entspricht. Pro Jahr erkranken in der Schweiz und in Österreich zwischen 1600 und 1800 und in der Bundesrepublik Deutschland ca. 20 000 Frauen *neu* an diesem Tumor.

Die *Altersverteilung* (Abb. 12.**1**) der Patientinnen zum Zeitpunkt der Diagnose reflektiert die in den letzten Jahren beobachtete starke Zunahme des Mammakarzinoms in der Prämenopause: Etwa 35–40% der Patientinnen sind bei Entdeckung ihres Leidens unter 50 Jahre alt. Nach der Menopause tritt ein „Knick" in der altersabhängigen Inzidenzkurve auf. Der Tumor kommt jedoch auch in der 7. und 8. Lebensdekade immer noch recht häufig vor – und wird bei älteren

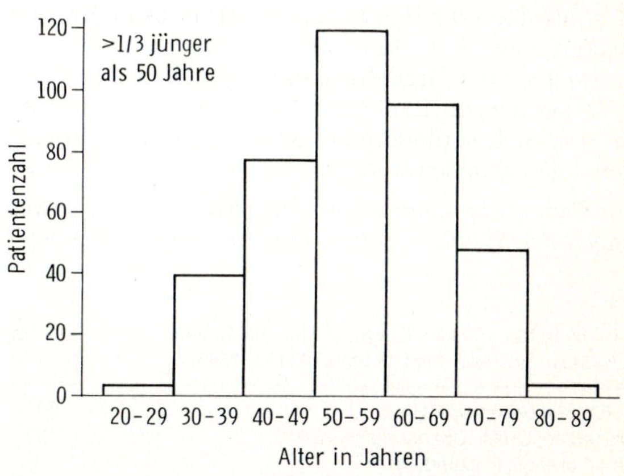

Abb. 12.1 Altersverteilung von 385 Patientinnen mit Mammakarzinom (nach Smith u. Mitarb. aus Meuret, G.: Das Mammakarzinom. Thieme, Stuttgart 1980).

Frauen nicht selten durch schamhafte Verheimlichung ihres Leidens erst in weit fortgeschrittenem Stadium ärztlich erfaßt.

Die *Ätiologie* des Mammakarzinoms ist noch nicht genügend geklärt. Über die heute bekannten genetischen und hormonalen sowie anderweitigen Risikofaktoren orientiert Kap. 2, über die heute gültigen und empfohlenen *Methoden zur Früherfassung* („Vorsorge") Kap. 3.

Klinisches Bild

Das Mammakarzinom tritt in der Regel als (scheinbar) lokalisierte Krankheit in Erscheinung (Tab. 12.**1**). Führendes Symptom ist eine *Verhärtung* bzw. ein *tastbarer Knoten* in der Brustdrüse, wobei man früher der topographischen Lokalisation des Primärtumors in den 4 Quadranten oder im Warzenhof (Mamille) aus prognostischen und therapeutischen Gründen große Bedeutung zugemessen hat. Obwohl die Primärlokalisation für das Behandlungsresultat nach neueren Untersuchungen wahrscheinlich unwesentlich ist, ist es aus didaktischen und präventivmedizinischen Gründen (Gesundheitserziehung der Mädchen!) gut zu wissen, wie sich die Tumorhäufigkeit auf die einzelnen Anteile der Brustdrüse verteilt (Abb. 12.**2**).

Es kann nicht genug betont werden, daß *nicht jede* tastbare Veränderung der Brustdrüse einem Mammakarzinom gleichzusetzen ist.

Fast die Hälfte aller Frauen entwickelt zwischen dem 25. und 50. Lebensjahr eine sog. *Mastopathie* (= knötchenförmige, teils zystische Auftreibungen im Drüsenkörper, oft in Vielzahl). Diese Veränderungen sind in den meisten Fällen völlig harmlos, müssen jedoch bei Neuauftreten bzw. Größen- oder Dichten*veränderungen* genau abgeklärt und kontrolliert werden (s. unten). Daraus ergibt sich auch die Notwendigkeit und Bedeutung der monatlichen und regelmäßigen *Selbstuntersuchung* der Brustdrüse durch jede einzelne Frau. Nur auf diese Weise können im Laufe der Zeit (Monate) gutartige von verdächtigen, d. h. sich verändernden bzw. wachsenden Brustdrüsenveränderungen unterschieden werden.

Besondere Bedeutung kommen in einer Minderzahl der Patientinnen *Einziehungen der Mamille* sowie blutigem oder serösem *Sekretausfluß*

Tabelle 12.**1** Symptome, die zur Diagnose Mammakarzinom führten (aus Nagel, G., J. P. Obrecht, A. C. Mayr: Schweiz. med. Wschr. 103 [1974] 93)

Knoten, Verdickung der Haut	63%
Schmerzen, Druck, Spannung in Brust	19%
Peau d'orange, Entzündung	8%
Mamillenveränderung	6%
Sekretion aus der Mamille	4%

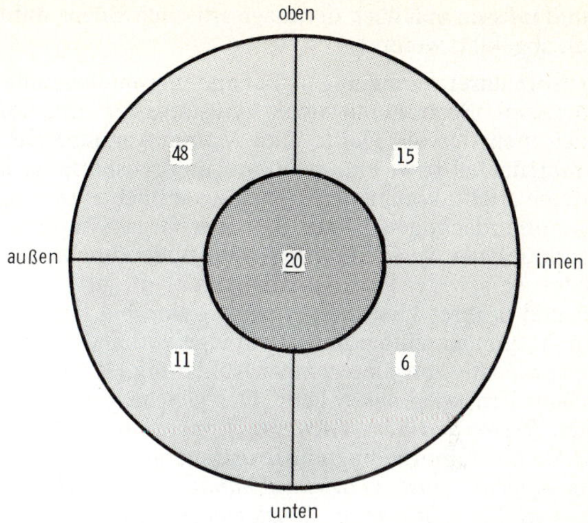

Abb. 12.**2** Prozentuale Verteilung des Auftretens der Mammakarzinome in den 4 Quadranten und im perimamillären Bereich der weiblichen Brust.

aus der Mamille zu: Solche Symptome müssen umgehend zu einer ärztlichen Abklärung führen, obwohl auch sie nicht zwingend für die Diagnose eines Mammakarzinoms sprechen.

Ausnahmsweise wird ein Mammakarzinom über den Umweg seiner lokoregionären *Lymphknotenmetastasen* (vor allem in der gleichseitigen Achselhöhle = Axilla) entdeckt. Das Auftreten vergrößerter Lymphknoten axillär, insbesondere einseitig und bei Fehlen anderer Krankheitssymptome, sollte daher immer auch an das mögliche Vorliegen eines gleichseitigen Mammakarzinoms denken lassen.

Die überwiegende Mehrheit der Mammakarzinompatientinnen weist zum Zeitpunkt der Diagnose *keine Allgemeinsymptome* auf, d. h., diese Frauen fühlen sich anderweitig „gesund". Dieser Umstand verleitet leider viele Patientinnen (und teils auch ihre Ärzte) zur Verzögerung einer eingehenden diagnostischen Abklärung eines erhobenen Tastbefunds, was prognostisch verhängnisvolle Folgen haben kann: Man muß sich nicht „krank" fühlen, um Krebs zu haben. Das Vorhandensein von Müdigkeit, Atemnot, Skelettschmerzen usw. hat beim Mammakarzinom nichts mit dem Primärtumor, sondern vielmehr mit der bereits erfolgten *Tumorausbreitung* (Metastasierung) in andere Organe wie z. B. die Lungen und das Knochensystem zu tun. Die häufigsten Ausbreitungswege werden im folgenden Unterkapitel genannt und müssen anläßlich der diagnostischen Bilanz mit besonderer Sorgfalt abgeklärt werden.

Da leider trotz unserer derzeitigen Behandlungsmaßnahmen (Operation, evtl. samt Bestrahlung oder zytostatischer Chemotherapie) immer noch mehr als die Hälfte aller Mammakarzinompatientinnen einen Tumorrückfall bzw. eine weitere Tumorausbreitung in andere Organsysteme erlebt, kommt einer genauen ärztlichen Befragung nach solchen tumorverdächtigen Allgemein- oder Organsymptomen anläßlich der periodischen *Nachkontrolle* größte Bedeutung zu. Neu aufgetretene oder verstärkte Rückenschmerzen – oft als „rheumatisch" etikettiert und in ihrer Ursache verkannt – sind bei Patientinnen mit operiertem Mammakarzinom immer auf eine vorhandene *Skelettmetastasierung* verdächtig, bis eine genaue Abklärung (s. unten) dies nach menschlichem Ermessen ausschließt. Das gleiche gilt für anderweitig ungeklärten *Reizhusten bzw. Atemnot* (Lungen- bzw. Pleurametastasierung, z. B. mit tumorbedingtem Brustfellerguß) oder für das Auftreten von *Appetitverlust, Gewichtsabnahme, Ikterus* (Lebermetastasen) bzw. von *Kopfschmerzen, Sehstörungen* und *Hirndruckzeichen* (Hirnmetastasen).

Besonders erwähnt werden muß in diesem Zusammenhang das sog. *Hyperkalzämiesyndrom,* eine gefährliche und ohne Behandlung rasch zum vorzeitigen Tode führende Stoffwechselkomplikation mit Erhöhung des Blut- und Urinkalziumspiegels, welche bei ca. 15–20% der Mammakarzinompatienten einmal oder mehrmals im Verlauf ihres Leidens auftreten kann. Diese Komplikation tritt meist bei Tumorbefall des Skeletts auf, vorwiegend bei bettlägerigen Patientinnen, welche wegen Schmerzen und/oder statischer Probleme der Wirbelsäule und des Beckengürtelskeletts immobilisiert sind. Eine rasche Verschlechterung des Allgemeinzustands innerhalb von Tagen, Müdigkeit, Muskelschwäche, Durst und Erbrechen charakterisieren diese symptomreiche Stoffwechselentgleisung, die eine umgehende Klinikeinweisung bedingt, jedoch einfach und mit günstigem Resultat behandelt werden kann (s. Kap. 21).

Diagnose

Primärtumor

Die Mehrzahl der Mammakarzinome wird heute aufgrund der oben beschriebenen Lokalsymptome, welche durch ärztliche Instruktion und über die Massenmedien bewußt gemacht wurden, *selbst* entdeckt. Leider vergehen im Durchschnitt immer noch 5–6 Monate, bis dann der verdächtige Befund einem Arzt mitgeteilt und nachuntersucht wird. Die Dauer dieser patientenbedingten Verzögerung nimmt mit steigendem Alter deutlich zu.

In einer nicht allzu voluminösen Brust lassen sich Tumorknoten ab ca. 1–1,5 cm Durchmesser tasten. Die Mehrzahl der heute zur Diagnose kommenden Frauen mit Mammakarzinom weist aber immer noch Tumordurchmesser von 2–5 cm auf, was die Chance für eine Heilung ungünstig beeinflußt. Etwa die Hälfte der Frauen weist bei Diagnosestellung des Primärtumors in den histologisch untersuchten gleichseitigen Achselhöhlen-Lymphknoten bereits regionäre Tumormetastasen auf, was ebenfalls in ungünstiger Weise mit der Prognose korreliert (s. unten).

Der erstkonsultierte Arzt muß aufgrund *seiner Beurteilung des Tastbefunds* und in Würdigung evtl. vorhandener *Risikofaktoren* (Alter, Familienanamnese usw.) den Entscheid zur Einleitung des nachfolgenden Abklärungsgangs stellen:

– *Mammographie* (Abb. 12.**3**, Technik und positives Bild): Diese einfache und – in vernünftigen Intervallen angeordnet – ungefährliche Röntgenuntersuchung der weiblichen Brust ist heute unbestrit-

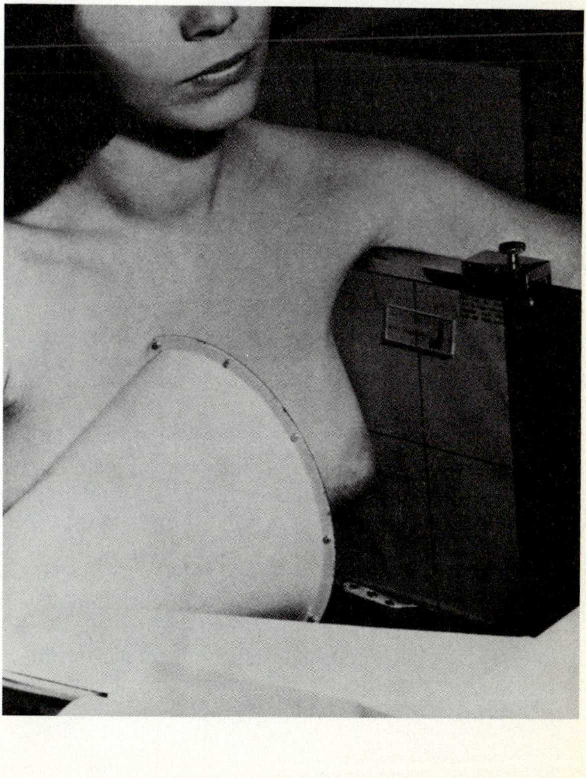

Abb. 12.**3** Mammographie. **a** Technik.

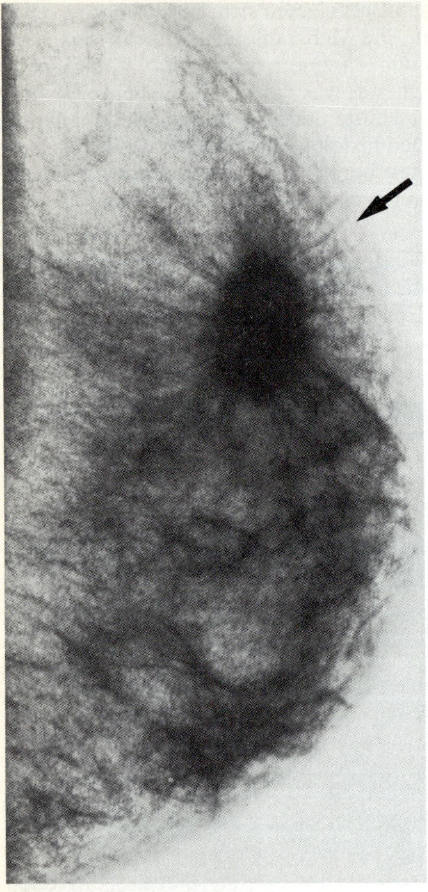

Abb. 12.**3b**
Positives Bild
(Pfeil = Karzinom).

ten die beste indirekte Hilfsmethode zur weiteren Abklärung eines verdächtigen Tastbefunds. Sie liefert bei unklarem Tastbefund oder Vorhandensein mehrerer Knoten in der Brustdrüse und insbesondere bei voluminöser, schlecht durchtastbarer Brust wertvolle Hinweise bezüglich der genauen möglichen Tumorlokalisation im Hinblick auf eine nachfolgende Gewebsentnahme. Zudem stellt eine erste Mammographie immer eine wertvolle Vergleichsbasis für spätere Wiederholungsuntersuchungen dar, wobei sich dann (wie bei der periodischen Nachkontrolle des Tastbefunds) *Veränderungen* erfassen lassen. Mammographisch lassen sich Karzinome der

Brust bestenfalls ab 0,5 cm Durchmesser erfassen. Dies gilt insbesondere bei älteren (postmenopausalen) Frauen, deren Drüsenkörper im Röntgenbild wegen der altersbedingten Atrophie (Rückbildung der Drüsenläppchen, Verfettung) heller erscheint. Vor allem bei *Frauen* unter 50 Jahren läßt sich ein Teil der Mammakarzinome durch die Mammographie schlecht erfassen („falsch negative" Resultate), was u. U. zu folgenschweren *Fehlbeurteilungen* führen kann, wenn man sich im Zweifelsfall nur auf die „negative" Röntgenuntersuchung verläßt.

- *Feinnadelpunktion:* Von außen gut tastbare und oberflächlich gelegene Brustdrüsenveränderungen lassen sich u. U. durch einen geübten Arzt mit einer feinen Nadel aspirieren, wobei aus gut- oder bösartigen Gewebsverdichtungen Zellverbände und aus evtl. vorliegenden Zysten Gewebsflüssigkeiten durch eine feine Nadel eingesogen werden können. Diese Technik ist für die Patienten zwar wenig belastend und ohne weiteren Aufwand ambulant in der Sprechstunde durchführbar, ihr *Aussagewert* ist heute der chirurgischen Biopsie mit histologischer Gewebsuntersuchung ebenbürtig. Bei verdächtigem Tastbefund und/oder Mammographiebefund und scheinbar negativer Feinnadelpunktion ist aus Sicherheitsgründen eine chirurgische Gewebsentnahme zu fordern.
- *Chirurgische Biopsie:* Diese meist ausgedehntere Gewebsentnahme erfolgt in der Regel in Narkose entsprechend der Lokalisation des Tastbefunds und/oder der Mammographie. Sie liefert bei korrekter Durchführung und sorgfältiger mikroskopischer Untersuchung mit praktischer Sicherheit eine klare Diagnose bezüglich Gut- bzw. Bösartigkeit des verdächtigen Befundes. Bei kleineren Mammakarzinomen wird durch die Biopsie oft der gesamte Primärtumor entfernt. Dabei ist jedoch zu berücksichtigen, daß Mammakarzinome in 25–40% der Fälle *multilokulär* (d. h. in derselben Brust an mehreren Stellen) auftreten können, was in der Behandlungsplanung berücksichtigt werden muß.

Weitere (indirekte) Hilfsmethoden zur Abklärung des Primärtumors wie die *Thermographie* (= Wärmemessung über der Brustdrüse) und die *Sonographie* (Ultraschalluntersuchung) bringen nach Ansicht der meisten Untersucher keine Verbesserung des oben dargestellten Abklärungsgangs.

Metastasen (Tumorstadium)

Im Anschluß an die histologisch gesicherte Diagnose eines Mammakarzinoms gilt es – wie bei den meisten potentiell heilbaren Tumoren –, das möglichst genaue Ausmaß des Tumorbefalls und alle wichtigen, den Therapieentscheid beeinflussenden Faktoren zu erfassen. Man nennt diese eingehende *diagnostische Bilanz* oft auch in

Analogie zur amerikanischen Onkologie „staging“, d. h. Festlegung des *Tumorausbreitungsstadiums.*

Diagnostische Bilanz

Nur auf diese Weise gelingt es, einen für jede Patientin *optimalen Behandlungsplan* zu erstellen, d. h. ihr entsprechend ihrer jeweiligen Risikogruppe (Tumorstadium) die bestmögliche Heilungsprognose oder – bei metastasierenden Patientinnen – zumindest die bestmögliche Überlebenschance zu bieten. Die Dokumentation dieser diagnostischen Ausgangslage erfolgt bei lokal operablem Tumor in der Regel *postoperativ,* während sich die Patientin zur Wundheilung und Erholung nach der Mastektomie ohnehin ca. 6–10 Tage in der Klinik befindet. In besonders gelagerten Fällen, vor allem bei Planung unkonventioneller chirurgischer Eingriffe wie „Minioperationen“, muß die diagnostische Bilanz *vor* dem Behandlungsbeginn erfolgen, da die Therapie sonst u. U. abgeändert werden muß.

Die *diagnostische Bilanz* umfaßt heute in den meisten Krankenhäusern folgende therapeutisch und prognostisch wichtige Faktoren:

- Alter und endokriner Status (Menopausenalter: prä-, peri-, postmenopausal, je nach Vorhandensein bzw. Ausbleiben der monatlichen Regelblutungen),
- Allgemeinstatus und eventuelle Begleitkrankheiten (z. B. Kreislauf, Niere, Leber usw.),
- Lage und Größe des Primärtumors,
- Zahl der operativ entfernten und evtl. tumorbefallenen axillären Lymphknoten,
- evtl. nachweisbare Fernmetastasen in anderen Organen (s. auch Tab. 12.**2**).
- Hormonrezeptoren (Östrogene und Gestagene) der Tumorzellen.

Um diese Bilanz mit genügender Aussagekraft zu erstellen, sind die in der Tab. 12.**2** aufgeführten Abklärungen unerläßlich, wobei entsprechend den unterschiedlichen apparativ-technischen Möglichkeiten der verschiedenen Krankenhäuser leider unterschiedliche Methoden zum Einsatz kommen können.

Tumorklassifikation (Stadieneinteilung)

Die Bestimmung des möglichst realistischen Tumorstadiums berücksichtigt die in den vorangehenden Unterkapiteln dargelegten Elemente: Primärtumor, regionale Lymphknotenmetastasen und Fernmetastasen. Entsprechend internationalen Vereinbarungen (*TNM-Klassifikationssystem,* s. auch Kap. 4) werden die Patientinnen heute meist in vergleichbare Risikogruppen eingeteilt, was die vergleichende Überprüfung der Behandlungsergebnisse zwischen einzelnen Kran-

Tabelle 12.**2** Nötige Abklärungsuntersuchungen zum Ausschluß bzw. zur Erfassung einer Metastasierung beim Mammakarzinom

Klinische Untersuchung
- sorgfältige Untersuchung der Haut und der Lymphknotenstationen sowie der Brust (Gegenseite)
- genaue Befragung nach eventuellen tumorverdächtigen Allgemein- oder Organbeschwerden sowie nach Menstruationsverhalten

Röntgen
- Thoraxröntgenbild (Lunge? Pleura?)
- Mammographie der Gegenseite (Doppeltumor?)
- Abdominalsonographie (Leber?)
- bei klinischem Verdacht (Schmerzen, Funktionsausfall) gezielte Skelettröntgenbilder

Szintigraphie
- Skelettszintigramm als Suchmethode nach eventuellen „versteckten", noch asymptomatischen Knochenmetastasen (sog. Basisuntersuchung)

Laboruntersuchungen
- Blutsenkungsreaktion, kleines Blutbild
- Serumchemiestatus, vor allem alkalische Phosphatase, Kalzium, Harnsäure, Kreatinin
- Bestimmung der Hormonrezeptoren im entfernten Tumorgewebe (Speziallabor!)
- „Tumormarker" (CEA, CA 15-3), als sog. Basiswerte

Besonderes
- weitere spezielle Untersuchungsmethoden wie thorakale abdominale Computertomographie usw. nur nach klinischem Bedarf im Einzelfall

kenhäusern und Ländern erleichtert und auch hilft, die Prognose schrittweise zu verbessern.

Die Tab. 12.**3** (s. S. 268) faßt die wichtigsten Tumorstadien beim Mammakarzinom zusammen. Wichtigster einzelner Faktor für die Behandlung und Prognose scheint nach heutiger Auffassung das *Ausmaß des Tumorbefalls in den gleichseitigen Achsellymphknoten* zu sein: Patientinnen ohne tumorbefallene axilläre Lymphknoten (= nodalnegativ) überleben nach 5 und insbesondere 10 Jahren mit 2–3mal höherer Wahrscheinlichkeit als solche mit axillärem Befall (= nodalpositiv). Dies ergibt sich aus der Tatsache, daß Frauen mit tumorpositiven axillären Lymphknoten (speziell mehr als 4) mit 70–80% Wahrscheinlichkeit bereits anläßlich der Diagnosestellung des Mammakarzinoms „versteckte" (okkulte) *Mikrometastasen* in entfernten Organen aufweisen, auch wenn sich diese durch die Mittel unserer heutigen Diagnostik vorerst noch nicht nachweisen lassen (s. auch Beitrag Senn, Interdisziplinäres Tumorbehandlungskonzept, Kap. 5).

Im Gegensatz zu anderen Krebsarten wie z. B. den Lungenkarzinomen wird der *mikroskopisch-histologischen Einteilung des Mammakarzinoms* in verschiedene Untergruppen wenig Bedeutung für die Pro-

Tabelle 12.**3** Wichtigste Tumorausbreitungsstadien beim Mammakarzinom

a) *Internationale TNM-Klassifikation der UICC*

Primärtumor („tumor“ = T):

TIS	=	präinvasives Karzinom (Carcinoma in situ, ohne Infiltration = in Mamma sehr selten)
T1*	=	Tumordurchmesser kleiner als 2 cm
T2*	=	Tumordurchmesser zwischen 2,1 und 5 cm
T3*	=	Tumordurchmesser mehr als 5 cm
T4*	=	Tumor jeder Größe mit Infiltration in die darüberliegende Haut (Peau d'orange) oder in die Brustwand (Rippen, Zwischenrippenmuskeln, Brustfell lokal)
*	=	a-Stadium: keine Fixierung an Pektoralisfaszie/-muskel b-Stadium: mit Fixierung an Pektoralisfaszie/-muskel

Regionale Lymphknoten („nodes“ = N):

N0	=	keine tastbaren LK in der gleichseitigen Axilla
N1	=	tastbare, bewegliche LK in der gleichseitigen Axilla
N2	=	tastbare, miteinander oder der Unterlage verbackene LK
N3	=	tastbare, gleichseitige supraklavikuläre oder infraklavikuläre LK oder Armödem
N−	=	axilläre (entfernte) LK = ohne histologischen Tumorbefall
N+	=	axilläre (entfernte) LK = histologische tumorbefallen

Fernmetastasen („metastases“ = M):

M0	=	keine nachweisbaren Fernmetastasen (nach Abklärung gemäß Tab. 12.**2** z. B.)
M1	=	Fernmetastasen nachweisbar, inklusive Hauptmetastasen außerhalb des gleichseitigen Brustdrüsenbereichs

b) *Ältere Stadieneinteilung (vor allem in den USA und Großbritannien)*

Stadium I:	kleiner Primärtumor unter 2 cm, ohne Befall der axillären LK
Stadium II:	Primärtumoren bis etwa 5 cm, in der Regel mit axillären LK-Befall
Stadium III:	Primärtumoren größer als 5 cm, in der Regel mit Infiltration in die Umgebung und axillärem LK-Befall
Stadium IV:	metastasierendes Mammakarzinom

gnose zugemessen. Davon ausgenommen ist das sog. „inflammatorische Mammakarzinom“, eine glücklicherweise seltene Variante mit frühzeitiger, an eine diffuse „Entzündung“ erinnernder Ausbreitung in der Brustwand mit schlechter Überlebenserwartung. Es liegen Hinweise vor, wonach *östrogenrezeptorpositive Tumoren* weniger rasch proliferieren und später metastasieren als solche mit niedrigem oder fehlendem Rezeptorgehalt: Ein niedriger Östrogenrezeptorgehalt erscheint daher als ein prognostisch ungünstiges Zeichen.

Therapie

Historisches

Es muß gleich von Anfang an klar gesagt werden, daß sich die Behandlung des Mammakarzinoms heute in einer Umbruchsphase befindet, woraus für alle Beteiligten (Patienten, Ärzte, Pflegepersonal) eine gewisse Verunsicherung entstand. Während mehr als 60–70 Jahren galt die von Rotter und Halsted um 1890 propagierte „radikale Mastektomie" als die optimale chirurgische Behandlung, und während mehr als 30 Jahren wurde an den meisten Orten traditionell vor oder nach der Operation das Gebiet der Brustwand und des regionären Lymphabflusses zusätzlich bestrahlt. Wer von diesem „Dogma" abwich, kam in den Verdacht, eine schlechtere, die Patientin möglicherweise benachteiligende Therapie zu betreiben.

Leider zeigen weltweite Statistiken bei unvoreingenommener Betrachtungsweise, daß weder durch Radikalisierungsversuche des chirurgischen Eingriffs noch durch eine möglichst ausgedehnte und intensive Zusatzbestrahlung die längerfristigen Überlebenschancen beim Mammakarzinom nennenswert gesteigert werden konnten – wohl aber die bleibenden, für die überlebenden Patientinnen unangenehmen Nebenwirkungen (s. unten).

Da gerade das Mammakarzinom zu der großen Gruppe von Tumorkrankheiten mit frühzeitiger, versteckter Metastasierung auf dem Blutweg gehört, hat sich angesichts der seit Jahrzehnten stagnierenden Heilungschancen ein ernüchterndes *Umdenken im Behandlungskonzept* angebahnt:

- Weniger radikale lokale chirurgische Eingriffe (Abb. 12.**4**), teils in Verbindung mit gezielten Bestrahlungsserien, lösen die früher ausgedehnten Radikaloperationen ab, ohne die Behandlungsresultate zu verschlechtern.
- Auf die früher routinemäßige prä- oder postoperative Nachbestrahlung wird bei vollständiger chirurgischer Entfernung der Brustdrüse heute vielerorts verzichtet, woraus weniger belastende Spätschäden bei gleich guter Prognose resultieren.
- Vor allem Frauen mit hohem Tumorrückfall- bzw. Metastasierungsrisiko erhalten heute vielerorts nach der eingeschränkt radikalen Operation des Primärtumors eine längerfristige „adjuvante" zytostatische Chemo- und/oder Hormontherapie. Damit sollen bereits im Körper ausgestreute Mikrometastasen frühzeitig abgetötet, das Rückfallrisiko vermindert und die Heilungschance erhöht werden (s. auch Beitrag Senn, Interdisziplinäres Tumorbehandlungskonzept, Kap. 5).

Chirurgische Therapie des operablen Primärtumors

Die möglichst radikale Entfernung eines nach klinischer und radiologischer Beurteilung operablen Brustkrebses ist auch heute noch meistens der erste Schritt des Behandlungskonzepts. Nachdem jedoch immer offensichtlicher wurde, daß die Radikalität des chirurgischen Vorgehens allein die Gesamtprognose nicht verbessern konnte, hat

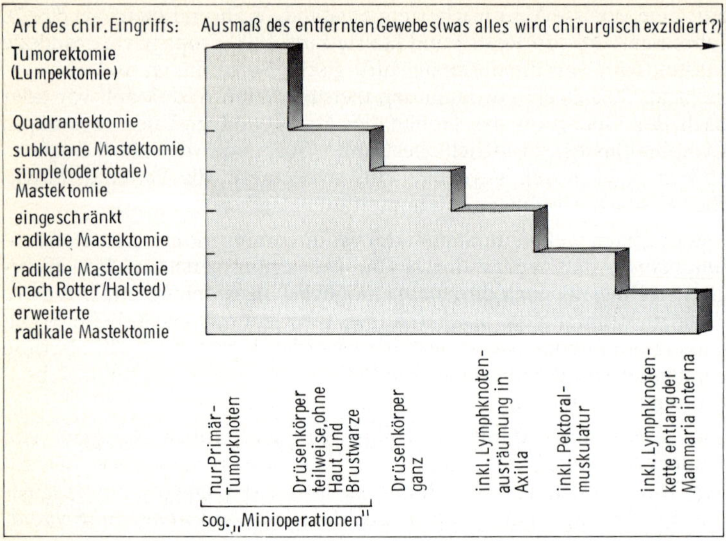

Abb. 12.**4** Chirurgische Verfahren zur lokalen Behandlung des primären Mammakarzinoms (nach Meuret).

sich in den letzten Jahren vielerorts die Tendenz zu weniger „radikalen" Operationsverfahren durchgesetzt (Abb. 12.**4**). In vielen Ländern war bis in die letzten Jahre die sog. „eingeschränkte" bzw. „modifizierte radikale Mastektomie" das *Standardverfahren* der meisten Chirurgen und Gynäkologen in der Mammakarzinom-Lokalbehandlung. Dabei wird (im Gegensatz zur radikalen Mastektomie nach Halsted) die Pektoralismuskulatur – falls nicht vom Tumor mitbefallen – belassen, und die Ausräumung der Achsellymphknoten erfolgt weniger „radikal", woraus sich für die betroffenen Frauen deutlich weniger bleibende Folgen wie z. B. Bewegungseinschränkung im Schultergelenk und Lymphstauung im gleichseitigen Arm ergeben. Bei derart verminderten Spätschäden bleibt die längerfristige Heilungschance für die eingeschränkt radikal operierten Frauen nach heutiger Auffassung unverändert.

In den letzten Jahren hat sich in Westeuropa und auch in den USA eine zunehmende Tendenz in Richtung weniger ausgedehnter Eingriffe durchgesetzt (Tumorektomie, Quadrantektomie = sog. „Minioperationen", vgl. Abb. 12.**4**). Diese Verfahren bedingen eine sorgfältige nachfolgende Bestrahlung des Restdrüsenkörpers und der betreffenden Brustwand. Wichtig ist dabei, daß auch bei solchen „Minioperationsverfahren" eine genaue chirurgische Ausräumung der axillären Drüsen erfolgt, weil die Zahl der evtl. tumorbefallenen Lymphknoten für das Tumorrückfallrisiko und damit die Wahl eventueller Zusatztherapien entscheidend ist (s. unten, Adjuvante Chemo- und Hormontherapie).

Es kann nicht genug betont werden, daß alle diese kosmetisch orientierten modernen Variationen der Behandlung des primären Mammakarzinoms nur in die Hand geübter Therapeuten gehören und derzeit erst für eine *Minderheit* von Frauen in Frage kommen, deren *besonders günstiges Tumorstadium* solche brusterhaltenden Eingriffe noch zuläßt (möglichst früh entdeckte, kleine Primärtumoren $T_{1\text{-}2a}$, keine oder nur wenige befallene axilläre Lymphknoten).

Radiotherapie

Wie schon einleitend betont, hat die in *prophylaktischer* Absicht (d. h. zur Verminderung der Tumorrückfälle) früher verabreichte Vor- oder Nachbestrahlung die Überlebensprognose bei Frauen mit „radikal" bzw. „modifiziert radikal" operiertem Brustkrebs nicht verbessern können. Dies geht aus mindestens 6 sorgfältig kontrollierten Behandlungsstudien hervor, wobei die Patientinnen durch das Los in die Therapiegruppen „Operation allein" bzw. „Operation + Bestrahlung" eingeteilt wurden (Tab. 12.**4**).

Vielerorts, vor allem in der Bundesrepublik Deutschland und in Österreich, wird trotzdem noch nachbestrahlt, weil damit zumindest die Zahl von Tumorrückfällen im Narbenbereich und in den umliegenden regionären Lymphdrüsenstationen, d. h. die sog. *lokoregionären*

Tabelle 12.**4** Keine Verbesserung der Überlebenserwartung 5 Jahre nach Operation durch zusätzliche (prophylaktische) Bestrahlung (aus Stjernswärd, J.: Lancet 1974/II, 1285)

Kontrollierte Studie (Ort/Land)	Patientenzahl	Fünfjahres-Überlebensrate Mastektomie allein (in Prozent)	Mastektomie + Bestrahlung (in Prozent)
Manchester/GB I	719	56	55
Manchester/GB II	741	61	57
Kopenhagen/DK	425	67	66
NSABP/USA	308	61	56
Oslo/N I	502	72	71
Oslo/N II	187	63	76
total	2882	63	63

NSABP = National Surgical Adjuvant Breast Cancer Project der USA

Rezidive, vermindert werden kann. Leider hat dieser Umstand kaum Einfluß auf die Gesamtüberlebensprognose, da diese Patientinnen ja nicht am Lokalrezidiv, sondern vielmehr an den radiotherapeutisch nicht zu verhindernden *Fernmetastasen* in den inneren Organen wie Lunge, Leber und Gehirn einmal sterben (s. auch unten, Adjuvante Chemo- und Hormontherapie).

Die Radiotherapie erhält bei der Primärbehandlung des Mammakarzinoms neue Aufgaben, indem sie bei weiter eingeschränkten chirurgischen Verfahren („Minioperationen") im Rest des Drüsenkörpers *an die Stelle des Messers tritt,* um „brusterhaltende" Behandlungen zu ermöglichen. Diese Entwicklung ist für eine hoffentlich steigende Zahl von Frauen aus kosmetisch-psychologischen Gründen nicht zu unterschätzen – falls sie mit der propagierten Selbstuntersuchungstechnik Ernst machen und sich mit entsprechenden tumorverdächtigen Brustveränderungen *früh genug* beim Arzt melden.

Im weiteren kommt der Strahlentherapie in der Behandlung umschriebener, besonders schmerzhafter oder lokal funktionsstörender Metastasen beim Mammakarzinom (z. B. im Skelett, im Gehirn oder im Bereich der Haut) eine enorm wichtige *palliative Rolle* zu. Sie ist dabei meist Teilaspekt einer umfassenden Behandlungsstrategie zur Erhöhung der mittelfristigen Überlebenschancen und -qualität (s. auch unten, Systemische Behandlung des metastasierenden Mammakarzinoms).

Adjuvante Chemo- und Hormontherapie

Im Durchschnitt sind von allen operablen Patientinnen mit Mammakarzinom nur ca. 30–40% längerfristig „heilbar" (10-Jahres-Überlebensrate). 70% der Fälle werden aufgrund der einleitend und in Kap. 5 (Beitrag Senn, Interdisziplinäres Tumorbehandlungskonzept) erläuterten frühzeitigen hämatogenen Tumorausbreitung eine sichtbare Metastasierung des Leidens erleben, welches zum vorzeitigen Tod führt. Dieses Risiko ist abhängig von der (geschätzten) Anzahl versteckter, vorerst noch unsichtbar kleiner *Tumormikrometastasen,* welche schon anläßlich der Diagnosestellung mit unterschiedlicher Wahrscheinlichkeit im Körper verstreut sind. Dabei korreliert diese Gefahr in erster Linie mit der entdeckten Anzahl tumorbefallener Lymphknoten in der gleichseitigen Achselhöhle, wie aus Abb. 12.**5** eindrücklich hervorgeht. Vor allem Frauen mit mehr als 4 positiven Lymphknoten haben eine bedenklich schlechte 5- und insbesondere 10-Jahres-Prognose. Die *Überlebenskurven* zeigen auch, daß zwar die meisten Tumorrückfälle innerhalb der ersten 3–4 Jahre eintreten, daß aber auch später nach jahrelangem „tumorfreiem" Verlauf immer noch Rück- und Todesfälle, bedingt durch Tumorausbreitung bzw. Metastasierung, erfolgen („Spätrezidive"). Die echte „Heilbarkeit" dieses

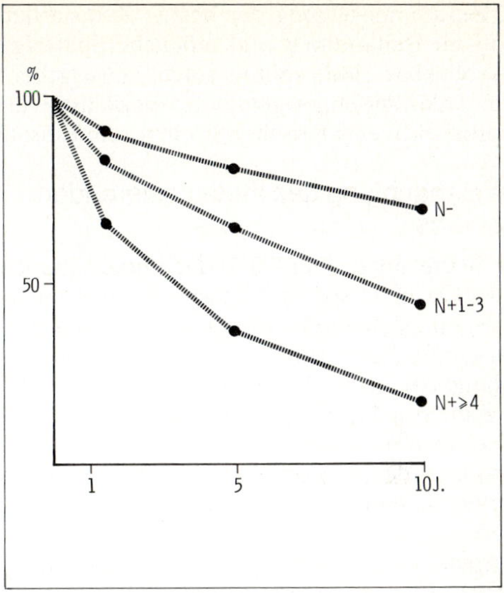

Abb. 12.5 Prozentsatz überlebender Patientinnen mit „radikal" operiertem Mammakarzinom innerhalb von 10 Jahren nach Opertion.
N− = kein Tumorbefall in axillären Lymphknoten (LK)
N+ = histologisch nachgewiesener Tumorbefall axillärer LK
1−3 = zwischen 1 und 3 tumorpositive axilläre LK nachgewiesen
≥4 = 4 oder mehr tumorpositive axilläre LK nachgewiesen
(aus Fisher, B., R. G. Ravdin, R. K. Ausmann: Ann. Surg. 168 [1968] 337).

Tumors ist daher mit den bisher angewandten Behandlungsmethoden (lokale Operation und evtl. Zusatzbestrahlungen) für die Mehrzahl der betroffenen Patientinnen eine fragwürdige Hoffnung. Dies gilt insbesondere für die nodalpositiven Frauen.

Man versucht deshalb seit ca. 15 Jahren mit großem Einsatz und Aufwand, die längerfristigen Heilungschancen dieser nodalpositiven und neuerdings auch nodalnegativen Risikopatientinnen durch eine befristete *postoperative „adjuvante" Chemotherapie* zu verbessern. Dabei werden im Rahmen heute laufender Behandlungsstudien unterschiedliche Zytostatikaprogramme während ca. 6−12 Monaten verabreicht, um die Anzahl der Tumorrückfälle sowohl lokoregionär wie vor allem auch in den lebenswichtigen entfernten Metastasierungsorten (Leber, Lunge, Gehirn) sowie im Skelett zu vermindern. Dies gelingt auch in zunehmender Weise, und es beginnt sich auf diesem Weg eine nennenswerte Erhöhung der 5−10-Jahres-Überlebensaussichten für die meisten Untergruppen von Mammakarzinompatientinnen abzuzeichnen. Da Zusammensetzung der besten Zytostatikakombination, Dauer der nötigen Behandlung und mögliche Spätfolgen noch nicht genügend überblickbar sind, sollten solche Zusatztherapien vorderhand nur durch onkologisch ausgebildete Spezialärzte und wenn möglich, in Form prospektiver, klinischer Studien zum Einsatz kommen.

Systemische Behandlung des metastasierenden Mammakarzinoms

Da insgesamt heute noch über 70% der initial „kurativ" operierten Patientinnen früher oder später Metastasen bekommen, kommt der Entwicklung leistungsfähigerer *medikamentöser und hormonaler Therapieverfahren* größte Bedeutung zu. Wenn damit auch in den meisten Fällen keine längerfristigen „Heilungen" zu erzielen sind, kann doch einer großen Zahl von Frauen mittelfristig (Monate bis einige Jahre) durch teilweise Tumorrückbildungen oder zumindest Stabilisierung des Krankheitsverlaufs ein lebenswertes Leben und die soziale Reintegration angeboten werden.

Hormontherapie

Seit einigen Jahrzehnten ist bekannt, daß Mammakarzinommetastasen durch *hormonale Eingriffe* sich vorübergehend zurückbilden können. Bei jüngeren (prämenopausalen) Frauen erfolgt dies meist durch chirurgische oder radiotherapeutische Ausschaltung ihrer östrogenproduzierenden Ovarien, bei älteren (postmenopausalen) Patientinnen durch die medikamentöse Verabreichung von Antiöstrogen (Tamoxifen = Nolvadex, Kessar) oder Aminogluthetimid (= Orimeten). Auch mit anderen Hormonen wie männlichen Geschlechtshormonen (Androgene), Gelbkörperhormon (Gestagene) und Nebennierenrindenhormonen (Kortikosteroide wie z. B. Prednison) lassen sich bei ca. 20–30% der Frauen mit metastasierendem Mammakarzinom Tumorrückbildungen von im Mittel 8–10 Monaten erzielen. Die chemisch synthetisierten Antihormone haben gleiche Wirkung wie Östrogene bei deutlich verminderten Nebenwirkungen. Seit Bekanntwerden der Hormonrezeptorbeschichtung der Tumorzelloberfläche beim Mammakarzinom lassen sich die für eine solche Hormonbehandlung in Frage kommenden Frauen besser auswählen: Frauen mit *positiven Rezeptoren* sprechen damit mit ca. 60% Wahrscheinlichkeit, solche mit *tiefem bzw. fehlendem Östrogenrezeptorgehalt* mit nur 10% Aussichten auf eine hormonale Behandlung in unterschiedlicher Weise an. Damit kann u. U. vielen Frauen eine unnötige Behandlungsmaßnahme erspart werden, was insbesondere bei operativen Hormoneingriffen (z. B. Ovarektomie) bedeutsam ist.

Es ist jedoch unverkennbar, daß die Aussichten mit jeder Form der Hormontherapie begrenzt sind. Dies gilt in besonderer Weise bei

Frauen mit rasch progredienter Metastasierung im Bereich innerer Organe *(„viszeraler Metastasierungstyp“)*, die in der Regel einer intensiveren Behandlung mittels rasch wirksamen Zytostatikakombinationen bedürfen. Hormonale Therapiemaßnahmen wirken in der Regel günstiger (und länger) bei vorwiegendem Befall von Haut, Lymphknoten *(„Weichteil-Metastasierungstyp“)* oder beim diffusen Befall des Knochens *(„Skelettmetastasierungstyp“)*.

Chemotherapie

Da die Behandlungsaussichten bei *zytostatischer Chemotherapie* in den letzten 10–15 Jahren auch beim Mammakarzinom deutlich verbessert wurden, hat sich diese Form der Systemtherapie in vielen Ländern heute zur Standardbehandlung im Stadium der Metastasierung dieses Leidens entwickelt. Mindestens 12 der verfügbaren 30 diversen Zytostatika zeigen Wirksamkeit beim Mammakarzinom, so daß sich in sinnreicher Weise *wirksame Medikamentenkombinationen* erstellen lassen. Damit lassen sich im Mittel bei ca. 60–70% der Patientinnen oft erfreulich langfristige Tumorrückbildungen erzielen (Tab. 12.**5**).

Tabelle 12.**5** Ansprechen (Remissionsrate und -dauer) von größeren Patientinnengruppen mit metastasierendem Mammakarzinom auf Kombinationschemotherapie und Kombinationen von zytostatischer Chemotherapie + Hormontherapie

Art der systemischen Therapie (Schema)		Remissionsrate % (ca.)	Remissionsdauer	Mittlere Überlebenszeit (ca.)
Leukeran Methotrexat Fluorouracil oder Fluroblastin oder Cyclostin	„LMF“	50	8–9 Monate	1,5–2 Jahre
Endoxan Methotrexat Fluorouracil oder Fluroblastin	„CMF“	60	10 Monate	1,5–2 Jahre
Adriblastin oder Epirubicin Oncovin (VCR) Endoxan oder Cyclostin	„AVC“/„EVC“	70	10 Monate	1,5–2 Jahre
Fluorouracil oder Fluroblastin Adriblastin oder Epirubicin Endoxan oder Cyclostin	„FAC“/„FEC“	65	10 Monate	1,5–2 Jahre
diverse Chemotherapieschemata + Hormone oder Ovarektomie		70	12 Monate	1,5–2 Jahre

Alle diese zytostatischen Behandlungen werden in 1–2wöchentlichen Therapiezyklen alle 3–4 Wochen verabreicht, mit zwischenzeitlichen behandlungsfreien Pausen (= weniger Nebenwirkungen, bessere Erholung des Knochenmarks und der Immunabwehr).

Die Remissionsaussichten sind abhängig von der hauptsächlichen Metastasenlokalisation, können jedoch durch unterschiedliche Zytostatikakombinationen wie z. B. „CMF", „LMF", „AVC", „FAC" usw. erzielt werden (Tab. 12.**5**). Bei bedrohlich rasch fortschreitender und die Organfunktion gefährdender Metastasierung kommen dabei primär eher adriblastinenthaltende Zytostatikaschemata zum Einsatz; allerdings sind diese Kombinationen relativ teuer, und auch die unangenehmen Nebenerscheinungen sind teilweise ausgeprägter (verstärkte Alopezie usw.) (s. Beitrag Jungi, Internistische Tumorbehandlung, Kap. 5).

Ein vielerorts heute gebräuchliches Schema zum gestaffelten Einsatz der Hormon- und Chemotherapie beim metastasierenden Mammakarzinom zeigt die Tab. 12.**6**. Unterschiede von Land zu Land und zwischen einzelnen Krankenhäusern gründen sich auf die jeweilige Erfahrung der in diesem Fachgebiet spezialisierten Ärzte.

Besondere Behandlungssituationen

Bei ausschließlich *lokalem Tumorrückfall* (bedingt die in der Tab. 12.**2** genannten Untersuchungen!) kommt in der Regel ein kleiner erneuter chirurgischer Eingriff und/oder die gezielte Radiotherapie zum Einsatz. Der eventuelle Einsatz einer Hormon- oder Chemotherapie ist im

Tabelle 12.**6** Möglicher gestaffelter Therapieablauf bei Patientinnen mit metastasierendem Mammakarzinom (aus Senn, H.-J., P. Drings, A. Glaus, W. F. Jungi, R. Sauer, P. Schlag: Checkliste Onkologie, 3. Auflage. Thieme, Stuttgart 1992)

Metastasierung	„Low-risk"-Patientinnen	„High-risk"-Patientinnen
1. Phase (Nachweis der Metastasierung)	Antihormone* evtl. Ovarektomie ↓	„VAC" (→ „CMF") ↓
2. Phase (Progression)	Wechsel des (Anti-) hormons** ↓	exp. Chemotherapie Cis-Platin-Kombination ↓
3. Phase (Progression)	„LMF" (evtl. „CMF") ↓	Versuch mit hochdosierten Gestagenen ↓
4. Phase (Progression)	„(V)AC", evtl. hochdosierte Gestagene oder niederdosiertes Adriamycin ↓	evtl. neue Zytostatika ↓
5. Phase (Progression)	supportive Therapie und gute Pflege	supportive Therapie und gute Pflege

* i. d. R. Tamoxifen
** i. d. R. auf Aminoglutethimid

Einzelfall je nach Beurteilung des weiteren Rückfallrisikos zu entscheiden. Das gleiche Vorgehen wird meist bei den (sehr selten vorkommenden) isolierten bzw. *solitären Skelettmetastasen* gewählt. Meist stellt aber eine solche scheinbar isolierte Metastasierung nur die „Spitze eines Eisbergs“ dar, wobei dann beim Nachweis weiterer Tumorabsiedelungen systemische Maßnahmen wie eine Chemo- bzw. Chemohormontherapie zum Zuge kommen.

Ein einseitiger *maligner Pleuraerguß* (= Tumorbefall des Brustfells mit Flüssigkeitsansammlung = Pleuritis carcinomatosa) bedingt oft am Anfang eine bis mehrere Pleurapunktionen, wobei dann nach „Trokkenlegung“ Zytostatika und/oder den Pleuraraum verödende Substanzen (wie z. B. Tetracycline) eingebracht werden können (Pleurodese). Zusammen mit dem gleichzeitigen Beginn einer systemisch wirksamen Hormon- bzw. Chemohormontherapie lassen sich bei über 70% der Fälle längerfristig günstige Behandlungsresultate erzielen wie Verschwinden des Pleuraergusses und damit von Symptomen wie Atemnot, Husten, Schmerz. In vielen Fällen wird das Thoraxröntgenbild auf Monate bis Jahre hinaus wieder „normal“. Die weitere Prognose hängt vom Ausmaß und vom Ansprechen anderer eventueller Metastasierungsorte ab.

Die gefährliche Stoffwechselkomplikation des *Hyperkalzämiesyndroms* wurde oben bereits erwähnt (vgl. auch Kap. 21).

Das Auftreten von *Hirnmetastasen* ist immer ein prognostisch ungünstiges Zeichen und bedingt in der Regel – unabhängig von der Art der durchgeführten anderweitigen systemischen Chemohormontherapie – den Einsatz einer gezielten Hochvoltbestrahlung. Damit lassen sich in ca. 60% objektive Besserungen der neurologischen Ausfälle und eine sinnreiche Lebensverlängerung um Monate bis 1–2 Jahre erzielen.

Osteolytische Knochenmetastasen führen leider im Behandlungsverlauf des metastasierenden Mammakarzinoms öfters zu Brüchen von belastenden Skelettanteilen, vor allem im Bereich der Lumbalwirbelsäule und des Beckengürtels sowie an den Femurknochen. Schmerzbestrahlungen können sich dabei als unterstützende Palliativmaßnahme subjektiv sehr segensreich auswirken. Die Stabilität und damit Rehabilitation läßt sich in geeigneten Fällen durch orthopädische Palliativoperationen sowie neuerdings durch knochenabbauhemmende Substanzen (Bisphosphonate) verbessern (s. Beitrag Glaus/Senn, Unterstützungsmaßnahmen in der Behandlung und Pflege von Tumorkranken, Kap. 6).

Auch *Männer* können ausnahmsweise (jedoch 100mal seltener als Frauen) ein Mammakarzinom entwickeln. Weil dies so außergewöhnlich ist, denken weder Patient noch Arzt daran. Männer mit diesem Tumor kommen deshalb meist noch viel später als Frauen zur Diagnose, weshalb die Prognose des „männlichen Mammakarzinoms" in der Regel als schlechter gilt. Die Behandlung ist ähnlich wie bei den entsprechenden Tumorstadien der Frau.

Prognose

Die Abb. 12.**5** illustriert die Überlebenschancen unterschiedlicher Gruppen von Mammakarzinompatientinnen nach „radikaler" Operation. Die Rückfallrisiken (und Gesamtüberlebensdaten) werden in etwas ausführlicherer Weise nochmals in der Tab. 12.**7** dargestellt. Daraus geht leider hervor, daß das operable Mammakarzinom eine relativ schwer zu heilende Krankheit ist, wenn es nicht im günstigen Frühstadium (kleiner Tumor, nodalnegative Axilla) erfaßt werden kann. Auch diese nodalnegativen Frauen haben nach 10 Jahren eine beachtliche Rückfallrate von ca. 25–35%.

Es bleibt zu hoffen, daß der häufigere Einsatz einer gut überwachten postoperativen „adjuvanten" Chemo- bzw. Hormontherapie in den nächsten Jahren die Langzeitprognose verbessert und damit zum erstenmal seit Jahrzehnten die Chance zur echten Verminderung der Sterblichkeit (Mortalität) an diesem leider sehr häufigen Tumor besteht.

Einmal *systemisch metastasiert,* ist das Mammakarzinom in der Regel nicht mehr langfristig „heilbar". Die heutigen Möglichkeiten der zytostatischen und palliativen Behandlung erlauben aber ca. 60–70% dieser Frauen eine eindrückliche Tumorrückbildung von 12–24 Monaten mittlerer Dauer mit sozialer Reintegration und Verschwinden störender Krankheitssymptome. Etwa 25–30% dieser Patientinnen überleben bei gutem Allgemeinbefinden 3 Jahre, oft unter 2–3 gestaffelt eingesetzten Hormon- und/oder Chemotherapien. Vereinzelte

Tabelle 12.**7** Einfluß des gleichseitigen axillären Lymphknotenbefalls auf das Tumorrückfallrisiko und die Gesamtüberlebenschancen bei „radikal" operiertem Mammakarzinom (aus Fisher, B., R. G. Ravdin, R. K. Ausmann: Ann. Surg. 168 [1968] 337)

Situation in der gleichseitigen Axilla	Rückfallrate in % nach:		Überlebensrate in % nach:	
	5 Jahren	10 Jahren	5 Jahren	10 Jahren
LK tumornegativ	18	24	78	66
LK positiv (alle Patientinnen)	65	76	46	25
1–3 Lk positiv	50	64	62	38
≥ 4 LK positiv	79	86	32	15
alle operierten Patientinnen N– und N+	40	50	64	45

behandelte Patientinnen leben (adäquat behandelt) auch mehr als 5 Jahre, dies trotz früheren ausgedehnten Organ- oder Skelettmetastasen.

Besondere Aspekte der Pflege bei der Betreuung von Mammakarzinompatientinnen

Patientinnen mit Brustkrebs berichten oft, daß für sie die spannungsgeladenste Zeit diejenige bis zur Feststellung der Diagnose gewesen sei. Die Ungewißheit und die große Angst vor der möglichen, gefürchteten Diagnose sind kaum auszuhalten. In einigen Krankenhäusern steht deshalb ein Besuchsdienst durch betroffene Frauen bereits für die Zeit vor der Operation zur Verfügung. Die Begegnung mit einer Frau, die dasselbe Problem gut bewältigen konnte, gibt Zuversicht.

Für die *postoperative Pflege* nach Mastektomie oder Teilresektion der Mamma wird hier auf die allgemeine Krankenpflegeliteratur verwiesen. Widersprüchliche Aussagen lassen sich finden in bezug auf *Lagerung und Mobilisation:* Von einer speziellen Lagerung wird heute eher abgeraten, um eine Ruhigstellung des Armes und damit das Risiko der Schultergelenksimmobilisation zu vermindern. Empfohlen werden rasche Mobilisation und Bewegung und verschiedene Maßnahmen zur *Verhütung des Lymphödems,* dessen Entstehungsmechanismus und Prophylaxe im Kapitel 10 aufgeführt sind. Speziell zu erwähnen gibt es hier noch den *ersten Verbandwechsel nach Mastektomie.* Dieser Moment ist sehr bedeutsam und kann die Weichen stellen in bezug auf eine realistische Verarbeitung der Körperveränderung. Die Krankenschwester muß mit sehr viel Feingefühl herausfinden, ob die Patientin die Narbe schon sehen mag und mit ihr über den Brustverlust sprechen will. Sie kann dahingehend wirken, daß die Patientin die Veränderung eher anzuschauen als zu verdrängen versucht. Nach Patientenaussagen schauen sich viele die Narbe das erste Mal allein an (Glaus 1987), was vielleicht nicht die beste Voraussetzung zu einer aktiven Verarbeitung darstellt. Gut rehabilitierte Frauen sind nach einer bestimmten Zeit wieder in der Lage, sich ihrem Lebenspartner zu zeigen. Unglücklich und einsam fühlen sich Frauen, die sich nie wieder nackt ihrem Lebenspartner zeigen wollen.

Die Aspekte der *Prothesenberatung* sind im Kapitel 10 beschrieben.

Postoperativ sind folgende Aspekte in dic Pflege einzubeziehen:

1. Wiederherstellung der vollen Arm- und Schultermobilität;
2. gute Information über Lymphödemprophylaxe;
3. Instruktion und Information über Erstprothese und die später zu besorgende definitive Brustprothese;
4. Beratung bezüglich Kleider, Badeanzug etc.;
5. Information über Selbsthilfegruppen;

6. jede Patientin soll die Möglichkeit haben, mit einer mit dem Problem vertrauten und erfahrenen Krankenschwester über ihre Situation zu sprechen;
7. Wiedereingliederung in Familie und Beruf.

Die Wiederaufnahme der Arbeit findet je nach Psyche der Patientin früher oder später statt. Es gibt solche, die rasch zurück zur Arbeit gehen wollen, und andere, welche 2–3 Monate brauchen, bis sie sich wieder fit genug fühlen. An und für sich kann nach Verheilung der Mastektomienarbe und bei gutem Allgemeinzustand wieder gearbeitet werden. Schwerarbeiten mit Hitzeeinwirkung, Lastentragen, Tätigkeiten mit Verletzungsgefahr etc. sind wegen der Gefahr eines Lymphödems ungünstig. Unter Umständen muß der Einsatz mit dem Arbeitgeber neu geregelt werden. Mütter mit einem großen Haushalt bedürfen evtl. einer Haushalthilfe. Frauen, die schon bald wieder Auto fahren möchten, können bei ihrem Arzt einen Ausweis zur Befreiung der Angurtpflicht ausstellen lassen.

Viele Frauen haben schon bald nach der Mastektomie keine oder wenig Beschwerden, wenn sie ihren Beruf wieder ausüben.

Je nach Krankheitsstadium erhält die Patientin eine *adjuvante Chemo- oder Hormontherapie.* Die Krankenschwester hat dabei die Möglichkeit, die Patientin in regelmäßigen Abständen zu sehen und dabei eine therapeutische Beziehung aufzubauen. Beim z. B. zweimal pro Monat vereinbarten Injektionstermin über 6 Monate oder mehr kann man sich gegenseitig kennenlernen. Die sonst beschwerdefreien Patientinnen bedürfen einer sehr guten Information über das Ziel und die Art der Chemotherapie, deren Wirkung und Nebenwirkungen, da die sonst gute Lebensqualität für eine bestimmte Zeit durch die Behandlung eingeschränkt sein kann. Die Patientinnen erhalten diese adjuvante Chemotherapie in der Regel ambulant und bedürfen von der Schwester guter Instruktionen in bezug auf das Verhüten von Nebenwirkungen, sei es die Durchführung der Stomatitisprophylaxe etc. Um die Venen zu schonen, ist es von Vorteil, bei einer intravenösen Chemotherapie jeweils die zwischenzeitlichen Blutentnahmen kapillär durchzuführen, da verhütet werden muß, daß die Vene des operierten Armes punktiert wird.

Bei diesen regelmäßigen Terminen ergibt sich die Möglichkeit, über *die Verarbeitung* der Krankheit zu reden, sei es über den *Verlust der Brust,* über *Partnerschaftsprobleme,* die dadurch erwartet werden, persönliche Schwierigkeiten etc. Die Krankenschwester kann die Verarbeitung insoweit positiv beeinflussen, indem sie der Patientin gut zuhört und sie zur Aussprache von Ängsten oder Traurigkeiten ermuntert. Besonders ledige Frauen oder verheiratete Patientinnen mit bereits bestehenden Partnerschaftsproblemen sind überaus dankbar für diese Möglichkeit.

Solche und ähnliche Probleme werden vor allem auch in *Selbsthilfegruppen,* welche es in praktisch allen Städten gibt, hilfreich verarbeitet. Die Krankenschwester muß die Patientin unbedingt auf diese Möglichkeit aufmerksam machen.

Für die Verabreichung der Zytostatika wird auf Kap. 5 „Grundlagen der Chemotherapie" verwiesen, für unterstützende Maßnahmen während der Chemotherapie und allgemeine Pflegeprobleme auf die Kap. 6 und 7.

Literatur

Alt, D.: Miteinander reden. Brustkrebskranke Frauen sprechen mit Experten. Springer, Berlin 1986

Becher, R., Höffken (Hrsg.): Die Systemtherapie des Mammakarzinoms. W. Zuckschwerdt, München 1989.

Deutschsprachiger TNM-Ausschuß: TNM-Klassifikation der malignen Tumoren und Allgemeine Regeln zur Anwendung des TNM-Systems, 3. Aufl. Springer, Berlin 1989

Fisher, B., R. Fisher, C. Redmond: 10 year results from the NSABP clinical trials in the management of primary breast cancer. I. Clin. Oncol. 22 (1986) 929

Glaus, A.: Neuerungen in der Pflege von Mammakarzinompatientinnen. Z. Krankenpflege 12 (1987) 38–41

Jungi, W.: Zytostatische und hormonale Adjuvanstherapie bei operiertem Mammakarzinom. Krankenhausarzt 57 (1984) 2

Meuret, G.: Mammakarzinom. Thieme, Stuttgart 1980

Nagel, G., J. P. Obrecht, A. C. Mayr: Die Selbstuntersuchung der weiblichen Brust. Schweiz. med. Wschr. 103 (1974) 93

Possinger, K. et al.: Chemotherapie metasierender Mammakarzinome. Dtsch. med. Wschr. 113 (1988) 224–230

Ray, C.: Psychological Aspects of Early Breast Cancer. Springer, New York 1985

Senn, H.-J.: Aktueller Stand der adjuvanten Chemo- und Hormontherapie des operablen Mammakarzinoms. Schweiz. Rdsch. Med. Prax. 43 (1987) 1193–99

Senn, H. J., et al.: Checkliste Onkologie, 3. Aufl. Thieme, Stuttgart 1992

Stjernswärd, J.: Decreased survival related to postoperative radiotherapy in early operable breast cancer? Lancet 1974/2, 1285

13. Lungen-(Bronchus-)Karzinome

H. Hausmaninger

Allgemeines

Bösartige Neubildungen der Luftröhre, der Bronchien und des Lungengewebes nehmen in Europa bei beiden Geschlechtern weiterhin zu, wobei die Zuwachsrate bei Frauen derzeit etwa 3mal so hoch ist wie beim männlichen Geschlecht. In USA nehmen sie – dank konsequenter Bekämpfung des Rauchens – bei Männern wieder ab. Das Bronchuskarzinom ist sowohl das häufigste Karzinom des Mannes als auch eine Tumorart mit sehr schlechter Prognose. Bezüglich Entstehung, Häufigkeit und Mortalität s. Kap. 2.

Klinisches Bild

Leider gibt es für das Bronchuskarzinom keine „typischen" Symptome. Diese entwickeln sich je nach Ausdehnung und Tumorlokalisation in unterschiedlicher Häufigkeit (Tab. 13.**1**).

Als erste Zeichen werden meist *Husten, Auswurf, Atemnot* oder gehäufte bronchitische Infekte mit *Fieber* berichtet. Diese Symptome sind jedoch uncharakteristisch und finden sich auch bei Vorliegen einer chronischen Bronchitis, die bei Rauchern häufig Monate bis Jahre vor der Diagnose des Geschwulstleidens besteht. Dies ist einer der Gründe, warum die Verschleppungszeit bis zur Aufdeckung des Karzinoms im Durchschnitt etwa 6 Monate beträgt (s. Kap. 3).

Spezifischere Kennzeichen sind rezidivierende Fieberschübe bzw. *Pneumonien* oder anhaltender trockener Reizhusten, oft mit Beimengung von Blut (Hämoptoe). Blutiger Auswurf ist in etwa 60% auf

Tabelle 13.**1** Häufigkeit des Vorkommens der wichtigsten Symptome bei Lungenkrebs

1. Husten	70–90%
2. Auswurf	60–70%
3. Schmerzen	ca. 30%
4. Fieber	ca. 30%
5. Hämoptoe	ca. 25%
6. Atemnot	ca. 20%
7. Gewichtsverlust	ca. 15%

einen bösartigen Lungentumor zurückzuführen. *Gewichtsverlust* ist seltener zu beobachten.

Schmerzen sind meist ein Spätsymptom und können durch Übergreifen des Tumors auf Pleura, Periost, Rippen oder Wirbel hervorgerufen werden. Als *Pancoast-Tumoren* werden Karzinome im Bereich der Lungenspitze bezeichnet, die durch Infiltration des Armnervengeflechtes (Plexus brachialis) zu Schulter- bzw. Armschmerzen (aber auch zu motorischen Störungen) führen können.

Häufig findet sich als Ursache für eine bestehende Atemnot ein *Pleuraerguß* (Abb. 13.**1**). Ein solcher kommt durch direktes Einwachsen des Tumors in die Pleura oder lymphogen fortgeleitet zustande, jedoch auch indirekt als Begleitpleuritis bei Vorliegen einer Pneumonie. Bei Ausdehnung der Geschwulst auf den Herzbeutel kann ein *Perikarderguß* auftreten. Ein Übergreifen auf die Speiseröhre kann zu *Schluckbeschwerden* Anlaß geben, eine Lähmung des Rekurrensnervs zu *Heiserkeit.*

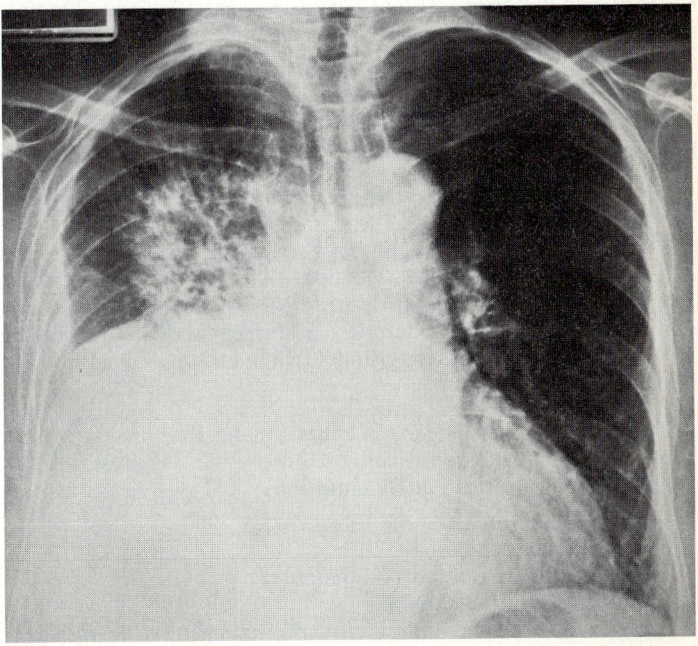

Abb. 13.**1** Zentrales Bronchuskarzinom mit ausgedehntem Pleuraerguß und perifokaler Infiltration.

Da ein Teil der Lungenkarzinome schon frühzeitig hämatogen metastasiert, können – besonders beim kleinzelligen Bronchuskarzinom – Beschwerden durch *Tumorabsiedelungen* im Vordergrund stehen. Skelettschmerzen erwecken den Verdacht einer *ossären Metastasierung,* die bereits zum Zeitpunkt der Erstdiagnose des Karzinoms bei 20–30% der Patienten nachweisbar ist (Knochenmarksbiopsie, Szintigraphie, s. Kap. 4). Unklare Oberbauchbeschwerden, Appetitmangel und Erbrechen lassen an eine *Lebermetastasierung* denken. *Hirnmetastasen* verhalten sich zunächst häufig symptomlos, können aber in bis zu 10% der Patienten bereits initial vorhanden sein. Sie manifestieren sich in der Folge durch neurologische Ausfallserscheinungen oder Hirndruckzeichen (Kopfschmerzen, Schwindel oder Brechreiz). Manchmal als einziger Hinweis auf das Vorliegen eines Bronchuskarzinoms finden sich *paraneoplastische Syndrome* (s. Kap. 4). Vor allem kleinzellige Bronchuskarzinome sind in der Lage, Hormone zu produzieren, die eine endokrine Erkrankung imitieren können. Relativ häufig vermehrt finden sich Kalzitonin, ACTH (Cushing-Syndrom!) und Parathormon bzw. parathormonähnliche Substanzen (Hyperkalzämie!). Paraneoplastisch können aber auch neurologische (Schmerzen, Sensibilitätsstörungen) und hämatologische (Anämie, Thrombozytose, Gerinnungsstörungen) Symptome auftreten.

Diagnose, pathologische Anatomie und Stadienabklärung

Diagnose des Tumors

Eine eigentliche Früherkennung des Bronchuskarzinoms ist bis heute nicht möglich (s. Kap. 3). Die Wertigkeit von Röntgenreihenuntersuchungen zur Frühdiagnose ist umstritten. Um so dringlicher ist daher die rasche und gezielte Abklärung bei klinischem oder röntgenologischem Tumorverdacht. Diese gründet sich in erster Linie auf folgende Maßnahmen:

1. *Exakte Anamnese:* Die genaue Erhebung der Krankheitsgeschichte ergibt unter Umständen wichtige Hinweise für das weitere Vorgehen und muß folgende Punkte umfassen:

- Dauer, Art und Intensität des Rauchens,
- Hustengewohnheiten,
- Beschaffenheit des Sputums (Hämoptoe?),
- Schmerzen im Thoraxbereich,
- rezidivierende Lungen- oder Pleuraerkrankungen (Asbest?, Tbc?),
- rezidivierende Fieberschübe,
- Gewichtsverlust.

2. *Klinische Untersuchung:* Dabei ist vor allem zu achten auf:
- Lungenbefund (Erguß?, Infiltration?),
- vergrößerte Lymphknoten,
- vergrößerte Leber,
- Skelettschmerzhaftigkeit,
- neurologische Ausfälle.

Oberstes Ziel aller heute zur Verfügung stehenden diagnostischen Möglichkeiten ist die zytologische, wenn möglich auch histologische Sicherung von Verdachtsbefunden, da sich aus der Art des feingeweblichen Bildes weitreichende Konsequenzen hinsichtlich des therapeutischen Vorgehens und der Prognose ergeben. Man unterscheidet heute vier histologische Unterformen von Bronchuskarzinomen (Tab. 13.**2**).

Tabelle 13.**2** Häufigkeit und Lokalisation verschiedener histologischer Lungen-(Bronchus-)Karzinomtypen

Histologischer Typ	Häufigkeit (%)	Lokalisation
Plattenepithelkarzinom	35–50	vor allem zentral
kleinzelliges Karzinom	15–35	
Adenokarzinom	9–27	vor allem peripher
großzelliges Karzinom	10–20	

Besonders wichtig ist die Abgrenzung der sog. *kleinzelligen anaplastischen* Karzinome, die eine rasche Wachstums- und Metastasierungstendenz aufweisen, von den übrigen *(„nichtkleinzelligen")* Karzinomen, die längere Zeit lokal infiltrativ wachsen und später Metastasen setzen. Diese Zweiteilung wirkt sich bereits auf den Abklärungsgang, besonders aber auf die weitere Behandlung aus. Während bei den nichtkleinzelligen Karzinomen die Frage der *Operabilität* im Vordergrund steht, geht es bei den kleinzelligen Tumoren darum, das *Ausmaß der* meist bereits vorhandenen *Metastasierung* festzustellen.

Zur Sicherung der *Diagnose* werden folgende Methoden eingesetzt:
- *Röntgendiagnostik:* Die röntgenologische Abklärung beinhaltet neben einer Thoraxaufnahme im anterior-posterioren und seitlichen Strahlengang heute auch eine Computertomographie (CT) (Abb. 13.**2**), evtl. auch Kernspintomographie oder konventionelle Tomographie. Die Bronchographie wird heute kaum mehr angewendet.
- *Sputumzytologie:* Die Einsendung von Sputum zur zytologischen Untersuchung ist eine sehr einfache und den Patienten nicht belastende Untersuchungsmethode, deren Treffsicherheit einerseits durch die Erfahrung des Zytologen, andererseits durch die Gewin-

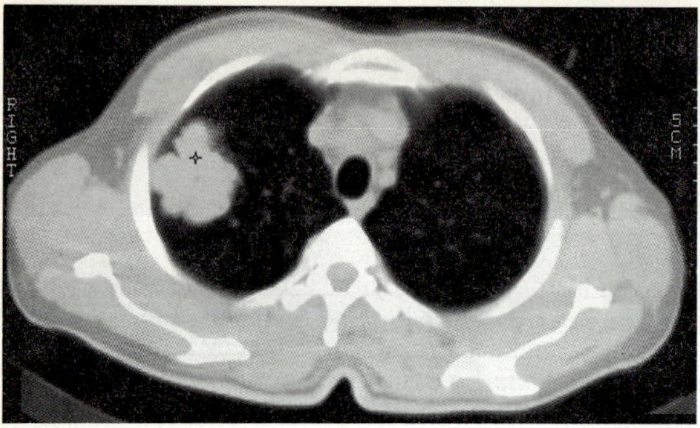

Abb. 13.**2** Peripher liegendes Plattenepithelkarzinom der re. Lunge im Computertomogramm (Prof. M. Haertel, St. Gallen).

nung des Untersuchungsmaterials mitbestimmt wird: Der Patient wird aufgefordert, morgens noch *vor* dem Zähneputzen aus der „Tiefe“ des Bronchialsystems direkt in ein Untersuchungsröhrchen zu expektorieren (auszuhusten). Der Auswurf wird entweder nativ (ohne Zusätze) oder unter Zugabe von 70%igem Alkohol untersucht. Aber auch durch die Zahl der Einsendungen läßt sich die Genauigkeit der Exfoliativzytologie steigern (Tab. 13.**3**). Die diagnostische Ausbeute der Sputumzytologie übersteigt sogar die Befundgenauigkeit des endoskopisch entnommenen Bronchialsekrets.

- *Bronchoskopie* (mit Materialentnahme für Zytologie und Histologie): In den letzten Jahren konnten sowohl das technische Rüstzeug (moderne flexible Glasfibergeräte, Abb. 13.**3** und 13.**4**) als auch die Untersuchungsmethoden entscheidend verbessert werden. Die diagnostische Ausbeute der Fiberbronchoskopie ist wesentlich höher als diejenige des starren Rohres. Transbronchiale Lungen- und Lymphknotenpunktionen, Katheter- oder Saugbiopsien gehören heute zur Routinediagnostik. Dadurch, daß diese endoskopische

Tabelle 13.**3** Zytologisch positive Karzinomdiagnose in Abhängigkeit von der Zahl der Einsendungen (nach Grunze)

Zahl der Einsendungen	1	2	3	4	5
Treffsicherheit in %	48,9	59,9	65,9	70,7	73,4

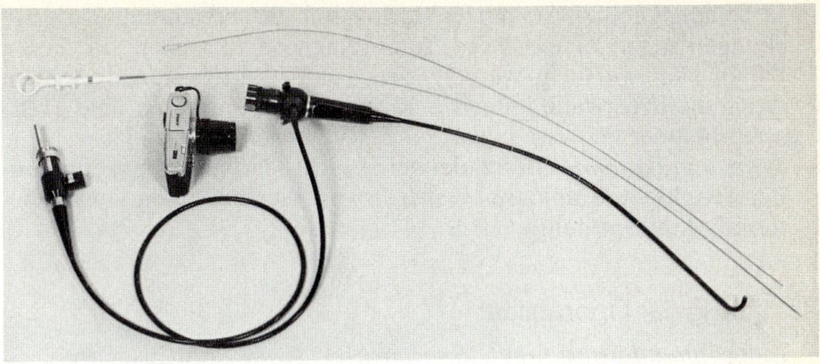

Abb. 13.**3** Flexibles Fiberbronchoskop mit Kamera zur fotografischen Dokumantation sowie 2 einführbaren Drähten zur Gewinnung von Sekret, Bürstenabstrich oder Knipsbiopsien aus dem Bronchialsystem (Abb. 13.**3** und 13.**4** wurden uns freundlicherweise von Dr. P. Joder, St. Gallen, überlassen).

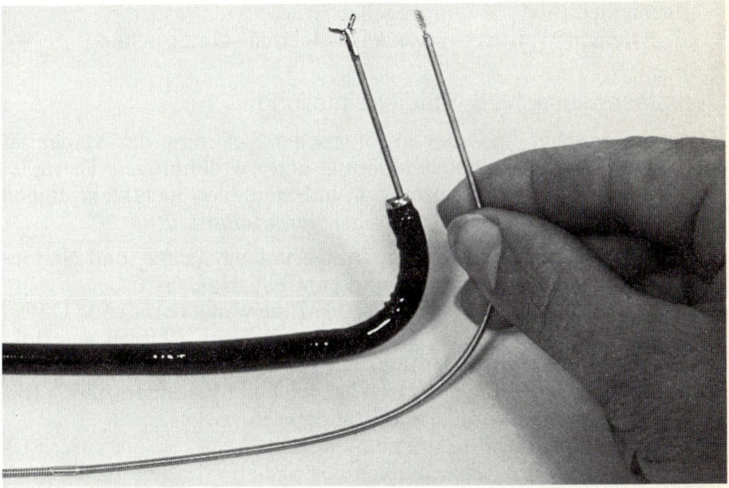

Abb. 13.**4** Fiberbronchoskop mit eingeführter, geöffneter Biopsiezange, darunter Draht mit kleiner Bürste zur Gewinnung von oberflächlichen Zellen.

Untersuchung heute meist in Lokalanästhesie durchgeführt werden kann, ist es möglich, auch Patienten mit kardialen oder respiratorischen Insuffizienzerscheinungen einer zytologisch-histologischen Abklärung als Grundlage jeder Therapie zuzuführen.

- In seltenen Fällen gelingt es auch durch die erwähnten Untersuchungen nicht, eine sichere Tumordiagnose zu stellen. In diesen Fällen kann versucht werden, den Tumor mittels dünner Nadeln durch die Brustwand unter CT-Kontrolle zu punktieren. Die Treffsicherheit der *Feinnadelpunktion* liegt zwischen 60 und 85%.
- *Probethorakotomie:* Bei anderweitig nicht klärbaren Lungenbefunden (Rundherde unklarer Genese) wird die Indikation zur Probethorakotomie gestellt.

Abklärung der Operabilität

- *Lungenfunktionsprüfung (Spirometrie)* sowie Blutgasanalyse in Ruhe und unter Belastung dienen zur Feststellung, ob der Patient überhaupt für einen operativen Eingriff in Frage kommt bzw. in welchem Ausmaß reseziert werden könnte.
- *Computertomographie* (CT) des *Thorax,* evtl. *Mediastinoskopie:* Sie wird präoperativ zum Ausschluß eines mediastinalen Lymphknotenbefalles zum Einsatz gebracht, da bei positivem Befund im allgemeinen Inoperabilität gegeben ist.
- Allgemein internistische, v. a. kardiologische Untersuchung.

Metastasenausschluß, Stadieneinteilung

Nach zytologischer und/oder histologischer Sicherung der Malignität werden zur weiteren Stadienabklärung und zur definitiven Therapieplanung vor allem bei kleinzelligen und operablen nichtkleinzelligen Karzinomen folgende Untersuchungen durchgeführt:

- *Labor:* Blutbild, Blutsenkung, Blutgerinnung, Leber- und Nierenwerte, Serumkalzium, Tumormarker (CEA, NSE, SCC).
- *Knochenmarkaspiration und -biopsie:* Eine wenig belastende Untersuchungsmethode ist eine Gewebsentnahme im Bereich des Beckenkammes. Sie wird allerdings nur bei kleinzelligen Bronchuskarzinomen routinemäßig durchgeführt, weil hier besonders häufig (bis zu 40%) eine Knochenmarkinfiltration nachweisbar ist.
- *Skelettszintigramm:* Es dient zum Ausschluß einer ossären Metastasierung. Röntgenuntersuchungen des Skeletts werden nur bei auffälligem Szintigramm oder bei klinischem Verdacht (Schmerzen) veranlaßt.
- *Sonographie:* Die Oberbauchsonographie wird als wenig aufwendige und nicht belastende Untersuchung routinemaßig präoperativ durchgeführt. Bei Verdacht auf Lebermetastasen kommt eine Ultraschall- evtl. CT-gezielte Punktion von Leberherden in Betracht.
- *Schädel-CT:* Im allgemeinen nur bei klinischem Verdacht einer zerebralen Aussaat.

Zur Stadieneinteilung wird heute die sog. TNM-Klassifikation verwendet (s. Kap. 4). Unter Berücksichtigung dieses Systems werden folgende (für den Therapieentscheid und die Prognose wichtige) Stadien unterschieden:

Stadium I:
T1N0-1 oder T2N0 (kleiner Primärtumor, keine oder wenige gleichseitige Hiluslymphknotenmetastasen),

Stadium II:
T2N1 (größerer Primärtumor mit gleichseitigen Hiluslymphknotenmetastasen),

Stadium III:
T3 oder N2 Mo (große Tumoren mit Infiltration in die Umgebung, Lymphknotenmetastasen im Mediastinum),

Stadium IV:
M1 (Fernmetastasen):
Nur die Stadien I und (in günstigen Fällen) II gelten als operabel.

Daneben wird aufgrund klinischer Gesichtspunkte häufig getrennt in *„limited disease"* (auf einen Halbthorax und supraklavikuläre Lymphknoten der gleichen Seite begrenzte Erkrankung) bzw. *„extensive disease"* (wenn die Geschwulstausbreitung darüber hinaus geht).

Therapie

Grundsätzlich stehen uns drei Behandlungsverfahren zur Verfügung: Operation, Bestrahlung und Chemotherapie. Der Behandlungsentscheid wird aufgrund der histologisch gesicherten Diagnose und der Stadienabklärung gefällt.

Nichtkleinzellige Karzinome (Plattenepithel-, Adeno- und großzellige Karzinome)

Operation

Die Therapie der Wahl bei diesen Tumorformen ist die Operation. Die chirurgische Behandlung ist die einzige Therapiemodalität, die die Möglichkeit einer Heilung bietet. Leider sind von vornherein nur ca. 25% aller Bronchuskarzinompatienten für einen operativen Eingriff geeignet. Das Ausmaß des chirurgischen Eingriffes ist abhängig von der Tumorgröße und -lokalisation. Als Standardoperation gilt die Entfernung eines Lungenlappens (Lobektomie) oder eventuell zweier Lappen (Bilobektomie), da die Resektion eines ganzen Lungenflügels (Pneumonektomie) eine wesentlich höhere Komplikationsrate hat und stets zur Invalidisierung führt. Es ist wichtig, durch eine exakte präoperative Abklärung inoperable Patienten von einem chirurgischen

Eingriff auszuschließen, da nach Lobektomie bzw. Pneumonektomie 5–10% an den unmittelbaren Operationsfolgen sterben.

Als Folge einer Lobektomie kommt es zu einer kompensatorischen Ausdehnung der verbliebenen Lungenanteile, so daß im allgemeinen keine wesentliche Atembehinderung resultiert. Nach Pneumonektomie entwickelt sich meist auf der operierten Seite ein Pleuraerguß, der später organisiert wird (Fibrothorax) und eine gewisse Schrumpfung der operierten Thoraxhälfte und eine Verschiebung des Mediastinums mit dem Herzen bedingt. Besonders bei älteren Patienten kann nach erfolgter Radikaloperation eine chronische Rechtsherzüberlastung (Cor pulmonale) entstehen.

Zur Beseitigung von Stenosen der zentralen Atemwege (durch Tumor oder auch Narbengewebe) kommt als Palliativeingriff eine endobronchiale *Lasertherapie* in Betracht.

Strahlentherapie

Bei (z. B. aus internistischen Gründen) inoperablen Patienten kann eine Strahlenbehandlung mit *kurativer* Zielsetzung erwogen werden. Die 5-Jahres-Überlebensraten von Patienten mit Bronchuskarzinomen nach alleiniger Radiotherapie betragen 5–10%. Der Wert nach einer *adjuvanten* Radiotherapie nach Radikaloperation konnte nicht gesichert werden und stellt keine Routinebehandlung dar. Hingegen ist eine *palliative* Bestrahlung bei zunehmender Atemnot durch Einengung der Bronchien (Bronchusstenose) mit folgender Minderbelüftung (Atelektase), bei ausgedehnten mediastinalen Prozessen (eventuell mit oberer Einflußstauung), bei schmerzhaften Skelettmetastasen oder zur Behandlung von Hirnmetastasen von unbestrittenem Gewinn für die Patienten, weil in mehr als zwei Drittel der Fälle eine Besserung der Beschwerden erreicht wird.

Bezüglich der Bestrahlungstechnik wird auf den Beitrag Sauer: Tumorbestrahlung, Kap. 5, verwiesen. Das Ergebnis bestimmender prognostischer Faktoren sind neben der Strahlendosis der Allgemeinzustand und das Alter der Patienten, ein bereits eingetretener Gewichtsverlust und schließlich das Tumorstadium und der Differenzierungsgrad der Geschwulst.

Die Nebenwirkungen einer durchgeführten Strahlenbehandlung sind im allgemeinen dosisabhängig, jedoch reversibel, können aber über längere Zeit den Allgemeinzustand des Patienten stark beeinträchtigen. Eine während oder nach der Bestrahlung auftretende Strahlenpneumonie („Pneumonitis“) ist durch Antibiotika und Kortikosteroide meist leicht beherrschbar. Nicht selten entwickelt sich daraus jedoch eine Strahlenfibrose, vor allem in bereits vorgeschädigten Lungenpartien (Raucher!). Auch Reaktionen der Ösophagusschleimhaut (Ösophagitis) können durch die Behinderung der Nahrungsaufnahmen unangenehme Folgen für den Patienten haben und bedingen vorübergehend eine parenterale Ernährung.

Chemotherapie

Aufgrund der insgesamt schlechten Langzeitergebnisse nach Radikaloperation wird seit Jahren eine prophylaktische (= *adjuvante*) Chemotherapie geprüft. Leider konnte bisher weder eine Verlängerung des rezidivfreien Intervalles noch der Überlebenszeit bewiesen werden, so daß eine routinemäßige adjuvante Chemotherapie nach Radikaloperation nach wie vor nicht gerechtfertigt ist.

Die Ergebnisse der *palliativen* Chemotherapie bei nicht kleinzelligen Bronchuskarzinomen sind bisher enttäuschend. Teilweise wirksame Einzelsubstanzen sind u. a. Cisplatinum, Vinca-Alkaloide (Vindesin, Vinblastin), VP-16, Mitomycin-C etc. Kombinationschemotherapien enthalten meist Cis-Platin, sind jedoch einer Monotherapie nicht sicher überlegen. Ein Überlebensgewinn durch die Chemotherapie konnte nicht in allen Studien belegt werden, wenngleich Patienten, die auf die Therapie ansprechen, signifikant länger leben als sogen. „Nonresponder".

Relative Indikationen für eine Chemotherapie:

- Guter AZ des Patienten,
- Vorliegen von Beschwerden,
- rasche Progredienz der Erkrankung,
- Therapiewunsch des informierten Patienten,
- fehlende Kontraindikationen von seiten der Organfunktionen.

Es muß jedoch in jedem Fall abgewogen werden, ob ein möglicher Therapieerfolg im Verhältnis zu den zu erwartenden Nebenwirkungen steht.

Eine primäre („neoadjuvante") Chemotherapie bei inoperablen Patienten mit der Möglichkeit einer sekundären Operation nach Tumorreduktion wird derzeit an mehreren Zentren untersucht, eine endgültige Beurteilung dieses Vorgehens ist noch nicht möglich.

Immuntherapie

Erste vielversprechende Ergebnisse über die intrapleurale Anwendung von BCG (Tuberkuloseimpfstoff) oder anderen „Immunstimulantien" (s. Beitrag Fopp, „Tumorbeeinflussung durch Immuntherapie", Kap. 5) fanden in Nachfolgestudien leider keine Bestätigung, so daß diese Therapieform weiterhin als experimentell bezeichnet werden muß.

Kleinzellige Karzinome

Operation

Wegen der hohen Wachstumsgeschwindigkeit und frühen Metastasierungsneigung dieses Karzinoms kommt ein operativer Eingriff nur selten in Betracht. Eine primär chirurgische Behandlung bietet sich vor allem bei peripherem Sitz des Karzinoms an, sollte jedoch postoperativ von einer (adjuvanten) Chemotherapie gefolgt sein. Neuerdings wird der Wert einer adjuvanten Operation nach zuvor erfolgreicher Chemotherapie – vor allem nach Erreichen einer kompletten Remission – untersucht. 5-Jahres-Überlebensraten von 10–20% erscheinen erreichbar.

Strahlentherapie

Das kleinzellige Karzinom ist sehr sensibel gegenüber einer Strahlenbehandlung. Während der Primärtumor sowie regionale Lymphknotenmetastasen durch die Radiotherapie gut unter Kontrolle zu bringen sind, kann die frühzeitige Organmetastasierung (Leber, Hirn, Knochenmark) nicht verhindert werden, weshalb eine zytostatische Therapie vorangehen sollte. Da sich andererseits bei rein chemotherapeutisch behandelten Patienten Rezidive des Primärtumors im Brustraum (und u. a. Hirnmetastasen) einstellen können, werden häufig beide tumortherapeutische Methoden kombiniert angewandt. Auch wenn nicht alle Zentren durch initiale Chemotherapie und nachfolgende thorakale und prophylaktische Schädelbestrahlung eine generelle Überlebensverlängerung gegenüber allein chemotherapeutisch behandelten Patienten nachweisen konnten, so kann doch durch das kombinierte Vorgehen der Anteil an sogen. „Langzeitüberlebern“ (d. h. jene Patienten, die mehr als 2 Jahre überleben) erhöht werden (Voraussetzung ist allerdings eine zu Behandlungsbeginn lokoregionär begrenzte Erkrankung (= limited disease bzw. klinisch komplette Remission durch die Chemotherapie).

Chemotherapie

Das kleinzellige Bronchuskarzinom gilt heute als eine Domäne der Chemotherapie, die zu einer deutlichen Verbesserung der Überlebenszeit geführt hat. Die in der Monotherapie wirksamsten Substanzen sind: VP-16 – 213 (Vepesid), Adriamycin (Adriblastin) bzw. die Nachfolgesubstanz 4-Epidoxorubicin (Farmorubicin), Vincristin (Oncovin), Cyclophosphamid (Endoxan, Cyclostin) oder Ifosfamid (Holoxan), Methotrexat, Procarbazin (Natulan), die Nitrosoharnstoffe BCNU (Carmustin, Nitrumon) und CCNU (Lomustin) und Cisplatinum. Durch die Kombination von 3–5 Einzelsubstanzen lassen sich Remissionen in 60–90% der Patienten erreichen, die in

20–40% der Fälle komplett sind. Gebräuchliche Zytostatikaschemata sind z. B.:

- Adriamycin bzw. Epidoxorubicin/Cyclophosphamid/Vincristin,
- VP-16/Adriamycin bzw. Epidoxorubicin/Cyclophosphamid,
- Methotrexat/Vincristin/Cyclophosphamid/CCNU.

Die Vielzahl der heute zur Verfügung stehenden Zytostatikakombinationen beweist, daß es das „ideale“ Therapieschema nicht gibt und daß es der Erfahrung des internistischen Onkologen überlassen bleiben muß, in welcher Form bzw. wie aggressiv im Einzelfall behandelt werden soll. Durch aufeinanderfolgende Gabe zweier nicht kreuzresistenter, sich also ergänzender Kombinationen soll eine vorzeitige Tumorresistenz verhindert und damit die Remissionsdauer (evtl. auch das Überleben) verlängert werden. Bisher konnte durch dieses Vorgehen allerdings lediglich eine marginale Verbesserung erzielt werden. Die oft großen Tumormassen schmelzen unter der Chemotherapie innerhalb weniger Tage bis Wochen ein. Durch den massiven Zellzerfall kann es zum Ansteigen der Harnsäure im Serum und Urin kommen, weshalb sich zu Behandlungsbeginn die Verordnung eines Urikostatikums empfiehlt (s. Kap. 21).

Entscheidend für ein chemotherapeutisches Ansprechen und damit für die Prognose sind das Tumorstadium bei Behandlungsbeginn, der Allgemeinzustand des Patienten (Aktivitätsindex), ein bereits eingetretener Gewichtsverlust, das Alter und Geschlecht der Patienten (günstiger unter 60 Jahren und weibliches Geschlecht), offensichtlich auch eine Nikotinabstinenz nach Diagnose der Erkrankung. Eine vorausgegangene Strahlenbehandlung verschlechtert die chemotherapeutischen Erfolgsaussichten.

Im Rahmen von Studien wird derzeit geprüft, ob durch ultrahochdosierte Chemotherapie (+/– Bestrahlung und autologe Knochenmarktransplantation) bei Patienten mit limitierter Erkrankung eine Verbesserung der Behandlungsergebnisse möglich ist, mehrere Arbeitsgruppen untersuchen auch die Wertigkeit von Biomodulatoren (z. B. α-Interferon) zur Verlängerung der Remissionsdauer.

Prognose

- *Nichtkleinzellige Bronchuskarzinome:* Wie erwähnt, kommen nur rund ein Viertel aller Patienten mit diesem Zelltyp für einen operativen Eingriff in Frage. Da die 5-Jahres-Überlebensrate chirurgisch behandelter Fälle rund 25% beträgt, werden also tatsächlich nur 5–10% aller diagnostischen Lungenkarzinome operativ geheilt. Die Tab. 13.**4** und 13.**5** fassen die Ergebnisse bei den einzelnen histologischen Untergruppen bzw. Tumorstadien zusammen.

Tabelle 13.4 5-Jahres-Überlebensraten, abhängig vom histologischen Typ (nach Katlic)

Plattenepithelkarzinom	18%
kleinzelliges Karzinom	2%
Adenokarzinom	23%
großzelliges Karzinom	13%

Tabelle 13.5 5-Jahres-Überlebensrate von 794 operierten (nichkleinzelligen) Bronchuskarzinomen (nach Mountain u. Hermes)

Stadium I	53%
Stadium II	29%
Stadium III	16%

Die Prognose bei inoperablen Patienten ist neben Allgemeinzustand, Geschlecht und Art der Vorbehandlung vor allem davon abhängig, ob noch eine lokoregionär begrenzte oder bereits metastasierende Tumorerkrankung vorliegt. Das mittlere Überleben überschreitet jedoch selten 6–8 Monate.

- Kleinzellige Karzinome:
  Unbehandelt führt das kleinzellige Bronchuskarzinom (je nach Tumorausdehnung) innerhalb von 8–10 Wochen zum Tode. Da bei Diagnosestellung bereits 50–70% der Patienten extrathorakale Manifestationen aufweisen, kommen nur sorgfältig ausgewählte Patienten für eine Operation in Betracht, weshalb die überwiegende Mehrheit der Patienten von vorn herein chemotherapeutisch behandelt werden muß. Im Mittel überleben Patienten mit lokoregionär begrenzter Erkrankung 15 Monate, Patienten mit Organmetastasen 8–10 Monate.

Angesichts dieser insgesamt doch enttäuschenden Resultate der Behandlung des Bronchuskarzinoms und der Unmöglichkeit einer echten Früherfassung sollten die Anstrengungen verstärkt werden, Lungenkarzinome primär zu verhüten (s. Kap. 3).

Besondere Aspekte der Pflege

Meist liegt bereits vor der Aufdeckung eines Bronchuskarzinoms eine chronische Bronchitis vor. Der Tumor selbst und ein häufig begleitendes peritumorales, entzündliches Infiltrat schränken die Gasaustauschflächen ein. Neben einer effizienten Tumortherapie muß daher der Prophylaxe und der Behandlung rezidivierender Infekte große Aufmerksamkeit gewidmet werden. Ein für den Patienten quälender chronischer Reizhusten ist selbst durch die Anwendung stärkster Hustenmittel oft schwer zu bekämpfen. Gewöhnlich findet sich auch eine mehr oder minder ausgeprägte Atemnot, die durch intermittierende Sauerstoffgabe zumindest zeitweilig gebessert werden kann.

Bronchuskarzinompatienten sollten prinzipiell in gut belüfteten, wenn möglich nicht zu kleinen Krankenzimmern mit ausreichend hoher Luftfeuchtigkeit untergebracht werden. Zur Verbesserung der Atembedingungen und aus psychologischen Gründen spielt eine aktive und passive Atemgymnastik eine wichtige Rolle. Ziel ist es, alle Lungenabschnitte ausreichend zu belüften, Atelektasen zu vermeiden und das Abhusten von Sekret zu fördern. Diese Maßnahmen, die von ausgebildeten Krankengymnastinnen eingeleitet und von den Schwestern am Krankenbett fortgesetzt werden sollten, können bei Bedarf noch durch eine entsprechende Lagerung unterstützt werden. Durch Erhöhung des Oberkörpers oder Seitenlagerung bei Oberlappenprozessen bzw.

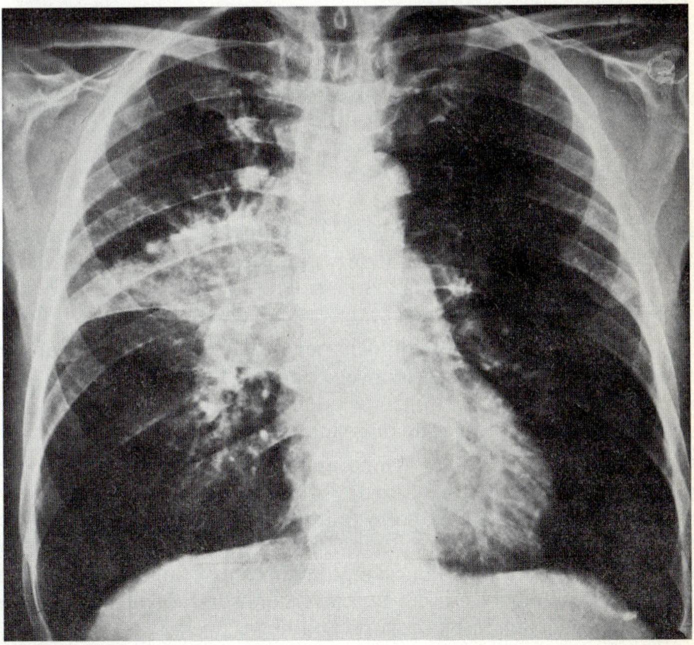

Abb. 13.5 Rückbildung eines ausgedehnten peritumorösen entzündlichen Infiltrats mit antibiotischer und Inhalationsbehandlung.
a Vor Therapie.

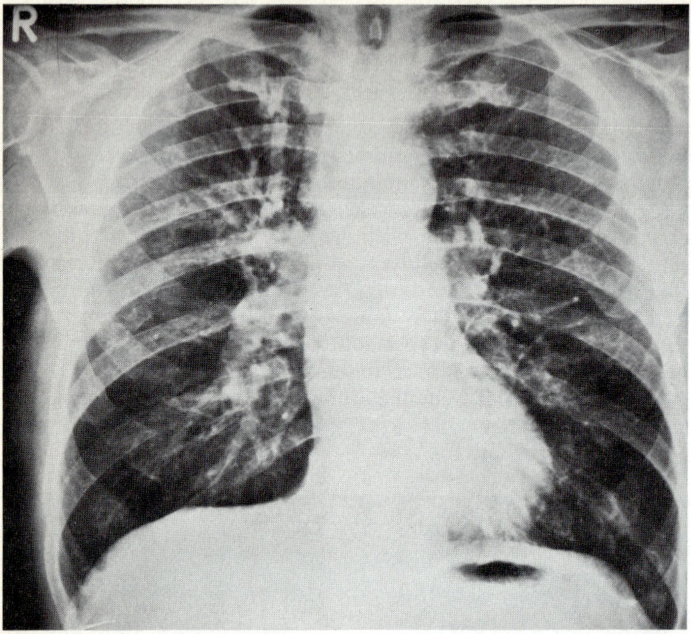

Abb. 13.**5** **b** Nach Therapie.

durch Hochstellen des Fußendes des Bettes bei Veränderungen im Bereich der Unterlappen kann eine sog. „Lagerungsdrainage" einzelner Lungenabschnitte ermöglicht werden. Zusätzliche Einreibungen und Klopfmassagen können das Aushusten von Sputum erleichtern.

Eine Inhalationstherapie dient nicht nur zur Befeuchtung der Luft, um einer Austrocknung der Atemwege vorzubeugen; es können auch diverse, die Sekretion anregende oder krampflösende Arzneimittel, eventuell auch Antibiotika, in die Atemwege eingebracht werden.

Die Wirksamkeit derartiger symptomatischer bzw. physikotherapeutischer Maßnahmen läßt sich am Beispiel eines bronchoskopisch gesicherten Plattenepithelkarzinoms mit ausgedehnten peritumorösem, entzündlichem Infiltrat gut dokumentieren (Abb. 13.**5**). Im vorliegenden Fall wurde 6 Monate lang symptomatisch bzw. antibiotisch behandelt, worauf sich nicht nur die Beschwerden, sondern auch die röntgenologischen Zeichen fast ganz zurückbildeten.

Über anderweitige zusätzliche Behandlungsmöglichkeiten s. Beitrag Glaus/Senn, Unterstützungsmaßnahmen in der Behandlung und Pflege von Tumorkranken, Kap. 5.

Literatur

Joss, R., K. Buser, Th. Cerny, K. W. Brunner: Die Chemotherapie des Bronchuskarzinoms. Schweiz. Rdsch. Med. Prax. 78 (1989) 159–162

Seeber, S., N. Niederle (Hrsg.): Interdisziplinäre Therapie des Bronchialkarzinoms. Springer, Berlin 1985

Tumorzentrum Heidelberg/Mannheim: Die bösartigen Tumoren von Lunge, Pleura und Thymus. 1991

Walgenbach, S., Th. Junginger, H. Pichlmaier: Bronchialkarzinom. Diagnostik und chirurgische Therapie. Münch. med. Wschr. 129 (1987) 829–831

14. Gastrointestinale Tumoren

B. Späti, F. Mutzner und R. Fust

Allgemeines

Maligne Tumoren des Gastrointestinaltraktes – Pankreastumoren und Tumoren der Leber und der Gallenwege miteingeschlossen – sind die *häufigsten Malignome überhaupt* und figurieren an erster Stelle der Todesursachen an Krebskrankheiten in der westlichen Welt. Weitaus am häufigsten sind Tumoren des *Kolons* und des *Rektums*, gefolgt von solchen des *Pankreas*, des *Magens*, der *Leber* und der *Gallenwege* und schließlich des *Ösophagus*. Während der Magenkrebs in seiner Häufigkeit abnimmt, nehmen Dickdarmkrebse zu. Die *Ursachen* werden in veränderten Ernährungsgewohnheiten vermutet (s. Kap. 2). Frauen und Männer erkranken etwa gleich häufig, außer beim Ösophaguskarzinom, wo die Inzidenz bei Männern etwa 3mal höher ist. Es sind Erkrankungen, die meist im höheren Lebensalter, zwischen dem 6. und 8. Jahrzehnt, auftreten.

Histologisch handelt es sich vorwiegend um *Adenokarzinome* beim Dick- und Dünndarm, Magen, Pankreas und bei den extrahepatischen Gallenwegen und um *Plattenepithelkarzinome* beim Ösophagus. Wesentlich seltener sind maligne Lymphome und Sarkome.

Die Schwierigkeit bei der *Diagnose* besteht darin, daß alle diese Tumoren *keine charakteristischen Symptome* verursachen, so daß sie oft lange unerkannt bleiben und zum Zeitpunkt der Operation lokal weit fortgeschritten sind oder schon lymphogen und/oder hämatogen metastasiert haben. Das *Stadium* zum Zeitpunkt der Diagnose bestimmt im wesentlichen die *Prognose*. Kolorektale Karzinome im Frühstadium beispielsweise verlaufen meistens recht günstig, während Tumoren anderer Organe insgesamt eine sehr schlechte Prognose haben (Tab. 14.**1**).

Die *Therapie* ist in erster Linie chirurgisch. Eine radikale Operation ergibt die beste Überlebenschance. Gelegentlich sind auch *palliative* chirurgische Maßnahmen indiziert, um Patienten von quälenden Symptomen zu befreien, beispielsweise durch Verkleinerung von Tumormassen oder Behebung von tumorbedingten Stenosen. Zunehmend Bedeutung bekommen auch Eingriffe wie die Entfernung von einzelnen Lebermetastasen. Verfeinerte chirurgische Techniken erlau-

Tabelle 14.**1** 1- und 5-Jahres-Überlebensrate der verschiedenen Gastrointestinalkarzinome (aus Cutler, S. J.: New Engl. J. Med. 293 [1975] 122)

	1 Jahr (%)	5 Jahre (%)
Speiseröhre	10	5
Magen	31	12
Kolon – Rektum	61	43
Leber – Gallenwege	24	1
Pankreas	14	2

ben hier Eingriffe, die oft zu einer signifikanten Verlängerung des krankheitsfreien Intervalls und des Lebens führen. Der Einsatz der *Radiotherapie* ist meist palliativer Natur, kann damit oft zur Schmerzlinderung, evtl. zur vorübergehenden Behebung von Stenose beitragen. Ähnliche Indikationen gelten auch für die Behandlung mit *Laserstrahlen*. Der *adjuvante* Einsatz der Radiotherapie und die Möglichkeiten der Chemotherapie werden bei den einzelnen Tumorarten genauer beschrieben.

Auf die *Pflege von Stomapatienten* wird speziell eingegangen (s. unten). Eine wichtige Rolle fällt der Schwester bei der Operationsvorbereitung (Darmentleerung, -reinigung und -sterilisation, parenterale Ernährung) und unmittelbar postoperativen Pflege (parenterale Ernährung, Absaugen via Sonde, Flüssigkeits- und Elektrolytkontrolle, Überwachen, evtl. Anregen der Darmtätigkeit) zu.

Die einzelnen gastrointestinalen Tumoren

Kolorektale Karzinome

Klinisches Bild

Die Häufigkeit der verschiedenen Lokalisationen ist in der Abb. 14.**1** angegeben. Die *Frühkarzinome* sind klinisch symptomlos, können aber *okkulte Blutungen* verursachen. Regelmäßige Stuhluntersuchungen auf Mikroblutungen sind mögliche einfache Früherfassungsverfahren (s. Kap. 3). So kommt es oft erst in fortgeschrittenen Fällen zu uncharakteristischen Symptomen wie *Änderungen der Stuhlgewohnheiten*, z. B. das Auftreten von *Obstipation* mit *Völlegefühl* bei früher regelmäßiger Stuhlpassage, oder zu *häufigem Wechsel* zwischen Obstipation und Diarrhö. Mit zunehmender Verengung des Darmlumens treten vor der Defäkation *krampfartige Schmerzen* (Tenesmen) auf. Schließlich entwickelt sich ein chronischer Dickdarm*ileus*. Größere Tumoren können durch die Bauchdecken getastet werden. Eine wich-

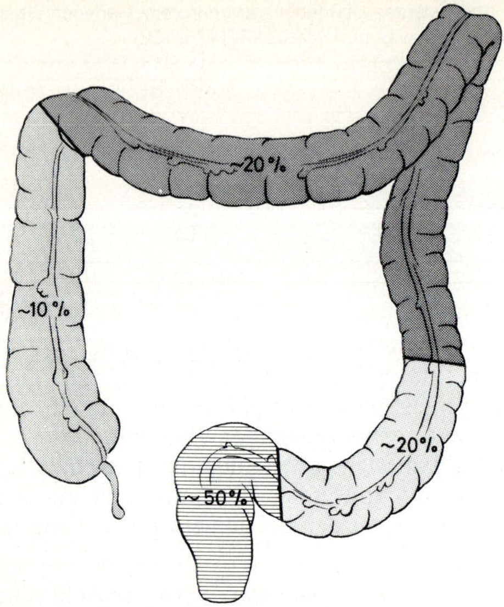

Abb. 14.1 Lokalisation der kolorektalen Karzinome.

tige Untersuchung bei Verdacht auf ein Rektumkarzinom ist die *rektale Untersuchung* mit dem Finger. Damit läßt sich ein guter Teil der *Rektum*karzinome schon relativ früh erfassen.

Die *Bestimmung von Tumormarkern* (v. a. des karzinoembryonalen Antigens CEA) ist für die Früherfassung bedeutungslos, wird aber als prognostischer Faktor und v. a. für Verlaufskontrollen benutzt.

Diagnose

Kolorektale Malignome lassen sich durch *Suche nach okkultem Blut* im Stuhl frühzeitig erfassen und einer erfolgreichen Behandlung zuführen. Bei positivem Blutnachweis im Stuhl oder klinischem Verdacht läßt sich beim *Röntgenkontrasteinlauf* (Holzknecht) ein Füllungsdefekt oder eine Verengung nachweisen. Da Frühkarzinome mit dieser Methode leicht übersehen werden, wird heute meist *primär* die Rektosigmoidoskopie oder Koloskopie mit flexiblen Endoskopen durchgeführt. Diese erlauben nebst einer genaueren Beurteilung der Ausdehnung des Tumors auch *gezielte Biopsien* und somit die histologische Sicherung einer Vermutungsdiagnose.

Therapie

Die Therapie besteht wenn immer möglich in der *chirurgischen Entfernung* des tumortragenden Darmabschnittes, zusammen mit dem dazugehörenden Mesenterium, wo sich die den Tumor drainierenden Lymphknoten befinden. Je nach Lokalisation des Tumores wird eine rechte oder linke *Hemikolektomie*, eine *Sigma*- oder *Rektumresektion* durchgeführt. Kann im Bereich des Rektums keine Anastomose mehr hergestellt werden, so erfolgt eine abdominoperineale *Rektumamputation*, zusammen mit dem Anlegen eines definitiven endständigen Anus praeternaturalis sigmoideus. Durch eine verfeinerte Operationstechnik gelingt es heute, auch relativ tief liegende Rektumkarzinome zu entfernen, ohne daß ein Anus praeter notwendig ist. Präsentiert sich ein Patient mit einem Ileus als Folge des Karzinoms, wird vor der Resektion zur Entlastung des Darmes ein *Anus praeternaturalis* angelegt und das Karzinom nach Erholung des Patienten in einer zweiten Operation entfernt. Oft kann das Stoma in einer weiteren Operation wieder verschlossen werden.

Die *Chemotherapie* metastasierender Dickdarmkarzinome ist leider wenig erfolgreich. Seit langem wird v. a. Fluorouracil eingesetzt, mit dem allerdings lediglich Remissionen in ungefähr 15–20% der behandelten Patienten erreicht werden, die zudem noch meist von kurzer Dauer sind. Immerhin zeigen aber neuere Untersuchungen, daß Fluorouracil, zusammen mit sogenannten Modulatoren verwendet (z. B. Leukovorin, Methotrexate, Interferone u. a.), eine oft wesentlich bessere Wirkung zeigt. Eine weitere Therapiemöglichkeit bei Lebermetastasen ist die Leberperfusion mit Zytostatika. Der Stellenwert dieser Behandlung ist aber noch nicht gesichert. Die *adjuvante* Chemotherapie erlebt ebenfalls eine Art Renaissance, seit gezeigt wurde, daß die Kombination von Fluorouracil mit Levamisol (einem Wurmmittel, das aber auch einen immunmodulatorischen Effekt hat) zu einer signifikanten Verbesserung des Überlebens führte. Die *Radiotherapie* ist bei den Kolonkarzinomen praktisch ohne Bedeutung. Hingegen spielt sie eine wesentliche Rolle bei der adjuvanten Behandlung von lokal fortgeschrittenen Rektumkarzinomen. Sie führt, in Kombination mit Fluorouracil angewendet, zur Reduktion von Lokalrezidiven und zu einer deutlichen Verbesserung der Überlebenschancen.

Prognose

Die 5-Jahres-Überlebensrate von Patienten mit Dickdarmkrebs beträgt durchschnittlich 40%. Bei Befall der Lymphknoten überleben nur 20%, bei auf die Schleimhaut beschränkten Frühstadien aber 80%. Früherkennung *lohnt* sich also!

Pankreaskarzinom

Klinisches Bild

Eine Frühdiagnose ist wegen der versteckten Lage der Bauchspeicheldrüse und fehlender charakteristischer Symptome praktisch *unmöglich*. Größere Tumoren führen zu *Oberbauch-* oder bohrenden *Rükkenschmerzen*, zu langsamem, unerklärlichem *Gewichtsverlust* und – bei Lokalisation des Tumors im Bereich des Pankreaskopfes – zu einem *Verschlußikterus*. Ein „schmerzfreier" cholestatischer Ikterus ist immer verdächtig auf ein Pankreaskarzinom.

Diagnose

Bei Verdacht hilft unter Umständen die einfach durchzuführende *Ultraschalluntersuchung* weiter. Auch die *axiale Computertomographie* und die endoskopische *retrograde Cholangio- bzw. Pankreatographie* sind oft wertvoll, erlauben aber ebenfalls nur in den seltensten Fällen eine Frühdiagnose.

Therapie

Oft müssen sich die Chirurgen auf eine *explorative Laparotomie* zur Sicherung der Diagnose beschränken. Der Tumor ist meist zu ausgedehnt, um eine allenfalls kurative *Duodenopankreatektomie* nach Whipple zu erlauben. Als *palliative* Maßnahme kann bei einem Verschlußikterus eine Choledochoduodenostomie oder evtl. eine Gastroenterostomie durchgeführt werden. Die *Chemotherapie*, mit ähnlichen Kombinationen wie bei den kolorektalen Tumoren durchgeführt, ergibt noch wenig befriedigende Resultate. Durch eine *Strahlentherapie* kann gelegentlich eine gewisse Schmerzlinderung erreicht werden.

Prognose

Diese ist wegen meist zu später Diagnose und Behandlungsmöglichkeit schlecht. Weniger als 10% aller Patienten überleben 5 Jahre.

Karzinom, malignes Lymphom und Sarkom des Magens

Klinisches Bild

Frühkarzinome machen *keine Beschwerden* und werden oft als Zufallsbefund bei einer Endoskopie entdeckt. Bei größeren Karzinomen klagen die Patienten oft über einen *„empfindlichen" Magen*; das Essen macht weniger Freude, die Speisen „liegen auf". Es kommt zu *Widerwillen* gegen bestimmte Nahrungsmittel (z. B. Fleisch), uncharakteristischen *Oberbauchbeschwerden, Gewichtsabnahme* und *Müdigkeit.* Retentionsmagen und *Erbrechen* sind Zeichen einer zunehmenden Passagestörung. Gelegentlich kommt es als Erstsymptom zu einer massiven *Magenblutung* oder *Magenperforation.* Oft ist auch eine manchmal schwere chronische *Anämie* infolge dauernder Mikroblutung aus dem Karzinom Begleit- oder Erstsymptom.

Diagnose

Die *Röntgenkontrastuntersuchung* vermag einen Hinweis auf das Vorliegen eines malignen Geschehens zu geben. Vor allem bei kleineren Karzinomen führen aber nur *obere Panendoskopie* (Ösophagogastroduodenoskopie) und *Biopsie* weiter.

Therapie

In einem *kurablen Stadium* kommt nur eine radikale, (sub)totale oder erweiterte *Gastrektomie* mit einer „En-bloc-Resektion" des großen Netzes, der Milz, der paragastrischen und paraaortalen Lymphknoten in Frage. Da sich die Patienten meist in einem reduzierten Allgemein- und Ernährungszustand befinden, ist ein solcher Eingriff mit einer recht *hohen Komplikationsrate* verbunden. Bei einer *inkurablen Situation* mit peritonealer Metastasenaussaat, diffuser Karzinominfiltration oder bei Lebermetastasen ist gelegentlich eine palliative Operationsindikation gegeben. Meist wird dann eine Operation nach Billroth II (Magenteilresektion und Anastomose zwischen Magenrest und Dünndarmschlinge) durchgeführt, sei es, um ein Passagehindernis zu umgehen oder um eine Blutung zu stillen. Die *Radiotherapie* ist bei inoperablen Magenkarzinomen von geringer Bedeutung. Die palliativen Erfolge der *Chemotherapie* sind beim Magenkarzinom besser als bei den kolorektalen Karzinomen. Bei erfolgreicher Therapie kommt es vorübergehend zur Verkleinerung von Lebermetastasen oder Behebung von Passagestörungen, was dann zu einer Verbesserung des Ernährungszustandes führt. Eine *Kombinationschemotherapie* wird heute bevorzugt, wobei meist Kombinationen mit 5-Fluorouracil, Nitrosoharnstoffen, Mitomycin-C und neuerdings auch mit verbessertem Erfolg Adriamycin (Adriblastin) gegeben werden (FAM-Schema).

Wesentlich seltener als das Magenkarzinom sind *maligne Lymphome* und *Sarkome.* Sie werden primär ebenfalls operiert, wobei wenn möglich die abdominale Tumoraussaat festgestellt werden soll (s. Kap. 17). Meist wird im Falle eines malignen Lymphoms eine zusätzliche Radio- und/oder Chemotherapie angeschlossen.

Prognose

Diese ist bei *Frühkarzinomen* gut (90% 5-Jahres-Überleber), bei den leider viel häufigeren *Spätstadien* schlecht (5% 5-Jahres-Überleber). Die Früherkennung, wie sie z. B. in Japan mittels regelmäßiger Endoskopien angestrebt wird, wäre also sinnvoll und technisch möglich, scheitert aber an äußeren Gegebenheiten (aufwendige Spezialuntersuchung, Kosten, Personal, Abneigung der Patienten gegen die Endoskopiekontrolle).

Ösophaguskarzinom

Klinisches Bild

Viele Patienten mit Krebs der Speiseröhre sind *Alkoholiker*. Hauptsymptom ist die *Dysphagie:* Das Schlucken von normalen Speisen wird zunehmend schwieriger, schließlich unmöglich. Der Patient wechselt von normaler zu breiiger, später flüssiger Nahrung, was zu einer progredienten Verschlechterung des Ernährungszustandes führt. Oft bestehen *Schmerzen* während der Nahrungsaufnahme.

Diagnose

Mit der *Röntgenkontrastuntersuchung* können Grad und Ausdehnung der durch den Tumor verursachten Stenose festgestellt werden. *Endoskopie* und *Biopsie* bestätigen die radiologische Verdachtsdiagnose. Das Computertomogramm erlaubt die Beurteilung einer möglichen mediastinalen Infiltration und damit die Abschätzung der lokalen Operabilität.

Therapie

Ein klinisch symptomatisches Karzinom ist chirurgisch meist nicht mehr heilbar. Oft wird von einer primär chirurgischen Resektion des Karzinoms abgesehen und der Patient *vorbestrahlt*. Falls der Patient auf diese Maßnahme anspricht, kann im optimalen Fall eine *Operation* durchgeführt werden. Diese erfolgt mehrzeitig: Zunächst wird der Ösophagus entfernt und ein zervikales Ösophagostoma angelegt, damit der Patient seinen Speichel schlucken kann (s. unten).

Erst in einer weiteren Sitzung wird dann eine *Überbrückungs-(Bypass-)Operation* (z. B. mit Dickdarm oder Magen) durchgeführt. Auch für rein palliative Eingriffe wie z. B. Umgehungsanastomosen wird heute die Indikation weit gestellt, um den Patienten von der schwer erträglichen Dysphagie zu befreien und die Aspirationsgefahr zu mindern. Andere Maßnahmen, die weiterhin eine perorale Ernährung ermöglichen, sind das Einlegen von *Ernährungssonden* oder eines den Engpaß überbrückenden *Tubus*. Auch hier finden Laserstrahlen zunehmend Verwendung. Wenn immer möglich vermieden wird die Ernährung durch eine direkt durch die Haut in den Magen eingelegte Sonde (Witzel-Fistel, s. unten). Die Rolle der *Radiotherapie* als wertvolle Palliativmaßnahme wurde erwähnt. Die *Chemotherapie* ist mit den zur Verfügung stehenden Zytostatika wenig erfolgreich. Patienten mit Speiseröhrenkrebs stellen oft große pflegerische, besonders Ernährungsprobleme.

Prognose

Diese ist sehr ungünstig. Nur rund ¼ aller Patienten kann überhaupt operiert werden. Von den Operierten überleben ca. 10%, von allen diagnostizierten Karzinompatienten aber nur 1–2% 5 Jahre.

Karzinome der Leber und der Gallenwege

Primäre Leberkarzinome (Hepatome) sind selten und entstehen bei uns meist auf dem Boden einer *Leberzirrhose* (vorwiegend Alkoholiker). Die *Diagnose* kann durch eine gezielte Biopsie (z. B. laparoskopisch) gestellt werden, wobei die Unterscheidung von Lebermetastasen oft unmöglich ist. Das bei Leberzellkarzinomen meist stark erhöhte *α-Fetoprotein* (AFP) im Serum bietet sich zur Verlaufskontrolle an (s. Kap. 4). *Therapeutisch* kommt selten eine Leberteilresektion in Frage. Vereinzelte Fälle sprechen auf eine *systemische*, d. h. im Körper wirksame oder *regionale* (in die Leberarterie gegebene) *Chemotherapie* an. Die *Prognose* ist schlecht.

Das seltene *Gallenblasenkarzinom* entwickelt sich im allgemeinen auf der Basis einer jahrelangen *chronischen Cholezystitis* infolge eines Gallensteinleidens. Beschwerden treten meist erst bei der Tumorinfiltration in die Umgebung auf. Bei Kompression der Gallenwege kommt es zu einem *Ikterus*. Die *Diagnose* wird meist erst intraoperativ gestellt. Nur selten gelingt eine operative Tumorentfernung. Das *Gallenwegskarzinom* manifestiert sich klinisch meist als schmerzfreie, rasch zunehmende Gelbsucht. *Therapeutisch* kommt je nach Lage und Ausdehnung des Verschlusses eine Umgehungsoperation durch eine Choledochoduodenostomie oder eine Ableitung nach außen in Frage, selten eine Bestrahlung. Die *Prognose* ist in einem Teil der Fälle gut, weil sie wegen des früh auftretenden Ikterus bereits bei kleinem, lokalisiertem Primärtumor erfaßt werden.

Tumoren des Dünndarms

Maligne Tumoren des Dünndarms sind *selten*. Histologisch handelt es sich um Adenokarzinome, Karzinoide, Sarkome und maligne Lymphome. Das *Karzinoid* nimmt eine Sonderstellung ein, indem es als hormonproduzierender Tumor (Serotonin und Abbauprodukte) eine charakteristische Symptomatologie aufweisen kann. Bei metastasierenden Karzinoiden kommt es anfallsweise zu *Durchfällen, „Flush“* (anfallsweise starker Rötung mit Hitzegefühl), evtl. *Asthma bronchiale*. Diese Tumoren sprechen gelegentlich auf Zytostatika an, werden aber heute meist mit sogenannten Somatostatinanaloga behandelt, die zu einer wesentlichen Linderung der Symptome führen können. Die Therapie der übrigen Dünndarmtumoren besteht bei operablem Befund in einer *Resektion* des Tumors. Beim *malignen Lymphom* wird dann allenfalls noch eine Chemotherapie, evtl. Radiotherapie durchgeführt (s. Kap. 17).

Betreuung und Pflege des Stomapatienten

Präoperative Aspekte

Durch *offene Information* kann die Angst des potentiellen Stomapatienten vor Persönlichkeitsverlust weitgehend abgebaut werden. Ein aufklärendes Gespräch mit dem Patienten und seinen Angehörigen schafft die Vertrauensbasis. Viele Probleme können auch durch den Kontakt mit anderen Stomaträgern geklärt werden.

Die *Lage des Stomas* wird vor der Operation durch den Chirurgen oder die Stomatherapeutin eingezeichnet. Das Stoma muß für den Patienten gut sichtbar sein. Es empfiehlt sich, präoperativ einen mit Wasser gefüllten Beutel zur Probe an der vorgesehenen Stelle zu plazieren. Der Patient soll sich wie üblich bewegen und normale Kleider tragen (Gürtellinie beachten).

Präoperative Vorbereitung des Darmes

Für alle geplanten operativen Eingriffe am Kolon ist eine Vorbereitung des Darmes notwendig. Bei nicht *stenosierenden Prozessen* empfehlen wir heute die sog. „whole gut irrigation“. Durch eine Magensonde wird mit physiologischer Lösung der ganze Darm leergespült (Tab. 14.**2**). Diese Vorbereitungsart dauert nur einige Stunden und ist für den Patienten wenig belastend. Als *Kontraindikationen* sind wegen der massiven Flüssigkeitszufuhr stenosierende Prozesse und schwere Herz- und Niereninsuffizienz zu nennen. Die Spülung erfolgt normalerweise auf dem Nachtstuhl.

Noch einfacher als die „whole gut irrigation“ verwenden wir heute eine Elektrolytlösung verschiedener Alkalimetallsalze und von Polyäthylenglykol (in der Schweiz Kololyt - Spirig). 3–4 Liter dieser isotonischen Lösung werden vom Patienten am Nachmittag vor der Operation getrunken. Die Lösung spült den Darm und suspensiert den

Tabelle 14.2 Methodik der Darmspülung

- Die Spülung wird am Vortag der Operation durchgeführt (!).
- Der Patient erhält noch ein leichtes Frühstück.
- Zu Beginn der Spülung wird eine Magensonde eingelegt und im Magenantrum plaziert.
- Perfundiert wird mit körperwarmer Ringer-Lactat-Lösung. Um ein Erbrechen zu verhindern, muß nach den ersten 2 l eine Pause gemacht werden, bis der Patient den ersten Stuhlgang gehabt hat.
- Weiter perfundieren im Spülstrahl.
- Während der Spülung ist eine Flüssigkeitsbilanz (Stuhl und Urin) erforderlich. Kreislauf und Atmung müssen kontrolliert werden.
- Bei zu hoher Flüssigkeitsretention sind Diuretika erforderlich.
- Sind die letzten 3–5 l der Darmentleerung klar, wird die Spülung abgebrochen.

Darminhalt, ohne daß es dabei zu einer Störung des Wasser- und Elektrolythaushaltes kommt.

Liegt eine *starke Stenose ohne Ileus* vor, so ist die „whole gut irrigation“ kaum möglich, da durch die Flüssigkeitsbelastung ein Ileus provoziert werden könnte. Für einen solchen Fall empfehlen sich Nahrungskarenz, orale Abführmittel und Reinigungseinläufe.

Liegt ein *stenosierender Prozeß* mit Ileus vor, wird durch ein Entlastungsstoma der Ileus behoben, und anschließend wird der Darm durch Reinigungseinläufe gesäubert. Eine *antibiotische Prophylaxe* wird im allgemeinen empfohlen.

Stomapflege

Ösophagostoma

Bei der Behandlung eines Ösophaguskarzinoms muß gelegentlich ein zervikales Ösophagostoma angelegt werden. Die zervikale Speichelfistel sollte mit einem Beutel versorgt werden, um den Speichel auffangen zu können. Ist bei einem kachektischen Patienten die Fixation eines Beutels wegen der eingefallenen Hautoberfläche nicht möglich, so wird eine Verbandsversorgung notwendig. Die Andauung der Haut durch den Speichel bietet hier größere Probleme. Die *Ernährung* eines Patienten mit zervikalem Ösophagostoma erfolgt über eine Gastrostomie (Witzel-Fistel) oder rein intravenös.

Gastrojejunostoma

Das Gastro- oder Jejunostoma (Witzel-Fistel) wird durch einen Gummikatheter offengehalten. Hier ist ein lockerer, trockener Verband notwendig. Bei der Ernährung durch eine solche Sonde sind folgende

Probleme zu beachten: Der Patient oder seine Angehörigen müssen über die Herstellung und Verabreichung der Sondenkost genau informiert werden. Ist der Gummikatheter verstopft, kann die Durchgängigkeit durch Spülungen mit lauwarmem Wasser wieder erreicht werden. Andernfalls muß der Katheter durch einen Arzt gewechselt werden. Übermäßiger Sekretfluß entlang dem Katheter läßt sich durch pflegerische Maßnahmen im allgemeinen beherrschen. Eine Witzel-Fistel ist für die meisten Patienten eine große, oft unerträgliche *Belastung*.

Ileostoma

Ileostomien werden oft definitiv und meist wegen entzündlicher Erkrankungen im Kolon angelegt. Das Hauptproblem bei der Ileostomieversorgung ist die Andauung der Haut durch den flüssigen, Verdauungsenzyme enthaltenden Dünndarmsaft. Wegen der dauernden Stuhlentleerungen ist die Versorgung mit einem Ausstreifbeutel notwendig. Beim gut funktionierenden Ileostoma mit einem „Napf" über dem Hautniveau ist die Versorgung meist problemlos. Wichtig dabei ist, daß das Versorgungssystem der Stomagröße *genau angepaßt* wird. Es dürfen keine freien Hautstellen zwischen Beutel und Stomarand entstehen. Ein Ausstreifbeutel mit einem vorgestanzten Karaya-Ring kann hier verwendet werden (Tab. 14.**3**). Bei einem nicht idealen Ileostoma muß die Haut mit einem Adhäsivverband und evtl. mit Puder und Paste abgedeckt werden. Zur Vorbereitung des Adhäsivverbandes ist eine Schablone notwendig. Unebenheiten der Haut im Stomabereich wie Falten und Narben lassen sich mit Karaya-Paste ausgleichen. Der Ausstreifbeutel ist sodann auf den Adhäsivverband zu kleben. Er kann zusätzlich mit einem elastischen Ostomiegürtel fixiert werden.

Tabelle 14.**3** Vorgehen bei der Ileostomiepflege

Vorgang	Mittel
Reinigung der Haut	lauwarmes Wasser und Kernseife, evtl. Kamillosan
Kleberückstände entfernen	Hautlotion für Stomapflege
Trocknen an Stomaregion	Fön
Abdichtung am Stomarand	Adhäsivverband, Karaya-Ring
Auffangsystem	Ausstreifbeutel
Fixation	hautfreundliches Heftpflaster, Gürtel, wasserdichte Kleber zum Baden

Versorgungsprobleme beim Ileostomapatienten: Klebstoff, Plastikmaterial, Heftpflaster oder andere Pflegeutensilien können zu *Kontaktallergien* führen. Gelegentlich genügt der Wechsel auf ein anderes Produkt; andernfalls empfiehlt sich die Verwendung eines Adhäsivverbandes. Bei einer Allergie gegenüber dem Plastikbeutel kann dieser mit einer Baumwollhülle umgeben werden. Die Pflege eines *allergischen Ekzems* erfordert fast immer einen Adhäsivverband. Bei schweren, nässenden Ekzemen kann sogar dieser nicht mehr haften. Notwendigerweise muß hier zur Vermeidung einer Andauung der schon lädierten Haut ein häufiger Verbandwechsel durchgeführt werden. Eine solche intensive Pflege ist äußerst schmerzhaft und aufwendig. Sie kann vom Stomaträger allein kaum bewältigt werden. Meist empfiehlt sich eine Hospitalisation. Diese schwierige Situation des Patienten erfordert vom Pflegepersonal großes Einfühlungsvermögen. Verschleppte Situationen führen zu *schweren Ulzerationen* (bis zu Vernarbungen). Bei früh erfaßten Fällen genügt meistens das Wechseln auf eine kleinere Beutelöffnung. Bei problematischem Stoma wird ein Adhäsivverband genau angepaßt und zusätzlich Puder und Paste verwendet. Der Patient muß über die exakte Versorgung neu instruiert werden. Allzu schwere Andauungen sind wegen Nässungen und Blutungen stationär zu behandeln. Sie sind in puncto Versorgung dem nässenden Ekzem gleichzusetzen. Ist die Pflege des Ileostomas durch eine *schlechte Lokalisation* erschwert, drängt sich gelegentlich eine chirurgische Korrektur auf.

Die *Diarrhö* ist beim Ileostomieträger ein ernsthaftes Problem. Die vermehrte Entleerung von wäßrigen Stühlen erschwert die Stomaversorgung erheblich und kann leicht zu Entgleisungen im Elektrolythaushalt führen. Durchfälle sind je nach individuellen Gewohnheiten des Patienten *diätetisch* (z. B. mit Bananen, Schokolade, Reisschleim) oder *medikamentös* zu behandeln.

Zur Versorgung des Ileostomas verwenden wir heute *Plastikausstreifbeutel*. Das Industrieangebot ist mannigfaltig. Die Beutel sind relativ geruchsicher und geräuscharm. Wichtig ist, daß der Stomaträger individuell beraten wird.

Zäkostomie

Eine Zäkostomie wird meistens nur *vorübergehend* angelegt. Sie dient zur Entlastung eines Dickdarmileus oder zum Schutz einer distal angelegten Anastomose. Das Zäkostoma wird tangential herausgeleitet und bringt Dünndarmsaft wie die Ileostomie. Die Öffnung ist meistens oval und ragt nicht über das Hautniveau. Ein exakt angepaßter Adhäsivverband mit einem *Ausstreifbeutel* ist unbedingt notwendig. Im übrigen bringt die Zäkostomie die gleichen Versorgungsprobleme wie die Ileostomie.

Kolostomie (Anus praeternaturalis)

Wir unterscheiden *doppelläufige* und *endständige Kolostomien*. Die letzteren sind meistens definitiv; die doppelläufigen dienen zur vorübergehenden Ausschaltung der Stuhlpassage. Schon kurze Kolonabschnitte genügen für eine Rückresorption von Flüssigkeit und Verdauungsenzymen, so daß der Stuhl eingedickt wird und eine breiige, geformte Konsistenz besitzt. Dieser wird in Intervallen ausgestoßen. Bei der Kolostomie ist eine Napfbildung deshalb nicht nötig. Sie wird flach in die Haut eingenäht. Die *Versorgungsprobleme* sind in der Regel gering. Kontaktallergien werden wie bei der Ileostomie behandelt. Zu deren Vermeidung kann beim linksseitigen Kolostoma die *Spülbehandlung* angewendet werden. Bei *Durchfällen* kann der Stuhl durch einfache diätetische Maßnahmen eingedickt werden. Auch *Obstipationen* lassen sich meist diätetisch (z. B. mit Feigen und anderen Früchten) lösen. Gleiches gilt auch für den unkontrollierten Abgang von Winden. Kohlefilter am Beutelsystem lösen die störenden Geruchsprobleme.

Die *Beutelversorgung* ist wegen der Stuhlbeschaffenheit einfacher als beim Ileostoma. Hier werden *geschlossene Einmalbeutel*, selten Ausstreifbeutel verwendet (Tab. 14.**4**).

Beim *linksseitigen Kolostoma*, also bei erhaltenem Colon ascendens und transversum, läßt sich durch regelmäßige *Kolonspülungen* leicht ein beutelfreier Zustand erreichen. Zirka ⅔ des Kolonrahmens müssen erhalten sein, um eine spontane Stuhlentleerung zu verhindern. Je länger das erhaltene Kolon ist, desto größer werden die Spülintervalle. In der Regel muß alle 24–48 Std. der Kolonrahmen durch einen Einlauf bis ins Zäkum leergespült werden. Die Spülung ist *zeitlich aufwendig* (ca. 45 Min.) und verlangt vom Patienten eine aktive Mitarbeit.

Geeignet für die Kolonspülungen sind endständige und doppelläufige Stomata, bei welchen eine Stuhlpassage nach distal nicht möglich ist. Im allgemeinen kann bereits ab dem 10. postoperativen Tag mit einer solchen Spülung begonnen werden. *Kontraindiziert* ist die Spülung bei

Tabelle 14.**4** Vorgehen bei der Kolostomiepflege

Vorgang	Mittel
Reinigung der Haut	lauwarmes Wasser und Kernseife, evtl. Kamillosan
Kleberückstände entfernen	Hautlotion für Stomapflege
Trocknen an Stomaregion	Fön
Auffangsystem	Klebebeutel für Einmalgebrauch mit Kohlefilter

Strahlenkolitis. Über die Methodik der Spülung gibt die Tab. 14.5 Auskunft.

Tabelle 14.5 Methodik der Kolonspülung

Material

Irrigator mit Regulierungssystem, Konus oder Darmrohr, beiderseits offener Ableitungsbeutel, Gürtel

Vorgehen

- 1000 ml lauwarmes Leitungswasser in den Irrigator einfüllen und System luftleer machen. Irrigator ca. auf Kopfhöhe aufhängen. Die Spülung kann im Stehen oder im Sitzen vorgenommen werden.
- Beidseitig geöffneter Ableitungsbeutel (Irrigator Sleeve) mit dem elastischen Gürtel befestigen.
- Konus durch den Ableitungsbeutel ins Stoma einführen und das Wasser einfließen lassen. Regulierungshahnen je nach Druckgefühlen betätigen. Nach den ersten 200 ml stoppen und Konus entfernen, damit evtl. eingedickte Stuhlreste herausgespült werden.
- Konus wieder einführen und die restliche Flüssigkeit einfließen lassen.
- Die folgenden 40 Min. braucht der Darm, um sich zu entleeren. Während dieser Zeit kann der Stomaträger auf der Toilette sitzen bleiben oder das untere Ende des Ausstreifbeutels am oberen Ende mit den Klammern fixieren und sich frei bewegen.
- System entfernen. Außer dem Wegwerfableitungsbeutel ist alles Material für den Dauergebrauch bestimmt und kann gewaschen werden.
- Stomaversorgung mit Stoma-Cap, Minibeutel oder hautfreundlichem Schutzpflaster.

Damit der Stomaträger die Sicherheit bei der Ausführung der Spülmethode erlangt, ist eine gute Instruktion notwendig.

Stomakomplikationen

Infolge *Retraktion* (Zusammenziehen) sinkt das Stoma gelegentlich unter das Hautniveau und verschwindet in einer tiefen Falte, was die Beutelversorgung oft unmöglich macht. Die *exakte Abdichtung* des retrahierten Ileostomas ist auch mit Adhäsivverbänden sehr schwierig. Gelegentlich bedarf es bei einem solchen Ileostoma oder bei einem retrahierten rechtsseitigen Kolostoma einer chirurgischen Korrektur. Dabei ist die Beschaffenheit der Bauchdecken (Adipositas, schlaffe Hautfalten) zu berücksichtigen. Ein *Prolaps* verursacht selten Versorgungsprobleme. Nach manueller Reposition des Darmes kann das Stoma in gewohnter Weise versorgt werden. Eine *chirurgische Korrektur* drängt sich nur auf, wenn der prolabierende Darm durch die Bauchdecken stranguliert wird. Aber auch aus praktischen und kosmetischen Gründen kann ein Stoma korrigiert werden.

Bei einer *subkutanen Herniation* (Bruch) im Bereich des Stomas kann durch Wulstbildung die Beutelversorgung erheblich erschwert werden.

Stenosen eines Stomas sind meist Folgen von Heilungsstörungen, hervorgerufen von postoperativen Infekten oder auch Hautandauungen und Ekzemen. Tägliches *Bougieren* des Stomas kann die fortschreitende Stenosierung gelegentlich verhindern. Wird die Stenose zu einem mechanischen Hindernis, muß das Stoma chirurgisch korrigiert werden.

Beratungsstellen

(s. auch Anhang IV)

Die Aufgaben der regionalen Beratungsstellen für Stomaträger umfassen folgende Tätigkeiten:

- Nachkontrollen in pflegerischer und medizinisch-chirurgischer Hinsicht;
- Beratungen bei auftretenden Schwierigkeiten im Zusammenhang mit der Stomaversorgung, Informationen über Versorgungsmaterial;
- Unterstützung zur Wiedereingliederung in Familie, Beruf und Gesellschaft;
- Beratung in Versicherungsfragen.

Diese Dienstleistungen bedeuten für den Stomaträger *„Hilfe zur Selbsthilfe"*. Die Selbständigkeit unterstützt das Selbstvertrauen und die Sicherheit des Stomaträgers. Mit einer *positiven Einstellung* soll er zur Überzeugung gelangen, daß sein Leben mit dem Stoma ohne gesellschaftliche Nachteile weitergehen kann.

Stomaträger haben sich weltweit in einer *Selbsthilfeorganisation* zusammengefunden. 1977 ist eine gesamtschweizerische Organisation, die „ILCO-Schweiz" gegründet worden, welche Mitglied der „International Ostomy Association" ist.

Kontaktadressen der ILCO-Gruppen und der Beratungsstellen im Anhang IV.

Literatur

Deutsche Gesellschaft für Chirurgie, Berlin: Empfehlungen, Mitt. dtsch. Ges. Chir., Suppl. K 3, 4, 12, 13, 18 (1977–1980)

Junghanns, K., K. Arnold: Anus-Praeter-Fibel. Fischer, Stuttgart 1976

Mayr, A. C.: Chemotherapie gastrointestinaler Tumoren. Onkologie 1 (1978) 248–256

Nöthiger, F., I. Oesch: Kolorektale Tumoren. Sondernummer der Krebsinformation. Schweizerische Krebsliga. Bern 1978

Säuberli, H.: Intestinale Stomata. Huber, Bern

Schweizerische Krebsliga: Mit einem Stoma leben, 1986. Stomapflege und Versorgung, 1986

15. Urogenitaltumoren

E. Hochuli, O. Schildknecht, E. Senn und R. Fust

Maligne Tumoren des weiblichen Genitales

Allgemeine Aspekte

In einem der bekannten gynäkologisch-geburtshilflichen Lehrbücher (Stegner 1980) wird eine Abbildung gezeigt, auf der die Zervixkarzinome etwa 50% der gynäkologischen Karzinome ausmachen. Das Korpuskarzinom, seit einiger Zeit deutlich in Zunahme begriffen, figuriert klar distanziert an zweiter Stelle. In abnehmender Häufigkeit folgen die malignen Ovarialtumoren, die Vulva- und Vaginalkarzinome. Seltenere Karzinomlokalisationen (z. B. das Tubenkarzinom) machen nur einen bescheidenen Anteil aus.

Unsere an die aktuelle Zeitschreibung adaptierten Zahlen (1983–1985), die wir den Klinikstatistiken der in einer Arbeitsgemeinschaft zusammengeschlossenen geburtshilflich-gynäkologischen Abteilungen der Schweiz verdanken, geben heute ein völlig anderes Bild (Abb. 15.**1**). Während man noch vor 10–20 und mehr Jahren ein konstantes *Verhältnis von Zervixkarzinom zu Korpuskarzinom* von 2:1 beobachtete, hat sich dieses über 1:1 bis zu 1:2 grundsätzlich gewandelt. – Die *Zunahme der Korpuskarzinome*, die heute zahlenmäßig „unangefochten" an der Spitze aller Genitalkarzinome stehen, kann zu einem Teil mit der höheren Lebenserwartung der Frau und damit mit dem Risiko, einen sog. „Alterskrebs" zu bekommen, erklärt werden. Das gemeinsame Prinzip aller ätiologischen und epidemiologischen Faktoren liegt aber in einer über lange Phasen ungehemmten, östrogenbedingten (nicht nur aus exogenen Quellen!) proliferativen Komponente mit insgesamt erhöhtem Zellumsatz, wobei die Östrogene selbst nicht kanzerogen sind. – Auch der *„Vormarsch" der Ovarialkarzinome* wird in unserem Krankengut deutlich sichtbar. Sie überflügeln sogar die invasiven Zervixkrebse. Dieses zahlenmäßige Relativverhalten der Ovarialkarzinome zu den anderen Krebsformen kann rein zufällig sein, aber auch eine Trendwende andeuten. Die Inzidenz scheint allerdings während der letzten 30 Jahre zumindest in den USA konstant zu sein. – Das *invasive Zervixkarzinom ist im Rückgang* begriffen, was nicht zuletzt auf die frühzeitige Erfassung mit der Zytologie zurückzuführen ist. Epidemiologische Faktoren interferieren wahrscheinlich zusätzlich in diese rückläufige Tendenz.

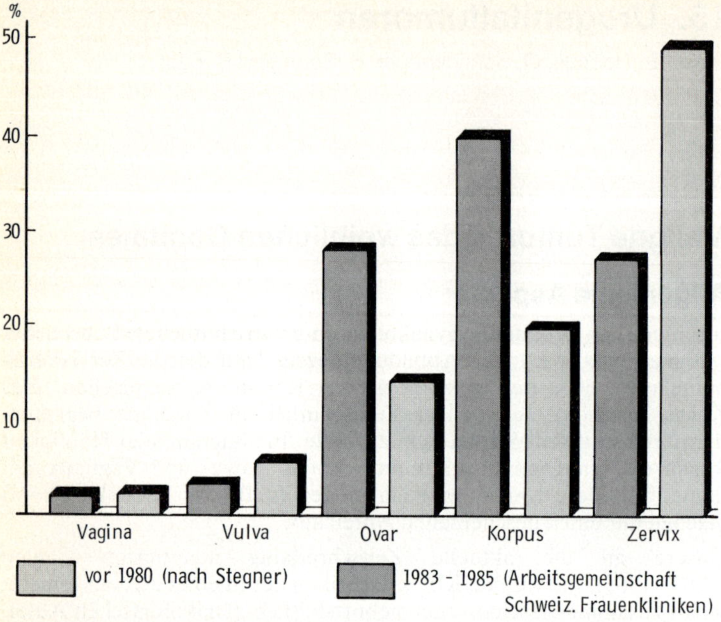

Abb. 15.1 Prozentuale Verteilung der verschiedenen Karzinome zu verschiedenen Zeitperioden.

Zervixkarzinom

Klinisches Bild

Das klinische Bild beim Zervixkarzinom hängt engt mit dem Ausbreitungsgrad zusammen. Während *Frühstadien* vollständig symptomlos verlaufen können, sind *Schmerzäußerungen, Blutabgänge, blutiger oder wäßriger Ausfluß* meistens *Spätsymptome*. Es sind vorwiegend exophytisch wachsende Zervixkarzinome, die als blumenkohlartige Tumoren imponieren und schließlich durch einen zentralen Gewebszerfall zu tiefen, blutenden Tumorkratern mit klinischen Symptomen führen. Intrazervikal wachsende Krebse, vorwiegend im Alter und als Folge der sich in den Zervikalkanal hinein verlagernden Plattenepithel-Zylinderephitel-Grenze, werden erst spät klinisch sichtbar.

Erreicht allerdings die Ausbreitung die nähere Umgebung, so kann es relativ rasch zu einem *Durchbruch in Blase oder Rektum* kommen.

Durch die reiche Lymphgefäßversorgung im Genitalbereich können aber schon bei relativ kleinen Primärtumoren Absiedlungen in die *regionären Lymphdrüsenstationen* beobachtet werden. Diese Erkenntnis führte unter anderem auch zu therapeutischen Konsequenzen, indem beim Stadium I (Tumorbeschränkung auf die Zervix) auch die regionären Lymphdrüsenstationen zusammen mit dem Tumor exstirpiert werden müssen.

Diagnose

Frühstadien des Zervixkarzinoms (Dysplasien und das Carcinoma in situ) können vor einer klinischen Manifestation durch *Zytologie* (Zellabstrichentnahme aus dem Zervikalkanal und von der Portiooberfläche) und durch *Kolposkopie* (Erkennung von verdächtigen Portiooberflächenbezirken durch Mehrfachvergrößerung und Sichtbarmachung) diagnostiziert werden.

Die *präventive Effizienz der Zervixzytologie* beruht im Gegensatz zu anderen Vorbeugeuntersuchungen im wesentlichen auf folgendem: Eine hohe Rate der invasiven Zervixkarzinome durchläuft eine 5–13jährige intraepitheliale „Kanzerisierungsphase" als *Vorstufen*. Diese Vorstufen können durch den guten Zugang zum „Objekt" zuverlässig und relativ einfach erfaßt werden. Die positiven Fälle können schließlich wiederum relativ einfach histologisch verifiziert, behandelt und nachkontrolliert werden. – Die *Aussagekraft der Zytologie* bei Verdacht auf Präkanzerose (alle Grade der intraepithelialen Neoplasie) und Karzinome schlechthin beträgt über 90%. Mit Hilfe der *Kolposkopie* kann die Treffsicherheit erhöht werden. – Erhält man bei der Abstrichnahme einen verdächtigen Befund, erfolgt die *histologische Klärung* je nach lokaler Situation mit einfachen, gezielten Probebiopsien und mit einer Ausschabung des Zervikalkanals oder durch eine evtl. erweiterte Gewebsentnahme, z. B. mit einer Messerkonisation (= *teilweise Abtragung der Portio um den Zervixkanal*).

Unter Berücksichtigung des zahlenmäßigen Anteils „obligater Präkanzerosen" (Carcinoma in situ / schwere Dysplasie [CIN III]) läßt sich der Präventiveffekt der Zervixzytologie ablesen (Abb. 15.**2**). Aber nicht nur die Zytologie, sondern auch die Tatsache, daß die jungen Frauen *in der Reproduktionsphase* fast ausnahmslos – sei es während der Schwangerschaft oder anläßlich antikonzeptioneller Beratungen – sich in *ärztliche Kontrolle* begeben, sind die entscheidenden Faktoren für die Demaskierung karzinomatöser Vorstadien. – Damit verbunden ist die sichtbare Tendenz hin zu jüngerem Erkrankungsalter bei Dysplasien, Carcinomata in situ und auch bei invasiven Zervixkrebsen. So sind z. B. 0,2–0,7% verdächtige bzw. positive zytologische Abstriche unter dem Alterslimit von 30 Jahren zu erwarten.

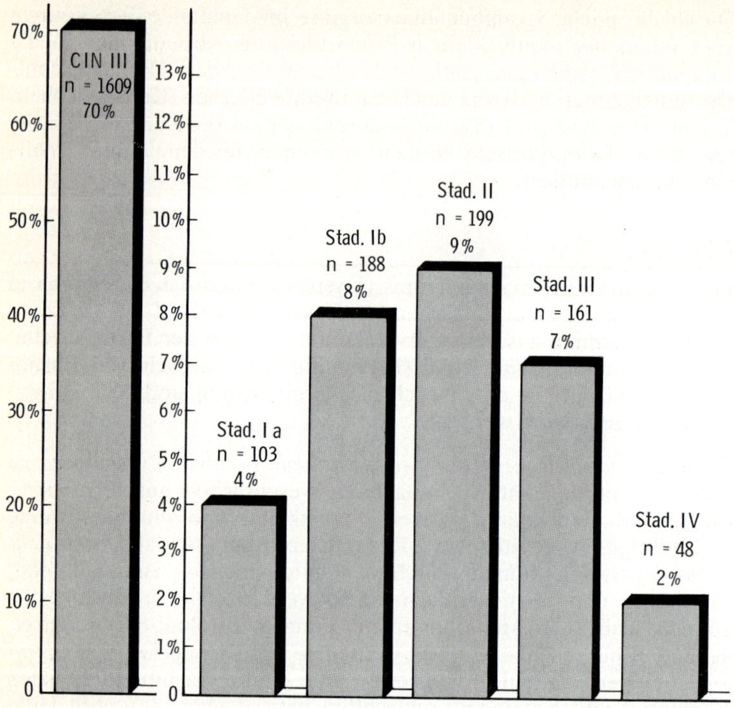

Abb. 15.**2** Stadieneinteilung der Zervixkarzinome inkl. Carcinoma in situ/schwere Dysplasie (CIN III) als „obligate Präkanzerosen" (n = 2308) (Zahlen aus der gemeinsamen Statistik Schweiz. Frauenklinik 1983–1985).

Das in der Abb. 15.**2** sichbare Frequenzverhalten mit einem 70%igen Anteil der Vorstadien darf zumindest als befriedigend, wenn auch nicht als optimal angesehen werden. Langzeitkontrollen lassen annehmen, daß etwa 50–60% der schweren CIN (schwere Dysplasie, Carcinoma in situ) unbehandelt im Laufe der Jahre in ein invasives Karzinom übergehen. Unklar ist noch, was aus den übrigen schweren CIN wird, da bei sehr alten Frauen nur ausnahmsweise ein Carcinoma in situ gefunden wird. Möglicherweise wird dieses in höheren Alterskategorien nicht erfaßt, weil ganz einfach nicht mehr regelmäßig untersucht wird.

Betrachten wir auf der Abb. 15.**2** die *Stadienverteilung der invasiven Krebse*, stellen wir einen Überhang fortgeschrittener Stadien fest. Das führt zu den auch mit heutigen Methoden immer noch mäßigen (im

Stadium II) und schlechten (in den Stadien III und IV) Heilungsaussichten. Dies hat zur Folge, daß die Heilungsquote aller invasiven Zervixkrebse zusammen seit langer Zeit generell nur etwa bei 60% liegt. – Diese Situation ändert sich erst dann, wenn die Zahl der sich an der gynäkologischen Vorsorge beteiligten Frauen ansteigt, da außerhalb der Fortpflanzungsphase der Frau das Angebot an Vorsorgeuntersuchungen offenbar nur ungenügend genutzt wird. Der jährliche Anteil der „Vorsorgeberechtigten" (BRD) zwischen 30 und 60 Jahren am Zervix-Screening betrug vor kurzem nur etwa 40–50%. Die Beteiligung der über 60jährigen ist rund um die Hälfte niedriger. Die stärker gefährdeten höheren Altersgruppen nehmen somit am wenigsten an den Untersuchungen teil. Auch mit steigender Geburtenzahl fallen die Teilnahmequoten.

Unsere *Vorsorgeuntersuchungen* haben sich somit von der jungen bis zur alten Frau ohne Alterslimit zu erstrecken. Patienten- oder arztbedingte Kontinuitätsverluste in den sich jährlich folgenden und nach den vorliegenden Daten zweifelsfrei obligaten Vorsorgeuntersuchungen führen sonst zu einem *irreparablen Informationsdefizit.*

Therapie

In *Frühfällen des Zervixkarzinoms* sucht man nach eingeschränkten Behandlungsmethoden, die trotzdem eine hohe Heilungschance garantieren, aber gleichzeitig die Risiken einer vollen Karzinomtherapie nicht beinhalten. So beschränkt man sich bei frühen intraepithelialen Neoplasien auf konservative Therapien wie *Kryotherapie* (Vereisung des krankhaften Bezirks), *Elektrokauterisationen, Thermokoagulationen, CO_2-Laserbehandlung* und *Konisationen*. Eine *Hysterektomie* ist gelegentlich dann indiziert, falls das Fertilitätsalter überschritten ist. Bei *echten Zervixkrebsen*, bei denen die Infiltration 5 mm Tiefenwachstum und mehr beträgt, stehen zunächst *operative Maßnahmen* und schließlich bei fortgeschrittenen Krebsen die *kombinierte Strahlenbehandlung* (lokale radioaktive Strahlenquelle + Telekobaltbestrahlung) zur Diskussion.

Prognose

Die Prognose nach Behandlung eines invasiven Zervixkrebses richtet sich streng nach dem Ausbreitungsgrad. Generell beträgt die 5-Jahres-Überlebensquote ungefähr 60%. Im Vordergrund steht jedoch das Wissen um die fast 100%ige Heilungschance bei den Frühfällen.

Besondere Aspekte der Pflege

Einer besonderen Pflege bedürfen die *Bestrahlungspatienten*, bei denen z. B. radioaktive Quellen in Form von Radium oder Zäsium eingeführt werden und bei denen den Strahlenschutzbestimmungen peinlich genau nachgelebt werden muß (s. Beitrag Bekier, „Strahlenschutz in der Klinik“, Kap. 5). – Fortgeschrittene Zervixkarzinome bedeuten einen besonders hohen pflegerischen Aufwand, vor allem wenn *Fistelbildungen* im Bereich der Blase oder des Darmes bestehen. Da der Wert einer *Chemotherapie* bei solchen Formen der Krebserkrankung noch nicht erwiesen ist, sind weitere therapeutische Maßnahmen auch palliativer Art meistens unbefriedigend.

Korpuskarzinom (Endometriumkarzinom)

Klinisches Bild

Da die Frauen jenseits der Menopause viel weniger Routinekontrollen beim Arzt in Anspruch nehmen, kommen sie erst mit Symptomen zur Abklärung bzw. Behandlung. Dies sind vorwiegend *postmenopausale Blutungen*.

Diagnose

Eine gezielte Abklärung ist dringend am Platz, und Therapieversuche wie Hormongaben, Methergintropfen usw. sind *falsch*. Die *Diagnose* kann entweder ambulant in der Praxis mit einer *Aspirationskürretage oder mit einer Aspirationszytologie* gemacht werden.

Beim konventionellen Portio-Endozervixabstrich ist die Zahl der zufällig im Bereich der Zervix angetroffenen Endometriumzellen zu gering, häufig fehlen sie. Für die Methode wird deshalb eine relativ geringe Trefferrate von ca. 50% angegeben. Bei der Materialgewinnung aus dem Zervikalkanal durch endozervikale Aspiration erhöht sich diese auf etwas über 70% und durch die endouterine Aspiration (verschiedene Techniken) auf 80–90%.

Therapie

Ist der Tumor auf den Uterus beschränkt, genügt in den meisten Fällen die *Hysterektomie* unter Mitnahme der Ovarien, da nicht selten in diesen bereits Tumormetastasen gefunden werden (bis zu 10%). Ist die Zervix mitbetroffen, werden wir beim Zervixkarzinom auch die pelvinen Lymphknoten mitentfernt. Je nach Tumorstadium erfolgt eine prä- oder postoperative *Bestrahlung* mit verschiedenen Strahlenquellen (z. B. Radiumeinlagen in die Vagina). In fortgeschrittenem Stadium muß man sich oft auf eine *perkutane Bestrahlung* beschränken.

Im Gegensatz zum Zervixkarzinom kann mit einer *additiven Hormon-* oder in seltenen Fällen mit einer *Zytostatikabehandlung* auch bei fortgeschrittenen Endometriumkarzinomen eine vorübergehende, manchmal auch andauernde Remission erreicht werden. Eine adjuvante Gestagentherapie (nahezu frei von Nebenwirkungen) wird teilweise bereits bei der Primärtherapie eingesetzt.

Prognose

Das Überwiegen therapiefreundlicher Stadien beim Korpuskarzinom täuscht aber nicht über die immer noch *beträchtliche Zahl fortgeschrittener Karzinome* hinweg. So sind die globalen Heilungsaussichten mit knapp 70% aller Korpuskarzinome leicht zu erklären. Dies alles andere als optimale Therapieresultat trotz vorwiegender Frühfälle läßt sich durch ein zytologisches Untersuchungsprogramm (wie beschrieben) voraussichtlich kaum oder nur wenig beeinflussen, da ganz abgesehen von der Materialgewinnung beispielsweise die Leistungsfähigkeit der Zytodiagnostik bei den hochdifferenzierten Karzinomen mit guter Prognose ebenfalls an Grenzen stößt. Stellt sich jedoch eine postmenopausale Blutung ein, sind mit Sicherheit evtl. negative zytodiagnostische Abklärungen nicht beweiskräftig genug. In jedem Fall ist es die Kürettage, die uns zur definitiven histologischen Aussage führen muß. *Fernziel:* Lösung noch anstehender zytomorphologischer Probleme, Optimierung des Instrumentariums zur intrauterinen Zellgewinnung und damit möglichst lückenlose Erfassung nicht nur der invasiven Krebse, sondern auch aller Präkanzerosen.

Besondere Aspekte der Pflege

Bei den besonderen Aspekten der Pflege ist auch beim Korpuskarzinom wieder auf die Strahlenschutzbestimmungen und eventuelle primäre oder sekundäre Strahlenschädigungen zu achten.

Maligne Ovarialtumoren

Allgemeines

Die systematische Einordnung der Ovarialtumoren kann nach rein klinischen oder histologischen Kriterien erfolgen. Dabei gibt es eine hauptsächliche Unterscheidung in *epitheliale Tumoren* (am meisten davon sog. seröse Tumoren, dann muzinöse Tumoren usw.), in Tumoren des sexuell differenzierten *Mesenchyms*, in Lipidzelltumoren, in *Keimzelltumoren* und noch seltenere Tumoren. Etwa 25% der Ovarialtumoren sind *„bösartig"*. ¾ der malignen Ovarialtumoren finden wir jenseits der 45-Jahres-Grenze. Die Tab. 15.**1** zeigt eine international gültige *Stadieneinteilung*.

Die *Bilanz*, die wir aus der Stadienverteilung nach der schweizerischen Statistik 1983–1985 zu ziehen haben, ist *ernüchternd* (Abb. 15.**3**). Zum einen übertreffen die Ovarialkarzinome zahlenmäßig bereits die

Tabelle 15.1 Stadieneinteilung der primären Ovarialkarzinome nach den FIGO-Richtlinien

Stadium	Tumorausdehnung
IA	Beschränkt auf *ein* Ovar, kein Aszites. i = Kapsel intakt, ii = ruptierte Kapsel
IB	Beschränkt auf *beide* Ovarien, kein Aszites. i = Kapsel intakt, ii = ruptierte Kapsel
IC	Beschränkt auf ein oder beide Ovarien, Aszites mit Tumorzellen vorhanden. i = Kapsel intakt, ii = ruptierte Kapsel
IIA	Befall von einem oder beiden Ovarien mit Ausdehnung und/oder Metastasen, ausschließlich auf oder in den Uterus und/oder die Tuben.
IIB	Ausdehnung des Tumors auch auf andere Gewebe des *kleinen Beckens.*
III	Befall von einem oder beiden Ovarien mit ausgedehnter intraperitonealer Metastasierung, außerhalb des kleinen Beckens.
IV	Befall von einem oder beiden Ovarien mit Fernmetastasen *außerhalb* der Peritonealhöhle (die *Leber* wird in der Regel wie folgt bewertet: Oberflächliche Kapselmetastasen werden nicht unbedingt, intrahepatische Herde jedoch immer zum Stadium IV gerechnet).

invasiven Zervixkrebse, und zum anderen stellen sie mit ihren 67% *fast inkurabler Fälle* (Heilungsaussichten nach der FIGO-Klassifikation in den Stadien III-IV, in denen intraperitoneale oder Fernmetastasen vorhanden sind: 14% resp. 4%) die weitaus schlechteste Stadienverteilung dar. Die Ovarialkarzinome sind somit die *Crux der gynäkologischen Onkologie* schlechthin.

Klinisches Bild

Die Ovarialtumoren werden im allgemeinen *sehr spät* erfaßt, da es keine eigentliche Frühsymptomatik gibt. Es ist eine Kombination *uncharakteristischer* Krankheitssymptome (Druck- und Völlegefühl, vermutliche Zunahme des Leibesumfanges usw.), die schließlich zum Gang zum Arzt führen. Mann kann dabei vor allem bei alten Frauen oft einen grotesk *aufgetriebenen Leib* finden, wobei zu den bereits von außen zu tastenden Tumoranteilen noch ein erheblicher *Aszites* kommt. – In seltenen Fällen findet man hormonal aktive Tumoren mit entsprechender Symptomatik (z. B. Vermännlichung).

Therapie

Bei den allermeisten Ovarialtumoren muß die Diagnose durch eine Operation (Laparotomie) gesichert werden. Danach kann auch das *Tumorstadium* festgelegt werden (Tab. 15.**1**). In den günstigsten Fäl-

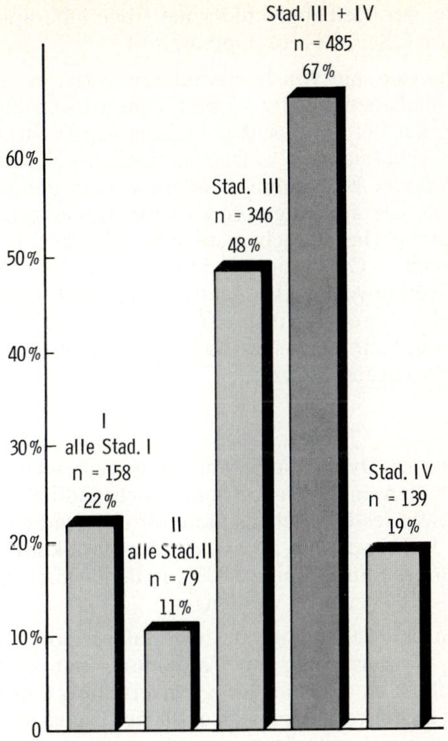

Abb. 15.**3** Stadieneinteilung der Ovarialkarzinome (n = 722) (Zahlen aus der gemeinsamen Statistik Schweiz. Frauenkliniken 1983–1985).

len ist der Tumor noch auf das Ovar beschränkt (Stadium I). Man kann sich daher auf die *Entfernung der Ovarien und des Uterus* beschränken. Sehr oft trifft man aber vor allem bei alten Frauen auf fortgeschrittene Stadien mit Übergreifen des Tumors auf die Nachbarorgane (Stadium II), Metastasierung ins Abdomen (Netz!, Stadium III) oder in andere Organe (Stadium IV). Die Therapie des Ovarialkarzinoms geht in solchen Fällen heute weit über die früher so oft geübte Probelaparotomie hinaus. Eine tumorreduzierende Therapie ist, oft kombiniert mit Zusatzeingriffen wie Darmresektion etc., zu postulieren und in rund 80–90% der Fälle auch in den Stadien III–IV machbar. Die Lymphonodektomien im pelvinen und paraaortalen Bereich gehören ebenfalls zum chirurgischen Instrumentarium, ganz abgesehen von der nach abgeschlossener Chemotherapie angestrebten Zweitoperation („Second-look-Operation").

Nachbestrahlungen sind von beschränktem Wert, es sei denn gezielt bei zurückgebliebenen lokalisierbaren Tumorresten im kleinen Bekken. Vorrang hat bei der Nachbehandlung fortgeschrittener Ovarialtumoren die *Chemotherapie*, welche einerseits als Zusatztherapie nach Operation und/oder Bestrahlung, andererseits in den Stadien III und IV als alleinige Therapie angewendet wird. Dabei kommen verschiedene zytostatische Therapieschemata in Frage, wie z. B. Chlorambucil + 5-Fluorouracil + Cis-Platin, Cyclophosphamid + Adriamycin und Cis-Platin + Adriamycin + Hexamethylmelamin. Einen direkten zytostatischen und antiproliferativen Effekt können auch Gestagene ausüben (Vorhandensein von spezifischen Hormonrezeptoren im Geschwulstgewebe vorausgesetzt).

Prognose

Die Prognose der Ovarialkarzinome ist immer noch *ungünstig*, vor allem in den Fällen, in denen der Tumor nicht radikal operiert werden konnte. Die 5-Jahres-Überlebensquote für alle Stadien liegt zwischen 20 und 30%, während beim *Stadium I* (Beschränkung auf das Ovar) immerhin Tumorheilungen bis zu 80%, *in den Stadien III und IV* aber nur noch ~ 10–20% erreicht werden.

Fortschritte in der Behandlung des Ovarialkarzinoms sind nur durch eine bessere Früherfassung in Verbindung mit einer wirksamen Zusatzbehandlung zu erzielen. Eine Umverteilung dieser fortgeschrittenen Stadien zugunsten therapiefreundlicher Frühstadien geht jedoch primär nur über regelmäßie *Vorsorgeuntersuchungen, auch im höheren Alter*(!).

Vulvakarzinom

Die Vulvakarzinome sind selten und betreffen vorwiegend die alte Frau. Lokal prädisponierte Hauterkrankungen gehen dem Vulvakrebs voraus, wie z. B. die „Craurosis vulvae". Der Begriff „Craurosis vulvae" soll einen um das Klimakterium beginnenden, fortschreitenden Schrumpfungsprozeß der Vulva mit quälendem Juckreiz und mit Stenosierung des Scheideneinganges charakterisieren. Heute ist man vielfach der Auffassung, daß unter dem Begriff „Craurosis vulvae" eine größere Anzahl von Dermatosen unterschiedlicher Dignität verborgen sind. – Da es sich beim Vulvakarzinom um ein typisches Alterskarzinom handelt, wird wegen fehlender Kontrollen die Diagnose meist spät gestellt.

Wenn immer möglich, sollte das Vulvakarzinom *primär operiert* werden, da so auch heute noch die besten Heilungsziffern erreicht werden.

Dabei wird die Vulva total entfernt, teils zusammen mit den regionären Lymphknoten.

Steht eine *Strahlentherapie* zur Diskussion, wird die Anwendung energiereicher Elektronen wegen ihrer günstigen Dosisverteilung (hohe Dosis im Bereich des oberflächlich lokalisierten Tumors, steiler Dosisabfall im tiefer liegenden gesunden Gewebe) bevorzugt.

Besondere *pflegerische Aspekte* bieten die Vulvakarzinome dann, falls die großen Operationswunden erst verzögert zuheilen und über längere Zeit eine tägliche intensive Wundpflege benötigen.

Trophoblastische Tumoren (Blasenmole, Chorionkarzinom der Frau)

Epidemiologie

Unter diesem Begriff werden alle vom Trophoblastgewebe der *Plazenta* ausgehenden bösartigen und endokrinen aktiven Tumoren zusammengefaßt. Sie sind glücklicherweise *sehr selten:* Auf ca. 2000 Schwangerschaften kommt ein Fall von *Blasenmole*. Daraus entwickelt sich in ca. 10–15% eine bösartige Wucherung, d. h. eine sog. *„invasive" Blasenmole* bzw. ein früher wegen seiner raschen hämatogenen Metastasierung und schlechten Prognose äußerst gefürchtetes *Chorionkarzinom*.

Diagnose

Diagnostisch sind unklare *Schwangerschaftsblutungen* und ein Mißverhältnis zwischen Schwangerschaftsdauer und Uterusgröße sowie *nach der Geburt weitergehende vaginale Blutungen* verdächtig auf das Vorliegen eines Trophoblasttumors. *Hormonal* äußern sich diese Tumoren durch eine (auch nach der Geburt andauernde) massiv erhöhte Aktivität des humanen Choriongonadotropins (HCG), insbesondere dessen β-Fraktion, welche sich heute auf immunologischem Wege im Serum nachweisen läßt. Gröbere, dafür in jeder Praxis durchführbare Nachweismethoden im Urin der Patientin sind die sog. „Schwangerschaftstests" (Planotest, Pregnosticontest usw.).

Therapie

Die Therapie besteht einerseits in der Entfernung einer nachweisbaren Blasenmole, was bei jüngeren Frauen mit weiterem Kinderwunsch u. U. durch Kürettage, andernfalls durch chirurgische Entfernung der Gebärmutter erzielt wird. Solche Patientinnen sind während längerer Zeit engmaschig (alle 1–2 Monate) zu *kontrollieren:* HCG-Titer, gynäkologische Untersuchung und Thoraxröntgenbild zur frühzeitigen

Erfassung eventueller vaginaler und/oder pulmonaler Metastasen. Als Therapie der Wahl *metastasierender Trophoblasttumoren* (Chorionkarzinom) gilt heute die zytostatische *Chemotherapie*. Mittels Kombinationen von Methotrexat und Purinethol sowie evtl. Adriblastin und Endoxan oder Cyclostin lassen sich (je nach initialem Ausbreitungsgrad der Krankheit) bei 75–100% der Patientinnen *langfristige Tumorheilungen* bei Trophoblasttumoren erzielen. Trotz der Seltenheit dieses bösartigen Tumors ist seine Prognoseverbesserung durch die moderne Chemotherapie einer der beachtlichen Fortschritte der heutigen Onkologie, handelt es sich doch bei den Betroffenen ausnahmslos um jüngere Frauen.

Maligne Tumoren des männlichen Genitales

Epidemiologie

Bösartige Tumoren im engeren Bereich der männlichen Geschlechtsorgane sind selten: Die unterschiedlichsten Formen maligner *Hodentumoren* machen ca. 2%, das *Peniskarzinom* in unseren nördlichen Breitengraden weniger als 0,5% aller Karzinome des männlichen Geschlechts aus. Obwohl die *Ätiologie* beider Tumorgruppen noch weitgehend unklar bleibt, sind bezüglich der Tumorhäufigkeit wichtige *Risikofaktoren* bekannt:

- Maligne Hodentumoren treten fast ausnahmslos bei jüngeren Männern zwischen 15 und 35 Jahren auf, das Peniskarzinom eher von 35–40 Jahren an aufwärts.
- Männer mit Kryptorchismus (Hodenretention in der Bauchhöhle) haben ein 10–30fach höheres, solche mit unvollständiger Hodenwanderung (Leistenhoden) ein 4–6fach erhöhtes Hodentumorrisiko.
- Das Peniskarzinomrisiko ist stark abhängig von der Genitalhygiene: Es ist sehr selten in Ländern mit früher Beschneidung (Juden, Mohammedaner) und häufig in Entwicklungsländern mit schlechter Körperhygiene und/oder religiös bedingten genitalhygienischen Tabus (z. B. 12% der männlichen Krebsformen bei indischen Hindus).

Maligne Hodentumoren

Klinisches Bild

In der Regel führt eine einseitige Hodenschwellung, oft schmerzlos, zur ärztlichen Untersuchung. Bedingt durch die betroffene Altersgruppe und althergebrachte Tabus (wenig gesundheitsbewußte männliche Jugendliche, Tabu der Genitalregion), vergehen leider oft Wochen bis Monate bis zur ersten Arztkonsultation. Nicht selten führen dann bei längerem Zuwarten metastasenbedingte Beschwerden zum Aufsuchen des Arztes: Rückenschmerzen bei Befall der retroperitonealen Lymphknoten, Husten und/oder Dyspnoe bei fortgeschrittenen Lungenmetastasen.

Diagnose und Klassifikation

Die *Diagnose* läßt sich aufgrund eines fast ausnahmslos *einseitigen, derben Hodentumors* oder (bei evtl. primär retroperitonealem Primärtumor) eines unklaren Unterbauchtumors nur vermuten. Diagnostisch beweisend ist allein die einseitige Hodenentfernung (Semikastration) mit sorgfältiger histologischer Untersuchung des gesamten Hodens. *Differentialdiagnostisch* müssen vor einer Semikastration insbesondere entzündliche Hodenschwellungen und Skrotalhernien (Darmverlagerungen bis hinunter ins Skrotum) ausgeschlossen werden. Anschließend an die Semikastration mit histologischem Tumornachweis erfolgt im Interesse einer genauen Stadieneinteilung und optimalen Behandlung eine eingehende *diagnostische Bilanz* mit Thoraxröntgenbild in zwei Ebenen, intravenösem Pyelogramm, Sonographie und Computertomographie. Wichtige Laboruntersuchungen sind die Bestimmungen der sog. *„Tumormarker“:* Stoffwechselprodukte der Hodentumorzellen, welche in kleinsten Mengen im Blut und/oder Urin die Anwesenheit weiterer, evtl. im Körper versteckter, metastasierender Tumorzellverbände anzeigen. Bei Hodentumoren handelt es sich um das *Choriongonadotropin* (β-HCG) sowie um das *α-Fetoprotein* (AFP) im Serum (s. Kap. 4). Beide Substanzen werden von unterschiedlichen Gewebsanteilen der *Nichtseminom-Hodentumoren* (Teratokarzinome, embryonale Karzinome, Chorionkarzinome) in Abhängigkeit von der Menge vorhandener Tumorzellen gebildet und finden sich beim Gesunden sowie bei reinen Seminomhodentumoren nicht (s. unten). Wichtig sind Bestimmungen der Tumormarker schon vor der Operation, vor und während allfälliger Chemotherapien sowie weitere regelmäßige Kontrollen alle 2–3 Monate während der ersten zwei Jahre, später in etwas größeren Abständen bis zum Ablauf von 5 Jahren postoperativ.

Grob gesehen werden zwei *Gruppen* maligner Hodentumoren unterschieden:

- reine *Seminome* (ca. 60–70% aller Fälle) und mit hoher Wahrscheinlichkeit heilbar,
- *Teratokarzinome* (30–40% der Fälle) mit unterschiedlichem Differenzierungsgrad, histologisch und bezüglich hormonaler Aktivität oft in Form von „Mischtumoren“ vorkommend (embryonale Karzinome, Teratokarzinome mit Seminom- bzw. Chorionkarzinom-

anteilen usw.). Auch Teratokarzinome sind mit hoher Wahrscheinlichkeit heilbar.

Für die praktischen, klinischen Belange hat sich folgende einfache Stadieneinteilung als zweckmäßig erwiesen:

Stadium I:	nur Primärtumor, keine Metastasen nachweisbar,
Stadium II:	Lymphknotenmetastasen unterhalb des Zwerchfells,
Stadium III:	Lymphknoten-Metastasen oberhalb des Zwerchfells, und/oder Metastasen in anderen Organen.
Speziell:	
Stadium III 0:	positive Tumormarker ohne sichtbare Metastasen.

Erhöhte Titer der Tumormarker haben also einen so hohen Stellenwert (Spezifität), daß auch bei sonst normalen Befunden die Anwesenheit von Tumorgewebe im Körper bewiesen ist.

Therapie

Alle Gruppen der malignen Hodentumoren metastasieren häufig und frühzeitig lymphogen, in erster Linie in die retroperitonealen Lymphknoten, aber auch hämatogen. Das erste Zielorgan der hämatogenen Streuung sind die Lungen.

Die *Behandlung der Seminome* ist heute weitgehend standardisiert. Diese Tumoren sind sehr chemotherapie- und strahlensensibel. Auf die früher geforderte retroperitoneale Lymphadenektomie wird heutzutage meistens verzichtet. Im Stadium I und im wenig fortgeschrittenen Stadium II werden die retroperitonealen Lymphknoten bestrahlt. Damit läßt sich bei dem überwiegenden Teil der Patienten eine echte Heilung erreichen. Im fortgeschrittenen Stadium II, im Stadium III oder bei Rezidiven nach einer vorangegangenen Radiotherapie muß eine Kombinationschemotherapie durchgeführt werden (s. Teratokarzinome). Damit lassen sich in den meisten Fällen anhaltende Vollremissionen, d. h. Heilungen, erzielen.

Im Gegensatz zu den Seminomen ist bei den *übrigen Hodentumoren* das therapeutische Vorgehen uneinheitlich. Es besteht eher ein Trend zur Abwendung von ausgedehnten chirurgischen Eingriffen, vor allem der retroperitonealen Lymphadenektomie. Der Grund dazu liegt in der sehr hohen Effizienz der modernen Chemotherapieschemen, die meist nur während kürzerer Zeit gegeben werden müssen und in der Genauigkeit der postoperativen Überwachung der Patienten mittels der sog. Tumormarker. Die eingeschränkte retroperitoneale Lymphadenektomie führt selten zu Ejakulationsstörungen.

Das Vorgehen im *Stadium I* beinhaltet je nach Schule zusätzlich zur Primäroperation (Semikastration) entweder die Lymphadenektomie der retroperitonealen Lymphknoten mit sehr guten Heilungschancen;

alternativ wird nach der Primäroperation keine weitere Therapie angeschlossen. Ist dies der Fall, so muß der Patient aber sehr engmaschig und genau nachkontrolliert werden, damit ein evtl. auftretendes Rezidiv möglichst frühzeitig und mit besserer Heilungschance behandelt werden kann. Es ist noch nicht entschieden, welches Vorgehen als das bessere angesehen werden kann. Im Stadium II wurden bisher die retroperitonealen Lymphknoten chirurgisch entfernt. Die hervorragende Wirksamkeit und immer bessere Verträglichkeit der modernen Chemotherapieschemas haben aber zu einer Änderung der Therapiestrategie geführt. Heute wird deswegen im allgemeinen primär eine Kombinationschemotherapie durchgeführt (2–4 Stöße), gefolgt evtl. von einer chirurgischen Resektion derjenigen Lymphknoten, die in einer Kontrollsonographie oder Computertomographie noch vergrößert sind. Im Stadium III mit einer diffusen Metastasierung kommt natürlich nur noch eine systemische Chemotherapie in Frage.

Maligne Hodentumoren aller Histologien, inklusive Seminome, sind sehr *chemotherapiesensibel.* Sogar in recht fortgeschrittenen Stadien bestehen sehr gute Heilungschancen. Aus einer Vielzahl wirksamer Medikamente haben sich bei uns Therapieschemen mit Cis-Platin, Vepesid, Bleomycin durchgesetzt (sog. „BEP"-Schema). Die Induktionstherapie ist potentiell toxisch und muß durch ein erfahrenes Team stationär durchgeführt werden. Es muß so lange behandelt werden, bis alle verschiedenen erfaßbaren Tumorparameter inklusive der Tumormarker normalisiert sind. Einzelne sehr *große Metastasen* sollten – im Falle von radiologisch nachweisbaren „Restherden" – nach einer durchgeführten Chemotherapie noch chirurgisch nachreseziert werden. Eventuelle Rückfälle nach einer ersten Chemotherapie können, immer noch mit guten Heilungschancen, ein zweites Mal behandelt werden, wieder mittels „BEP", oder mit einer Alternativchemotherapie wie z. B. Ifosphamid + Vinblastin + Actinomycin-D. Praktisch alle Rezidive treten innerhalb einer Zeitspanne von 2 Jahren auf; während dieser Zeit sind die entsprechenden engmaschigen Kontrolluntersuchungen von allergrößter Bedeutung.

Prognose

Patienten mit „reinen" *Seminomen* ohne initial nachweisbare Fernmetastasen haben eine Langzeitüberlebenschance von 90–95%, solche mit primär ausgedehnten abdominalen Lymphknoten- oder gar Fernmetastasen von 60–70%. Bei Patienten mit *Nichtseminom-Hodentumoren* ist die Prognose in hohem Maße abhängig vom Ausmaß des initialen Tumorbefalls und in gewissem Maße auch der Tumorhistologie. Patienten mit embryonalen Karzinomen haben in der Regel die bessere Prognose als solche mit Terato- oder Chorionkarzinomanteilen. Liegen anläßlich der Operation keine nachweisbaren retroperitonealen Lymphknotenmetastasen und keine Erhöhung der Tumormarker HCG und AFP vor, liegt die langfristige Heilungsquote mit 90–95% ebenfalls recht hoch. Selbst bei initial *metastasierenden Nichtseminom-Hodentumoren* läßt sich heute mit intensiver, korrekt durchgeführter zytostatischer Chemotherapie bei 80–90% der Fälle eine *vollständige Tumorrückbildung* mit meist langfristiger Tumorheilung erzielen.

Besondere Aspekte der Pflege

Da es sich bei dieser Patientengruppe vorwiegend um junge, anderweitig gesunde Männer handelt, stehen pflegerische Probleme – außer bei Therapieversagen – nicht im Vordergrund. Einzig während der Phase der initialen, intensiven Chemotherapie können vorübergehend *belastende Behandlungsnebenwirkungen* wie ausgeprägte Knochenmarkstoxizität (Infekt- und Blutungsgefahr), Haut- und Schleimhautveränderungen (Bleomycin), Übelkeit und Erbrechen oder Niereninsuffizienz (Cis-Platin) zu erheblichen pflegerischen Problemen führen. Bei ursprünglich ausgedehntem Tumorbefall kann wegen des raschen therapeutischen Ansprechens auf moderne Zytostatikaprogramme auch ein *„Tumorzerfallssyndrom"* mit überschießender Anflutung von Zellabbauprodukten gefährlich werden (Hyperurikämie und Niereninsuffizienz, s. auch Kap. 21). Die einleitende Behandlung sollte daher am besten stationär in dafür vorbereiteten Abteilungen mit onkologisch geschultem Personal durchgeführt werden. Der *Schwester* kommt dabei in der frühzeitigen Erkennung toxischer Nebenwirkungen und deren Prophylaxe eine besondere Rolle zu (s. auch Beitrag Glaus/Senn, „Allgemeine Unterstützungsmaßnahmen in der Behandlung und Pflege von Tumorkranken", Kap. 6 und 7). Besonderes Verständnis und eingehende Beratung erfordert meist auch der fast obligate *Haarausfall*, eine Nebenwirkung, die von den betroffenen jungen Männern oft als belastend empfunden wird. Wichtig ist auch eine Beratung der Patienten (und deren Partnerinnen) über *Zeugungsfähigkeit* und *Schwangerschaftsverhütung*. Zumindest während und bis 2 Jahre nach einer durchgeführten zytostatischen Chemotherapie sollte aus Rücksicht auf evtl. erhöhte Risiken kindlicher Mißbildungen keine Zeugung erfolgen.

Peniskarzinom

Die Seltenheit dieses Karzinoms in unserer Bevölkerung rechtfertigt dessen kurze Abhandlung. Das Peniskarzinom entwickelt sich nicht selten aus *Präkanzerosen* (Krebsvorstufen): weißen (Leukoplakien) oder roten Verfärbungen (Erythroplasie), welche meist im Anteil der „Glans penis" (Eichel) entstehen, der von der Vorhaut verdeckt ist.

Wie oben erwähnt, ist eine regelmäßige und eingehende *Genitalhygiene* sowie die (bei Juden und Mohammedaner rituelle) Beschneidung von *präventivmedizinischem Wert* bezüglich des Tumorrisikos. Die *Diagnose* wird leider wegen längerfristiger Verheimlichung des Tumors durch den Patienten oft spät gestellt. Beweisend ist trotz des verdächtigen Aspekts erst die chirurgische Biopsie. Die lymphogene Ausbreitung des Tumors erfolgt in die beidseitigen inguinalen, iliakalen und paraaortalen retroperitonealen Lymphknoten. Eine hämatogene Metastasierung tritt in der Regel erst spät ein. Histologisch handelt es sich bei den meisten bösartigen Penistumoren um *Plattenepithelkarzinome*, seltener um Weichteilsarkome oder maligne Melanome.

Die *Therapie* kann (je nach Lokalisation und Infiltrationstiefe) einerseits *chirurgisch* (partielle Penisamputation) oder *radiotherapeutisch* erfolgen. Je nach Ausmaß des erforderlichen Eingriffs sind die Resultate kosmetisch und damit auch funktionell und psychologisch mehr oder weniger befriedigend. Die *Prognose* ist bei Frühfällen mit einer 5–10-Jahres-Überlebensrate von 80–90% gut, bei fortgeschrittenen Fällen mit initial nachweisbaren Lymphknotenmetastasen mit nur noch 30–40% erheblich schlechter.

Prostatakarzinom

Epidemiologie

Das Prostatakarzinom gehört in der westlichen Welt heute zu den *häufigsten* Tumorkrankheiten. Es macht ca. 10% aller Tumorerkrankungen des Mannes aus. Seine Häufigkeit nimmt mit steigendem Alter (insbesondere im 7. und 8. Altersjahrzehnt) stark zu. Bei über 80jährigen Männern findet sich (aufgrund von Autopsieuntersuchungen) bei mehr als der Hälfte ein Prostatakarzinom, wobei sich der Tumor in den meisten Fällen klinisch nicht bemerkbar macht und somit keine Bedeutung hat. Auch in alterskorrigierten Statistiken ist weltweit eine konstante leichte Zunahme feststellbar.

Die *Ätiologie* ist unbekannt. Genetische und Ernährungsfaktoren werden als Hypothese diskutiert. Verheiratete Männer sollen häufiger als unverheiratete an diesem Tumor erkranken. Bezüglich *Früherkennung* und deren Grenzen s. auch Kap. 3.

Klinisches Bild

Die meisten Prostatakarzinome entstehen in den hinteren, äußeren Anteilen der Vorsteherdrüse. Sie machen dadurch (im Gegensatz zu den noch viel häufigeren, gutartigen *Prostataadenomen)* relativ lange *keine* nennenswerten Miktionsbeschwerden, sind jedoch bei der

Untersuchung des Mastdarms mit dem Finger im allgemeinen früh tastbar. Ein *verdächtiger derber Knoten* sowie strangförmige Veränderungen im Bereich der getasteten Prostataloge sollten unbedingt weiter untersucht werden (s. unten). Das *Fehlen frühzeitiger Harnabflußstörungen* sowie anderweitiger, behindernder lokaler Symptome führt leider viele Patienten erst aufgrund von metastasenbedingten Beschwerden erstmals zum Arzt. In solchen fortgeschrittenen Fällen stehen dann oft nebst lokalen Miktionsbeschwerden und wiederholt auftretenden Harnwegsinfekten schwere *Schmerzzustände* von seiten der häufig vorhandenen *Knochenmetastasen* im Wirbelsäulen- und Beckenbereich im Vordergrund.

Diagnose und Klassifikation

Die *Diagnose* wird meist aufgrund der ärztlichen Austastung des Mastdarms und der Prostataloge vermutet. Beweisend ist in der Regel die *transrektale Biopsie* des verdächtigten derben Prostatabezirks (Feinnadelpunktion mit spezieller Nadel und Gleitschiene, mit Durchstechen der Mastdarmwand) samt anschließender zytologischer Untersuchung des Biopsiematerials.

Die Tab. 15.**2** faßt die *wichtigsten Untersuchungen* zusammen, welche heute im Rahmen der „diagnostischen Bilanz" als Voraussetzung eines optimalen Behandlungsplans verlangt werden. Von besonderer Bedeutung zur weiteren Tumorverlaufskontrolle sind dabei einige wichtige Blutuntersuchungen wie die Bestimmung des gesamten und

Tabelle 15.**2** Abklärungsuntersuchungen (diagnostische Bilanz) bei Prostatakarzinomen

Ort/Lokalisation	Art der Untersuchung/Grund
Primärtumor	rektale Austastung (Verhärtung?) transrektale Feinnadelbiopsie (Zytologie) Ausscheidungsurogramm (Harnstauung?)
lymphogene Metastasen	Sonographie oder Computertomographie (CT)
Fernmetastasen	Thoraxröntgenbild in zwei Ebenen (Lunge? Pleura? Lymphknotenmetastasen?) Skelettszintigraphie gezielte Skelettröntgenbilder (Schmerzen, Statik?) Knochenmarksaspiration und -biopsie
Laboruntersuchungen	BSR und Blutbild (Anämie?) Kreatinin (Niereninsuffizienz?) alkalische Phosphatase (Skelettmetastasen?) Tumormarker: Prostataspezifisches Antigen (PSA), prostataspezifische Phosphatase

der prostataspezifischen (tartratgehemmten) *sauren Phosphatase*, der *alkalischen Phosphatase* (Knochenmetastasen), des Tumormarkers PSA (prostataspezifisches Antigen) sowie der *Nierenfunktionswerte*.

Auch das Prostatakarzinom läßt sich aufgrund des international propagierten TNM-Klassifizierungsschemas gemäß Größe und Infiltrationsgrad des Primärtumorstadiums sowie des Ausmaßes der regionalen Lymphknoten- und Fernmetastasen *klassifizieren*. Diese Feinklassifikation ist therapeutisch bedeutsam für den erstbehandelnden Spezialisten, meist den Urologen und/oder Radiotherapeuten. Von größerer Bedeutung und für praktische Belange verständlicher erscheint die *klinische Stadieneinteilung* nach Flocks:

Stadium A (I): isolierter kleiner Tumorknoten.
Stadium B (II): Der Tumor umfaßt einen Prostatalappen, ist aber auf die Drüse beschränkt.
Stadium C (III): Der Tumor überschreitet die Prostatakapsel und infiltriert in die Umgebung.
Stadium D (IV): Fernmetastasen nachweisbar (Lymphknoten, Skelett, Lunge).

Therapie (Abb. 15.4)

An *lokalen Behandlungsmöglichkeiten* stehen die Operation (abdominale Prostatektomie und transurethrale Resektion) sowie die Radiotherapie zur Verfügung. In der systemischen, medikamentösen Behandlung kommen Hormone, Antihormone oder Zytostatika zur Anwendung. Auch die bilaterale Orchiektomie wird zu den Hormontherapien gerechnet.

Angesichts der meist alten Patienten mit anderweitigen Begleitkrankheiten sind alle therapeutischen Maßnahmen auf den Gesamtzustand des Patienten und die damit verbundene Lebenserwartung abzustimmen.

Bei 10–15% der Patienten liegt das klinische Stadium A oder B vor. Der Tumor ist somit technisch lokal operabel, und es liegt noch keine nachweisbare Metastasierung vor. In dieser Situation kann eine radikale Prostataentfernung in Betracht gezogen werden. Die Operationssterblichkeit beträgt jedoch in dieser Altersstufe bis 5%. Komplikationen sind häufig, Harninkontinenz in ca. 10% der Fälle, Impotenz in 80–90% der Fälle. Die Indikationsstellung zu diesem radikalen Eingriff ist deshalb heute nicht ganz unumstritten. In anderen, vor allem angelsächsischen Ländern wird deswegen als Alternative auch in den Frühstadien die initiale Strahlentherapie empfohlen.

Leider hat der Tumor im Zeitpunkt der Diagnosestellung bei 80–90% aller Patienten die Organgrenzen überschritten. Als primäre Behandlung oder als Zusatztherapie nach einem nichtradikalen Eingriff ist

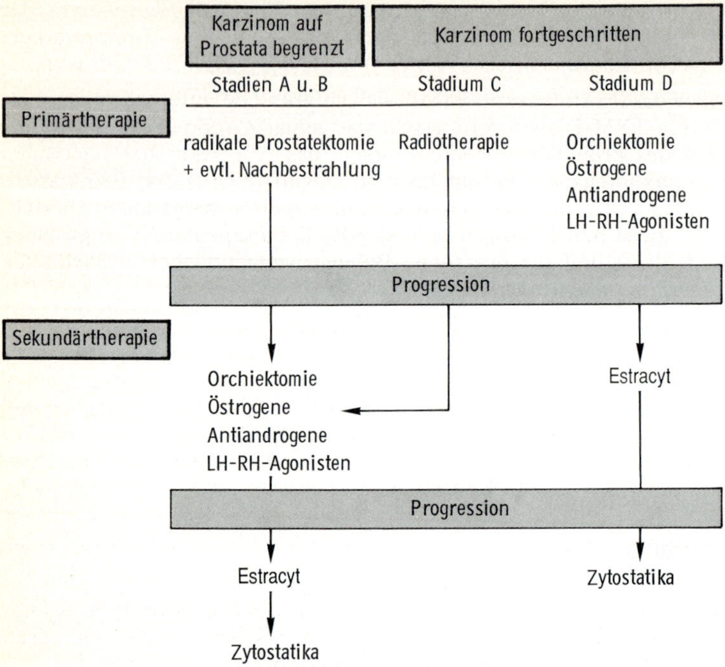

Abb. 15.**4** Übersicht über die Therapiemaßnahmen beim Prostatakarzinom (nach Nagel).

hier häufig die Indikation zu einer Radiotherapie der Prostata, eventuell sogar des gesamten kleinen Beckens zu stellen.

Die *systemischen Therapiemöglichkeiten* bei fortgeschrittener Krankheit, mit Vorliegen von Fernmetastasen sind heutzutage sehr mannigfaltig. Die beidseitige Orchiektomie (operatives Entfernen beider Hoden) bewirkt eine rasche und weitgehende Senkung der Produktion männlicher Geschlechtshormone (Testosteron). Ebenfalls schon lange bekannt ist die Behandlung durch Zufuhr weiblicher Geschlechtshormone, in erster Linie Östrogene (Estradurin, Honvan, Eticyclin). Alternativ kann eine Behandlung mit Gestagenderivaten (Provera, Proluton, Farlutal) probiert werden. Neuere Substanzen, die Antiandrogene (Androkur, Flucinom), hemmen die endogene Synthese von Testosteron. Der Effekt ist somit ähnlich wie derjenige einer operativen Kastration. Als neueste Substanzgruppe wurden die LHRH-Agonisten (Suprefact, Zoladex) entwickelt. Diese Medikamente bremsen die körpereigene Hormonproduktion auf dem Niveau der Hypophyse. Ihr Nachteil ist, daß es während der ersten 10 Behandlungstage vorübergehend zu einer gesteigerten Hormonproduktion kommt, ehe diese dann gebremst wird. Diese LH-RH-Agonisten stehen nur als häufig zu dosierender Nasenspray (Suprefact) oder als monatliche Depotspritzen (s.c.) zur Verfügung (Zoladex u. a.). Sie sind im Vergleich mit Östrogenen viel nebenwirkungsärmer, aber auch viel teurer. Ein Prostatakarzinom im Stadium der diffusen Metastasierung kann nicht mehr kurativ behandelt werden. Ziel einer systemischen Behandlung ist es in erster Linie, die meistens vorliegende Skelettmetastasierung zu stoppen und die Schmerzen des Patienten unter Kontrolle zu bringen.

Spricht ein Prostatakarzinom nicht oder nicht mehr auf eine hormonelle Therapie an, so kann als nächster Schritt Estracyt eingesetzt werden. Bei diesem Medikament handelt es sich um eine chemische Verbindung zwischen einem Hormon und einem Zytostatikum. Das Medikament wird zu den Zytostatika gezählt, doch kommt es nur sehr selten zu den spezifischen, zytostatikabedingten Nebenwirkungen. Ist ein Tumor durch alle oben erwähnten Maßnahmen nicht mehr beeinflußbar, so kann ein Versuch einer weiteren zytostatischen Chemotherapie unternommen werden. Zur Anwendung kommen in der Regel folgende Mittel: Endoxan, Adriamycin, Cis-Platin, Fluorouracil, CCNU, Methotrexat, evtl. eine Kombination der genannten Medikamente. Die Resultate der Chemotherapie bei hormonresistenten Tumoren mit meist schon langjähriger Anamnese sind aber als mäßig gut zu beurteilen.

Neben einer kausalen Therapie eines Prostatakarzinoms ist wegen der häufigen, z. T. invalidisierenden Schmerzen nicht selten eine zusätzliche, *palliative analgetische Therapie* notwendig. Hierzu kann sich eine gezielte Schmerzbestrahlung anbieten. Weiter zeigen vor allem Antirheumatika vom Typ der Prostaglandinsynthetasehemmer (z. B. Froben, Ponstan, Voltaren etc.) einen sehr guten Effekt. Diese Substanzen sind bei metastasenbedingten Skelettschmerzen den zentral wirksamen Analgetika vom Morphintyp häufig überlegen.

Prognose (Abb. 15.**4**)

Eine *Heilung* ist nur in den frühen klinischen Stadien A und B nach radikaler Prostatektomie (und evtl. Zusatzbestrahlung) bei ca. 50–70% der Patienten zu erwarten. Die Chancen mit alleiniger Strahlentherapie liegen in diesen Frühstadien ähnlich. In den fortgeschrittenen Stadien C und insbesondere D (Fernmetastasen) hat die hormonale Behandlung und/oder Zytostatika vorwiegend palliativen (d. h.

symptomlindernden) Charakter. Die 5-Jahres-Überlebensquote im klinischen Stadium D beträgt ca. 20–25%.

Besondere Aspekte der Pflege

Die Behandlung von Patienten mit (metastasierendem) Prostatakarzinom erfolgt über weite Strecken ambulant, vielfach durch die zuständigen Hausärzte und Urologen. Die *Pflegebedürftigkeit* kann aber während Verschlechterungsphasen der Krankheit (Tumorrückfälle, Therapieresistenz) erheblich werden, wobei dann meist ausgeprägte, den Patienten belastende und immobilisierende *Skelettschmerzen* oder sekundäre Komplikationen wie *Harninkontinenz*, häufige *Harnwegsinfekte* und zunehmende *Niereninsuffizienz* im Vordergrund stehen. In diesen Fällen leistet die onkologisch interessierte und geübte Schwester durch eine verständnisvolle Überwachung und Anpassung der medikamentösen Schmerzbekämpfungsmaßnahmen und durch zweckmäßige Rehabilitationsmaßnahmen einen wichtigen Beitrag zur qualitativen Verbesserung der verbleibenden Lebensspanne (s. auch Kap. 6 und 7).

Harnblasenkarzinom

Epidemiologie und Ätiologie

Bösartige Harnblasentumoren machen ca. 3% aller Malignome des Menschen aus. Frauen und Männer sind im Verhältnis 2,5 : 1 betroffen. Ihr Häufigkeitsgipfel liegt im 6. und 7. Lebensjahrzehnt. Die Häufigkeit nimmt in allen Ländern deutlich zu, insbesondere in der Bundesrepublik Deutschland. *Ätiologisch* stehen einige chemische Karzinogene wie z. B. β-Naphthylamin (Anilinfarben) im Vordergrund. Stärker gefährdet sind vor allem Arbeiter in der Gummi-, Kabel- und Farbstoffindustrie. Epidemiologische Zusammenhänge zwischen bösartigen Blasentumoren und *chronischem Rauchen* liegen ebenfalls auf der Hand. Nach einigen Untersuchungen gilt eine *Blasenpapillomatose* (Häufung zunächst gutartiger Blasenschleimhautwucherungen) als *mögliche Präkanzerose* (Krebsvorstufe) für das spätere Blasenkarzinom.

Klinisches Bild

Wichtigstes Symptom eines Tumors der Blasenschleimhaut is die meist *schmerzlose Hämaturie* (Blutabgang im Urin). Dies wird bei 80–90% aller bösartigen Blasentumoren gefunden, allerdings auch bei der Mehrzahl der *gutartigen Papillome*. Frauen beachten offenbar dieses Symptom der Hämaturie aufgrund ihrer Menstruationserfahrung weniger als Männer und kommen daher im Durchschnitt später zur Diagnose. Erst in fortgeschrittenen Tumorstadien tritt eine *Abflußbe-*

hinderung in den Harnleitern ein, was zu einer schmerzhaften Beeinträchtigung der Nierenfunktion führen kann.

Diagnose

Die Diagnose wird aufgrund der Hämaturie durch die *Zystoskopie* (Spiegelung der Harnblase) samt Gewebsentnahme und histologischer Untersuchung gestellt. Die *weitere Abklärung* erfordert in der Regel ein intravenöses Ausscheidungsurogramm, Blasenzielaufnahmen nach Kontrastmittelfüllung, CT des Beckens, eine Thoraxaufnahme in zwei Ebenen (Ausschluß von Lungenmetastasen), ein Skelettszintigramm (Knochenmetastasen) und die wichtigsten Laborwerte in Blut und Urin.

Histologisch sind über 90% der Blasenkarzinome Tumoren des Übergangsepithels (sog. *Urothelkarzinome*). Die restlichen 10% der Fälle teilen sich in Plattenepithelkarzinome, Adenokarzinome und seltene Fälle von Weichteilsarkomen des Bindegewebes oder der Blasenmuskulatur. Für die TNM-Klassifizierung muß auf die urologisch-onkologische Spezialliteratur oder den internationalen TNM-Schlüssel verwiesen werden.

Therapie

Die Behandlung ist vorwiegend eine Domäne des *urologischen Chirurgen* und des *Radiotherapeuten*. Beide Therapieverfahren können gestaffelt oder allein eingesetzt werden, wobei sich die Wahl des besten Vorgehens nach der Infiltrationstiefe und Ausdehnung des Tumors, dessen topographischem Sitz, dem eventuellen Vorhandensein von Fernmetastasen und nach Alter und Allgemeinzustand des Patienten richtet. Bei *Frühtumoren* (Beschränkung auf die Blasenschleimhaut, keine weiteren Metastasen nachweisbar) wird gelegentlich eine Blaseninstillation mit Zytostatika wie Mitomycin-C oder mit BCG-Impfstoff durchgeführt. Bei *metastasierendem Blasenkarzinom* stehen heute Kombinationschemotherapie-Programme unter Einschluß von Cis-Platin, Adriblastin, Cyclostin bzw. Endoxan (Sternberg-Schema/CISCA) bzw. Methotrexat + Velbe + Adria- (bzw. Epi-)rubicin + Platin zur Verfügung (M-VAC bzw. M-VEC) zur Verfügung, welche bei ca. 50% der Patienten zu eindrücklichen, häufig jedoch nur vorübergehenden Tumorrückbildungen führen.

Solche intensiven Zytostatikaprogramme gehören in die Hände erfahrener medizinischer Onkologen. Sie werden heute zunehmend präoperativ eingesetzt, d. h. zur medikamentösen Tumorverkleinerung vor geplanten Operationen bzw. Bestrahlungen.

Spätveränderungen wie lokale Gewebsverhärtung, Schleimhautatrophie und -ulzerationen, -perforationen, Schrumpfblase oder eine chronische Hämaturie gehören zu den möglichen Komplikationen einer intensiven Strahlentherapie im Harnblasenbereich. Sie treten meist innerhalb von 2–4 Jahren auf, sind aber glücklicherweise selten.

Prognose

Die 5-Jahres-Überlebensrate ist streng abhängig von Größe und Infiltrationstiefe des Primärtumors. Bei kleinen Frühtumoren beträgt sie ca. 60%, sinkt aber bei den häufigeren fortgeschrittenen Primärtumorstadien (T2–T4) rasch ab auf 5–20%. Die Behandlungsergebnisse sind deshalb immer noch recht *unbefriedigend*, lassen sich aber durch optimale Staffelung der verfügbaren Behandlungsmaßnahmen in naher Zukunft verbessern.

Maligne Tumoren von Nieren und Harnleiter

Epidemiologie und Ätiologie

Bösartige Tumoren der *Nieren* (meist sog. hypernephroide Nierenkarzinome) im Erwachsenenalter sind selten. Sie machen weniger als 1% aller Tumorerkrankungen aus und werden bei Männern etwas häufiger gefunden als bei Frauen. Die *Ätiologie* der meisten Fälle ist unbekannt. Bei den (noch selteneren) *Plattenepithelkarzinomen des Nierenbeckens und der Harnleiter* scheint jedoch ein jahrelanger *Schmerzmittelabusus* eine mögliche ursächliche Rolle zu spielen (phenacetinhaltige Analgetika). Die Seltenheit des Tumors und das Fehlen nichtoperativer Behandlungsmöglichkeiten rechtfertigen eine kürzere, summarische Darstellung.

Klinisches Bild und Diagnose

Die Diagnose wird leider meist *spät* gestellt. Ein wichtiges Symptom ist eine periodisch auftretende *Hämaturie*, selten verbunden mit vagem *Flankenschmerz*. Nicht selten sind symptomatische *Fernmetastasen* im Skelett, in der Lunge oder im Gehirn Erstmanifestationen eines hypernephroiden Nierenkarzinoms. Bei Fieber unklarer Genese, Polyglobulie (paraneoplastisch bedingte erhöhte Masse roter Blutkörperchen), stark erhöhter Blutsenkung oder einer unklaren Hyperkalzämie muß u. a. auch an einen verkappten Nierentumor gedacht werden.

Therapie und Prognose

Die Therapie erfolgt soweit als technisch möglich auf operativem Wege. Sofern der Tumor wirklich auf die Niere beschränkt war, liegt die *chirurgische Heilungsrate* bei ca. 50–60%. Der Wert einer *Nachbestrahlung* des Operationsgebiets ist umstritten. Ein Teil der relativ rasch wachsenden Hypernephrome bricht frühzeitig in das Nierenbekken und insbesondere in die Nierenvenen ein, was die Häufigkeit von zunächst okkulten (versteckten) hämatogenen Fernmetastasen in Lunge, Skelett, Hirn und Leber erklärt. In diesen Fällen hat eine operative Entfernung der Primärtumors meist nur *palliativen Sinn* (Ausschaltung einer zur chronischen Anämie führenden Blutungsquelle, Schmerzlinderung). Die Möglichkeiten zur Beeinflussung des Tumorwachstums durch *palliative Bestrahlung* (lokale Schmerzlinderung) oder *medikamentöse Maßnahmen* (Hormontherapie, Chemotherapie) waren bisher beim hypernephroiden Nierenkarzinom *äußerst gering*. Vereinzelte Tumorrückbildungen nach Einsatz von Androgen- oder Gestagenhormonen bzw. nach Operation des Primärtumors wurden beschrieben. Heute eröffnet sich einem Teil dieser Patienten mit inoperablem bzw. metasierendem Hypernephrom zumindest temporäre Remissionschancen durch neue, biologische Therapien (Interferon-α, Interleukin-2). Für die Mehrzahl der Patienten mit inoperablem, metastasierendem Hypernephrom stehen jedoch *allgemeinmedizinische Linderungsmaßnahmen* im Vordergrund (Schmerzbehandlung, Hirndruckbehandlung usw.).

Sonderform: frühkindliches Nephroblastom (Wilms-Tumor)

Im Säuglingsalter tritt selten ein embryonaler, bösartiger Nierentumor (sog. Wilms-Tumor) auf, welcher heute glücklicherweise durch den zeitlich gestaffelten Einsatz von *operativer Entfernung, zytostatischer Chemotherapie* (Vincristin + Actinomycin D + Adriamycin) und teilweise auch Bestrahlung in viel höherem Maße heilbar ist als die Nierentumoren des Erwachsenenalters. Bei optimaler Behandlung beträgt die *Heilungsquote* – je nach Tumorstadium und Alter des Kleinkinds – um 70–90%. Kommt es ausnahmsweise nach erfolgreicher Erstbehandlung dennoch zur Metastasierung, wird die Prognose allerdings schlecht.

Betreuung und Pflege des Urostomiepatienten

Urostomaarten

Ist ein Blasentumor aufgrund seiner Infiltrationstiefe, seiner Lokalisation oder seiner multifokalen Ausbreitung wegen mittels einer transurethralen Elektroresektion nicht mehr therapeutisch beherrschbar und fehlen gleichzeitig Anhaltspunkte für eine Fernmetastasierung, so bleibt als einzige Therapie die *radikale Zystektomie*. Dies bedeutet Entfernung der Harnblase mit männlichen (Prostata, Samenleiter und Samenblasen) oder weiblichen (Uterus, vordere Scheidenwand) Adnexen. Die Entfernung der Harnblase impliziert ebenfalls die

Schaffung eines *neuen Harnableitungssystems* als Ersatz für die entfernte Harnblase. Die Art der neu zu schaffenden Harnableitung ist abhängig davon, ob eine gleichzeitige Urethrektomie (Harnröhrenexstirpation) durchgeführt werden muß und ob es sich beim Patienten um einen Mann oder eine Frau handelt. Bei der Frau wird die kurze Harnröhre immer entfernt, während sie beim Manne bei nachgewiesen fehlendem Tumorbefall belassen wird.

Heute stehen uns drei verschiedene Möglichkeiten der Harnableitung zur Verfügung:

1. die Urostomie = „nasse Stomata" (Abb. 15.**5**),
2. der Blasenersatz mit Erhaltung der Kontinenz und möglicher Miktion via die belassene Harnröhre (nur beim Mann möglich): Mainz-Pouch, Kock-Pouch, Camey-Blase (Abb. 15.**6** u. 15.**7**),
3. die Ureterosigmoideostomie mit Implantation der Ureteren in das Sigma mit Entleerung des Stuhles sowie des Urins durch den Anus (Abb. 15.**8**).

Wird ein *Urostoma* angelegt, so kann man heute wählen zwischen einem nassen Stoma (ileales Konduit, Kolonkonduit) und einem trokkenen, kontinenten Stoma (Kock-Pouch, Mainz-Pouch). Da bei weiblichen Patienten mit der Blase auch immer die Urethra mitentfernt wird, bleiben als Alternativen nur das nasse Stoma (ileales Konduit,

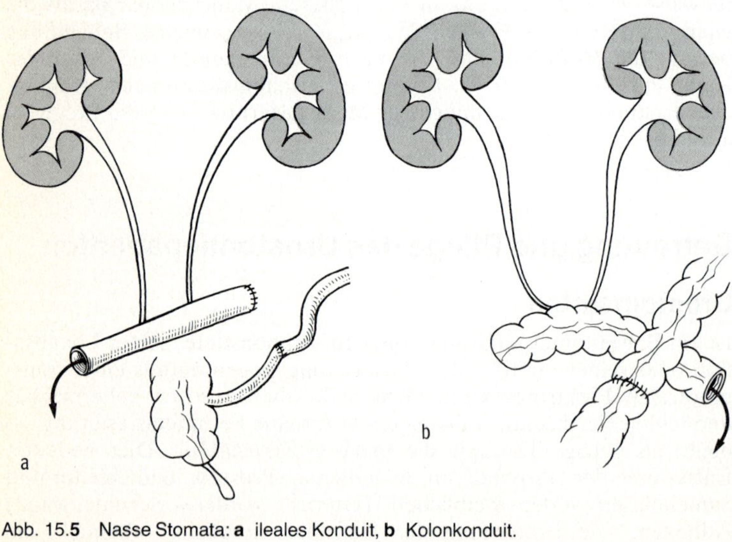

Abb. 15.**5** Nasse Stomata: **a** ileales Konduit, **b** Kolonkonduit.

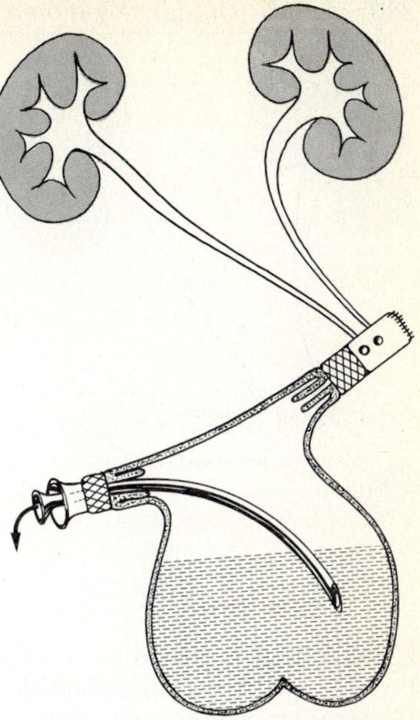

Abb. 15.**6** Kontinentes Stoma nach Kock (Kock-Pouch).

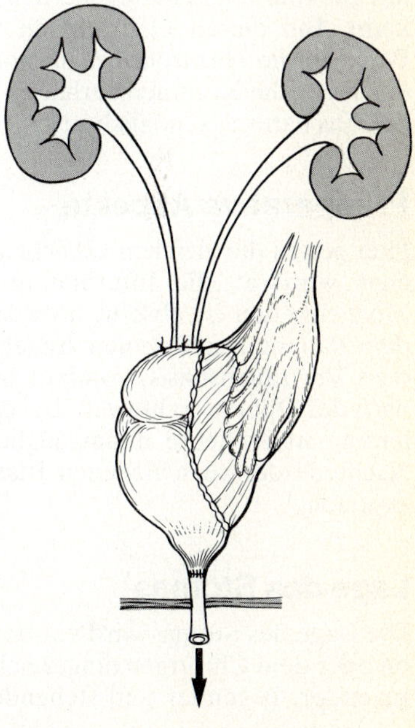

Abb. 15.**7** Blasenersatz mit Reanastomosierung zur Harnröhre (Mainz-Pouch).

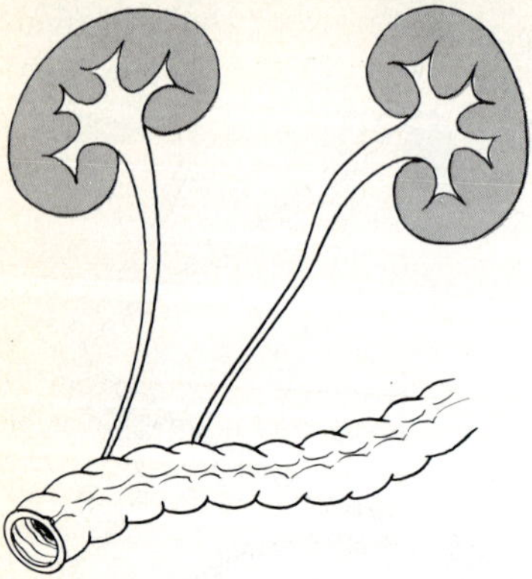

Abb. 15.8 Ureterosigmoideostomie.

Kolonkonduit) oder das kontinente Stoma (Kock-Pouch, Mainz-Pouch), welches mittels Selbstkatheterismus entleert wird, oder die Ureterosigmoideostomie. Beim männlichen Patienten dagegen kann ein Blasenersatz mittels Dünndarm oder Dünndarm in Kombination mit Dickdarm geschaffen werden, falls die Harnröhre erhalten bleiben kann. Bei diesen Operationen wird die neugeschaffene künstliche Blase an die Harnröhre reanastomosiert, so daß bei diesen Patienten einerseits die Kontinenz erhalten bleibt und andererseits eine Miktion per vias naturales möglich ist.

Präoperative Aspekte

Hier gelten die gleichen Gesichtspunkte, wie sie im Kapitel 14 besprochen wurden: Die Information des Patienten mit Aufklärung der Möglichkeiten ist absolut notwendig. Das aufklärende Gespräch mit dem Patienten und seinen Angehörigen schafft nicht nur die notwendige Vertrauensbasis, sondern hilft ihm vorbereitend über die Zeit nach der Operation hinweg. Bei den vielen Möglichkeiten der Harnableitung ist es heute unumgänglich, dem Patienten die Vorteile und Nachteile der verschiedenen Blasenersatzmöglichkeiten auseinanderzusetzen.

Lage des Stomas

Die Lage des Stomas wird vor der Operation von der Stomatherapeutin oder dem Chirurgen eingezeichnet. Dabei wird die beste Position in sitzender, liegender und stehender Position mit angeklebtem Stomabeutel evaluiert. Zu berücksichtigen sind vor allem Hautfalten und Knochenstrukturen wie die Spina iliaca anterior superior, der Nabel und vorbestehende Narben. Ideal ist gewöhnlich die Stomaplazierung in der Mitte auf einer Linie zwischen Nabel und Spina iliaca anterior superior. Bei sehr adipösen Patienten sollte sogar der Beutel versuchsweise für mehrere Tage angeklebt werden, um die beste Plazierung herauszufinden. Diese Maßnahmen sind vor allem gültig für das nasse Stoma. Bei den kontinenten, trockenen Stomata kann die Stomastelle etwas tiefer (Bikinihöhe) gewählt werden, da man mit dem Einmalkatheterismus diese Stelle dann leichter erreichen kann. Für den Blasenersatz mit Reanastomosierung zur Harnröhre entfallen diese Maßnahmen; es empfiehlt sich aber trotzdem, präoperativ auch eine Stomaplazierung einzuzeichnen, da je nach intraoperativem Befund ein Blasenersatz mit Reanastomisierung zur Harnröhre aus verschiedenen Gründen möglich sein kann.

Präoperative Vorbereitung des Darmes

Wird für die Harnableitung Dickdarm verwendet (Kolonkonduit, Mainz-Pouch, Ureterosigmoideostomie), so gelten die gleichen Vorbereitungsmaßnahmen, wie im Kap. 14 erwähnt, mit der sog. „whole gut irrigation“. Wird dagegen Dünndarm allein verwendet (ileales Konduit, Kock-Pouch, S-Blase, Camey-Blase), so ist die Vorbereitung nicht so ausgedehnt, und man kann auf eine orthograde Darmspülung verzichten. Es braucht lediglich Reinigungseinläufe. Eine antibiotische Prophylaxe ist nur in speziellen Fällen indiziert.

Stomapflege

Wird eine Ersatzblase mit Anastomosierung zur Harnröhre angelegt, so entfällt eine spezielle Stomapflege, da der Patient spontan miktionieren kann. Hier sind lediglich regelmäßige Kontrollzystoskopien angezeigt. Das gleiche gilt für die kontinenten trockenen Stomata. Wohl liegt hier ein Stoma vor, aber durch die Tatsache der Kontinenz mit regelmäßiger dreistündiger Entleerung mittels Katheter entfallen spezielle Stomapflegeprobleme. Hier sind vor allem Probleme mit dem Katheterismus zu verzeichnen, welche in Zusammenhang mit der Stomatherapeutin und dem Chirurgen zu behandeln sind. Auch hier sind regelmäßige Zystoskopien der Ersatzblase nötig, wegen der Gefahr der Steinbildung. An Komplikationen sind jedoch auch hier Stenosen des Stomas, subkutane Herniation und Retraktion möglich und entsprechend den Anmerkungen im Kap. 14 zu behandeln.

Beim nassen Stoma wählen wir bei flach angelegtem Ileumkonduit das zweiteilige Druckknopfsystem. Bei Urostomien mit Nippelbildung verwendet man am besten einen Klebebeutel mit Rückflußventil, bei

Bedarf mit Hautschutzplatte. Die modellierbare Platte wird eingesetzt bei schwer versorgbaren Stomata, z. B. bei harter Vernarbung nach Bestrahlung.

Zur *Vermeidung von Infektionen* empfehlen wir den Patienten, auf eine genügende Flüssigkeitszufuhr von mindestens 1,5–2 l pro Tag zu achten. Bei rezidivierenden Urininfekten hat sich neben der anfänglich resistenzgerechten Antibiotikatherapie langfristig die pH-Kontrolle bewährt. Der Urin sollte im sauren pH-Bereich liegen. Zur Ansäuerung hat sich die Gabe von 3mal 1 Teelöffel Preiselbeersaft täglich bewährt.

Unangenehm für die Patienten ist manchmal der vom Beutel ausgehende *Uringeruch*. Hier sollten speziell geruchsichere Beutel eingesetzt werden. Behelfsmäßig wirken auch 10 Tropfen Essig oder eine Tablette Aspirin, in den Urostomiebeutel gegeben, geruchsbindend.

Bis zur *Spitalentlassung* wird der Patient bei der Handhabung des jeweiligen Versorgungssystems so oft angeleitet, bis er selbständig ist und mit der Grundpflege seines Urostomas (Tab. 15.**3**) problemlos zurechtkommt. In der ambulanten Nachsorge werden dann Fragen und Probleme besprochen, die erst nach der Spitalentlassung auftauchen. Das Ziel aller dieser Stomabemühungen bleibt die Reintegration des Stomaträgers ins normale Leben. Auch hier sei der Hinweis auf die Beratungsstellen (Kap. 14) nicht unterlassen.

Von seiten der *Stomakomplikationen* sind vor allem Hautprobleme (80%), Stenosen (15%), Retraktion und Herniation (5%) zu erwähnen. Das häufigste Hautproblem ist die Allergie. Sie entsteht bei Klebstoff- und Pflegemittelunverträglichkeit, bei Urinkontakt mit der Haut, vor allem auch bei Urininfekten. Die pflegerische Behandlung muß der jeweiligen Situation individuell angepaßt werden. Die Ste-

Tabelle 15.**3** Grundpflege Urostomie

Reinigen der Haut	warmes Wasser und Kamillosan oder Kernseife
Kleberückstände entfernen	Reinigungsmittel für Stomapflege: Unisolve, Comfeel
Hautpflege bei Bedarf	Hamameliswasser mildes Essigwasser Dansac-Lotion
Hautschutz und Abdichtung am Stomarand	Hautschutzpaste – bei Bedarf Adhäsivverband – bei Bedarf evtl. Karayaring-Beutel
Auffangsystem	Urostomiebeutel mit Rückflußsperre geruchsichere Beutel Ableitungsmöglichkeit für DK-Beutel

nose bildet das zweithäufigste Problem bei Urostomiepatienten. Lassen sie sich nicht mittels Bougierung in den Griff bekommen, so bleibt nur die erneute operative Korrektur.

Literatur

Altwein, J. E., H. Rübben, W. F. Thon: Prostatakarzinome. Onkol. Forum 2 (1986)

Ammon, J., J. H. Kartens, P. Ratwert: Urologische Onkologie. Springer, Berlin 1979

Bagshave, K. D., E. S. Newlands, R. H. J. Begent: Germ cell tumours. Clin. Oncol. 2 (1983)

Dold, U., H. Sack: Praktische Tumortherapie, 3. Aufl. Thieme, Stuttgart 1985 (S. 318–396)

Hochuli, E.: Geburtshilfe – Gynäkologie und Grenzgebiete. Huber, Bern 1980

Käser, O., A. Castaño-Almendral: Die gestationsbedingten Trophoblast-Tumoren. Gynäkologe 10 (1977) 190

Nagel, R., W. Leistenschneider, W. Knipper: Derzeitiger Stand der Therapie des Prostatakarzinoms. Helv. chir. Acta 50 (1983) 321–335

Senn, H.-J., A. Castaño-Almendral: Genitalkarzinome der Frau. In Brunner, K. W., G. Nagel: Internistische Krebstherapie, 2. Aufl. Springer, Berlin 1979 (S. 314)

Stegner, H. E.: Gynäkologie und Geburtshilfe. Enke, Stuttgart 1980

16. Knochen- und Weichteilsarkome

A. J. Feldges und W. F. Jungi

Einleitung

Sarkome, d. h. Tumoren des Binde- und Stützgewebes, sind seltene Krebsformen. Knochentumoren kommen vor allem bei Kindern und jugendlichen Erwachsenen vor, Weichteilsarkome dagegen in jedem Alter. Bis vor kurzem war die Prognose der Patienten mit Sarkomen äußerst schlecht und eine Heilung praktisch unmöglich. In den letzten Jahren wurden auf diesem Gebiet der Krebstherapie entscheidende und ermutigende Fortschritte erzielt, so daß heute etwa die Hälfte dieser früher praktisch hoffnungslos zum Tode führenden Krebsformen geheilt werden kann.

Der Grund dafür liegt vor allem in einem frühzeitigen, kombinierten Einsatz aller heute verfügbaren Behandlungsarten wie Operation, Bestrahlung und zytostatischer Chemotherapie. Die Sarkome eignen sich daher als Modellfall zur Besprechung moderner, interdisziplinärer bzw. adjuvanter Tumortherapie (s. Beitrag Senn, „Interdisziplinäres Tumorbehandlungskonzept“, Kap. 5 und Tab. 16.**1**).

Tabelle 16.**1** Behandlungsprinzipien der Weichteil- und Knochensarkome

1. Optimale Diagnostik – wenn möglich im Tumorzentrum:
   a) Festlegung der Tumorausdehnung (Stadium)
   b) histopathologische Untersuchung: Bestätigung durch Referenzzentrum, Tumortyp, Reifegrad des Tumors
2. Multimodale Therapie – in interdisziplinärer Absprache:
   a) Chirurgie: radikale Resektion entweder mit Amputation oder mit En-bloc-Resektion, bei Inoperabilität präoperative Chemotherapie, Tumorresektion und Einlegen einer Endoprothese
   b) Radiotherapie
   c) Chemotherapie systemisch oder regional
3. Verhütung und Bekämpfung von Nebenwirkungen der Therapie (s. Kap. 6)
4. Behandlung *nur* in spezialisierten Zentren (ggf. prospektive kontrollierte Studien)

Knochensarkome

Epidemiologie und Formen

Primär im Knochen entstehende maligne Tumoren sind selten (rund 1% aller Malignome, rund 5% aller malignen Tumoren im Kindesalter). Sie kommen wie erwähnt vorwiegend bei jungen Menschen vor. Von den verschiedenen Formen sind zwei von besonderer Bedeutung: das vom Knochengewebe ausgehende *osteogene Sarkom* und das von der Markhöhle ausgehende *Ewing-Sarkom.* Wesentlich seltener als diese Tumoren sind Fibro-, Chondrosarkome und maligne Riesenzelltumoren. Beim Erwachsenen muß in erster Linie an ein *Plasmozytom* (Myelom), maligne Lymphome (Kap. 17) oder an die häufigsten Knochentumoren überhaupt, die *Metastasen* solider Tumoren anderer Organe (Mamma, Lunge, Prostata, Niere, Magen-Darm-Trakt, Geschlechtsorgane), gedacht werden, beim Kind auch an ein *Neuroblastom*.

Klinisches Bild

Weitaus am häufigsten sind *Knochenschmerzen* längerer Dauer, die vor allem nachts auftreten. Häufig findet sich auch eine *Schwellung* mit Entzündungszeichen, gelegentlich Fieber, so daß oft irrtümlicherweise an eine infektiöse Erkrankung (z. B. Osteomyelitis) gedacht wird. Andere Allgemeinsymptome sind selten. Osteogene Sarkome sind besonders häufig bei Patienten mit der sog. Paget-Knochenerkrankung.

Diagnose

Laboruntersuchungen

Diese helfen meist wenig und sind unspezifisch. Am häufigsten findet sich eine Erhöhung der Blutsenkungsreaktion, der alkalischen Phosphatase und der Leukozytenzahl.

Röntgenaufnahme und Nuklearmedizin

Das Röntgenbild wird meist die Verdachtsdiagnose liefern. Mit Hilfe von Tomographie (Schichtaufnahme), Angiographie, *Computertomographie* oder neuerdings auch *Kernspintomographie* lassen sich die Ausdehnung des Tumors und das Einwachsen in die Umgebung erfassen. Anhand verschiedener Eigenheiten läßt sich mit diesen Methoden meist bereits eine recht sichere Diagnose stellen. Für die Erfassung weiterer Herde im Skelett hat sich die *Skelettszintigraphie* (z. B. mit Technetium-Pyrophosphat) bewährt. Sie dient auch der Verlaufskontrolle. Im Szintigramm verdächtige Skelettabschnitte müssen gezielt radiologisch abgeklärt werden.

Metastasenabklärung anderer Organe

Knochensarkome metastasieren in erster Linie *hämatogen* und vorwiegend in die Lungen. Zum Ausschluß oder Nachweis von Lungenmetastasen ist eine Lungentomographie oder besser eine Ganzkörper-Computertomographie erforderlich, mit der Metastasen bis zu einem Durchmesser von 3 mm entdeckt werden können. Weitere Abklärungsuntersuchungen sind selten notwendig.

Histologische Sicherung

Wenn der Verdacht auf einen malignen Knochentumor besteht, muß unbedingt vor allen therapeutischen Maßnahmen eine Biopsie vorgenommen werden. Diese erfolgt im Operationssaal, am besten in der ultrasterilen Einheit. Unter dem Bildverstärker wird der betroffene Knochen freigelegt und Material für die Gewebsuntersuchung entnommen. Nadelbiopsien sind für die Diagnostik dieser Tumoren ungeeignet, da meist zuwenig Material für eine ausreichende licht- und allenfalls elektronenmikroskopische Untersuchung gewonnen wird. Schnellschnittuntersuchungen sind unsicher.

Osteogenes Sarkom

Epidemiologie

Das osteogene Sarkom ist der häufigste maligne Knochentumor des jugendlichen Erwachsenen. Er tritt vor allem in der Zeit des größten Längenwachstums, d. h. zwischen dem 10. und 20. Lebensjahr, auf. Das osteogene Sarkom kommt vorwiegend in den langen Röhrenknochen der Extremitäten vor, 70% in den Beinen (50% im Oberschenkel- und 20% im Schienbeinknochen). Knaben werden häufiger betroffen als Mädchen.

Klinisches Bild und Diagnose

Das charakteristische Röntgenbild zeigt nebeneinander Verdichtungen und Aufhellungen (osteoplastische und osteolytische Herde) mit strahlenförmiger Infiltration der benachbarten Weichteile (Abb. 16.**1**). Die Knochenhaut (Periost) ist unterbrochen. Weit fortgeschrittene Knochensarkome können durch die Weichteile geschwürig aufbrechen. Die Metastasierung erfolgt auf dem Blutweg, vor allem in die Lungen und später auch in das übrige Skelett. 20% der Patienten zeigen bereits initial Metastasen; jedoch auch bei jenen Patienten, die initial frei von Metastasen erscheinen, können *okkulte* (unsichtbare) Metastasen vorliegen.

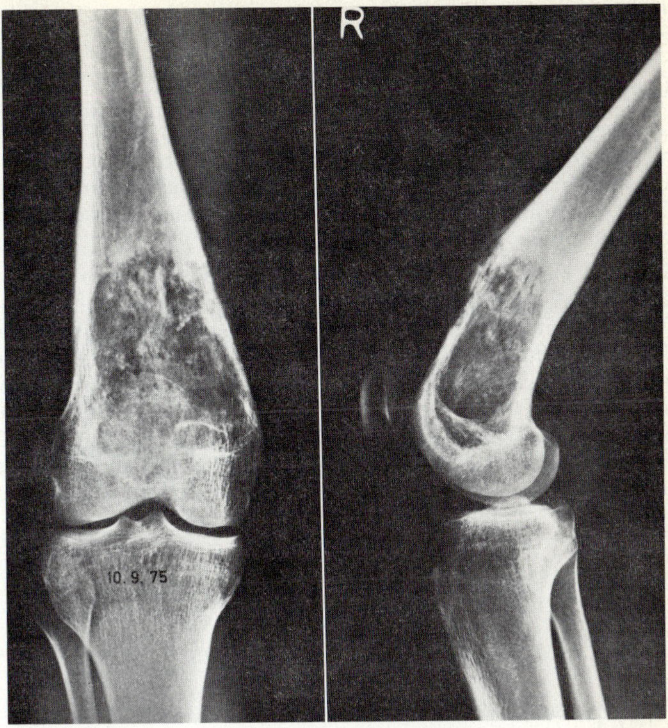

Abb. 16.1 Großes osteogenes Sarkom im distalen rechten Femur bei einem 17jährigen Mädchen.

Therapie

Chirurgisches Vorgehen und Bestrahlung

Bis vor wenigen Jahren bot je nach Lage des Primärtumors einzig die Radikaloperation mit Amputation oder Absetzung des ganzen Beines im Hüftgelenk genügend Sicherheit. Wirksame zusätzliche prä- oder postoperative Chemotherapiemöglichkeiten lassen heute zunehmend *extremitätenerhaltende Operationen* (Resektion des Tumors nach genauer vorheriger Ausmessung, Stabilisierung mit Endoprothese) zu. Eine primäre Bestrahlung wird nur bei inoperablen oder bereits metastasierenden Tumoren durchgeführt. Eine präoperative Bestrahlung wird heute meistens abgelehnt. Die operative Entfernung des Primärtumores ist auch bei Vorliegen einzelner, chirurgisch möglicherweise ebenfalls entfernbarer Lungenmetastasen sinnvoll.

Adjuvante Chemotherapie

Die gewissermaßen prophylaktische Verabreichung von Zytostatika zum Zeitpunkt der Diagnose, d.h. bei minimaler Tumorzellzahl im Sinne einer okkulten Mikrometastasierung, hat sich als erfolgreiches Behandlungskonzept erwiesen und ist heute immer angezeigt. (Ausnahme: sehr reife, gut differenzierte Tumoren).

Während früher bei 80% der radikaloperierten Patienten innerhalb von 2 Jahren unweigerlich zum Tode führende Lungenmetastasen auftraten, bleiben heute dank der *adjuvanten* Chemotherapie rund 50% der Patienten nach 5 und mehr Jahren tumorfrei und sind wahrscheinlich geheilt (Abb. 16.**2**). Zur Durchführung der prä- und postoperativen Chemotherapie bestehen verschiedene Möglichkeiten. Keine davon hat sich als eindeutig überlegen erwiesen (Tab. 16.**2**). Die Durchführung einer solchen komplexen und toxischen Behandlung muß in Tumorzentren erfolgen. Die hohen Kosten sind angesichts der hohen Heilungsquoten gerechtfertigt.

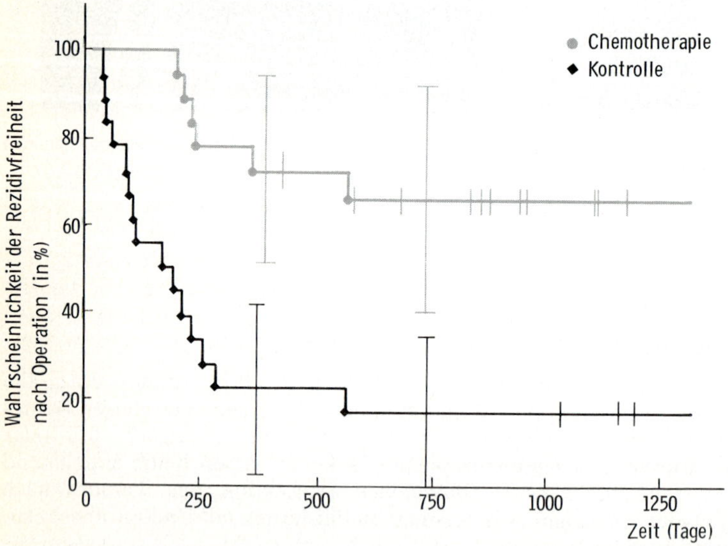

Abb. 16.**2** Osteogenes Sarkom: rezidivfreies Überleben mit und ohne adjuvante Chemotherapie (nach Link und Mitarb.).

Tabelle 16.2 Chemotherapie der Weichteilsarkome und Knochensarkome

CYVADIC	– Cyclophosphamid, Vincristin, Adriamycin, Dacarbazin
IFO-ADR	– Iphosphamid, Adriamycin
IFO-VP_{16}	– Iphosphamid, Vepesid
IFO-CPL	– Iphosphamid, Cisplatin
HD MTX, VCR	– hochdosiertes Methotrexat mit Leukovorinrescue, Vincristin
HD MTX, ADR	– hochdosiertes Methotrexat mit Leukovorinrescue, Adriamycin
BCD ± CPL	– Bleomycin, Cyclophosphamid, Actinomycin, Cisplatin

Die Prognose der Patienten hängt einmal von der Lokalisation, der Größe des Tumors, in erster Linie aber von der Radikalität des chirurgischen Eingriffs und der konsequenten Durchführung der Adjuvans-Chemotherapie ab. Die Durchführung erfordert eine umfassende Betreuung (s. unten).

Vorgehen bei Metastasen

Fernmetastasen (vor allem in den Lungen) sollen möglichst chirurgisch entfernt werden. Die zytostatische Kombinationschemotherapie führt in 40–50% der Patienten zu Remissionen, deren Dauer leider nur kurz ist. Ihr Erfolg ist um so besser, je mehr Tumor vorher chirurgisch entfernt werden konnte.

Ewing-Sarkom

Epidemiologie und klinisches Bild

Das Ewing-Sarkom befällt sozusagen nur Kinder. 95% aller Patienten sind zwischen 4 und 25 Jahre alt. Knaben werden zweimal so häufig betroffen wie Mädchen. Das Ewing-Sarkom ist in verschiedener Hinsicht mit den malignen Lymphomen vergleichbar (s. Kap. 17). Es tritt am häufigsten in den Enden der langen Röhrenknochen sowie im Becken auf. Das Röntgenbild zeigt charakteristischerweise zwiebelschalenartige Periostreaktionen.

Therapie und Prognose

Auch bei diesen Tumoren ist heute eine interdisziplinäre Behandlung (s. Beitrag Senn, Interdisziplinäres Tumorbehandlungskonzept, Kap. 5) die Regel. Ewing-Sarkome sprechen sehr gut auf Chemo- und Strahlentherapie an. Radikale Operationen wie beim Osteosarkom wirken sich auf das rezidivfreie Überleben günstiger aus als Resektionen mit anschließender Bestrahlung. Die Strahlenfelder werden im

Verlauf der Bestrahlung verkleinert. Die Gesamtdosis beträgt zwischen 4500 und 6000 cGy in sechs Wochen. Bezüglich des Sitzes des Primärtumors ist die Prognose für Patienten mit distalen Extremitätentumoren besser als für diejenigen mit proximalem oder zentralem Tumorsitz. Auch bei diesem Tumor ist die *adjuvante* Chemotherapie erfolgreich und hat die Prognose stark verbessert. Sie wird als Kombinationschemotherapie (Adriamycin, Vincristin, Cyclophosphamid, Actiomycin D) über zwei Jahre durchgeführt. Leider können auch nachher noch Metastasen auftreten, die allerdings in der Mehrheit erfolgreich angegangen werden können.

Weichteilsarkome

Pathologische Anatomie und Formen

Weichteilsarkome leiten sich aus sog. mesenchymalem Gewebe ab, z. B. aus Muskeln, Sehnen, Schleimbeuteln, Faszien usw. Sie verhalten sich besonders bösartig, da sie infiltrierend wachsen und sich an keine anatomischen Grenzen halten. Die Metastasierung erfolgt vorwiegend hämatogen, meist in die Lungen, seltener in andere Organe, oft auch lymphogen. Zur Zeit der Diagnose sind 90% der Patienten metastasenfrei, nach fünf Jahren nur noch 60%.

Es werden verschiedene histologische Unterformen wie Fibro-, Lipo-, Synovial-, Myxo-, Neuro-, Angio- und Leiomyosarkom sowie Kombinationen dieser Formen unterschieden. Besonders zu erwähnen sind die Rhabdomyosarkome.

Klinisches Bild

Weichteilsarkome äußern sich in erster Linie als schmerzlose Schwellungen. Allgemeinsymptome sind selten.

Diagnose, Abklärung

Im Vordergrund steht die möglichst rasche zytologische und histologische Diagnose (Biopsie). Vor der Exzision müssen Ausdehnung und Infiltration des Tumors wie bei den Knochensarkomen (Angiographie, Computertomographie, Kernspintomographie, evtl. Skelettszintigraphie) geklärt werden. Fernmetastasen müssen in erster Linie in den Lungen ausgeschlossen werden.

Therapie

Der Primärtumor muß radikal, aber immer möglichst ohne Verstümmelung (Amputation) entfernt werden. Eine Nach- oder Vorbestrahlung kommt bei mikroskopischen Tumorrückständen nach Radikaloperation und bei sehr großen, primär inoperablen Tumoren in Frage. Die Chemotherapie erfolgt nach den gleichen Prinzipien wie bei den Knochentumoren. Verschiedene Untersuchungen beweisen die Wirksamkeit einer adjuvanten Chemotherapie, die aber nur bei hohem Metastasenrisiko angezeigt ist. Weichteilsarkome rezidivieren häufig an der gleichen Stelle. *Rezidive* sollen wenn immer möglich chirurgisch entfernt werden; sie können auch bestrahlt werden, vor allem wenn der Tumor nicht radikal entfernt werden konnte. Metastasierende Weichteilsarkome sprechen in rund 40% auf eine Kombinationstherapie an (Tab. 16.**2**).

Prognose

Sie hängt vor allem von der Radikalität der chirurgischen Tumorexzision ab, dann aber auch vom histologischen Reifegrad des Tumors, von der Größe, der Lokalisation und dem Alter des Patienten. Insgesamt beträgt die 5-Jahres-Überlebensrate für alle Weichteilsarkome nach radikaler Entfernung 60%.

Rhabdomyosarkom

Pathologische Anatomie

Der Name Rhabdomyosarkom besagt, daß diese Tumoren vom gestreiften, d. h. Skelettmuskel ausgehen. Dieser höchstmaligne Weichteiltumor kommt vor allem bei Kindern vor. ⅔ entstehen im Kopf- und Halsbereich, ganz besonders häufig in der Augenhöhle. Nicht selten kommen diese Tumoren auch im Urogenitaltrakt oder im Retroperitoneum vor, dort meist als polypös-traubenförmige Geschwülste (sog. Sarcoma botryoides).

Therapie

Die Behandlung richtet sich nach der Lokalisation und dem Tumorstadium. Dieses wird durch präoperative Abklärungen, vor allem radiologisch-nuklearmedizinischer Natur, festgelegt. Intraoperativ ist die Abgrenzung und damit die radikale Entfernung des Tumors oft schwierig, da er sich oft in Gewebsspalten fortpflanzt. Verstümmelnde Operationen sind daher im Interesse einer radikalen Tumorentfernung nicht zu umgehen.

Im *Stadium I* kann auf eine Nachbestrahlung verzichtet werden. Dagegen muß auch hier während 36 Wochen eine adjuvante Chemotherapie durchgeführt werden. 90% der Patienten können geheilt werden. Im *Stadium II* wird nach der Operation mit einer Dosis von 4000–6000 cGy nachbestrahlt; parallel dazu erfolgt die Chemotherapie. 80% der Kinder sind nach zwei Jahren tumorfrei. Im *Stadium III und vor allem IV* werden die Chancen schlechter. Immerhin sprechen rund ¾ der Kinder auf die kombinierte Radiochemotherapie an. 56% der Kinder im Stadium III und 24% im Stadium IV sind nach drei Jahren noch rezidivfrei.

Zur adjuvanten Chemotherapie werden Kombinationen verschiedener Zytostatika ähnlich den bei Osteo- und Ewing-Sarkomen erwähnten Kombinationen eingesetzt. Wegen der Seltenheit dieser Tumoren wird sie im Rahmen internationaler Studiengruppen nach genau festgelegten Behandlungsplänen durchgeführt.

Prognose

Allgemein kann festgehalten werden, daß der Grad des Tumorrückgangs auf die initiale Chemotherapie die beste prognostische Aussage erlaubt.

Besondere Aspekte der Pflege, Rehabilitation und Therapieschäden

Vor der Amputation eines Gliedes ist es außerordentlich wichtig, den Patienten auf die bevorstehende Operation gründlich vorzubereiten (s. Kap. 19). Es hat sich als vorteilhaft erwiesen, ihn mit einem bereits Amputierten in Kontakt zu bringen.

Daneben braucht jeder Patient, ganz besonders aber der Jugendliche, in seiner großen körperlichen und emotionalen Belastung eine *umfassende Betreuung*. Der Patient muß auf die zu erwartenden Nebenwirkungen vorbereitet und durch die Behandlung begleitet werden. Oberstes Ziel jeder Behandlung ist die Erreichung eines normalen Lebens zu Hause, in der Schule oder im Beruf.

Leider führen sowohl Strahlen- wie Chemotherapie in dieser Altersstufe nicht nur zu akuten, vorübergehenden Nebenwirkungen, sondern oft auch zu beträchtlichen Spätschäden. Die Bestrahlung kann Schwellungen und Verhärtungen in den Weichteilen, Versteifung von Gelenken, Absterben von Knochenteilen, Spontanfrakturen im bestrahlten Knochen und Wachstumsstörungen verursachen. Die hochdosierte Zytostatikabehandlung ihrerseits kann u. U. zu bleibenden Schäden an verschiedenen Organen führen (s. Kap. 10 Rehabilitation).

Kaposi-Sarkom (bei AIDS)

Siehe Kap. 17, AIDS-assoziierte Tumoren.

Aspekte der Pflege: s. Rehabilitationsmaßnahmen, Kap. 10, und Pflege, Kap. 6 und 7.

Literatur

Fuchs, R., M. Westerhausen, H. B. Makosi, H. Frhr. von Andrian-Werburg: Diagnostik und Klassifikation bzw. Therapie der Weichteilsarkome. Dtsch. med. Wschr. 111 (1986) 707–713

Link, M. P., et al.: The effect of adjuvant chemotherapy on relapse free survival in patients with osteosarcoma of the extremity. New Engl. J. Med. 314 (1986) 1600–1606

Treuner, J., P. Kaatsch, Y. Anger, A. Seipp, H. J. Spaar, V. Gerein, J. Suder, D. Niethammer: Ergebnisse der Behandlung von Rhabdomyosarkomen (RMS) bei Kindern. Ein Bericht der kooperativen Weichteilsarkom-Studie (CWS 81) der Gesellschaft für Pädiatr. Onkologie. Klin. Pädiat. 198 (1986) 208–217

Winkler, K., R. Kotz: Onkol. Forum Chemother. H. 3 (1986)

Jürgens, H., V. Göbel, J. Michaelis, W. Ramach, J. Ritter, R. Sauer, J. Treuner, P. A. Voute, K. Winkler, U. Göbel: Die kooperative Ewing-Sarkom-Studie CESS 81 der GPO-Analyse nach 4 Jahren. Klin. Pädiat. 197 (1985) 225–232.

17. Maligne Lymphome, multiples Myelom und AIDS-assoziierte Tumoren

E. E. Holdener und R. Sauer

Morbus Hodgkin

Einleitung, Epidemiologie und Ätiologie

Die Lymphogranulomatose (Morbus Hodgkin = M. H.) ist eine progressive, lymphoretikuläre Neoplasie mit beträchtlichen Variationen des histologischen und klinischen Erscheinungsbildes. Die Krankheit zeigt jedoch alle charakteristischen Zeichen einer *malignen Erkrankung,* nämlich:

- Proliferation,
- Invasion,
- Dissemination.

Hodgkin beschrieb schon 1832 die später nach ihm benannte Krankheit. Wesentliche diagnostische und therapeutische Fortschritte wurden aber erst im Verlauf der letzten 3 Jahrzehnte gemacht. Damit wurde diese vormals immer letal verlaufende Krankheit zu einem in hohem Prozentsatz *heilbaren* Tumorleiden.

Der M. H. macht etwa 50% aller malignen Lymphome aus. Man rechnet mit 2–3 Neuerkrankungen pro 100 000 Einwohner pro Jahr. In den USA beispielsweise werden jährlich etwa 7000–8000 neue Erkrankungen diagnostiziert. Ungefähr 50% aller Fälle treten zwischen dem 20. und 40. Lebensjahr auf. Unmittelbar nach dem 10. Lebensjahr steigt die *Erkrankungshäufigkeit* steil an und erreicht einen ersten Gipfel am Ende des 3. Lebensjahrzehnts. Dann wird die Krankheit nach dem 45. Lebensjahr wieder häufiger und erreicht einen zweiten Gipfel zwischen 60 und 70 Jahren. Mit einem Verhältnis 4 : 3 ist das männliche Geschlecht etwas häufiger als das weibliche betroffen.

Fieber, z. T. mit Schüttelfrösten, sowie eine Leukozytose und Linksverschiebung begleiten die Krankheit in etwas mehr als einem Drittel der Fälle. Da histologisch gleichzeitig eine Ähnlichkeit mit einigen granulomatösen Erkrankungen vorliegt, suchte man während des vergangenen Jahrhunderts immer wieder nach einem *infektiösen Erreger* als Ursache des M. H. In Gewebekulturen von Hodgkin-Tumoren wurden herpesvirusähnliche Partikel gefunden. Bei vielen Patienten ist ein erhöhter Antikörpertiter gegen das Epstein-Barr-Virus nachweisbar. Daneben gibt es auch Berichte von *epidemieähnlichem Auftreten der Lymphogranulomatose* bei Personengruppen, die mehr oder weniger engen Kontakt miteinander haben. Das Risiko eines Familienmitgliedes, ebenfalls an M. H. zu erkranken, ist dreimal größer als in der Normalbevölkerung. Alle diese Daten können zwar Hinweise, jedoch keinesfalls Beweise für eine infektiöse Genese der Krankheit sein.

Pathologische Anatomie

Die alte Einteilung in Paragranulom, Lymphogranulom und Hodgkin-Sarkom (Jackson-Parker 1947) wurde 1966 durch die *Rye-Klassifikation* (modifiziert nach Lukes-Butler) abgelöst (Tab. 17.**1**) (Einzelheiten über histologische Klassifikationen s. Dold u. Sack 1990 oder pathologisch-anatomische Fachliteratur). Für die Diagnose eines M. H. ist das Vorhandensein von Reed-Sternberg-Zellen unerläßlich. Die Herkunft dieser Zellen ist umstritten. Obwohl sie nur teilweise die Charakteristika einer malignen Zelle zeigen, werden sie als solche angesehen. In der Weise, wie von der lymphozytenreichen Form bis zur lymphozytenarmen die Lymphozyten abnehmen, werden die Reed-Sternberg-Zellen häufiger. Damit *verschlechtert* sich die Prognose des Leidens.

Tabelle 17.**1** Histopathologische Einteilung des Morbus Hodgkin gemäß der Rye-Klassifikation 1966

Histologischer Subtyp	Häufigkeit (%)	Prognose
lymphozytenreich (LP)	10–15	sehr gut
noduläre Sklerose (NS)	30–70	gut
gemischtzellig (MC)	20–40	mäßig
lymphozytenarm (LD)	5–15	schlecht

Klinisches Bild

Häufiges Leitsymptom des M. H. ist eine indolente Schwellung der Halslymphknoten. Unspezifische Allgemeinsymptome sind etwa bei 40% der Patienten mit M. H. vorhanden. Zu diesen Symptomen *(B-Klasse)* zählt man

- Fieber (unerklärt, Temperatur über 38 °C),
- Gewichtsverlust (unerklärt, über 10% in 6 Monaten),
- Nachtschweiß.

Weitere mehr oder weniger regelmäßig auftretende, das klinische Bild ergänzende Befunde sind Pruritus, Schmerzen in den befallenen

Regionen nach Alkoholgenuß, Leuko- und Thrombozytose sowie Eosinophilie im Blutbild und verminderte zelluläre Immunreaktion.

Diagnose

Am Anfang der Untersuchungen steht die definitive, histopathologische Diagnose. Obligate sowie fakultative und evtl. weiterführende Untersuchungen sind für die Gruppe der malignen Lymphome (Morbus Hodgkin und Nicht-Hodgkin-Lymphome) ähnlich (Tab. 17.**2**), haben aber unterschiedliches Gewicht.

Tabelle 17.**2** Prätherapeutische Diagnostik bei malignen Lymphomen (histologisch gesichert)

	Obligat	Fakultativ
Anamnese	Gewichtsverlust, Nachtschweiß, Fieber	Juckreiz, Alkoholschmerz
klinische Untersuchung	neben allgemeiner Untersuchung besondere Berücksichtigung von Lymphknotenstationen, Milz und Leber	HNO-Untersuchung (Waldeyerscher Rachenring)
Labor	rotes und weißes Blutbild, Thrombozyten, BSR, Kreatinin, BUN, Harnsäure, Bilirubin, Transaminasen, alkalische Phosphatase, Blutgruppe, Fibrinogen, Quick-Wert	Elektrophorese, direkter Coombs-Test, Immunelektrophorese
Serologie	Mononukleose, Epstein-Barr-Virus	Toxoplasmose, weitere Virusserologien
Knochenmark	Aspiration und Biopsie, evtl. bilateral	
radiologische Untersuchungen	Thorax d. v./seitlich, Lymphangiogramm, Computertomographie (evtl. NMR für ZNS)	Tomogramme, Skelettstatus, IVP, Kavographie, Magen-Darm-Passage, Kolonkontrastaufnahme
Nuklearmedizin	–	^{67}Ga-Zitratszintigraphie, Leber-Milz-Szintigraphie, Ganzkörperskelettszintigraphie
Ultrasonographie	Abdomen, Retroperitoneum	
Endoskopie	–	Bronchoskopie, obere Panendoskopie
Laparoskopie	Leberbiopsie	
Chirurgie	häufig → „staging laparotomy“ (= explorative Laparotomie mit Splenektomie, Leberkeilbiopsie, multiplen Lymphknotenbiopsien im hinteren Bauchraum)	

Beim M. H. ist etwa die Hälfte der Patienten nach intensiver Abklärung immer noch in einem *Frühstadium* (I oder II). Der Abklärungsgang soll im wesentlichen schrittweise erfolgen, mit dem Ziel, mit möglichst einfachen und den Patienten wenig belastenden Untersuchungen ein fortgeschrittenes Stadium nachzuweisen oder auszuschließen. Untersuchungen wie *Lymphangiogramm* (Abb. 17.**1**), *Galliumszintigramm, Leber-Milz-Szintigramm, Computertomographie* sind in 5–25% falsch positiv und in 10–70% falsch negativ. Damit kann trotz modernster Untersuchungsmethoden bei einem bestimmten Prozentsatz von Patienten das wahre Tumorstadium nicht erfaßt werden. Selbst die *explorative Laparotomie* (= „staging laparatomy" = diagnostische Baucheröffnung mit mehreren Lymphknotenbiopsien, Leberbiopsie und Milzentfernung) bringt in geringem Umfang ein falsch negatives Ergebnis. Die *Stadieneinteilung* erfolgt nach Kriterien, wie sie 1971 festgelegt wurden (Tab. 17.**3**).

Therapie

Allgemeines

Der M. H. gilt heute als potentiell *heilbare* Tumorkrankheit. Mit aggressiver Therapie können selbst bei fortgeschrittenen Stadien in etwa 75% der Fälle vollständige Remissionen erreicht werden. Davon bleibt etwa die Hälfte in Langzeitremission und ist damit möglicherweise geheilt. Nachdem in den letzten Jahren mit *maximaler* Therapie immer gleich hohe Remissionsraten erzielt wurden, hat man in einer Reihe kontrollierter Studien vor allem versucht, eine optimale, *stadiengerechte* Therapie mit weniger Aufwand und Nebenwirkungen zu finden.

Tabelle 17.**3** Stadieneinteilung bei malignen Lymphomen (Morbus Hodgkin und Nicht-Hodgkin-Lymphome) (nach Ann Arbor)

Stadium I:	Befall der einzigen Lymphknotenregion (I) oder eines einzigen extralymphatischen Organs (I_E)
Stadium II:	Befall von 2 oder mehr Lymphknotenregionen auf der gleichen Seite des Zwerchfells (II) oder lokalisierter Befall eines extralymphatischen Organs und einer oder mehrerer Lymphknotenregionen auf der gleichen Seite des Zwerchfells (II_E)
Stadium III:	Befall von Lymphknotenregionen beiderseits des Zwerchfells (III), evtl. mit lokalisiertem Befall extralymphatischer Organe (III_E) oder mit Befall der Milz (III_S) oder beidem (III_{SE})
Stadium IV:	diffuser oder disseminierter Befall von einem oder mehreren extralymphatischen Organen oder Geweben mit oder ohne Befall lymphatischen Gewebes

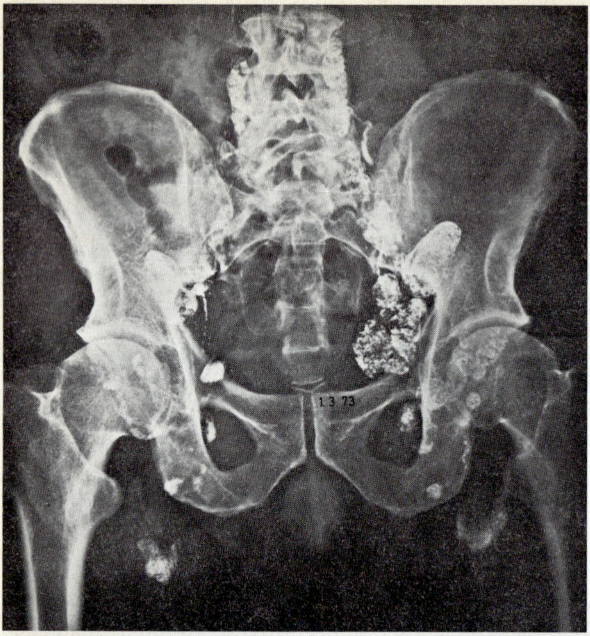

Abb. 17.1a

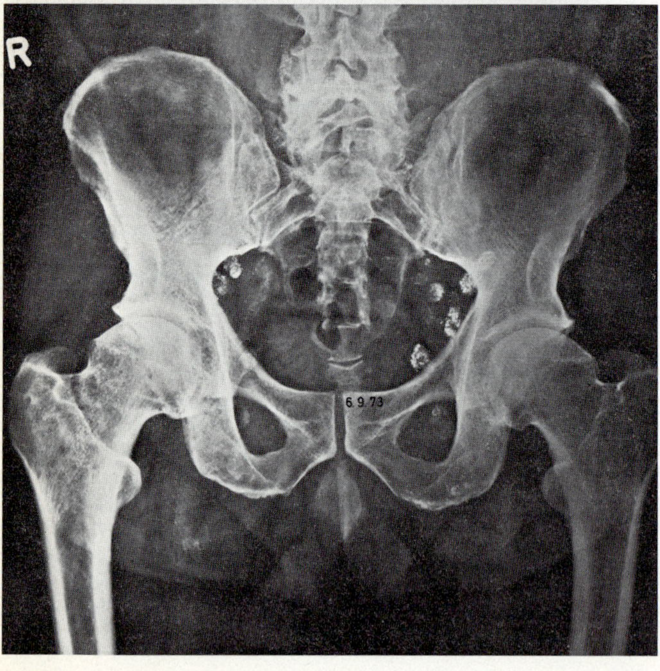

b

Strahlentherapie

Die Radiotherapie ist die Therapie der Wahl für alle *lokalisierten Stadien* (I, II, III_A) des M. H. Die allgemein empfohlene Dosis für befallene Lymphknotenregionen beträgt 45 Gy am Herd (1,5–2 Gy/Tag fünfmal wöchentlich), für klinisch nicht befallene, benachbarte Lymphknotenregionen 35–40 Gy. Mit dieser Dosierung kann die Rezidivrate im bestrahlten Gebiet unter 1% gehalten werden.

Die Bestrahlungstechnik ist standardisiert und wird weltweit angewandt. Großfeldbestrahlungen mit individuell angefertigten Bleisatelliten sorgen über dem Zwerchfell (obere Abschnittsbestrahlung = *„Mantelfeld"*) und unter dem Zwerchfell (untere Abschnittsbestrahlung – *„umgekehrtes Y"*) für eine gleichmäßige Dosisverteilung im Lymphknotengebiet (Abb. 17.**2**).

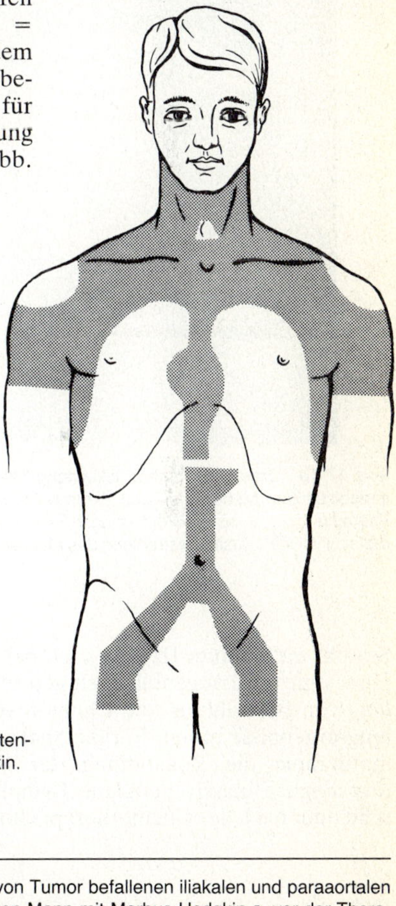

Abb. 17.**2** Dosisverteilung im Lymphknotengebiet bei Bestrahlung von Morbus Hodgkin.

◀ Abb. 17.1 Deutliche Verkleinerung der von Tumor befallenen iliakalen und paraaortalen Lymphknotengruppen bei einem 48jährigen Mann mit Morbus Hodgkin **a** vor der Therapie, **b** 6 Monate nach Beginn einer Polychemotherapie (MOPP).

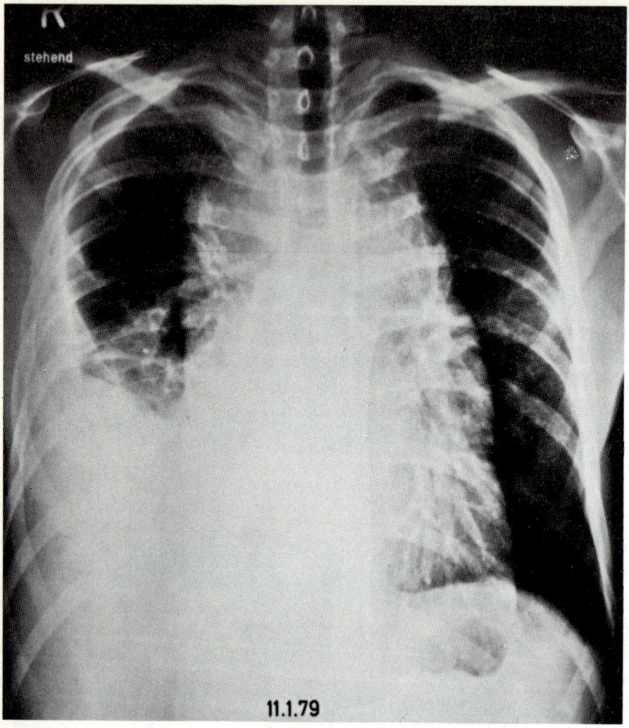

Abb. 17.**3a** Drastische Tumorrückbildung bei einem jungen Mann mit ausgedehntem, doppelseitigem Mediastinal- und Pleurabefall rechts bei Nicht-Hodgkin-Lymphom **a** vor Therapie, **b** (s. S. 361) 2 Wochen nach Beginn einer intensiven zytostatischen Chemotherapie mit CHOP. Zusatzbestrahlung des Mediastinums geplant (Rezidivgefahr).

Sowohl im Stadium III_A als auch bei ungünstiger Lokalsituation bzw. Histologie wird augenblicklich geprüft, ob eine *Kombinationsbehandlung* von Bestrahlung und Chemotherapie langfristig bessere Behandlungsergebnisse bringt. Für die *Spätstadien* III_B und IV ist die Polychemotherapie die Behandlung der Wahl. Häufig wird empfohlen, ursprünglich massiv befallene Lymphknotenareale (Abb. 17.**3**) während oder nach der Chemotherapie konsolidierend zu bestrahlen.

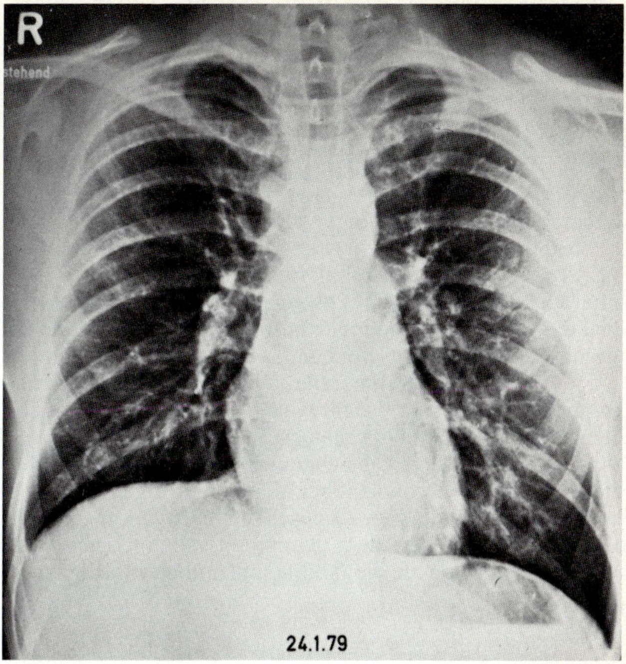

Abb. 17.**3b** (Erläuterung s. S. 360).

Zytostatische Therapie

Nachdem sich die zytostatische Polychemotherapie bei akuten Leukämien als sehr wirksam erwiesen hatte, wurde das gleiche Therapieprinzip auch bei *fortgeschrittenen Stadien* des M. H. erfolgreich angewandt. Mit den wirksamsten Zytostatika (Mustargen, Endoxan bzw. Cyclostin, Velbe, Oncovin, Natulan, Prednison) als *Monotherapie* erreichte man Remissionsraten um 50–60%, wovon etwa 10–30% komplette Remissionen waren. Die früher klassische *Polychemotherapie* „MOPP“ (Mustargen + Vincristin + Procarbazin + Prednison) – mit Remissionsraten von nahezu 100%, davon etwa 80% komplette Remissionen – wurde in den letzen Jahren mehr und mehr von der Kombination „ABVD“ (Adriamycin + Bleomycin + Vinblastin + Dacarbazin) mit gleich hohen Raten kompletter Remissionen wie das „MOPP“-Schema abgelöst. Dieses Schema weist viel weniger Spätschäden an den Gonaden und Zweitmalignome auf. Reinduktionen neuer Remissionen durch ABVD und MOPP nach Rezidiven sind möglich.

Alle diese Zytostatika werden in zyklischen Therapiestößen, meist in vierwöchigen Abständen, verabreicht.

Prognose

Die Prognose der Patienten mit M. H. hat sich durch die neuen Therapiemodalitäten in den vergangenen 20 Jahren *drastisch gebessert.* In der Vortherapieära gab es praktisch keine Langzeitüberlebenden (Tab. 17.**4**). Exakte Stadienabklärung und der Einsatz moderner Radiotherapie sowie potenter Polychemotherapie geben etwa *⅔ der Patienten* die Chance, 10 und mehr Jahre rezidivfrei zu überleben. Die Heilungsquote ist abhängig vom anfänglichen Tumorstadium (Tab. 17.**5**). 75% der Rezidive treten innerhalb der ersten 2 Jahre, mehr als 90% innerhalb der ersten 5 Jahre nach kompletter Remission auf. Patienten, die 5 Jahre und – was noch wahrscheinlicher ist – 10 Jahre rezidivfrei überleben, sind wahrscheinlich *geheilt.* Es ist zu hoffen, daß sich die Ergebnisse besonders bei den ungünstigen Tumorformen weiter verbessern und die therapeutischen Nebenwirkungen sich reduzieren lassen, falls neben dem Krankheitsstadium auch allgemein prognostische Faktoren in die Therapieplanung einbezogen werden (Tab. 17.**6**).

Tabelle 17.**4** Anstieg der 5-Jahres- und 10-Jahres-Überlebensraten mit zunehmend aggressiven Therapiemodalitäten beim Morbus Hodgkin (alle Stadien)

Therapieform	5 Jahre (%)	10 Jahre (%)
keine spezifische Therapie	weniger als 10	weniger als 1
großvolumige Radiotherapie (konv. Röntgentherapie)	30–40	20–25
Großfeldbestrahlung mit Hochvoltgeräten (teils mit Chemotherapie)	70–80	55–65

Tabelle 17.**5** Rezidivfreie 5-Jahres-Überlebensrate bei verschiedenen Stadien des Morbus Hodgkin

Stadien	5 Jahre (%)
Stadium I + II	85–90
Stadium III_A	70
Stadium III_B + IV	40–60

Tabelle 17.6 Allgemeine prognostische Faktoren beim Morbus Hodgkin

Faktor	Günstig	Ungünstig
Alter	unter 50 Jahren	über 50 Jahre
Allgemeinsymptome (B-Symptome)	fehlend	vorhanden
Histologie	lymphozytenreich nodulär-sklerosierend	gemischtzellig lymphozytenarm
Tumorstadium	I, II (A)	III, IV

Nicht-Hodgkin-Lymphome (NHL)

Einleitung, Epidemiologie und Ätiologie

Alle Neoplasien des lymphoretikulären Systems, die nicht dem definierten Krankheitsbild des M. H. zugehören, werden als Nicht-Hodgkin-Lymphome bezeichnet. Ihr Anteil beträgt etwa 3% aller Tumorerkrankungen des Menschen und etwa 50% aller malignen Lymphome. Die Krankheit scheint in den USA häufiger als in Mitteleuropa zu sein. Dort werden pro Jahr ungefähr 15 000 neue Fälle diagnostiziert, und etwas mehr als 13 000 Patienten sterben in der gleichen Zeitspanne mit einem NHL. Im Gegensatz zur Hodgkin-Krankheit gibt es bei den malignen NHL nur *einen* Altershäufigkeitsgipfel. Er liegt je nach Histologie zwischen dem 50. und 70. Lebensjahr. Das männliche Geschlecht ist etwas häufiger als das weibliche betroffen (Verhältnis 1,8 : 1).

Tierexperimentelle Untersuchungen zeigen, daß maligne lymphatische Erkrankungen (Lymphome, lymphatische Leukämie) bei Mäusen und Ratten fast ausschließlich durch *tumorinduzierende Viren* verursacht werden. Über die Entstehung maligner Lymphome beim *Menschen* gibt es wenig Informationen. Weitgehend gesichert gilt, daß das *Burkitt-Lymphom* durch ein DNA-Virus (DNA = Desoxyribonukleinsäure), das sog. *Epstein-Barr-Virus,* verursacht wird. Maligne NHL können auch als „Erkrankungen des Immunzellsystems" bezeichnet werden. Es ist deshalb nicht auszuschließen, daß durch Eingriffe in dieses System (z. B. durch medikamentöse Immunsuppression nach Organtransplantation) oder bei primären Erkrankungen dieses Systems (z. B. Ataxia teleangiectatica, Wiscott-Aldrich-Syndrom) vermehrt NHL infolge unkontrollierten Wachstums maligner Zellpopulationen entstehen. Zusammenhänge zwischen langjähriger Einnahme von *Diphenylhydantoinen* (Antikonvulsiva = krampfverhütende Epilepsiemittel) und NHL werden diskutiert.

Pathologische Anatomie

Die histopathologische Einteilung der malignen NHL bedeutet für den klinisch tätigen Arzt eine wichtige Information für die weitere Abklärung und definitive Therapieplanung. Die während der letzten 20 Jahre am häufigsten gebrauchte Einteilung war diejenige nach *Rappaport.* Sie unterscheidet nach unterschiedlichen Zellarten (Lymphozyten, Histiozyten, Stammzellen), dem Grad der zellulären Differenzierung und nach der Art der zellulären Anordnung (*noduläre* und *diffuse* Form). Wegen ihres prognostischen Wertes und der Einfachheit des Einteilungsprinzips war die Rappaportsche Klassifikation vor allem im angelsächsischen Raum und in der Schweiz für lange Zeit dominierend.

Viele neue Erkenntnisse über die Erkrankung des Immunzellsystems führten im vergangenen Jahrzehnt zu neuen Klassifikationsvorschlägen, welche die rein histomorphologische Einteilung nach Rappaport ersetzen. Die neuen Klassifikationen betrachten die malignen NHL als Erkrankungen des Immunsystems, d. h. der Zellen des thymusabhängigen (T-)Systems und des knochenmarksabhängigen (B)-Systems. Das *Kieler Konzept* unterscheidet zusätzlich zwei Hauptgruppen, nämlich maligne Lymphome von *„hohem“* und „niedrigem“ Malignitätsgrad. Diese Einteilung ist wissenschaftlich sicherlich korrekter und besitzt auch klinisch eine größere Bedeutung (Tab. 17.**7**).

Mindestens fünf weitere neue Klassifikationen wurden während der letzten Jahre entwickelt, was letztlich zu einem Versuch führte, eine allgemeingültige Einteilung zu schaffen (= working formulation of malignant lymphoma). Mit der Entwicklung neuer monoklonaler Antikörper (über 20) werden mehr und mehr Subtypen beschrieben, denen keine der gängigen morphologischen Klassifikation vollständig gerecht wird.

Schon die bisherigen morphologischen Klassifikationen erlauben allerdings, dem Lymphomtyp entsprechend eine individuelle Therapie zu wählen.

Klinisches Bild

Die klinischen Symptome der NHL gleichen im wesentlichen denjenigen des M. H. (vgl. Tab. 17.**2**). Im Gegensatz zum M. H. werden früh der Mund-Rachen-Raum und die mesenterialen Lymphknoten (Dünndarmwurzel) sowie die Magen-Darm-Schleimhaut befallen. Am auffälligsten ist der „extranodale“ (d. h. außerhalb der klassischen Lymphknotenstationen liegende) Krankheitsbeginn bei etwa ⅓ der Fälle.

Die histologische, d. h. durch Biopsien abgesicherte, *Stadieneinteilung* ist realistischer als die rein klinisch-radiologische. Denn ein hoher Prozentsatz der NHL (je nach Literaturangabe zwischen 20 und 60%)

Tabelle 17.**7** Vergleichende Klassifikation maligner Non-Hodgkin-Lymphome (aus Senn, H. J. et al.: Checkliste Onkologie, 2. Aufl. Thieme, Stuttgart 1988)

International Working Formulation	Kiel-Klassifikation	Rappaport-Klassifikation
I. Niedriger Malignitätsgrad:		
A. Kleinzellig lymphozytär inkl. CLL und plasmazytoid	Lymphozytisch chronische lymphatische Leukämie Immunozytom	Lymphozytisch, gut differenziert, diffus, mit oder ohne plasmaztytoide Komponente
B. Follikulär, vorwiegend kleinzellig („cleaved"), z. T. mit diffuser Sklerose	Zentroblastisch-zentrozytisch, follikulär und diffus, kleinzellig	Lymphozytisch, schlecht differenziert, nodulär
C. Follikulär, gemischt klein- und großzellig, z. T. mit diffuser Sklerose		Lymphozytisch-histiozytisch („mixed"), nodulär
II. Mittlerer Malignitätsgrad:		
D. Follikulär, vorwiegend großzellig, z. T. mit diffuser Sklerose	Zentroblastisch-zentrozytisch, follikulär und diffus, großzellig	Histiozytisch, nodulär
E. Diffus kleinzellig „cleaved", z. T. mit Sklerose	Zentrozytisch	Lymphozytisch, schlecht differenziert, diffus
F. Diffus, gemischt klein- und großzellig, z. T. mit Sklerose, z. T. mit epitheloidzelliger Komponente	Zentroblastisch-zentrozytisch, diffus, kleinzellig	Lymphozytisch-histiozytisch („mixed"), diffus
G. Diffus großzellig „cleaved" oder „non-cleaved", Sklerose	Zentrozytisch großzellig, zentroblastisch	Histiozytisch, diffus
III. Hoher Malignitätsgrad:		
H. Großzellig immunoblastisch, plasmazytoid, klarzellig oder polymorphzellig, z. T. mit epitheloidzelliger Komponente	Immunoblastisch (hauptsächlich), z. T. einige T-Zonen-Lymphome	Histiozytisch, diffus
I. Lymphoblastisch, „convoluted" oder „non-convoluted"	Lymphoblastisch, „convoluted" oder „non-convoluted" (einige unklassifizierbar)	Lymphoblastisch
J. Kleinzellig „non-cleaved" Burkitt	Lymphoblastisch, Burkitt-Typ	Undifferenziert, Burkitt's

befindet sich am Krankheitsbeginn bereits im Stadium der fortgeschrittenen *Dissemination* (Stadium IV). Bei etwa 15% aller lymphozytären NHL kommt es im Verlauf der Krankheit zu einer *leukämischen Transformation* mit hohen Blutlymphozytenzahlen. Ähnlich wie beim M. H. zeigen Patienten mit NHL eine *erhöhte Infektanfälligkeit.* Im Gegensatz zum M. H. (T-Zell-vermittelter Immundefekt) beruht diese mehrheitlich auf einer Verminderung der Gammaglobuline im Blut. Eine *autoimmunhämolytische Anämie* findet man häufiger beim NHL als beim M. H. Neurologische Symptome müssen auch an einen *Befall des zentralen Nervensystems* (ZNS) denken lassen. Dieser manifestiert sich als Befall der weichen Hirnhäute, als Parenchymbefall des Hirns sowie als *Querschnittssyndrom* infolge einer das Rückenmark komprimierenden Tumormasse. Die Häufigkeit des ZNS-Befalls liegt zwischen 5 und 10%. Etwa 70% davon werden von diffus-histiozytären NHL bzw. solchen mit „hohem Malignitätsgrad" verursacht. Obwohl selten anfängliches Symptom, manifestiert sich der ZNS-Befall in 80% der Fälle innerhalb des ersten Jahres nach Diagnosestellung. Er ist fast ausschließlich mit einem *Knochenmarksbefall* vergesellschaftet.

Diagnose

Der gesicherten histologischen Diagnose und klinischer Untersuchung (inkl. Waldeyerscher Rachenring!) folgen weitere Abklärungsuntersuchungen nach demselben Prinzip wie bei M. H., um das *Stadium der Erkrankung festzulegen* (Tab. 17.**2**). Nach den radiologischen Untersuchungen (Thorax, Computertomographie, gegebenenfalls Magen-Darm-Passage und Skelettuntersuchung), bilateraler Knochenmarksaspiration und Biopsie, nach perkutaner, blinder oder evtl. laparoskopisch geleiteter Leberbiopsie sind 25% der diffusen (vor allem histiozytären), jedoch nur 5% der nodulären Lymphome in den Stadien I und II. Die *explorative Laparotomie* führt lediglich in ca. 5% der Fälle zusätzlich zu einer signifikanten Stadienänderung. Deshalb ist bei NHL (auch in Anbetracht des meist höheren Alters der Patienten) die Indikation zur explorativen Laparotomie (im Gegensatz zum M. H.) nur in *ausgewählten Fällen* zu stellen.

Therapie

Allgemeines

Die Behandlungsmaßnahmen beim malignen NHL werden zunehmend komplexer. Nach Erarbeitung der definitiven histologischen Diagnose sowie des Krankheitsstadiums ist deshalb immer eine *interdisziplinäre Besprechung* zwischen Chirurg, Radiotherapeut und medizinischem Onkologen notwendig, um ein optimales Therapiekonzept festzulegen.

Chirurgie

Die Hauptaufgabe der Chirurgie besteht darin, mittels Biopsie eine histopathologische Gewebsdiagnose zu ermöglichen. In ausgewählten Fällen dient sie zur Feststellung des exakten Tumorstadiums durch die explorative Laparotomie. Die Resektion von *lokalisierten, extranodalen Lymphomherden* (z. B. Magen, Gehirn) kann unter Umständen kurativ sein. Im allgemeinen ist jedoch noch eine *postoperative Bestrahlung* notwendig, um einen evtl. mikroskopischen Resttumor zu eliminieren.

Gelegentlich kann bei sehr großer Milz aus mechanischen (Schmerzen) oder funktionellen Gründen (Hypersplenismus) eine therapeutische *Splenektomie* notwendig sein.

Strahlentherapie

In der Behandlung *lokalisierter Stadien* (I und II) der malignen NHL ist die Radiotherapie mehrheitlich die Behandlung der Wahl. Die konventionellen Röntgenstrahlen (250 kV) wurden während der letzten Jahre durch Strahlenarten aus dem Megavolt-Energiebereich (Telekobalt, Elektronenbeschleuniger) ersetzt. Die für eine *Heilung* erforderlichen Herddosen liegen zwischen 20 Gy (gut differenzierte lymphozytäre Lymphome) und 50 Gy (diffuse Lymphome), sind aber noch nicht in derselben Weise standardisiert wie für die Hodgkin-Lymphome.

Die Wahl des Bestrahlungsvolumens ist von mehreren Faktoren abhängig (Krankheitsstadium, Histologie, Zeitpunkt im Krankheitsverlauf, Vorbehandlung, Lebensalter, geplante zusätzliche Behandlung). Als Faustregel kann gelten, daß bei NHL mit „hohem Malignitätsgrad“ nur die befallene Region bestrahlt wird, bei NHL mit „niedrigem Malignitätsgrad“ aber mit Großfeldern wie bei M. H., also auch die angrenzenden nicht befallenen Lymphknoten.

Zytostatische Therapie

Etwa 60–70% der Patienten mit NHL zeigen ein fortgeschrittenes Stadium III oder IV bei Diagnosestellung. Die zytostatische Therapie hat deshalb *wesentlichen Anteil* an der Behandlung maligner NHL. Die meisten der beim M. H. wirksamen Zytostatika sind auch bei Patienten mit NHL in verschiedenen Kombinationen gebräuchlich und aktiv. Mit Cyclophosphamid (= Endoxan = Cyclostin), Oncovin und Prednison („COP“) gelang es, die komplette Remissionsrate zu erhöhen und eine Verlängerung des rezidivfreien Intervalls sowie der Gesamtüberlebensdauer zu erzielen. Eine Vielzahl verschiedener Kombinationschemotherapien wurde seither auch bei NHL getestet (Beispiele s. Tab. 17.**8** u. 17.**9**).

Tabelle 17.**8** Beispiele wichtiger Kombinationschemotherapien bei Nicht-Hodgkin-Lymphomen

Kurznamen	Zytostatikakombinationen
COP	Cyclophosphamid (= Endoxan, Cyclostin) Oncovin (Vincristin) Prednison
CHOP	Cyclophosphamid (= Endoxan) Hydroxydaunorubicin (= Adriblastin) Oncovin (Vincristin) Prednison
BACOP (oder CHOP-Bleo)	Bleomycin Adriblastin Cyclophosphamid (= Endoxan, Cyclostin) Oncovin (Vincristin) Prednison
COMLA	Cyclophosphamid Oncovin (Vincristin) Methotrexat Leukovorin Cytosin-Arabinosid
M-BACOD	Methotrexat Leukovorin Bleomycin Adriblastin Cyclophosphamid Oncovin/Dexamethason
Pro-MACE-MOPP	Prednison Methotrexat Adriblastin Cyclophosphamid Epipodophyllotoxin (VP-16-213) Mustargen Oncovin Procarbazin Prednison

NHL mit „niedrigem Malignitätsgrad" (nodulär, vorwiegend lymphozytär nach Rappaport) reagieren mit etwa 70% kompletten Remissionen, rezidivieren aber vielfach und sind meistens unheilbar.

NHL mit „intermediärem oder hohem Malignitätsgrad" sind im Gegensatz dazu heilbar und bedürfen einer aggressiven Chemotherapie (Tab. 17.**8**). Die kompletten Remissionsraten liegen mit 50–60% etwas niedriger, Rezidive treten meist rasch, d. h. während der ersten 2 Jahre auf. Die mittlere Überlebensrate bei „intermediärem Maligni-

Tabelle 17.**9** Remissionsrate bei Non-Hodgkin-Lymphomen unterschiedlichen Malignitätsgrades

Lymphom Typ	Chemotherapie	Remissionsrate (in %)	
		Stadium I	Stadien II–IV
Lymphome von niedrigem Malignitätsgrad	COP	90	40–80
Lymphome von intermediärem Malignitätsgrad	CHOP + BLEO BACOP COMLA	90	40–80
Lymphome von hohem Malignitätsgrad	COMLA M-BACOD Pro MACE-MOPP	90	50–80

tätsgrad“ beträgt 3–4 Jahre, bei „hohem Malignitätsgrad“ 2–3 Jahre. Bestimmte Subtypen haben durchaus eine reelle Heilungschance (ca. 30–40% der Patienten mit „hohem Malignitätsgrad“).

Besondere Aspekte der Pflege

Patienten mit malignen Lymphomen sind oft im jüngeren Erwachsenenalter und in der Regel nur zur anfänglichen aufwendigen Stadienabklärung und evtl. zur Durchführung intensiver Chemo- oder Radiotherapie vorübergehend hospitalisiert. Sonst erfolgt ihre Behandlung und Kontrolle *ambulant.* In der (oft jahrelangen) Remissionsphase der Krankheit fühlen sich vor allem die jüngeren Patienten mit M. H. oder NHL „gesund“ und sind meist voll arbeitsfähig. Sie benötigen nicht unser „Mitleid“, sondern (entsprechend ihrer Remissions- und Heilungschancen) unsere *Aufmunterung zum Durchhalten.* Pflegerische Maßnahmen (s. Beitrag Glaus/Senn, Allgemeine Unterstützungsmaßnahmen in Behandlung und Pflege von Tumorkranken, Kap. 6 u. 9) treten erst bei Therapiekomplikationen bzw. -versagen in den Vordergrund. Wichtig ist auch eine zweckmäßige *Beratung* jüngerer Patienten (vor allem Frauen im gebärfähigen Alter!) bezüglich *Schwangerschaftsverhütung* während und 1–2 Jahre nach zytostatischer Chemotherapie sowie Vorsorgemaßnahmen (wie z. B. Verlagerung der Eierstöcke) vor ausgedehnten Bestrahlungen im Unterleibsbereich (vgl. Abb. 17.**2**).

Multiples Myelom

Allgemeines

Das multiple Myelom (auch *generalisiertes Plasmozytom* oder *Kahlersche Krankheit* genannt) ist eine tumorartige Erkrankung der Plasmazellen und leitet sich von den *B-Lymphozyten* ab. Es entsteht vorwiegend im *Knochenmark* („Myelom"), aber auch *extramedullär* in anderen Organen, hier u. a. in *Lymphknoten.* Letzteres wird in der Kieler Klassifikation mit einem „niedrigen Malignitätsgrad" charakterisiert. Die atypischen Plasmazellen produzieren ein *spezifisches Protein* (Immunglobulin bzw. Immunglobulinfragment = sog. „Paraproteine"). Daß alle Zellen das *gleiche* Immunglobulin bilden, gilt als indirekter Beweis dafür, daß sie von der gleichen entarteten Stammzelle abstammen (klonale Entwicklung).

Epidemiologie

Das Plasmozytom macht etwa 1% aller malignen Erkrankungen und 10% aller hämatologischen Neoplasien aus. Es ist vorwiegend eine *Erkrankung des älteren Menschen* (Häufigkeitsgipfel zwischen 50 und 60 Jahren), befällt aber auch gelegentlich (in weniger als 5%) Patienten unter 40 Jahren. Das männliche Geschlecht überwiegt mit einem Verhältnis von 6 : 4 gegenüber dem weiblichen.

Pathologische Anatomie und Einteilung

Das *extramedulläre* (d. h. außerhalb des Knochenmarks auftretende) Plasmozytom metastasiert zu 80% in die regionären Lymphknoten. Hämatogene Metastasen treten selten auf. Demgegenüber setzen die multiplen Myelome des *Knochenmarks* nur selten Lymphknotenmetastasen. Selten (in 7% der Fälle) kommen Plasmozytome als *isolierte,* umschriebene Knochenherde vor („solitäres medulläres Plasmozytom").

Die *Einteilung* (Klassifikation) der Plasmozytome richtet sich nach immunelektrophoretisch nachweisbaren *Immunglobulinklassen* („Paraproteine") und weniger nach zytologischen bzw. morphologischen Kriterien. Die Verteilung der Immunglobulin-Klassen beim multiplen Myelom zeigt folgende Häufigkeit in absteigender Reihenfolge: IgG = 55%, IgA = 25%, IgM = 8%, IgD = 3% (diverse 9%).

Klinisches Bild

(Tab. 17.**10**)

Das häufigste Leitsymptom sind *Knochenschmerzen,* vor allem Rükkenschmerzen. Sie werden durch eine Plasmazellinfiltration, vor allem

Tabelle 17.**10** Klinische, hämatologische, biochemische und radiologische Befunde beim Plasmozytom

	Befund	Häufigkeit (%)
Klinik	Knochenschmerzen	70–90
	Anämiesymptome	40–60
	gehäufte Infekte	50–70
	Blutungstendenz	10–20
Labor	Anämie	60
	Leukopenie	10–20
	Thrombozytopenie	10–15
	beschleunigte BSR	
	erhöhtes Serumkalzium	30
	erhöhtes Serumkreatinin	30
	Nachweis von Paraprotein im Serum oder Urin	98
Knochenmark	Plasmozytose > 10%	84
Radiologie	Osteolysen und/oder Osteoporose	60

des tragenden Achsenskeletts (Wirbelsäule), hervorgerufen. Die Folge sind schwere diffuse *Osteoporose,* multiple *Osteolysen* (Abb. 17.**4**) und häufig *pathologische Frakturen* der Wirbelkörper. Die bei mehr als der Hälfte der Patienten vorkommende Anämie äußert sich in *Müdigkeit* und *Schwäche.* Wegen ungenügender Antikörperproduktion kommt es vermehrt zu *Infektionen.* Gelegentlich besteht auch schon anfangs eine *Niereninsuffizienz.* Neben einem direkten, durch die ausgeschiedenen Immunglobulin-Bruchstücke verursachten Tubulusschaden kommen auch ein Nierenparenchymbefall und eine *hyperkalzämische Nephropathie* als Ursache in Frage (s. auch Kap. 21). In 20% der Fälle sind Nierenfunktionsstörungen mit einem sog. *Bence-Jones-Plasmozytom* (Unterform, welche niedermolekulare, unvollständige Immunglobulinanteile produziert) vergesellschaftet.

Demgegenüber sind die Symptome des extramedullären Plasmozytoms uncharakteristisch und geben klinisch zu Verwechslungen mit soliden Tumoren und NHL Anlaß.

Diagnose

Zur Diagnose eines Plasmozytoms dienen im wesentlichen die folgenden drei Kriterien bzw. Untersuchungen:

- Knochenmarksplasmozytose mit mehr als 10% z. T. atypischen Plasmazellen (Knochenmarkspunktion),
- pathologisch erhöhtes Immunglobulin (sog. „Paraprotein") im Serum oder Urin (Elektrophorese und Immunelektrophorese (Abb. 17.**5**),

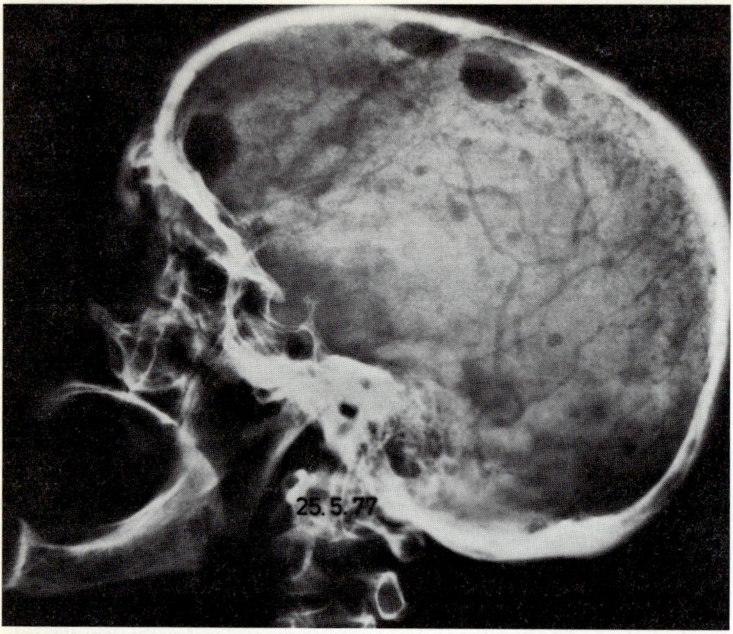

Abb. 17.**4** Typische, „ausgestanzte“ Osteolysen (Knochenauflösungen) in der Schädelkalotte bei einem 60jährigen Mann mit multiplem Myelom. (Wichtige Differentialdiagnose bei weiblichen Patienten: osteolytische Metastasen bei Mammakarzinom!).

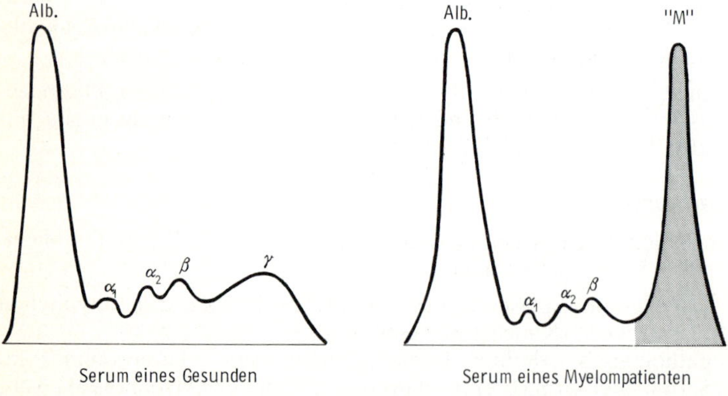

Abb. 17.**5**

- radiologisch nachgewiesene Osteolysen (Röntgenskelettstatus, vor allem Becken, Wirbelsäule und Schädel, Abb. 17.**4**).

Aus diesen Hauptbefunden lassen sich die *wichtigsten Untersuchungen* ableiten (Tab. 17.**11**). Daneben gestatten sie es auch, die Patienten in *zwei prognostische Gruppen* einzuteilen, nämlich solche mit kleiner (gute Prognose) und großer Tumorzellmasse (schlechte Prognose). Prognostisch besonders ungünstige Zeichen bei Krankheitsbeginn sind eine *Hyperkalzämie* (Erhöhung des Serumkalziumspiegels) und eine *Niereninsuffizienz*.

Therapie

Nur Patienten mit einem *solitären medullären Plasmozytom* (s. oben) können geheilt werden. Dazu ist eine *lokale Radiotherapie* mit 40–60 Gy Herddosis erforderlich. Bei gut zugänglichen Plasmozytomherden kann man die Strahlentherapie evtl. mit einem chirurgischen Eingriff kombinieren.

Beim *generalisierten Plasmozytom* (Myelom) wird die Therapie meist nur noch *palliativ* sein. Zum richtigen Zeitpunkt eingesetzt, bewirkt eine *zytostatische Therapie* jedoch noch bei ca. 60% der Patienten eine *klinische Besserung und Lebensverlängerung*. Zytostatika sind beim gesicherten Plasmozytom aber erst dann gerechtfertigt, wenn der Patient symptomatisch ist und eine *eindeutige Progression* des Leidens besteht. Die am meisten gebräuchlichen Zytostatika beim Myelom

Tabelle 17.**11** Prätherapeutische Diagnostik bei Patienten mit multiplem Myelom

Klinik	Lymphknotenstatus, Leber- und Milzgröße Skelett (Spontanfrakturen? Rückenwirbelkompressionen? abnehmende Körperlänge?
Labor	rotes und weißes Blutbild Thrombozyten Blutsenkungsreaktion Elektrophorese und Immunelektrophorese im Serum (und evtl. Urin), Suche nach „Paraproteinen“ Immunglobuline (Serum und evtl. Urin) Serumkalzium Serumkreatinin (Nierenfunktion)
Radiologie	Thorax Skelettstatus (Schädel seitlich, BWS + LWS, Beckenübersicht) Skelettszintigramm überflüssig, da meistenteils falsch negativ *kein* Ausscheidungsurogramm (= gefährlich bei starker Eiweißvermehrung im Serum)
Knochenmark	Aspiration, evtl. Biopsie (Beckenkamm hinten)

sind Alkeran (+ Prednison) oder Endoxan bzw. Cyclostin (+ Prednison), gefolgt von Adriblastin + Oncovin (+ Prednison) oder Nitrosoharnstoffen (BCNU, CCNU) bei Therapieversagen. Bei starker Eiweißvermehrung im Blut (Hyperproteinämie) muß u. U. die „zähflüssige" Blutströmung in den wichtigen kleinen Organgefäßen (Gehirn, Herzmuskel, Niere!) durch *Plasmapherese* (Enteiweißung des Blutes) im Sinne einer lebensrettenden Sofortmaßnahme wieder normalisiert werden.
Chemotherapieinduzierte Remissionen konnten bisher nicht durch zusätzliche therapeutische Maßnahmen (= Erhaltungstherapie) stabilisiert werden. Alpha-Interferone in relativ niedriger Dosierung von 3 MIU/m^2 s.c. 3×/Woche können die Remissionsdauer sowie die Überlebenszeit verlängern.

Die *Radiotherapie* spielt als palliative Maßnahme beim generalisierten Plasmozytom eine wesentliche Rolle. In 80% der Fälle können damit Spontanfrakturen stabilisiert und Knochenschmerzen gelindert oder beseitigt werden. Dosishöhe und Ausdehnung der Bestrahlungsfelder richten sich nach einer evtl. gleichzeitig durchgeführten zytostatischen Therapie. Leider kommt es bei längerer Krankheitsdauer und nach wiederholten Bestrahlungen und Chemotherapiephasen zur Knochenmarksinsuffizienz mit Sepsisgefahr, falls der Patient nicht vorher einem Nierenversagen erliegt (s. oben).

Prognose

Die Krankheitsdauer beim multiplen Myelom schwankt zwischen wenigen Monaten und mehreren Jahren. Mit der heute gebräuchlichen zytostatischen Behandlung haben die Patienten eine mittlere Lebenserwartung von ca. 3 Jahren. Langzeitüberlebende (über 5 Jahre) sind jedoch selten.

Besondere Aspekte der Pflege

Schmerzen und längerfristige Bettlägerigkeit sowie Arbeitsausfälle und vorzeitige Berufsaufgabe stehen beim Myelompatienten häufig im Vordergrund. Ängste, Depressionen, soziale, familiäre sowie finanzielle Probleme sind die Folgen. Durch das tägliche Gespräch und eine verständige Haltung kann die Schwester helfen, solche oft versteckten Probleme des Patienten aufzudecken. Sie sollte auch dafür sorgen, daß der Patient täglich genügend Bewegung hat, damit nicht der Knochenabbau durch unnötige Inaktivität zusätzlich gefördert wird.

AIDS-assoziierte Tumoren

Bei Patienten mit AIDS (engl. = Acquired immune deficiency syndrome) ist eine erhöhte Inzidenz von bestimmten malignen Tumoren nachweisbar. Der inzwischen isolierte Erreger von AIDS – ein menschliches Retrovirus, auch menschliches T-lymphotropes Virus III (HTLV-III) oder neuerdings menschliches Immunschwächevirus (HIV = Human immunodeficiency virus) genannt – befällt bevorzugt eine bestimmte Untergruppe der thymusabhängigen Lymphozyten (T4 = Helper-/Inducer-Zellen). Da diese Zellen die Immunantwort regulieren, kann eine durch das HIV erzeugte Verminderung dieser Zellen zu einer ausgeprägten zellulären Immunschwäche führen. Zudem besitzt das HIV, ähnlich wie andere humane Retroviren (z. B. HTLV-I, assoziiert mit T-Zell-Leukämie/-Lymphome), ein onkogenes Potential. Letzteres ist im Zusammenhang mit der oben erwähnten Immunschwäche ein wesentlicher Faktor in der Onkogenese maligner Tumoren bei AIDS-Patienten oder bei Patienten, die serologisch HIV-positiv sind. Bei diesen Patienten besteht insbesondere ein erhöhtes Risiko für folgende Tumortypen:

1. Kaposi-Sarkom,
2. maligne Lymphome.

Kaposi-Sarkom

Allgemeines

Diese bis vor wenigen Jahren seltene Tumorkrankheit, ausgehend vom Endothel von Blutgefäßen in Haut und inneren Organen, war vor allem bei älteren Männern im Mittelmeerbereich, bei Bantukindern und Jugendlichen in Afrika sowie vereinzelt bei Patienten nach Nierentransplantation aufgetreten.

Ende der 70er Jahre wurde eine aggressive Form dieses Tumors vermehrt bei jungen männlichen Weißen beschrieben, häufig mit homosexueller Vergangenheit. Auf diesem Patientenkollektiv basierten auch die ersten Beschreibungen des Immunschwächesyndroms.

Im Gegensatz zum klassischen Kaposi-Sarkom (langsam wachsende Läsionen vor allem im Bereich der unteren Extremitäten) zeigt diese aggressive Form bei AIDS-Patienten (Häufigkeit 20–25%) eine multizentrische Ausbreitung über das ganze Integument, und bis zu 70% der Patienten haben auch einen Befall innerer Organe (vor allem Lungen, Magen-Darm-Trakt, lymphatisches System). Akute Lungenblutungen oder Magen-Darm-Blutungen sind gefürchtete Komplikationen (Tab. 17.**12** u. 17.**13**).

Tabelle 17.**12** Stadieneinteilung des Kaposi-Sarkoms

Stadium I:	nur Hautbefall lokalisiert
Stadium II:	Hautbefall, lokal fortgeschritten mit/ohne Lymphknotenbefall
Stadium III:	generalisierter mukokutaner Befall + Lymphknotenbefall
Stadium IV:	viszeraler Befall

A = keine systemischen Zeichen/Symptome
B = Symptome: 10% Gewichtsverlust, Fieber > 38 °C (unerklärt)

Tabelle 17.**13** Einige wichtige Merkmale beim Kaposi-Sarkom (KS)

Merkmal	Klassisches KS	AIDS-assoziiertes KS
Alter (Mittel)	63	39
Geschlechtsverteilung (M : F)	10 : 1	unterschiedlich (geographische Region)
Hautläsionen	untere Extremitäten	Kopf, Hals, Rumpf, Extremitäten
Lymphknotenvergrößerung	selten	häufig
Wachstumsverhalten	langsam	aggressiv fulminant
Immundefizienz	Grenzbefunde	schwer und meist progredient
assoziierte Krankheiten	Lymphome Leukämien	Lymphome, opportunistische Infektionen
mittlere Überlebenszeit	13 Jahre	18 Monate

Therapie

Mehrere Therapiemöglichkeiten stehen heute oder in naher Zukunft zur Verfügung:

1. Radiotherapie (lokal),
2. Zytostatika (z. B. Doxorubicin, Vincristin, DTIC etc.),
3. Lymphokine (Interferone, Interleukin-2),
4. antivirale Substanzen (Hemmung der reversen Transkriptase, z. B. Azidothymidin [AZT] = Retrovir); Dideoxycytosine [ddC] = Hivid, z. Z. in klinischer Prüfung); Dideoxyinosine [DDI] = Videx.

Die Radiotherapie wurde erfolgreich eingesetzt zur lokalen Behandlung von umschriebenen Läsionen. Mit zytostatischer Chemotherapie allein oder in Kombination erzielte man eine temporäre Besserung bei

40–80% der Patienten, jedoch nur ca. 30–50% der Patienten leben länger als 2 Jahre. Haupttodesursachen sind opportunistische (durch die Abwehrschwäche bedingte) Infektionen. Alphainterferone ergeben Remissionsraten zwischen 20 und 30%. Die mittlere Überlebenszeit (50% der Patienten) ist deutlich länger bei den „Responders". Letztere zeigen auch weniger opportunistische Infektionen (wie z. B. Pneumocystis carinii).

In welchem Ausmaß antivirale Substanzen die Häufigkeit von AIDS-assoziierten Tumoren reduzieren, werden wir erst in den kommenden Jahren wissen.

Maligne Lymphome

Die Assoziation zwischen AIDS und malignen Lymphomen ist im Vergleich zum Kaposi-Sarkom weniger etabliert.

Histologische Subtypen unterschiedlichen zellulären Ursprungs (B-Zellen, aber auch T-Zellen und Monozytenmakrophagen) wurden beobachtet. Meistens handelt es sich um sog. hochmaligne Lymphome (z. B. Burkitt-Typ, immunoblastisch, Diffus large cell) und auch Hodgkin-Krankheit. Ein Befall des ZNS ist häufig und gelegentlich ausschließlich. Im allgemeinen ist eine aggressive Kombinationschemotherapie und/oder Radiotherapie notwendig (vgl. Tab. 17.**8** u. 17.**9**). Schwere opportunistische Infektionen sind auch bei diesen Patienten limitierend, und Langzeiterfolge sind möglicherweise erst mit Wiederherstellung der zellulären Immunabwehr zu erreichen. Im weiteren besteht auch ein erhöhtes Risiko für Karzinome, bei Homosexuellen insbesondere für Schleimhauttumoren, die häufig in Mund und Mastdarm auftreten.

Literatur

Fisher, R. I., V. T. DeVita jr., S. M. Hubbard et al.: Diffuse aggressive lymphomas: increased survival after alternating flexible sequences of ProMACE and MOPP chemotherapy. Ann. intern. Med. 98 (1983) 304–309

Hartwich, G.: Die Prognose des Plasmozytoms. Dtsch. med. Wschr. 105 (1980) 591

Longo, D. L., R. G. Steis, H. C. Lane: Malignancies in the AIDS patients: natural history, treatment strategies and preliminary results. N. Y. Acad. Sci. 437 (1984) 421–430

Megliola, B.: Multiple myeloma. Cancer Nursing 3 (1980) 209

Musshoff, K., J. Slanina: Maligne Systemerkrankungen. In Scherer, E.: Strahlentherapie – Radiologische Onkologie, Springer, Berlin 1980 (S. 863)

Rosenberg, S. A., C. W. Berard, B. W. Brown jr. et al: National Cancer Institute sponsored study of classifications of non-Hodgkin's lymphomas: summary and description of a working formulation for clinical usage. Cancer 49 (1982) 2112–2135

Safai, B., B. Koziner: Malignant neoplasms in AIDS. In DeVita, V. T., S. Hellman, S. A. Rosenberg: AIDS. Lippincott, New York 1985 (p. 213)

Development of antiretroviral therapy for the acquired immundefficiency syndrome and related disorders – a progress report. New Engl. J. Med. 316 (1987) 557

18. Leukämien, myelodysplastische und myeloproliferative Syndrome

M. F. Fey, M. Fopp, A. J. Feldges und B. Osterwalder

Allgemeines

Definition, Ätiologie

Leukämien, myelodysplastische und myeloproliferative Syndrome beruhen auf *Störungen der Reifung, der Differenzierung und der Vermehrung (Proliferation)* von Stammzellen und Vorläuferzellen des blutbildenden Systems (Hämatopoese). Sie entstehen im Knochenmark (Mark = Myelon) und werden als Krebserkrankungen der Blutbildung auch unter dem Begriff der hämatopoetischen Neoplasien zusammengefaßt. Die Ursachen dieser malignen Erkrankungen sind – wie diejenigen aller Tumorkrankheiten – mannigfaltig. Neben genetischen Faktoren sind Umweltfaktoren bekannte Ursachen von myeloischen Leukämien und Myelodysplasien. *Chemische Verbindungen* wie Kohlenwasserstoffverbindungen (Benzole, Aniline) und Alkylantien sowie *ionisierende Strahlen* sind leukämogen, d. h., sie können in Abhängigkeit von Dosis und Expositionsdauer Leukämien *unmittelbar* verursachen. Viren sind wahrscheinlich an der Entstehung einzelner Leukämien mitbeteiligt. Bei den meisten Patienten mit Leukämien und myeloproliferativen Syndromen kann jedoch bisher kein ätiologischer Faktor eruiert werden, während Patienten mit myelodysplastischen Syndromen öfters eine Belastung mit leukämogenen Substanzen aufweisen.

Einteilung

Die Einteilung der malignen Erkrankungen der Hämopoese beruht auf morphologischen, enzymchemischen, immunologischen und zytogenetischen Besonderheiten der aus dem Knochenmark stammenden Tumorzellen und deren Abkömmlingen. Die Abb. 18.**1** zeigt eine Übersicht der Differenzierung und Reifung der blutbildenden Stammzellen. Bei den Leukämien wird die Erkrankung nach dem im Knochenmark proliferierenden und im peripheren Blut zirkulierenden *vorherrschenden Zelltyp* benannt. Die Benennung der Leukämie, die Fähigkeit der leukämischen Zellen zu einer morphologisch erkennbaren Ausreifung und der Ort, an dem die Leukämie entstanden ist (Stammzelle undifferenziert/lymphatisch etc.), haben miteinander

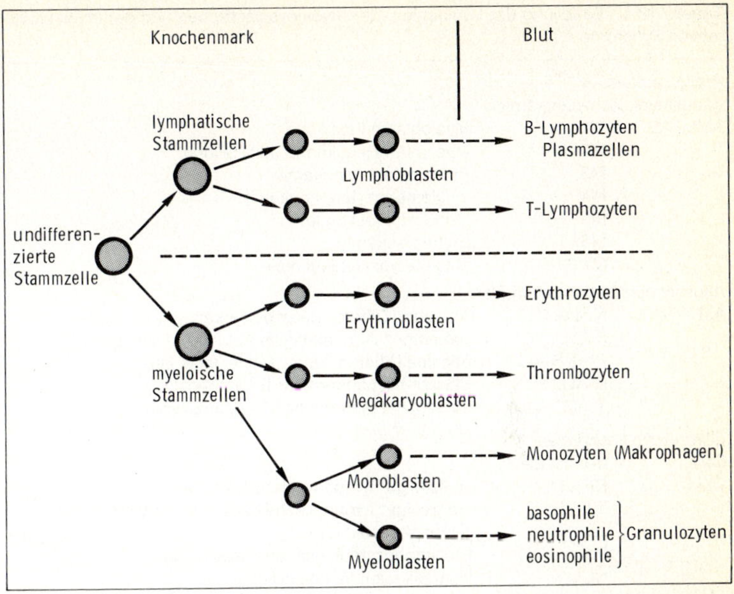

Abb. 18.1 Schematisches Modell der Differenzierung und Reifung der blutbildenden Stammzellen im Knochenmark und in den lymphatischen Organen. Verschiedene *Differenzierungsstufen* untereinander (Bsp.: Megakaryozyt – T-Lymphoblast), verschiedene *Reifungsstufen* nebeneinander (Bsp.: Myeloblast – Myelozyt – Granulozyt).

nichts zu tun. Bei der chronischen myeloischen Leukämie ist beispielsweise die undifferenzierte Stammzelle leukämisch erkrankt, während es – zumindest in der chronischen Phase – zur Überproduktion von reiferen myeloischen Zellen kommt. Die Benennung erfolgt also nach dem, was wir im Mikroskop sehen, und nimmt keine Rücksicht auf die erst in letzter Zeit geklärten Entstehungsmechanismen der verschiedenen leukämischen Krankheiten.

So unterscheiden wir in Anlehnung an das Differenzierungsschema der blutbildenden Stammzelle *Stammzellerkrankungen,* wozu die myelodysplastischen Syndrome und einzelne akute Leukämien sowie myeloproliferative Syndrome gehören, von den Erkrankungen der *determinierten Vorläuferzellen,* zu denen die *myeloischen* und *lymphatischen Leukämien* gehören.

In der Tab. 18.**1** sind die verschiedenen *Unterformen* zusammengefaßt; die Altersverteilung, die klinischen Symptome und häufigsten Befunde, welche zur Diagnose führen, zeigt die Tab. 18.**2**.

Tabelle 18.1 Einteilung der Leukämien, der myelodysplastischen und der myeloproliferativen Syndrome

Akute Leukämien		
Akute myeloische Leukämien		
AML FAB*	M1	Myeloblastenleukämie
	M2	Myeloblastenleukämie „mit Reifung“
	M3	Promyelozytenleukämie
	M4	myelomonozytäre Leukämie
	M5	Monozytenleukämie
	M6	Erythroleukämie
	M7	Megakaryozytenleukämie
Akute lymphatische Leukämien		
ALL	Null ALL	ALL ohne Differenzierungsmarker
	c-ALL	„common“-ALL (häufigste ALL): c-ALL-Antigen
	Prae B-ALL	nächste Differenzierungsstufe der B-Zellreihe
	B-ALL	Blasten mit Markern des B-Lymphozyten
	T-ALL	Blasten mit Markern des T-Lymphozyten
Chronische Leukämien		
CML	s. auch MPS	
CLL	B-CLL	„reifzellige“ lymphatische Leukämie
	T-CLL	„reifzellige“ lymphatische Leukämie mit Markern des T-Lymphozyten (selten)
	PLL	Prolymphozytenleukämie (meist B-Ly)
	HCL	Haarzelleukämie (meist B-Ly)
Myelodysplastische Syndrome		
MDS	RA	refraktäre Anämie
	RAS	refraktäre Anämie mit Ringsideroblasten
	RAEB	RA mit Blastenvermehrung
	RAEB-t	RAEB in Transformation (zur AML)
	CMML	chronische myelomonozytäre Leukämie
Myeloproliferative Syndrome		
MPS	CML	chronische myeloische Leukämie
	OMF (OMS)	Osteomyelofibrose (-sklerose)
	PV	Polyzythaemia vera
	ET	essentielle Thrombozythämie

Klinisches Bild

Die Beschwerden von Leukämiepatienten sind sehr vielfältig und *uncharakteristisch*. Dies ist der Grund, daß meist *spät* oder überhaupt nicht an eine Leukämie gedacht und die Diagnose verzögert wird. Die Patienten klagen meist über allgemeines *Unwohlsein, Leistungsabfall, Müdigkeit, Appetitmangel* und gehäufte *fieberhafte Zustände* („Grippe“). Die zur Diagnose führenden Symptome sind Folge der *Verdrängung der normalen Blutbildung im Knochenmark* durch die leukämischen, unreifen Zellen. Entsprechend kommt es bei gestörter

Tabelle 18.2 Klinisches Bild der Leukämien (für Einzelheiten und Erklärungen vgl. Text)

Einteilung/Zelltyp	Lebensalter	Klinische Symptome	Befunde
1. lymphatisch akut (= ALL)	Kinder und Jugendliche < 20 Jahre, später selten	Müdigkeit, Gewichtsverlust, Fieber, Infektneigung (vor allem Atemwege), Haut- und Schleimhautblutungen, oft Gelenk- und Gliederschmerzen	Blässe Lymphome + (Mediastinum!) Milz ++ Leukozytose Lymphoblasten in Blutbild und Knochenmark, Petechien, Hämatome, Schleimhautblutungen
chronisch (= CLL)	höheres Erwachsenenalter, meist > 50 Jahre	meist geringe Symptomatik, oft Zufallsbefund, gehäufte Infekte (vor allem bakteriell)	generalisierte Lymphome Milz +++ Leber ++ Lymphozytose in Blut und Knochenmark
2. myeloisch akut (= AML) mehrere Unterformen (akute myelo-, promyelo-, myelomono-, mono- und erythrozytäre Leukämietypen)	alle Lebensstufen, im höheren Alter häufiger	Müdigkeit, Inappetenz/Gewichtsverlust, Fieber, starke Infekt- und Blutungsneigung, oft aus voller Gesundheit heraus, selten Knochenschmerzen, Zahnfleischhyperplasie	Haut- und Schleimhautblutungen (Thrombopenie) Fieber, Infekte (Atemwege, Haut, Schleimhäute) Leukopenie (vor allem Granulopenie) Blässe (Anämie) selten Organvergrößerung
chronisch (= CML)	vor allem Männer zwischen 20 und 60 Jahren, seltener Frauen, selten Kinder	Müdigkeit, Schwäche, linksseitige Bauchschmerzen/Druck (Milz), diskrete Blutungsneigung, Anämie	Milz keine Lymphome Leukozytose, oft > 100000 (Granulozyten + myeloische Vorstufen) Hyperzelluläres (vollgepacktes) Knochenmark Philadelphia-Chromosom!

Erythro-, Megakaryo- und Granulozytopoese zu Anämie, Blutungsneigung und Infektanfälligkeit (Tab. 18.**2**). Schmerzen (vor allem in Gelenken und Knochen) sind selten. Vergrößerungen von *Lymphknoten, Milz* und *Leber* finden sich vor allem bei der akuten lymphatischen Leukämie und bei chronischen Leukämien.

Die Symptome und Befunde bei den Patienten mit myelodysplastischen und myeloproliferativen Syndromen sind ebenfalls durch die Differenzierungs- und Reifungsstörungen der blutbildenden Zellen gekennzeichnet. Am häufigsten sind Infekte, Blutungen und Anämie. Für einzelne myeloproliferative Syndrome sind massive Milzvergrößerungen (CML, OMF/OMS) oder Störungen der Blutgerinnung charakteristisch (Thrombosen und Blutungen bei ET).

Diagnose

Die Diagnose einer Leukämie wird nicht in erster Linie aus dem *Blut* gestellt, wie es der Begriff „Leukämie" = weißes Blut vermuten lassen würde. Vielmehr wird bei entsprechendem Verdacht die sichere Diagnose einer Leukämie immer nur aus dem *Knochenmark* gestellt. Die Knochenmarkuntersuchung erfolgt durch Punktion (Aspiration von Knochenmarkbröckeln). Während früher vor allem am Brustbein (Sternalpunktion, unangenehm und gefährlich) punktiert wurde, wird heute der *Beckenkamm* bevorzugt. Dort läßt sich im gleichen Eingriff mit speziellen Nadeln (z. B. Jamshidi-Knochenmark-Biopsienadel, s. Kap. 4) ein kleiner *Knochenmark-Zylinder* herausstanzen. Dieser erlaubt eine sichere Beurteilung der Zelldichte, d. h. des Ausmaßes der Knochenmarksinfiltration durch die Leukämie.

Das periphere Blutbild gibt meist nur *indirekte Hinweise* auf die Verhältnisse im Knochenmark. So können auch bei dichtester Knochenmarkinfiltration im Blut wenige Leukozyten und darunter nur sehr wenige leukämische Blasten vorhanden sein. Die Gewinnung eines Knochenmark-Biopsiezylinders ist bei den myelodysplastischen Syndromen unerläßlich; sie liefert aber auch bei allen anderen hämatologischen Neoplasien wertvolle Zusatzinformationen. Falls kein Knochenmark aspiriert werden kann (sog. P. Sicca), ist die Knochenmarkbiopsie für die Diagnostik unerläßlich. Eine exakte Einteilung ist nur durch die Summe aller sich ergänzender Informationen aus Klinik und Labor möglich. Das dem Patienten entnommene Knochenmark wird mit verschiedenen Techniken untersucht, damit eine möglichst genaue Diagnose gestellt werden kann. Oft stellt die Laborantin schon am Krankenbett Ausstriche her, die anschließend gefärbt werden, was eine lichtmikroskopische Charakterisierung der Leukämiezellen erlaubt. Dabei helfen oftmals Spezialfärbungen zur Klassierung einer Leukämie weiter. Nicht selten wird Knochenmarksaspirat direkt in eine Spritze mit Antikoagulans (z. B. Heparin) hochgezogen und für immunologische Untersuchungen verwendet. Mit spezifischen Antikörpern lassen sich bestimmte Antigenmuster auf der Oberfläche leukämischer Zellen erfassen; dies ist besonders bei den akuten lymphatischen Leukämien nützlich, weil es meist eine sichere Unterscheidung zwischen B- und T-Zell-Leukämien erlaubt. Antikoaguliertes Knochenmarksaspirat kann auch für Leukämiezellkulturen verwendet werden. Dies gestattet eine Chromosomenanalyse leukämischer Zellen, die sich in Teilung befinden.

Allgemeine Behandlungsprinzipien

Die Behandlung von akuten und chronischen Leukämien unterscheidet sich grundsätzlich. Für *akute Leukämien* können einige gemeinsame Behandlungsprinzipien aufgestellt werden (Tab. 18.**2**).

Aufgrund experimenteller Daten und praktischer Erfahrung weiß man, daß eine *Heilung* (s. Kap. 5) nur durch ein Vernichten aller leukämischen Zellen im Organismus erreicht werden kann. Zur Behandlung von akuten Leukämien – als primär generalisierte maligne Erkrankung – kommen nur systemische Maßnahmen in Frage, in erster Linie *Zytostatika.* Diese müssen kombiniert stoßweise und in hoher Dosis zur sog. *Induktion* eingesetzt werden. Ziel der Induktion ist eine Knochenmarkvollremission, die durch die anschließende *Konsolidation* gefestigt wird. Die *Erhaltungstherapie* als dritte Behandlungsphase basiert auf der Annahme, daß bei der Induktion und Konsolidation leukämische Zellen im Knochenmark verblieben sind und zu einem späteren Zeitpunkt in eine Proliferationsphase gelangen, die dann zum Krankheitsrückfall führt. Das Prinzip der Erhaltungstherapie wird bei der ALL des Kindes erfolgreich angewendet, während sein Wert in der Behandlung der akuten Leukämien des Erwachsenen noch nicht geklärt ist.

Auf die Behandlung der chronischen Leukämien und der myelodysplastischen und myeloproliferativen Syndrome wird bei der Besprechung der einzelnen Krankheitsbilder eingegangen.

Eine aggressive Induktionsbehandlung schädigt zwangsläufig, jedoch vorübergehend, auch viele gesunde Gewebe, allen voran die normalen Knochenmarkzellen. Die therapeutisch induzierte *Knochenmarkaplasie* (vorübergehendes Verschwinden aller blutbildenden Zellen des Knochenmarks) äußert sich in schwerer Anämie, Thrombopenie und Granulozytopenie. Der Patient ist in dieser Phase stark durch *Blutungen* und *Infektionen* gefährdet. Die Behandlung von Patienten mit einer akuten Leukämie gehört deshalb stets in ein Klinikzentrum, das auch die Behandlung der therapiebedingten *Komplikationen* beherrscht (sog. Supportivtherapie = Unterstützungsbehandlung). Für alle Einzelheiten sei auf den Beitrag Glaus/Senn, „Allgemeine

Unterstützungsmaßnahmen in Behandlung und Pflege von Tumorkranken“, Kap. 6, verwiesen.

Akute lymphatische Leukämie (ALL)

Epidemiologie

Die ALL kommt vor allem im *Kindesalter* vor und stellt dort die häufigste maligne Erkrankung dar. 4 von 100000 Kindern erkranken jährlich, meist zwischen 2 und 7 Jahren, Knaben häufiger als Mädchen. Bei *Erwachsenen* sind akute lymphatische viel seltener als akute myeloische Leukämien.

Einteilung

Aufgrund von immunologischen Oberflächeneigenschaften der leukämischen Zellen, klinischen Befunden (Vergrößerung der Lymphknoten im Brustkorb, sog. Mediastinaltumor) und Leukozytenzahl bei Diagnosestellung unterscheidet man heute *verschiedene Unterformen* (Tab. 18.**1**). Die häufigste und prognostisch günstigste Form der „üblichen“ ALL kommt vorwiegend im Alter zwischen 2 und 7 Jahren vor. Eine schlechtere Prognose hat die aus unreifen T-Lymphozyten zusammengesetzte „T-Zell-ALL“, die vor allem bei älteren Knaben vorkommt und sich durch einen großen Mediastinaltumor und hohe initiale Leukozytenzahl auszeichnet.

Klinisches Bild

(Tab. 18.**2**)

Neben den erwähnten, uncharakteristischen Leukämiesymptomen kommen bei ALL nicht selten *Knochen-* und *Gelenkschmerzen* sowie *Vergrößerung von Lymphknoten, Rachenmandeln, Milz* und *Leber* vor. In fortgeschrittenen Fällen weisen Erbrechen, Kopfschmerzen, Sehstörungen und andere Nervenausfälle auf einen Befall des *Zentralnervensystems* (ZNS) hin. Es handelt sich dabei um eine leukämische Infiltration der weichen Hirnhäute (Meningen). Dies ist bei ALL relativ häufig und typisch und kommt bei anderen Leukämieformen nur selten vor. Etwa ⅔ aller Kinder mit ALL entwickeln ohne entsprechende Zusatzbehandlung innerhalb von 9–12 Monaten nach Behandlungsbeginn diese Komplikationen. Die in der Anfangsbehandlung verabreichten Zytostatika können die sog. „Blut-Liquor-Schranke“ nicht überwinden und damit nicht in genügend hoher Konzentration an die leukämischen Zellen in den Hirnhäuten gelangen.

Einige Faktoren sind für die Prognose der Kinder und Erwachsenen von entscheidender Bedeutung (Tab. 18.**3**).

Tabelle 18.3 Günstige und ungünstige prognostische Faktoren bei Patienten mit ALL

Faktor	Günstig	Ungünstig
Alter	2–10 Jahre	unter 2/über 10 Jahre
Behandlungserfolg	rascher Eintritt der Knochenmark-Vollremission in der frühen Induktionsphase	Vollremission später einsetzend oder während der Induktionsphase nicht erreicht
Zelltyp	c-ALL	B-ALL
Zytogenetik	keine chromosomalen Aberrationen	multiple Aberrationen
Organinfiltration	geringe leukämische Ausschwemmung (niedrige initiale Blastenzahl) kein Organbefall	hohe initiale Blastenzahl, Mediastinaltumor, initialer ZNS-Befall Milz-Leber-Vergrößerung und Hautbefall

Diagnose

Außer der Untersuchung von Blut und Knochenmark ist bei der ALL aus den erwähnten Gründen eine Lumbalpunktion zur Untersuchung der Rückenmarksflüssigkeit (Liquor) obligatorisch.

Therapie

Die Behandlung der ALL erfolgt nach den erwähnten allgemeinen Grundsätzen. Zur *Induktion* werden Kombinationen von 2–4 Substanzen eingesetzt. Zu einem zytotoxischen Antibiotikum (Daunomycin oder Adriamycin) kommen ein Spindelgift (Vincristin), Nebennierenrindenhormone (Prednison) und meist das Enzym Asparaginase. Diese Induktionsbehandlung wird von den kleinen Patienten (abgesehen von massivem Haarausfall) meist gut vertragen und dauert 4–6 Wochen. Während dieser Zeit sind die Kinder im Krankenhaus und benötigen eine intensive Überwachung und unterstützende Behandlung. Gefährlich sind vor allem die durch den schnellen Zellzerfall entstehenden Stoffwechselkomplikationen, vor allem die *Hyperurikämie.* Heute gelingt es in über 90% der Fälle, eine *Vollremission* zu erzielen.

Schon kurz nach Behandlungsbeginn muß mit der ZNS-*Leukämieprophylaxe* begonnen werden: Diese erfolgt durch wiederholte, intrathekale Chemotherapie (Methothrexat, Cytosar und Hydrocortison) und durch systemische Behandlung mit liquorgängigen Zytostatika. Seit der Einführung dieser ZNS-Behandlung ist die meningeale Leukämie als Komplikation und Ursache eines Rückfalls *praktisch verschwunden.* Bei korrekter Durchführung sind die Komplikationen und Spätfolgen dieser Behandlung gering.

Das Ende der Induktionsbehandlung wird durch den Nachweis eines normalen Knochenmarks bestimmt. Das anfänglich schwerkranke Kind befindet sich dann meist in gutem Zustand und fühlt sich „gesund". Parallel zur ZNS-Prophylaxe erfolgt die *Konsolidation* mit weiteren antileukämischen Medikamenten.

Bei der kindlichen ALL ist bewiesen, daß eine *Erhaltungschemotherapie* notwendig ist, um klinisch nicht faßbare, nach Induktionsbehandlung im Körper übriggebliebene Leukämiezellen zu vernichten und ein Wiederaufflackern der Krankheit zu verhindern. Sie dauert 2–3 Jahre. In dieser Zeit werden *regelmäßige Knochenmarkkontrollen* durchgeführt, anfänglich alle 3, später alle 6 Monate.

Die *Behandlung eines Rückfalls* erfolgt unter den gleichen Grundsätzen, aber mit neuen Medikamenten. Die Remissionsrate ist geringer, die Remissionsdauer kürzer.

Die Behandlung der ALL beim Erwachsenen erfolgt nach ähnlichen Grundsätzen.

Bei einer erfolgreichen Zweitbehandlung durch Zytostatika werden diese Patienten anschließend *transplantiert,* falls ein Geschwister mit geeigneten Gewebeverträglichkeitsfaktoren (HLA-Antigenen) als Spender vorhanden ist und der Patient nicht über 40 Jahre alt ist. Mit dieser Therapie bestehen trotz Rückfall nochmals echte Chancen zu einer Heilung (s. unten, Knochenmarktransplantation).

Prognose

(Tab. 18.**3**)

Hier sind in den letzten 20 Jahren *großartige Fortschritte* erzielt worden. Rund 90% aller Kinder mit ALL erreichen heute eine Vollremission, die bei mehr als der Hälfte durch Erhaltungschemotherapie und ZNS-Leukämieprophylaxe erhalten werden kann. Bei der Hälfte der Kinder kann nach 2–3 Jahren die Behandlung abgebrochen werden. Von diesen bleiben wiederum ¾ in andauernder Erstremission und sind wahrscheinlich *geheilt.* Vollremissionen bei Erwachsenen sind seltener und dauern weniger lang, echte Heilungen kommen im Gegensatz zu den Kindern nach Chemotherapie ohne KMT sehr selten vor.

Besondere Aspekte der Pflege

Diese ergeben sich aus den Besonderheiten des kindlichen Organismus (Venenpunktion, Infusion, Knochenmark- und Lumbalpunktion!) und der Notwendigkeit der Hospitalisation (Entfernung von zu Hause, besonders von der Mutter), die oft durch eine Isolation verstärkt wird. Auf die *besonderen psychologischen Probleme* wird in Kap. 7 eingegangen.

Akute myeloische Leukämien (AML)

Epidemiologie

Diese Leukämieform kommt in allen Lebensaltern vor, am häufigsten bei Erwachsenen, und macht etwa ⅚ aller akuten Leukämien aus.

Einteilung

Mit morphologischen und zytochemischen Methoden können sieben verschiedene *Unterformen* voneinander unterschieden werden. Je nach Differenzierungsrichtung unterscheidet man nach der *f*ranzösisch-*a*merikanisch-*b*ritischen Nomenklatur (FAB-Nomenklatur) die Unterformen AML FAB M 1 bis M 7 (vgl. Tab. 18.**1**). Ohne das Vorhandensein zusätzlicher Risikofaktoren besteht mit Ausnahme der AML FAB M 3 (besonders lange dauernde Vollremissionen) und der AML FAB M 7 (sehr selten; nur selten echte Vollremissionen) kein prognostischer Unterschied unter den akuten myeloischen Leukämien.

Klinisches Bild

Relativ „typisch" sind gerade die uncharakteristischen, bereits erwähnten Beschwerden. Bei der körperlichen Untersuchung fallen vor allem die *Blässe,* evtl. *Blutungen* und *Infekte* (Haut, Körperöffnungen) auf (vgl. Tab. 18.**2**).

Diagnose

Zur sicheren Diagnose führt einzig die Knochenmarkpunktion. Eine Lumbalpunktion wird nicht routinemäßig durchgeführt.

Therapie

Ziel der *Induktionstherapie* bei der AML-Behandlung ist ein normales Knochenmark, in dem die gesunden Knochenmarkstammzellen sich wieder vermehren können. Durch möglichst früh gegebene zweite Induktionskurse oder ein möglichst frühes Einsetzen einer *Konsolidationstherapie* wird versucht, ein Wiederaufflackern der Leukämie zu verhindern oder die leukämischen Zellen ganz auszurotten. Dies gelingt bei 10–15% aller AML-Patienten (Langzeitremission). Die erfolgreichsten Zytostatika zur Induktion einer Vollremission (bei 60–80% aller AML-Patienten) sind Cytosinarabinosid (Cytarabin), Daunomycin, Thioguanin, Amsacrin und Vepesid. In der Konsolidationsphase werden die gleichen Medikamente in anderen Dosierungen und Applikationsweisen verwendet oder die Behandlung durch die in der Induktion nicht gebrauchten Medikamente ergänzt. Leider gibt es auch heute noch keine echte Alternative zu diesen aggressiven und letztlich für Patient und Pflegepersonal belastenden Therapien. Sog. milde zytostatische Therapien sind in der Regel wenig wirksam; sie werden allenfalls bei älteren Patienten verwendet, denen eine aplasierende Therapie nicht mehr zuzumuten ist.

Zunehmend werden Patienten mit AML in erster Vollremission allogen oder autolog transplantiert. Welche Patienten von einer autologen KMT in dieser Situation profitieren werden, ist noch ungewiß (klinische Studien).

Die in der Induktionsphase stark gefährdeten Patienten werden meist vorübergehend *isoliert* und bedürfen engmaschiger Überwachung und aufwendiger *Supportivbehandlung* (s. Beitrag Glaus/Senn, Allgemeine Unterstützungsmaßnahmen in der Behandlung und Pflege von Tumorkranken, Kap. 6). Eine ZNS-Prophylaxe oder -therapie ist meist nicht notwendig.

Der Wert einer *Erhaltungsbehandlung* ist bei der AML umstritten. Sie wird gegebenenfalls ambulant durchgeführt.

Prognose

Bei 60–80% der AML-Patienten kann eine Vollremission erzielt werden. Leider kommt es bei den meisten Patienten im Verlauf der ersten zwei Jahre nach Behandlungsbeginn jedoch zum *Rezidiv,* das bisher nur noch mit der allogenen KMT in seltenen Fällen erfolgreich behandelt werden kann (Zweitremission über 1 Jahr Dauer). Ältere Patienten erreichen weniger häufig eine Vollremission, vor allem weil sie die sehr belastenden Induktionsbehandlungen schlechter tolerieren und eher an Komplikationen sterben. Wenn sie diese Phasen überstanden haben, besteht die gleiche Chance auf eine stabile Remission wie bei jüngeren Patienten.

Besondere Aspekte der Pflege

Die Krankenschwester hat bei der Pflege des meist schwerkranken Leukämiepatienten alle Hände voll zu tun. Ganz besonders wichtig ist sie für den Patienten in der Phase der Isolation. Auf alle weiteren Einzelheiten wird in Kap. 6 und 7 eingegangen.

Chronische lymphatische Leukämie (CLL)

Epidemiologie

Die CLL ist die häufigste Leukämieform. 25–30% aller Leukämiekranken der westlichen Welt leiden daran.

Klinisches Bild

Die Diagnose CLL wird meist durch Zufall gestellt. Die Mehrheit der Patienten hat oft jahrelang keine oder nur geringe Beschwerden. Das Fortschreiten der Krankheit zeigt sich einerseits in der zunehmenden Knochenmarkinfiltration mit entsprechender *Anämie, Leukozytose* (vor allem Lymphozyten) und *Thrombopenie,* andererseits in der zunehmenden *Vergrößerung der Lymphknoten, Tonsillen, Milz* und *Leber* (vgl. Tab. 18.**2**).

Diagnose

Im Blut finden sich oft sehr hohe Leukozytenzahlen. Blutbild und Knochenmark werden dominiert von den meist reif aussehenden, aber funktionell unreifen *„B-Lymphozyten“*. Folge des daraus entstehenden *Antikörpermangels* ist eine ausgeprägte *Infektanfälligkeit.* Nicht selten kommt es auch zu *autoimmunhämolytischer Anämie,* bei der die eigenen roten Blutkörperchen durch sog. antierythrozytäre Autoantikörper zerstört werden.

Therapie

Eine Behandlungsindikation besteht nur bei *progredienter* Krankheit mit den den Patienten beeinträchtigenden Symptomen der Organvergrößerung, Anämie, Infektneigung oder Zirkulationsstörungen bei exzessiv hohen Leukozytenwerten im peripheren Blut. Ein Patient mit einer zufälligerweise entdeckten CLL wird oft zuerst in mehrmonatigen Abständen kontrolliert und nicht behandelt.

Behandlungsindikationen sind:

- Allgemeinsymptome wie Schwitzen, febrile Temperaturen, Gewichtsverlust,
- zunehmende Lymphome oder Milzvergrößerung,
- Neutropenie, Anämie und Thrombopenie,
- exzessive Lymphozytose mit zunehmender Knochenmarkinsuffizienz.

Die Behandlung ist ganz auf die *Linderung von Symptomen* ausgerichtet, da eine lebensverlängernde Wirkung bisher nicht nachzuweisen ist. Sie besteht meist in der Kombination eines alkylierenden Zytostatikums (z. B. Chlorambucil) mit lymphozytotoxischen Nebennierenrindenhormonen (Prednison). Die Behandlung erfolgt am besten *intermittierend* (stoßweise), um eine zusätzliche Immunsuppression zu vermeiden.

Große, persistierende Lymphknotenpakete können durch *kleine Strahlendosen* rasch zur Rückbildung gebracht werden. In den letzten

Jahren wurden auch erfolgreiche Versuche mit niederdosierter *Ganzkörperbestrahlung* durchgeführt.

Bei zunehmender Milzvergrößerung bei entsprechenden Symptomen (Kapselschmerz, Versacken des Bluts in der Milz, Thrombopenie, Hämolyse) kann eine *Splenektomie* eine oft längere Zeit anhaltende Verbesserung bringen.

Wie bei anderen malignen lymphoproliferativen Erkrankungen mit niedrigem Malignitätsgrad werden heute Immunmodulatoren auf ihre Antitumorwirkung geprüft (Interferone, Interleukine, s. Beitrag Immuntherapie, Kap. 5).

Prognose

Eine Palliation von Beschwerden und eine Verbesserung des Blutbildes sind rasch und einfach, meist in ambulanter Behandlung zu erreichen. Vollremissionen sind dagegen sehr selten. Die Überlebenszeit wird nicht verlängert. Nicht selten geht eine jahrelange „gutartige" CLL gegen den Schluß in eine wesentlich bösartigere, aggressivere Form über.

Myelodysplastische Syndrome (MDS)

Definition

Myelodysplastische Syndrome sind Erkrankungen der blutbildenden Stammzellen. Sie führen zu einem langsamen Erlöschen der Knochenmarkfunktion mit zunehmender Anämie, Leukozytopenie und Thrombozytopenie (Panzytopenie) mit schließlich letalen Infekt- und Blutungskomplikationen, oder Übergang in eine akute, meist myeloische Leukämie.

Ätiologie

Diese ist unbekannt. Es ist jedoch auffallend, daß MDS-Patienten häufig chemischen Noxen ausgesetzt waren. Ein sicherer Zusammenhang besteht bei den Patienten, welche früher mit intensiven Bestrahlungs- und Chemotherapien (in dieser Reihenfolge) wegen eines anderen Tumorleidens behandelt wurden und dann ein MDS entwickeln. Dieses geht auch häufig in eine AML über. Durch neue Therapiekombinationen sollten diese *sekundären hämatologischen Neoplasien* an Häufigkeit wieder abnehmen.

Klinisches Bild

Das klinische Bild ist durch die gleichen Symptome und Befunde geprägt wie bei jeder Knochenmarkinsuffizienz (Anämie, Blutung, Infekt).

Therapie

Die Behandlung der MDS ist symptomatisch (palliativ). Durch Bluttransfusionen und Infektbehandlung und durch niedrig dosierte Behandlung mit Cytarabin können kurzfristige Besserungen erzielt werden. Eine Chance zur Kuration (bei jungen Patienten) besteht nur in der allogenen Knochenmarktransplantation.

Prognose

Die meist bei Patienten im Alter von 50–70 Jahren auftretende Erkrankung verhält sich prognostisch sehr unterschiedlich. Patienten mit refraktärer Anämie (vgl. Tab. 18.**1**) ohne zytogenetische Veränderungen haben eine mittlere Lebenserwartung von mehr als 4 Jahren, während Patienten mit refraktärer Anämie und Blastenexzeß in Transformation mit komplexen zytogenetischen Veränderungen in der Regel nur 4 Monate überleben.

Myeloproliferative Syndrome

Definition

Zu den myeloproliferativen Erkrankungen zählt man einige seltene, fast nur beim Erwachsenen auftretende Störungen der Knochenmarkstammzellen mit Vermehrung einer oder mehrerer Zellinien. Ein Hinweis darauf, daß alle 3 Zellinien pathologisch verändert sind, ergibt sich aus dem Nachweis des sog. *Philadelphia-Chromosoms* (Ph^1). Dieser bei der Mehrheit der Kranken mit CML vorkommende genetische Defekt besteht in der Verschiebung eines Teiles des Chromosoms (Kernfaden) 22 auf das Chromosom 9 und läßt sich in der sog. Chromosomenanalyse aus dem Knochenmark nachweisen.

Chronische myeloische Leukämie (CML)

Epidemiologie

Die CML macht etwa 15–20% aller Erwachsenenleukämien aus und tritt vor allem zwischen 20 und 60 Jahren auf. Männer erkranken häufiger als Frauen.

Klinisches Bild

Auch hier fehlen charakteristische Symptome. Am häufigsten werden *Müdigkeit, Leistungsschwäche, Gewichtsabnahme, Nachtschweiß* und – bei zunehmender Milzgröße – *Völlegefühl* oder *Schmerzen im linken Oberbauch* angegeben. Die funktionell minderwertigen Granulozyten bzw. Thrombozyten führen zu *Infektanfälligkeit* und *Blutungen* bzw. *Thromboseneigung*.

Führender Befund ist die *Milzvergrößerung* (Splenomegalie), die bei 90% der Patienten gefunden wird. Lymphome kommen üblicherweise nicht vor.

Diagnose

Das Blutbild zeigt eine oft sehr ausgeprägte *Leukozytose* mit Überwiegen der morphologisch „normal“ aussehenden Granulozyten sowie der reiferen Vorstufen (Metamyelozyten und Myelozyten). Blasten treten erst in der Schlußphase auf. Anämie und Thrombopenie sind Zeichen der Verdrängung der beiden anderen blutbildenden Systeme. Die *alkalische Leukozytenphosphatase,* ein Enzym reifer Granulozyten, fehlt häufig oder ist stark erniedrigt. Es steigt in der terminalen Blastenkrise an.

Therapie

In der Behandlung der CML sind in den letzten Jahren wesentliche Fortschritte erzielt worden. Patienten mit geeignetem Geschwister können erfolgreich allogen transplantiert werden; Patienten ohne Transplantationsmöglichkeit können mit Alpha-2-Interferon palliativ, vereinzelt evtl. sogar kurativ behandelt werden. Die Differenzierungsinduktoren (Substanzen, welche eine Zelldifferenzierung auslösen können) vermögen sogar in der sog. Blastenkrise einen Behandlungseffekt zu erzielen.

Alle übrigen Patienten können durch eine einfache ambulante, orale Behandlung mit *Busulfan* (= Myleran) in eine 3–4 Jahre anhaltende hämatologische Remission gebracht und beschwerdefrei gehalten werden. Dies entspricht aber nicht einer Vollremission wie bei akuten Leukämien. Die Erkrankung endet nach einigen Jahren fast immer mit einer therapeutisch kaum mehr beeinflußbaren Veränderung im Sinne einer unreifzelligen Leukämie (sog. *Blastenkrise*). Dies äußert sich in raschem Abfall des Hämoglobins und der Thrombozyten, Zunahme der basophilen Granulozyten sowie von Milz und Leber. Durch eine Kombination von Vincristin und Prednison, evtl. auch mit anderen Zytostatika, läßt sich bei 10–20% der Fälle eine kurzfristige Remission erzielen.

Eine frühzeitig durchgeführte *Splenektomie* kann möglicherweise die Blastenkrise hinausschieben und spätere Komplikationen seitens der stark vergrößerten und schmerzhaften Milz verhindern. Zur Palliation kann auch die *Milzbestrahlung* eingesetzt werden. Als Zusatzmaßnahme muß häufig Allopurinol gegeben werden (s. Kap. 21). Knochenmarktransplantationen in der stabilen Phase führen zu Vollremissionen.

Prognose

Die Prognose einzelner CML-Patienten hat sich mit den neuen Behandlungsmöglichkeiten grundsätzlich geändert. Die neuen Therapieformen sind noch in Entwicklung begriffen, und es läßt sich noch nicht abschätzen, wie viele CML-Patienten in den nächsten Jahren von ihrer Krankheit geheilt werden können.

Osteomyelofibrose (Osteomyelosklerose)

Auch sie ist eine Differenzierungsstörung der myeloischen Stammzelle mit ausgeprägter *Faserbildung im Knochenmark.* Sie geht meist in eine akute myeloische oder undifferenzierbare Leukämie über. Der Tod erfolgt in *Knochenmarkaplasie,* während die Blutbildung meist vollständig in die stark vergrößerte Milz und Leber verlagert ist (= sog. „extramedulläre“, d. h. außerhalb des normalerweise blutbildenden Knochenmarks stattfindende *Hämatopoese*).

Bei der *Untersuchung* fallen im Blutbild die sog. „Tränentropfenerythrozyten“, die stark erhöhte alkalische Leukozytenphosphatase und im Röntgenbild die verdichtete Knochenstruktur auf.

Die *Behandlung* mit kleinsten Dosen Busulfan ist weniger erfolgreich als bei der CML, der Wert einer Splenektomie umstritten.

Polycythaemia vera

Klinisches Bild und Diagnose

Hier kommt es vor allem zu einer *Steigerung der Erythropoese* mit Hämoglobinwerten bis über 20 g% (12 mmol/l) bzw. Erythrozytenwerten über 6×10^9/l. Bei der *Untersuchung* fallen die *rötlich-blaue Verfärbung* von Haut und Schleimhäuten mit *Zirkulationsstörungen, Splenomegalie* und Zeichen von *Gerinnungsstörungen* mit Blutungen und Thrombosen sowie Kratzspuren wegen des bestehenden *Juckreizes* auf.

Typische Laborbefunde sind die massive Erhöhung von Hämoglobin, Erythrozytenzahl und Erythrozytenvolumen sowie auch der Sauerstoffsättigung des Blutes, der alkalischen Leukozytenphosphatase und der Harnsäure. Meist sind – weniger ausgeprägt – auch Leukozyten und Thrombozyten vermehrt.

Therapie und Prognose

Zur Behandlung der Polyzythämie stehen verschiedene Methoden zur Verfügung. Anfänglich genügen oft *Aderlässe.* Wenn dies nicht genügt, wird *zytostatisch* behandelt (z. B. mit Busulfan), oder es werden – heute eher selten – in größeren Abständen Injektionen von kleinsten Dosen von *Radioisotopen* vorgenommen (z. B. radioaktiver Phosphor = ^{32}P). Diese werden im Knochenmark gespeichert und hemmen die krankhaft überschießende Bildung von Blutzellen. Die *Prognose* ist in vielen Fällen erfreulich gut. Überlebenszeiten von 8–15 Jahren sind unter vorsichtig durchgeführter Behandlung und Kontrolle keine Seltenheit. Auch eine Polyzythämie kann in einer akuten Leukämie enden. Von der „echten Polyzythämie" muß differentialdiagnostisch immer zuerst eine *„sekundäre Polyglobulie"* als Folge anderer (meist Lungen- oder Herz-)Krankheiten unterschieden werden, welche mit chronischem Sauerstoffmangel einhergehen. Die Behandlung dieser Störung besteht in Aderlässen und Therapie des Grundleidens.

Essentielle Thrombozythämie

Bei dieser seltenen myeloproliferativen Erkrankung sind vor allem die *Thrombozyten* und ihre Vorstufen stark vermehrt. Entsprechend kommt es unbehandelt häufig zu lebensbedrohlichen Thrombosen mit Emboliegefahr. Die *Behandlung* entspricht derjenigen der anderen myeloproliferativen Syndrome. Neuerdings wird versuchsweise auch *Interferon* eingesetzt.

Knochenmarktransplantation bei Leukämien

Historisches, Grundprinzip

In den letzten 10 Jahren hat sich die Knochenmarktransplantation (KMT) einen etablierten Platz in der Leukämiebehandlung sichern können. Dies gilt vor allem für die syngene und allogene KMT. Unter einer *allogenen KMT* versteht man die Übertragung des Spenderknochenmarks eines Geschwisters, welches in den Gewebseigenschaften (sog. Histokompatibilitätsantigene, HLA-Antigene) möglichst übereinstimmt. Bei der *syngenen KMT* handelt es sich um die Übertragung von Knochenmark zwischen eineiigen Zwillingen mit kompletter genetischer Identität.

Grundidee der KMT ist, durch massive Erhöhung der Dosis von Zytostatika und dem Anfügen einer Ganzkörperbestrahlung, unter Inkaufnahme der irreversiblen Knochenmarktoxizität, eine möglichst komplette Eliminierung leukämischer Zellen zu erreichen, insbesondere auch an Orten wie Hoden und Zentralnervensystem, die der Chemotherapie weniger zugänglich sind. Voraussetzung ist, daß die sonst dosislimitierende Toxizität auf das Knochenmark mittels eines Spendermarks umgangen werden kann. Damit soll die Chance einer langfristigen Remission der Leukämie und damit praktisch einer Heilung vergrößert werden, ohne daß eine weitere zytostatische Erhaltungschemotherapie erforderlich ist.

Anfänglich wurde die KMT erst in Betracht gezogen, wenn alle konventionellen Therapien versagten. Die Tatsache, daß etwa 10% dieser in Endstadien transplantierten Patienten langfristig (10–14 Jahre) ohne jegliche Erhaltungschemotherapie heute überleben, beweist, daß das Konzept einer Intensivierung von Chemo- und Radiotherapie richtig ist, sofern ein konsekutiver Ersatz durch ein passendes Spendermark möglich ist. Aus der Analyse dieser Daten ging auch hervor, daß Patienten in guter klinischer und hämatologischer Verfassung eine deutlich bessere Prognose nach der KMT haben. Seit mehreren Jahren sind sich die meisten Transplantationszentren einig, daß die besten Resultate mit den meisten Langzeitüberlebenden nur zu erreichen sind, wenn die Patienten möglichst früh nach Erreichen einer Remission ihrer Leukämie transplantiert werden. Zu diesem Zeitpunkt ist die Organschädigung durch Zytostatika noch minimal, die Tumorbelastung des Körpers gering und der Allgemeinzustand des Patienten gut.

Da die KMT ein psychologisch und finanziell äußerst belastendes Unterfangen darstellt, muß betont werden, daß eine KMT grundsätzlich nur mit kurativer und nie in palliativer Absicht vorgenommen wird.

Voraussetzungen

In der Regel wird eine obere Altersgrenze von 40 bis maximal 45 Jahren angenommen, da die peri- und posttransplantäre Morbidität und Mortalität oberhalb dieser Grenze zu sehr ansteigt. Ein eineiiger Zwilling als Spender bietet dank der genetischen Identität beste Voraussetzungen, da eine immunologische Barriere bei der Knochenmarkübertragung fehlt. In allen übrigen Situationen ist für eine erfolgreiche KMT eine möglichst vollständige Identität in den HLA-Antigenen (Locus A, B, C, D) zu fordern, was die Verfügbarkeit eines Spenders innerhalb der vorhandenen Geschwister stark einschränkt. Ein Abweichen auch nur in einem Locus oder Verwendung eines (wenigstens phänotypisch) identischen oder nur haploidentischen Elternteils als Spender erhöht das Risiko posttransplantärer, immunologischer Komplikationen. Dies gilt auch bei Verwendung eines zwar phänotypisch HLA-identischen, aber nicht verwandten Spenders. Solche Transplantationen werden in der Schweiz z. Z. kaum durchgeführt.

Bezüglich des Knochenmarkstatus wird heute meist eine Remission (Erstremission einer akuten myeloischen Leukämie, Zweit- oder allenfalls Drittremission einer akuten lymphatischen Leukämie) gefordert bzw. eine chronisch stabile Phase einer chronischen myeloischen Leukämie.

Diese Selektion des Patientengutes führt zu einer Reduktion des leukämischen Rezidivs nach KMT und schwerer, transplantatbedingter Komplikationen wie interstitielle Pneumonie und schwere Graft-versus-Host-Erkrankung.

Technischer Ablauf

Bei der KMT handelt es sich technisch um einen verblüffend einfachen Eingriff. Spendermark im Umfang von 1000–1500 ml wird mittels multipler Punktionen unter aseptischen Operationsbedingungen am Becken in Vollnarkose aspiriert und in Auffangflaschen heparinisiert. Der Spender selbst bleibt während 2–3 Tagen hospitalisiert. Nach Filtrierung von Fettbröckeln und Knochensplitterchen kann das Knochenmark-Blut-Gemisch dem Patienten unmittelbar anschließend intravenös über einen zentralvenösen Katheter infundiert werden. Die im Transplantat enthaltenen hämopoetischen Stammzellen siedeln sich im Knochenmark des Patienten an und führen innerhalb 2–3 Wochen zur vollständigen Wiederherstellung des blutbildenden Marks (vom Spendertyp, sog. hämopoetischer Chimärismus). So werden gewöhnlich ab der dritten posttransplantären Woche keine Bluttransfusionen mehr gebraucht.

Zur vorangehenden Konditionierung des Patienten (immunologische Vorbereitung) gebrauchen die meisten Zentren ein ursprünglich in Seattle entwickeltes Protokoll. Es besteht aus 60 mg/kg KG Cyclophosphamid (Endoxan) an 2 aufeinanderfolgenden Tagen, gefolgt von einer Ganzkörperbestrahlung (10 Gy) in einer Sitzung oder aufgeteilt auf mehrere Sessionen mit kleineren Einzeldosen in den Tagen unmittelbar vor der Knochenmarkinfusion. Nebst ihrer guten immunsuppressiven Eigenschaften, die für das Angehen des Transplantates entscheidend sind, hat die Ganzkörperbestrahlung eine starke antileukämische Wirkung, die besonders wichtig ist für Orte, die der Chemotherapie schlecht zugänglich sind (Gonaden, Zentralnervensystem). Dieses Vorgehen ist unter Ultrasterilbedingungen meist gut verträglich.

Die intensive Vorbehandlung mit Chemo- und Radiotherapie führt zu einer schwersten Abwehrschwäche des Patienten, die sämtliche Abwehrmechanismen (Granulozyten, Monozyten-Makrophagen-System in Frühphase, humorale und zelluläre Immunität in mittlerer bis später posttransplantärer Phase) umfaßt. In dieser Zeit ist der Patient entsprechend schutzlos und besonders anfällig gegenüber schweren bakteriellen, fungalen und viralen Infekten (z. B. zytomegalieassoziierte interstitielle Pneumonie). Deren Erfassung und frühzeitige optimale Behandlung stellt ganz besondere Anforderungen an Arzt und Pflegeteam. Zur bestmöglichen Prophylaxe gegen diese schweren Infektkomplikationen werden KMT-Patienten während 5–7 Wochen in ultrasterilen Laminar-air-flow-Einheiten gepflegt (s. Kap. 6).

Die Entlassung aus der Sterilpflege erfolgt meist in der 5. bis 6. Woche nach der KMT. Intensive ambulante Nachkontrollen während des 2. und 3. posttransplantären Monats sind nötig, da das Immunsystem sich nur langsam erholt und eine Infektgefährdung weiterhin besteht. Ab dem 4. Monat genügen monatliche Kontrollen, die später auf viertel-, nachher auf jährliche Routinekontrollen beschränkt werden. Die KMT bedingt bei unkompliziertem Verlauf eine Unterbrechung der Berufstätigkeit von etwa 6 Monaten. Danach sind die Patienten bei gutem Verlauf gewöhnlich normal arbeitsfähig.

Resultate

Weltweit sind heute mehr als 10 000 Patienten knochenmarktransplantiert und verdanken ihr Überleben zu einem guten Teil dieser Therapiemaßnahme. Repräsentative Resultate in Europa erhalten wir von der European Group of Bone Marrow Transplantation, in der die meisten europäischen Transplantationszentren (ca. 34) vertreten sind. Informationen über mehr als 2000 Patienten mit Leukämie nach einer KMT sind verfügbar.

Patienten in erster Remission einer *akuten myeloischen Leukämie* (AML) haben heute eine Wahrscheinlichkeit von etwa 50%, 5 Jahre zu überleben. Diese Resultate sind noch besser für junge Patienten unter 20 Jahren. Die Überlebenswahrscheinlichkeit sinkt auf etwa 20–30% bei Patienten in zweiter Remission der AML. Obwohl der Anteil langfristig überlebender Patienten nach alleiniger Chemotherapie in den letzten Jahren angestiegen ist (um 20%), hat sich dagegen in den Überlebenskurven kein Plateau ausgebildet. Insbesondere kommt es nach einem Rezidiv einer AML mit Chemotherapie allein kaum je zu langfristigem rezidivfreiem Überleben, so daß die KMT in dieser Situation wahrscheinlich ein besseres Überleben garantiert.

Nach der Pubertät ist die Prognose einer *akuten lymphatischen Leukämie* (ALL) mit Chemotherapie relativ schlecht. Wiederum besteht nach einem Rezidiv kaum eine Chance einer langfristigen zweiten Remission durch Chemotherapie. Ähnliches gilt auch für Patienten aller Altersgruppen mit Risikofaktoren wie hohe initiale Lymphozytenzahl, Chromosomenaberrationen, extramedullärer Leukämie, Splenomegalie und gewissen T- und B-Zell-Varianten. Die Überlebenswahrscheinlichkeit beträgt nach 5 Jahren über 50% bei ALL in erster Remission und nur etwa 25–30% bei KMT in zweiter oder späterer Remission. Die Wahrscheinlichkeit beträgt immer noch 10–20%, selbst wenn im Rezidiv transplantiert wird. Mit Chemotherapie allein beträgt sie durchweg unter 10%.

Die Resultate der allogenen KMT bei *chronischer myeloischer Leukämie* (CML) sind ähnlich derjenigen der KMT bei AML in erster Remission. Das leukämische Rezidiv ist allerdings seltener. Häufigste Todesursachen sind interstitielle Pneumonie und Graft-versus-Host-Erkrankung. Die Wahrscheinlichkeit, 3 Jahre zu überleben, beträgt 50–70% bei Patienten in chronischer Phase der CML, weniger als 30% bei KMT in akzelerierter Phase und weniger als 10% in blastärer Transformation der CML. Ungeachtet der Krankheitsphase, in der die KMT durchgeführt wird, und vor allem in auffälligem Unterschied zur konventionellen oder experimentellen Chemotherapie stellt sich nach etwa 14–19 Monaten nach KMT ein Plateau-Effekt in der Überlebenskurve ein.

Das Wichtigste an diesen Studien ist, daß gezeigt werden konnte, daß die KMT die einzige Möglichkeit einer langdauernden, zytogenetischen und hämatologischen Remission mit dem Potential auf endgültige Heilung für eine große Anzahl von Patienten ist. Die dabei erreichten Überlebensdaten sind zweifelsfrei neu und einmalig. Allerdings muß die KMT in der Frühphase der CML evaluiert werden.

Posttransplantäre Probleme

Drei wesentliche Problemkreise gefährden eine erfolgreiche KMT: *schwere Infekte* als Folge der Immuninkompetenz, *Graft-versus-Host-Erkrankung* und *leukämische Rezidive.* Transplantatabstoßungen sind kaum je ein Problem.

Bei der sogenannten *Graft-versus-Host-Erkrankung* (GvHD) handelt es sich um eine immunologische Attacke von Spender-T-Lymphozyten gegen Organe des Patienten, vor allem gegen Haut, Leber und Magen-Darm-Trakt. Trotz perfekter Übereinstimmung in den (heute bestimmbaren) HLA-Antigenen tritt sie bei über 50% der Patienten auf. Durch den Einsatz von Cyclosporin-A (Sandimmun), anstelle von Methotrexat seit 1979 als Prophylaxemaßnahme gegen GvHD, konnte vor allem der Schweregrad dieser prognostischen bedeutsamen Komplikation vermindert und damit die Prognose des Patienten entscheidend verbessert werden. Eine wichtige Beobachtung war, daß Patienten in ultrasteriler protektiver Isolation mit kompletter mikrobieller Dekontamination und steriler Nahrung signifikant besser überlebten als Patienten in gewöhnlichen Einzelzimmern. Die Häufigkeit der schweren GvHD konnte dabei von 39 auf 23% reduziert werden.

Neuerdings erlauben verschiedene Methoden der T-Zell-Entfernung aus dem Spendermark vor dessen Infusion in den Empfänger eine weitgehende Verhinderung der Graft-versus-Host-Erkrankung. Allerdings kommt es damit verbunden zu gelegentlichen Problemen beim Angehen des Transplantates und selten zu Transplantatverlust. Ein höheres Rezidivrisiko wird beschrieben.

Leukämische Rezidive bleiben auch nach der KMT ein Problem, insbesondere bei ALL in späteren Remissionen, das bis heute nicht vollständig gelöst werden konnte. Zweifelsfrei ist, daß nach KMT Rezidive signifikant seltener auftreten als nach alleiniger Chemotherapie. Sie werden vor allem im ersten Jahr nach der KMT beobachtet und werden mit jedem folgenden Jahr deutlich seltener. In der Erfahrung von Seattle sind sie nach dem 5. Jahr nach der KMT eine außerordentliche Seltenheit. Die Rezidivhäufigkeit ist bei der CML in chronischer Phase mit 7% am geringsten und beträgt für die akuten myeloischen Leukämien in erster Remission in den ersten 3 Jahren etwa 10–30% und für die ALL in erster Remission etwa 30%. Sie ist mit 60% am höchsten für Patienten mit ALL in späterer als erster Remission. Bei der KMT im Rezidiv einer ALL steigt sie noch weiter an. Verschiedene Bemühungen zielen heute auf eine weitere Reduktion dieses Rezidivrisikos.

Es ist heute auch möglich, *Spätfolgen nach der KMT* zu beurteilen. Bei etwa 15% der Langzeitüberlebenden ist die Lebensqualität durch eine chronische Graft-versus-Host-Erkrankung in variablem Ausmaß eingeschränkt. Bei Kindern, welche vor der KMT mit Chemotherapie und Hirnbestrahlung behandelt waren, ergaben sich signifikante endokrine Probleme im Sinne einer Wachstumshemmung bei allen Patienten, verzögerter Geschlechtsreifung in etwa zwei Dritteln und abnormer Schilddrüsenfunktion bei etwa einem Drittel der Patienten. Ein Mangel an Wachstumshormonen fand sich in über 50% der Kinder nach vorgängiger Hirnbestrahlung und in etwa 30% ohne Hirnbestrahlung vor der KMT. Wohl als Folge der Ganzkörperbestrahlung findet sich bei fast allen Patienten, die in postpubertaler Phase transplantiert wurden, ein primäres Versagen der Gonadenfunktion. Entsprechende Überwachung und hormonelle Substitution sind deshalb angezeigt.

Zukunft

Trotz weltweit recht großer Erfahrung mit der allogenen KMT bleiben einige offene Fragen: Welches ist die beste Vorbereitung zur Transplantation? In welchem Stadium sollen welche Leukämieformen transplantiert werden? Wann ist die Chemotherapie allein vorzuziehen? Welches ist die beste Prophylaxemaßnahme gegen Graft-versus-Host-Erkrankung? Welches sind die besten Prophylaxemöglichkeiten gegen Infekte? Nur prospektive Studien, die zwischen konventioneller Chemotherapie und allogener KMT randomisieren, werden Antworten bringen. Dennoch gilt schon heute, daß die allogene KMT bei sorgfältiger Auswahl der Patienten wohl am ehesten zu langfristig stabiler Remission und damit zur Heilung einer Leukämie führt bei guter Lebensqualität in der Mehrzahl der Patienten, welche 2 Jahre nach der KMT überleben.

Autologe KMT

Nur etwa 25% der Patienten mit Leukämien bringen die Voraussetzungen für eine allogene KMT mit, entsprechend der Chance der Übereinstimmung in den Gewebetypen unter den Geschwistern. Ein Ausweg, der heute in zunehmendem Maße beschritten wird, ist die sog. *autologe KMT*. Sie ist nicht im echten Sinne eine Transplantation. Hier wird in guter Remissionsphase das Knochenmark des Patienten in identischer Art entnommen und anschließend tiefgefroren aufbewahrt.

Beim Auftreten eines Rezidivs kann dann diesem Patienten nach meist ähnlicher Konditionierung wie bei der allogenen KMT sein eigenes „gesundes" Mark zurücktransfundiert werden. Zunehmend häufiger wird dieses vorgängig mittels monoklonaler Antikörper oder Zytostatika von leukämischen Restzellen „gereinigt", ohne daß dabei die hämopoetischen Stammzellen mitgeschädigt werden. Viele immunologische Probleme, wie die GvHD, können so umgangen werden. Da die Beobachtungszeiten noch kurz sind, läßt sich im Moment das Rezidivrisiko im Vergleich zur allogenen KMT nicht sicher abschätzen. Die Resultate sind heute vielversprechend. Es eröffnet sich uns damit ein weiterer Weg der Verbesserung der Resultate bei einem größeren Teil unserer Leukämiepatienten.

Die autologe KMT, besser Knochenmarkrekonstitution genannt, wird heute auch bei einer Vielzahl von soliden Tumoren durchgeführt (s. auch Kapitel 5).

Literatur

Braunsteiner, H.: Chronische Leukämien. In Riecker, G.: Therapie innerer Krankheiten, 4. Aufl. Springer, Berlin 1980 (S. 282–287)

Fopp, M., H.-J. Senn: Leukämien bei chemotherapierten Tumorpatienten. Dtsch. med. Wschr. 110 (1985) 1439

Gmür, J.: Wie breit ist heute der Indikationsbereich der allogenen Knochenmarktransplantation? Schweiz. med. Wschr. 115 (1985) 738

Lampert, F.: Krebs im Kindesalter. Leitfaden der pädiatrischen Onkologie, 4. Aufl. Urban & Schwarzenberg, München 1977

Peytremann, R., P. Maurice: Die chronischen Leukämien des Erwachsenen. In Brunner, K. W., G. A. Nagel: Internistische Krebstherapie, 3. Aufl. Springer, Berlin 1985 (S. 300)

Sauter, Chr., M. Fopp: Die akuten Leukämien des Erwachsenen. In Brunner, K. W., G. A. Nagel: Internistische Krebstherapie, 3. Aufl. Springer, Berlin 1985 (S. 257)

Schaefer, U. W.: 10 Jahre Therapie der akuten Leukämien. Onkologie 9, Suppl. 2 (1986) 30

Speck, B., A. Gratwohl, C. Nissen et al.: Knochenmarktransplantation bei Leukämie und aplastischer Anämie. Schweiz. med. Wschr. 113 (1983) 622

Wilmanns, W.: Akute Leukämien. In Riecker, G.: Therapie innerer Krankheiten, 4. Aufl. Springer, Berlin 1980

19. Tumoren des Hals-Nasen-Ohren-Bereiches

H.-H. Wespi

Einleitung

Aufgrund der verschiedenen anatomischen Regionen des Hals-Nasen-Ohren-Bereiches sind Symptomatik und Therapie der ORL-Tumoren sehr vielfältig. An der Körperoberfläche liegend, werden sie früh

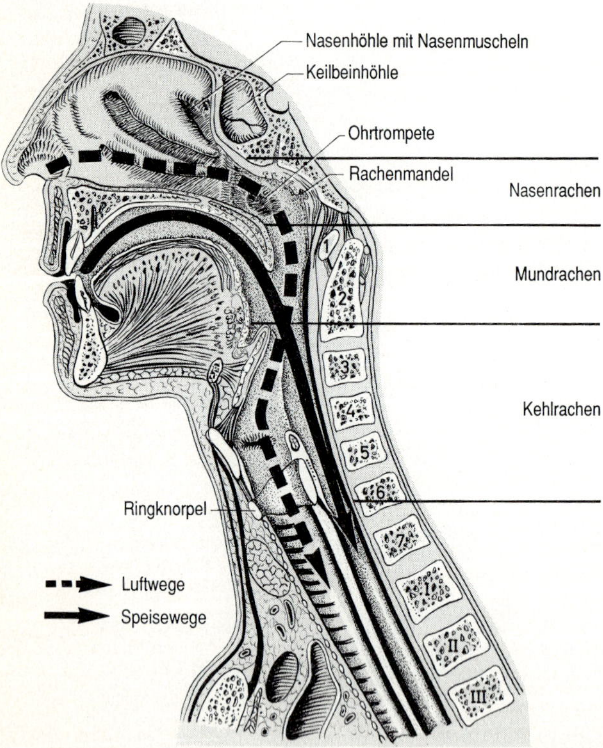

Abb. 19.1 Schematische Darstellung der Kreuzung von Luft- und Speisewegen. Abgrenzung von Nasenrachen, Mundrachen und Kehlrachen (nach Pernkopf).

erkannt; die Sichtbarkeit, auch der Behandlungsfolgen, ist für den Patienten aber eine Belastung. Das Hauptproblem für Pflegepersonal und Patienten bildet die Tatsache, daß sich im ORL-Bereich die Atem- und Speisewege kreuzen (Abb. 19.**1**) und früher oder später Schluckstörungen und Atembehinderungen auftreten.

Oft handelt es sich um jauchige, putride Tumoren; das Krankenzimmer stinkt; der Geruch verbreitet sich bis in den Korridor, und es kostet Überwindung, das Zimmer zu betreten und den Patienten zu pflegen. Dennoch muß man jeden Patienten so akzeptieren, wie man ihn vorfindet, und ihn nicht mit Mund- und Nasenmaske pflegen, nur weil er übel riecht.

Am häufigsten finden sich Plattenepithelkarzinome der Haut und der Schleimhaut. Der lymphatische Rachenring und die Lymphwege des Halses (Abb. 19.**2**) sind Sitz von malignen Lymphomen, Lymphosarkomen und lymphepithelialen Tumoren (Schmincke-Regaud). In den Speicheldrüsen können adenoidzystische Karzinome (sog. Zylindrome), entstehen, und der Schädelknochen mit der Kieferbezahnung bietet das ganze Spektrum der Zahn- und Knochentumoren.

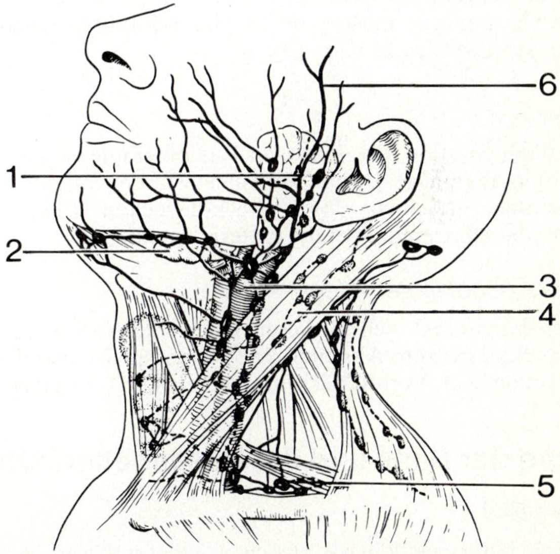

Abb. 19.**2** Anatomie der linken Halsregion. Ohrspeicheldrüse (1), Kieferspeicheldrüse (2), Lymphabflußwege mit Anhäufung von Lymphknoten um die V. jugularis (3), unter dem Kopfnickermuskel (4) und in der Schlüsselbeingrube (5). Stirnast des N. facialis (6).

Aufgrund der Vielfalt und der unterschiedlichen Pflegeproblematik werden wir den ORL-Bereich in einzelne Regionen aufgeteilt besprechen.

Tumoren des Ohrbereiches

Klinisches Bild

Anatomisch unterscheidet man das äußere Ohr, das Mittelohr und das Innenohr. Die exponierte Ohrmuscheloberkante trägt ein erhöhtes Hautkrebsrisiko. Geschwülste der Ohrschmalzdrüsen im Gehörgang (Zeruminome) und Mittelohrtumoren sind selten. Das eosinophile Granulom kann im Warzenfortsatzknochen auftreten.

Diagnose

Die Diagnose der verdächtigen Hautveränderungen wird durch Probeexzision oder besser durch Totalbiopsie gesichert.

Therapie

Die zugänglichen Tumoren werden nach Möglichkeit chirurgisch radikal entfernt und regionär nachbestrahlt. Die notwendigen, z. T. mutilierenden Operationen müssen durch plastisch-rekonstruktive Maßnahmen ergänzt werden (s. Kap. 10).

Prognose

Nach Radikaloperation bzw. kurativer Radiotherapie ist die Prognose günstig. Sind regionäre Lymphknotenmetastasen vorhanden (Abb. 19.**2**), werden dieselben durch Neck-dissection (therapeutische Lymphknotenentfernung) operativ entfernt (s. unten).

Besondere Aspekte der Pflege

Pflegerisch beschränkt sich in diesen Fällen die Nachsorge auf den Verbandwechsel bis zum Abschluß der Heilungsphase und die psychische Betreuung beim Verlust der Ohrmuschel oder Teilen davon.

Tumoren der Nase und der Nasennebenhöhlen

Klinisches Bild

Anatomisch unterscheiden wir zwischen äußerer Nase, Nasenhöhle und Nasennebenhöhlen (vgl. Abb. 19.**1**). Die exponierte Nasenspitze bietet ein erhöhtes Hautkrebsrisiko. Tumoren der Nasenhöhle führen zur Behinderung der Nasenatmung. Kopfschmerzen (Stirn und Oberkiefer) können erste Zeichen eines Nasennebenhöhlentumors sein. Ausgedehntere Tumoren führen beim Einbruch in die Augenhöhle oder durch Befall von Hirnnerven zu Sehstörungen.

Diagnose

Die Diagnosestellung erfolgt rhinosinuskopisch mittels Probeexzision unter Sicht. Computertomographien geben Aufschluß über Ausdehnung des Tumors und möglichen Knochenbefall.

Therapie

Bei der radikalen Operation als günstigste Therapie muß u. U. der ganze Oberkiefer und auch das Auge geopfert werden. Bei Halslymphknotenmetastasen ist eine Neck-dissection notwendig. Die Strahlentherapie ergänzt die Behandlung. Lokal können radioaktive Substanzen auf Kunststoffmoulagen in der Operationshöhle plaziert werden.

Prognose

Wenn der Tumor radikal operiert werden kann, ist die Prognose günstig. Voraussetzung dafür sind aber ein kleines Tumorvolumen und eine großzügige Operation. Weil die Tumoren in den Nebenhöhlen oft erst im Spätstadium mit Metastasen erkannt werden, ist die Prognose im allgemeinen schlecht.

Besondere Aspekte der Pflege

Bei Oberkiefertumoren ergeben sich Ernährungsprobleme, weil der harte und auch der weiche Gaumen z. T. fehlen. Diese Schwierigkeiten werden durch abschließende Prothesen behoben. Ist der Patient in der Lage, seine Gaumenprothese zu entfernen oder seine Brillenmoulage abzunehmen, kann die Höhle auch vom Pflegepersonal gesäubert werden. Die trockene Schleimhaut muß mit Kniezange und Sauger vorsichtig von Borken befreit werden, damit der darunter entstehende Sekretstau nicht zu unangenehmer Fötorbildung (Geruch) führt. Nach Entfernung der Krusten wird die Höhlenschleimhaut durch Spülungen und Pinselungen mit Ringer-Lösung und milden Nasensalben gepflegt.

Tumoren des Mund-, Zungen- und Kieferbereiches

Klinisches Bild

An der Lippe sind Knötchen mit Krusten früh zu erkennen. Im Mund ist die schlechte Hygiene zusammen mit Alkohol- und Tabakmißbrauch Ursache einer malignen Entartung, die bei fehlender Schmerzsymptomatik auch ein fortgeschrittenes Stadium erreichen kann. In der Mundhöhle finden sich am häufigsten Karzinome der Mundschleimhaut und der Zunge. Wegen der unmittelbaren Nachbarschaft des Kieferknochens ist auch dieser oft betroffen. Der Patient kommt schließlich wegen Schmerzen beim Essen bzw. beim Kauen oder Schlucken zur Untersuchung.

Diagnose

Die Probeexzision aus dem Randbereich der Veränderung sichert die Diagnose. Ein möglicher Knochenbefall wird mit entsprechenden Röntgenaufnahmen nachgewiesen.

Therapie

Die kleinen Lippentumoren können durch Keilexzision entfernt werden. Bei größerer Ausdehnung ist eine plastische Rekonstruktion notwendig. Zungenkarzinome werden häufig laserchirurgisch reseziert. Mit interstitieller (Goldseeds, Iridiumstäbchen), oder lokaler Bestrahlung läßt sich das Tumorvolumen oft so verkleinern, daß die radikale Operation möglich wird, ohne den Patienten definitiv zum Schluckkrüppel zu machen.

Prognose

Die Ausdehnung des Tumors an der Oberfläche und in die Tiefe ist neben Metastasen maßgebend für die Prognose. Bei primärer Radikaloperation und fehlenden Lymphknotenmetastasen ist die Prognose günstig. Die medial gelegenen Mundboden- und Zungengrundtumoren führen oft zu beidseitigem Halslymphknotenbefall mit schlechter Prognose.

Besondere Aspekte der Pflege

Alle Tumoren des Mund-, Zungen- und Kieferbereiches führen in irgendeiner Weise zu Schluckstörungen, sei es wegen Schmerzen, wegen der durch die Bestrahlung bedingten Mundtrockenheit, oder wegen der operationsbedingten Störung der Zungenbeweglichkeit. Oft ist die Ernährung zuerst nur per Sonde möglich (s. unten). Der gestörte Schluckmechanismus kann auch zu einem Überlauf in den Kehlkopf führen, so daß man zur Vermeidung einer Aspirationspneumonie zuweilen eine Tracheotomie macht und dann die Trachea mit einer Cuffkanüle verschließt. In jedem Fall ist hier sorgfältiges Absaugen der Mundhöhle, des Rachens und der Trachea notwendig (s. unten). In allen Krankenzimmern mit Kanülenträgern und Patienten mit Schluckstörungen müssen Absaugvorrichtungen vorhanden sein, mit deren Hilfe der übermäßig gebildete Luftröhrenschleim und der Speichel schluckunfähiger Patienten entfernt werden kann. Sind keine eingebauten Saugleitungen vorhanden, kann man ein fahrbares Absauggerät am Bett aufstellen. Viele Tumorkranke leiden unter Veränderungen der Schleimhäute, für die eine trockene Luft nicht zuträglich ist. Deshalb muß vornehmlich in der Heizperiode die Luftfeuchtigkeit hoch gehalten werden, was mit dem Ultraschallvernebler unmittelbar am Tracheostoma geschieht. So verhindert man die massive Borkenbildung in den Luftwegen und pflegt die gereizte Luftröhrenschleimhaut.

Tumoren der Speicheldrüsen

Klinisches Bild

Ein Tumor der Ohrspeicheldrüse hebt das Ohrläppchen ab und läßt sich so von Halslymphknoten abgrenzen. Tritt bei einem Ohrspeicheldrüsentumor eine Gesichtslähmung (Fazialisparese) auf, so ist ein Nervenbefall wahrscheinlich. Tumoren der Kieferspeicheldrüsen sind selten (vgl. Abb. 19.**2**).

Diagnose

Die Dignität eines Speicheldrüsentumors kann feinnadelbioptisch mit großer Treffsicherheit festgestellt werden. Probeexzisionen sind wegen der Zellverschleppung kontraindiziert. Wird primär operiert und die Diagnose im Schnellschnitt gestellt, so muß der Patient vorher auf die möglicherweise erforderliche Radikalität des Eingriffes (z. B. Resektion des N. facialis) vorbereitet werden.

Therapie

Bei Plattenepithelkarzinomen muß postoperativ eine lokale und regionäre Bestrahlung erfolgen. Adenoidzystische Karzinome sind kaum strahlensensibel; nur die radikale Operation ist erfolgversprechend. Wenn der N. facialis mit reseziert werden muß, kann der Defekt mikrochirurgisch durch Nerventransplantate überbrückt werden, so daß nach Wiedereinsprossung der Nervenfasern später wieder eine Teilfunktion der Gesichtsbewegung eintritt.

Prognose

Die radikale Tumorexzision mit Neck-dissection (s. unten) bei tastbaren Halslymphknoten und Nachbestrahlung der regionären Lymphabflußwege ist prognostisch relativ günstig. Bei adenoidzystischen Karzinomen muß eher mit Rezidiven gerechnet werden.

Besondere Aspekte der Pflege

Die Mundtrockenheit ist eher Folge der Bestrahlung als der Speicheldrüsenentfernung und wird mit synthetischem Speichel behandelt. Bei behinderten Patienten übernimmt das Pflegepersonal die Zahn- und Mundpflege unter Berücksichtigung der persönlichen Wünsche (Temperatur des Wassers, Zugabe von Mundwasser). Bei empfindlicher Mundschleimhaut werden Kamillosan, Bepanthen oder Azulon zugesetzt. Ist das Spülen für den Patienten erschwert oder gar unmöglich, leisten Carbatomspray oder elektrische Mundddusche gute Dienste.

Tumoren des Rachens

Klinisches Bild

Aus dem Lymphgewebe des Waldeyerschen Rachenringes (Nasenrachen-, Gaumen- und Zungengrundmandel) und der benachbarten Schleimhaut entstehen die lymphoepithelialen Geschwülste (Schmincke-Regaud). Tumoren im Nasenrachen führen zu Belüftungsstörungen der Ohrtrompete. Oft ist die Schalleitungsschwerhörigkeit das erste Symptom eines derartigen Tumors. Bei Mund- und Kehlrachentumoren stehen die Schluckbehinderung und die kloßige Sprache im Vordergrund. Wegen der Kreuzung von Luft- und Speisewegen kommt es zu Atembehinderungen (vgl. Abb. 19.**1**).

Diagnose

Die Lupenepipharyngoskopie und -hypopharyngoskopie ermöglichen eine rasche Diagnose, welche mittels Probeexzision unter Sicht gesichert wird.

Therapie

Da die lymphatischen Anteile dieser z. T. gemischtzelligen Tumoren ebenfalls strahlensensibel sind, ist eine kurative Strahlentherapie möglich. Oft kann dadurch eine Operation, die zu definitiven Schluckbehinderungen führt, vermieden werden. Die Nachbestrahlung der regionären Lymphabflußwege ist unabdingbar.

Prognose

Kleine oberflächliche Schleimhautkarzinome werden durch die radikale Operation, z. B. mit Laser, gut beherrscht. Tumoren in der Mittellinie sind prognostisch schlecht, weil sie auf beide Halsseiten metastasieren können.

Besondere Aspekte der Pflege

Fortgeschrittene Tumoren oder Rezidive bringen schwere Schluckbehinderungen mit sich. Sondenernährung (s. unten) ist meist unumgänglich (Aspirationsgefahr s. oben).

Tumoren im Kehlkopf-, Rachen- und Ösophagusmundbereich

Klinisches Bild

Wir unterscheiden die Supraglottis vom Kehldeckel bis zur Stimmritze, die Stimmritze (Glottis) selbst und den subglottischen Bereich bis zum ersten Trachealknorpel (vgl. Abb. 19.**1**). Länger bestehende Heiserkeit, Schluckbeschwerden mit Verschlucken sind auf Kehlkopf- und Hypopharynxtumoren verdächtig.

Diagnose

Durch Kehlkopfspiegelung oder direkte Inspektion mittels Lupenlaryngoskopie wird der Tumorverdacht erhärtet. Mikrolaryngoskopisch erfolgt in Narkose die Probeexzision. Die Larynxtomographie mit Kontrastdarstellung erlaubt die Abschätzung der subglottischen Tumorausdehnung.

Therapie

Kleine, auf das Stimmband beschränkte Tumoren sind strahlentherapeutisch zu beherrschen. Teilresektionen des Stimmbandes sind endolaryngeal durch Mikrolaryngoskopie (z. B. mit CO_2-Laser) oder durch buchartige Eröffnung des Kehlkopfes von außen (Laryngofissur) möglich. Zur Aufrechterhaltung einer wenn auch heiseren Sprache werden Kehlkopfteilresektionen vorgenommen, mit dem Risiko langwieriger Aspirationsgefahr. Ausgedehntere endolaryngeale Karzinome sind daher besser durch die Totalexstirpation des Kehlkopfes zu behandeln. Sind Lymphknoten befallen, muß zusätzlich eine Neck-dissection (Halslymphknotenausräumung) durchgeführt werden. Bei der sog. konservativen Neck-dissection werden die wichtigen Halsstrukturen (M. sternocleidomastoideus, V. jugularis interna) erhalten; bei der radikalen Neck-dissection werden die genannten Gebilde inklusive N. accessorius mit dem Halslymphknotenblock entfernt. Muß eine Neck-dissection beiderseits durchgeführt werden und blockiert die Bestrahlung zusätzlich die Lymphabflußwege, so können ausgeprägte Lymphödeme des Gesichtes entstehen, welche nach dem Anlegen eines lumboperitonealen Liquorshunts (Ableitung in die Bauchhöhle) z. T. etwas abnehmen.

Bei großen Tumorresektionen, insbesondere bei Rezidivtumoren nach Bestrahlung, hat sich der gefäßgestielte Haut-Muskel-Lappen des M. pectoralis major (großer Brustmuskel) zur Deckung der Haut- oder Schleimhautdefekte bewährt (Abb. 19.**3**). Der große Vorteil dieses Lappens besteht darin, daß er seine eigene Blutversorgung (A. und V. thoraco-acromialis) mitbringt und so nicht nur gut einheilt, sondern auch zu einer besseren Durchblutung der meist vorbestrahlten Region beiträgt.

Prognose

Kleine Stimmbandkarzinome sind prognostisch günstig, weil Lymphabflußwege fehlen. Auf das Kehlkopfinnere beschränkte Tumoren sind mit der vollständigen Entfernung des Kehlkopfes zu beherrschen. Eine regionäre Halsbestrahlung ist notwendig. Hat der Tumor benachbarte Gewebsregionen infiltiert, so ist die Prognose ungünstig, besonders wenn beiderseits Halslymphknotenmetastasen aufgetreten sind.

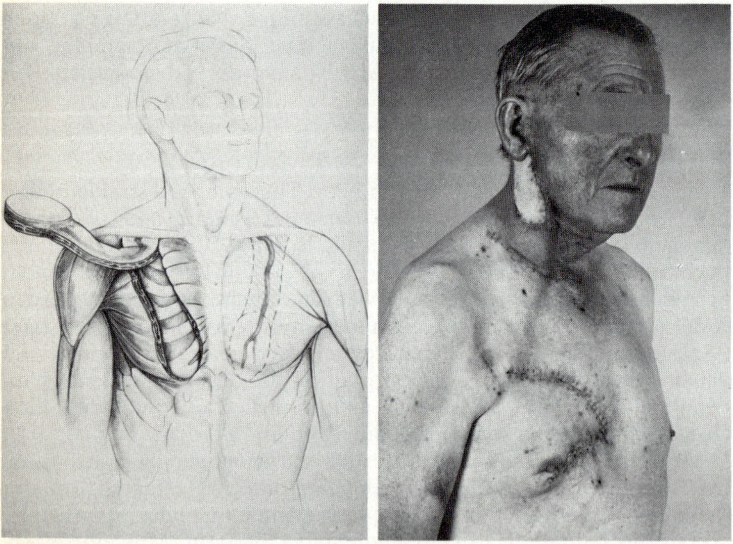

Abb. 19.**3a** Schematische Darstellung des myokutanen Lappens vom M. pectoralis major (Pectoralis-major-Lappen = PML).
b Patient mit primär verschlossener Entnahmestelle und gut eingeheiltem PML zur Deckung eines Defektes im seitlichen Halsbereich. Der subkutane Stiel ist noch deutlich sichtbar durch den Schattenwurf.

Besondere Aspekte der Pflege

Der kehlkopflose Patient atmet durch sein definitives Tracheostoma (Abb. 19.**4**). Die Trachealkanüle muß täglich mehrmals gereinigt werden. Die Innenkanüle wird mit der Flaschenbürste von Schleim- und Sekretborken befreit (Abb. 19.**5**). Verklebte Kanülen (z. B. Blutrückstände) können mit 3%iger Wasserstoffsuperoxidlösung gesäubert werden. Der Kanülenwechsel muß vom Arzt bestimmt werden. Am 2.–3. postoperativen Tag wird die Plastikcuffkanüle durch eine silberne ersetzt. Der laryngektomierte Patient wird für ca. 10 Tage durch die während der Operation eingelegte Magensonde ernährt, weil der frisch vernähte obere Speiseröhrenteil dem Schluckdruck nicht gewachsen wäre. Am 2. postoperativen Tag wird aufbauend mit der Ernährung begonnen (Schwarztee – Milchwasser – vollwertige Sondennahrung). Der Patient erhält je nach Konstitution und Hunger 5mal täglich 250–500 ml pro Mahlzeit. Um Eintönigkeit zu vermeiden, werden Verfeinerungszutaten verwendet, z. B. Eier, Rahm, Bouillon usw. Die Sondenkost sollte hygienisch und sauber serviert werden, damit der Patient nicht das Gefühl hat, nur einen „weißen geschmacklosen Brei" vorgesetzt zu bekommen. Der Patient ist oft Wochen oder Monate auf die Sonde angewiesen, und wir müssen ihm

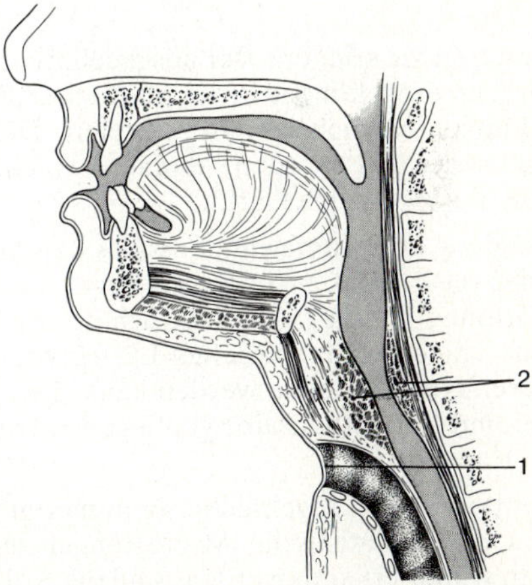

Abb. 19.**4** Zustand nach Entfernung des Kehlkopfes mit definitivem Tracheostoma (aus Fleischer, K.: Hals-Nasen-Ohren-Heilkunde für Krankenpflegeberufe, 3. Aufl., Thieme, Stuttgart 1980).
1 = Mündung der Luftröhre in der vorderen Halshaut,
2 = Speiseröhreneingangsmuskel.

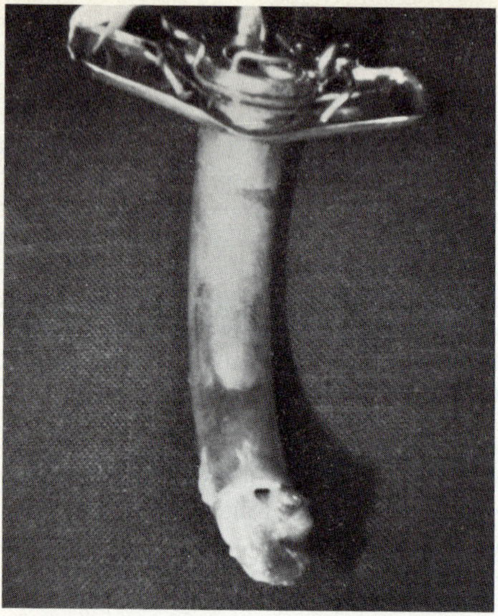

Abb. 19.**5** Schlecht gepflegte Kanüle mit vollständiger Verlegung durch Schleimpfropf.

helfen, sie akzeptieren zu können. Bei ausgedehnten, in den Kehlrachen reichenden Tumoren können trotz plastischer Deckung mittels gefäßgestielten Lappens Speichelfisteln auftreten. Der Speichel muß dann regelmäßig abgesaugt werden, damit er nicht vom Pharyngostoma direkt ins Tracheostoma läuft.

Nach guter Verheilung der Stomawunde ist das dauernde Tragen von Kanülen normalerweise nicht erforderlich (evtl. nur nachts). Zum Abdecken der Öffnung (Luftanwärmung, Schutz vor Fremdkörpern) empfiehlt sich das Tragen eines speziellen Lätzchens, welches bei der Kehlkopflosenvereinigung bezogen werden kann. Das Stoma muß gut gereinigt und evtl. mit Bepanthensalbe gepflegt werden (Stimmrehabilitationen usw. s. Kap. 10).

Alle Tumorpatienten werden regelmäßig, in immer größeren Abständen kontrolliert. Obwohl statistische Auswertungen zeigen, daß Rezidive dadurch nicht früher erkannt werden, sind die Kontrollen und das Gespräch mit dem Operateur für viele Patienten eine wichtige psychische Stütze.

Literatur

Becker, W., H. H. Naumann, C. R. Pfaltz: Hals-Nasen-Ohren-Heilkunde, 4. Aufl. Thieme, Stuttgart 1989

Boenninghaus, H.-G.: Hals-Nasen-Ohren-Heilkunde für den Allgemeinarzt. In Zöllner, N., S. Häussler, P. Brandlmeier, I. Korfmacher: Taschenbücher Allgemeinmedizin. Springer, Berlin 1976

Fleischer, K.: Hals-Nasen-Ohren-Heilkunde für Krankenpflegeberufe, 5. Aufl. Thieme, Stuttgart 1988

20. Andere Tumoren (Gehirn, Haut, Schilddrüse, endokrine Organe)

W. F. Jungi

Tumoren des zentralen Nervensystems

Epidemiologie und pathologische Anatomie

Tumoren des ZNS machen nur 2% aller malignen Tumoren aus. Es handelt sich in der überwiegenden Mehrheit um *Hirntumoren,* während Tumoren des *Rückenmarks* bei Erwachsenen äußerst selten sind. Bei *Kindern* dagegen machen ZNS-Tumoren (Medulloblastome, Spongioblastome und Neuroblastome) rund die Hälfte aller soliden Tumoren aus. Die ZNS-Tumoren bilden eine besondere Gruppe und können weder den Karzinomen noch den Sarkomen zugeordnet werden. Von den malignen Tumoren sind die aus der Stützsubstanz des Hirns abzuleitenden *Gliome* am häufigsten. Durch ihre Lokalisation und ihr das normale Hirngewebe verdrängende Wachstum können auch histologisch benigne Hirntumoren (Meningeome, Kraniopharyngeome) ausgesprochen bösartig sein. ZNS-Tumoren verursachen praktisch nie Metastasen in anderen Organen.

Viel häufiger als primäre Hirntumoren sind *Hirnmetastasen,* entweder von soliden Organtumoren wie Brust-, Lungen-, Magen-, Darmtrakttumoren oder Melanomen oder als metastatischer Befall der Hirnhäute (Meningose) bei Leukämien, malignen Lymphomen und selten soliden Tumoren.

Klinisches Bild

Leit- und Hauptsymptom sind *Kopfschmerzen,* die ganz verschieden lokalisiert und empfunden werden. Je nach Sitz des Hirntumors treten neurologische Ausfälle auf: im Stirnhirn Störungen der Stimmung und des Antriebs, im Bereich der motorischen Rindenzentren motorische Ausfälle bis zu Lähmungen und Kleinhirn-Gleichgewichtsstörungen. Der Arzt wird meist einen erhöhten Hirndruck feststellen, der sich in Erbrechen, Gleichgewichts- und Sehstörungen (Doppelbilder) äußert.

Diagnose

Bei Verdacht auf Hirntumor steht eine gründliche neurologische Untersuchung unter Einschluß des Augenhintergrundes am Anfang.

Dann folgen Computertomographie oder direkt Kernspintomographie; Hirnszintigramm, EEG (s. Kap. 4), Angiographie und Luftenzephalographie sind dadurch weitgehend verdrängt. Lumbalpunktionen sind bei Hirntumoren wegen der Gefahr der Einklemmung des Hirnstamms im großen Hinterhauptsloch gefährlich, aber bei Verdacht auf Befall der Hirnhäute unumgänglich. Eine histologische Diagnose wird intraoperativ oder ggf. durch gezielte Nadelbiopsie gewonnen.

Therapie

Hirntumoren wachsen wie erwähnt in erster Linie örtlich-infiltrativ und werden daher durch *lokale Therapie* (Operation und/oder Bestrahlung) angegangen. Rund 40% können ohne bleibenden Schaden radikal operiert werden. Anstelle der sonst nicht oder nur unter Inkaufnahme eines bleibenden Defekts möglichen Operation wird die Strahlentherapie eingesetzt (s. Beitrag Sauer, Tumorbestrahlung, Kap. 5). Auch einzelne (solitäre) Metastasen können operativ entfernt werden; sind es mehrere, wird jedoch das ganze Hirn bestrahlt. *Zytostatika* werden primär kaum je eingesetzt und sind bei Hirntumoren wenig wirksam. Sie können u. U. die postoperative Rezidivfreiheit verlängern. Zytostatika, vor allem Methotrexat uns Cytosinarabinosid, intrathekal (d. h. direkt in die Rückenmarksflüssigkeit) und systemisch gegeben, sind dagegen sehr wirksame Medikamente zur Bekämpfung der leukämischen und karzinomatösen Meningose und bei Medulloblastomen. Sie wirken auch bei Hirnmetastasen. Eine wichtige Rolle in der Behandlung von Hirntumoren spielen die *Nebennierenrinden-Steroide* (z. B. Prednison oder Dexamethason), dies wegen ihres abschwellenden Effekts auf die perifokale Entzündungsreaktion im Umkreis von Hirntumoren und -metastasen (Hirnödem).

Prognose

Die Chancen von Patienten mit *Gliomen* sind schlecht: Die mittlere Überlebenszeit beträgt ein halbes Jahr; 20% überleben 1 Jahr, 5% 3 Jahre. Die Prognose der gutartigen *Meningeome* und *Ependymome* ist wesentlich besser. In den letzten Jahren hat sich auch die Prognose für Kinder mit *Medulloblastomen* dank Kombinationsbehandlung (Operation, Bestrahlung, Zytostatika) wesentlich gebessert; die mittlere Überlebenszeit beträgt heute mehr als 5 Jahre. Patienten mit unbehandelten Hirnmetastasen überleben durchschnittlich 4 Monate, nach Operation und Behandlung 10 Monate.

Hauttumoren

Melanom

Epidemiologie und pathologische Anatomie

Es handelt sich um einen schwarzen bzw. schwarzbraunen Tumor aus melaninpigmenthaltigen Hautzellen. Gutartige melaninhaltige Flekken und Geschwülste (sog. Nävi) an der Haut kommen bei fast allen Menschen vor, auch bei Gesunden. Aus einzelnen dieser braunen Flecken kann sich ein Melanom entwickeln, wahrscheinlich verstärkt durch intensive Sonnenbestrahlung, v. a. wiederholte Sonnenbrände. Die meisten Nävi entarten aber nicht, bzw. die meisten Melanome entstehen *außerhalb* schon vorher bestehender Nävi. Melanome machen 1% aller malignen Tumoren aus. Sie nehmen allgemein zu, was in erster Linie auf vermehrte Sonnenexposition zurückgeführt wird.

Klinisches Bild

Der Verdacht auf ein Melanom ist gegeben, wenn ein oft jahrelang ruhiger schwarzer oder brauner Fleck plötzlich größer wird, blutet, juckt usw. Melanome finden sich bei Männern am häufigsten am Stamm (40%), bei Frauen an den Beinen (40%). Sie kommen aber auch im Hals-Ohren-Bereich, im Auge (Aderhaut) und selten in Schleimhäuten vor.

Diagnose

Der erste und wichtigste Schritt dient gleichzeitig der Diagnose wie der Behandlung. Es handelt sich um die *vollständige chirurgische Entfernung* des ganzen Tumors mit nachfolgender histologischer Untersuchung. Probeentnahmen aus einem Melanom sind keineswegs so verhängnisvoll wie lange angenommen, sollten aber dennoch unterlassen werden. Es können drei *histologische Haupt-Typen* („noduläres" = knotenförmig wachsendes, „superficial spreading" = oberflächlich ausbreitendes und „Lentigo maligna" = Melanom) unterschieden werden. Von Bedeutung für Therapie und Prognose eines Melanoms sind v. a. die *Tiefe des Einwachsens in die Haut* (Abb. 20.**1**) sowie der Befall der *regionären Lymphknoten.* Bei in die Unterhaut infiltrierenden Melanomen (Infiltrationsgrade 4 und 5 in der Abb. 20.**1**) sollten daher die regionären Lymphknoten soweit möglich (Achselhöhle, Leiste) durch eine chirurgische Lymphknotenentfernung untersucht werden.

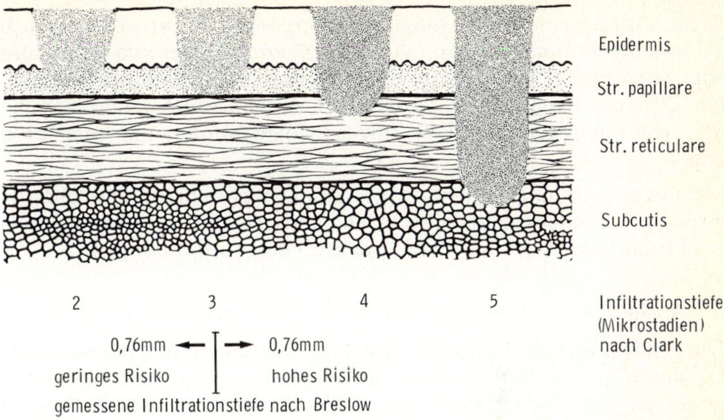

Abb. 20.1 Melanom: Graduierung der Infiltrationstiefe in die Haut (mit freundlicher Genehmigung von Prof. Dr. Tonak, Chirurgische Universitätsklinik Erlangen, bzw. Chefredaktion Medical Tribune).

Therapie

Primärtumor

Eine auf Melanom verdächtige Hautveränderung soll in jedem Fall vollständig chirurgisch entfernt und histologisch untersucht werden. Falls es sich tatsächlich um ein Melanom handelt, muß der Tumor *weit im Gesunden* entfernt werden, was meist eine Nachresektion notwendig macht; größere Hautdefekte müssen plastisch gedeckt werden. Bei tiefer Hautinfiltration (> 1,5 mm) wird eine *Lymphadenektomie* (operative Entfernung der regionären Lymphknoten) angeschlossen, oft unter Mitnahme des zwischen Primärtumor und Lymphknotenstation befindlichen Hautareals.

Bisher ist es nicht gelungen, durch eine *adjuvante Behandlung* zytostatischer oder immunologischer Natur (z. B. durch wiederholte BCG-Impfungen) die Überlebenszeit zu verbessern, Studien mit Interferon sind noch im Gang (s. Beitrag Mutzner, Tumorchirurgie, Kap. 5). Dagegen kann die Prognose tief infiltrierender Melanome der Extremitäten durch eine postoperative intraarterielle Chemotherapie, d. h. Infusion von Zytostatika in die Hauptarterie des betroffenen Gliedes, verbessert werden.

Rezidive und Metastasen

Diese sollen wenn immer möglich *chirurgisch* entfernt werden, auch als isolierte Fernmetastasen. Von den *Zytostatika* hat sich bisher nur eine Substanz, DTIC (Dacarbazin) bewährt, führt aber nur in ungefähr 20% der Patienten zu Remissionen. Kombinationschemotherapie ist nicht überlegen. Ähnlich kurze Erfolge werden mit Interferon erzielt.

Melanome sind im allgemeinen sehr strahlenresistent und brauchen zu ihrer Beeinflussung sehr hohe Strahlendosen. Die Nach-Bestrahlung des Primärtumors beeinflußt die weitere Tumorausbreitung nicht.

Prognose

Diese hängt ab vom histologischen Typ, von der Infiltrationstiefe, der Lokalisation und dem Stadium des Melanoms (Tab. 20.**1**). Die Prognose ist für *Frauen* stets besser als für *Männer,* was auf einen hormonalen Einfluß auf das Melanomwachstum schließen läßt. Im *metastasierenden Stadium* ist vor allem das Schicksal von Patienten mit Hirnmetastasen äußerst ungünstig.

Tabelle 20.**1** Melanom: Prognose in Abhängigkeit vom Tumorstadium und der Infiltrationstiefe bei Diagnose

Stadium			5-Jahres-Überlebensrate (in %)
I nur in Primärtumor (PT)	alle Stadien		70
	Infiltrationstiefe	1	100
	(vgl. Abb. 20.**1**)	2	83
		3	62
		4	51
		5	37
II PT + regionäre Lymphknotenmetastasen oder + Hautmetastasen > 4 cm Entfernung oder PT unbekannt + Lymphknotenmetastasen			30
III Fernmetastasen – viszeral – Haut/subkutan			0,5

Plattenepithelkarzinom der Haut = Spinaliom

Epidemiologie

Dieses kommt vor allem bei Menschen höheren Alters und an stark belichteten Körperstellen vor.

Klinisches Bild

Es handelt sich um langsam wachsende, warzenförmige, oft schuppende, von einer Kruste bedeckte Hauttumoren. Sie kommen häufig an Nase und Ohr vor und metastasieren meist lymphogen.

Diagnose

Entscheidend ist die möglichst rasche chirurgische Biopsie, die als Probeentnahme erfolgen kann. Falls keine vergrößerten Lymphknoten zu tasten sind, sind keine weiteren Maßnahmen notwendig.

Therapie

Diese besteht in vollständiger chirurgischer Entfernung der Geschwulst und anschließender Nachbestrahlung, evtl. Bestrahlung allein (s. Beitrag Sauer, Tumorbestrahlung, Kap. 5).

Prognose

Bei frühzeitiger Erkennung und konsequenter Behandlung können mehr als 90% der Patienten, bei Befall der Lymphknoten 70%, Rezidive in 50% geheilt werden.

Basalzellkarzinom = Basaliom

Pathologische Anatomie

Dabei handelt es sich um einen semimalignen (fakultativ bösartigen) Hauttumor, der wohl lokal destruktiv wächst und häufig rezidiviert, aber sozusagen nie Metastasen setzt.

Klinisches Bild

Dieses ist ähnlich wie beim Spinaliom. Hauptlokalisation ist die Gesichtshaut. Relativ häufig finden sich am Tumorrand kleine, wärzchenförmige Gebilde.

Diagnose

Analog dem Spinaliom.

Therapie

Hier genügt entweder eine chirurgische Entfernung, eine Bestrahlung oder in besonderen Fällen (hohes Alter, ungünstige Lokalisation) eine lokale Behandlung mit einer Zytostatikasalbe (z. B. Fluorouracil).

Prognose

Basaliome können geheilt werden, rezidivieren aber nicht selten.

Schilddrüsentumoren

Epidemiologie, pathologische Anatomie und Pathophysiologie

Gutartige Schilddrüsentumoren = Kröpfe sind häufig (Endemiegebiete!). *Bösartige* Schilddrüsentumoren sind wesentlich seltener. Sie kommen meist in einem schon vorher bestehenden Kropf, selten als rasch wachsender Einzelknoten vor. Ein bösartiger Schilddrüsentumor = *Struma maligna* kann entweder gut differenziert (= papillär, follikulär) sein, d. h. noch die typischen histologischen Merkmale des Schilddrüsengewebes aufweisen, oder undifferenziert (= anaplastisch) sein. Die meisten differenzierten Geschwülste speichern wie die normale Schilddrüse Jod, die anaplastischen nicht.

Eine besondere Untergruppe stellen die seltenen *medullären Schilddrüsenkarzinome* dar, die sich aus sog. C-Zellen zusammensetzen, nicht am Jodstoffwechsel teilnehmen und ein besonderes Hormon (Kalzitonin) ins Blut ausscheiden (s. Kap. 4). Sie kommen oft mit anderen endokrinen Neoplasien familiär gehäuft vor.

Klinisches Bild

Leitsymptom ist die Vergrößerung der Schilddrüse = Kropf, oft mit einem besonders rasch wachsenden Knoten. Hormonelle Über- oder Unterfunktion ist selten. Nicht selten wird die Erstdiagnose an (hämatogenen) Metastasen (Lunge, Knochen) gestellt.

Diagnose

Nach der Palpation folgt meist ein *Schilddrüsenszintigramm,* oft kombiniert mit einem sog. *Radiojodstudium,* das auch die Schilddrüsenfunktion untersucht. Verdächtig sind vor allem sog. „kalte“, weniger jodaufnehmende Knoten im Szintigramm. Zur zytologischen bzw. histologischen Sicherung der Verdachtsdiagnose hat sich die *Feinnadelbiopsie* bewährt; bei Unklarheit muß eine *chirurgische Biopsie* vorgenommen werden. Die Abklärung auf Metastasen erfolgt mit Thoraxröntgenbild, Skelettszintigraphie, Computertomographie, ggf. Ganzkörper-Jodszintigraphie (s. unten).

Therapie

Je nach Zelltyp und Tumorstadium wird nur der befallene Lappen oder die ganze Schilddrüse, ggf. mit Lymphknoten, operativ entfernt. Das Restschilddrüsengewebe wird mittels Radiojod eliminiert. Erst nach vollständiger Schilddrüsenresektion kann die wichtige *Ganzkörperszintigraphie* erfolgen, die u. U. jodspeichernde Fernmetastasen erkennen läßt. Falls Metastasen Jod speichern, bietet eine *Radiojodbehandlung* sehr gute Erfolgsaussichten. Falls dies nicht der Fall ist, stehen *Bestrahlung* und *Zytostatika,* darunter vor allem Adriamycin, zur Verfügung. *Anaplastische* Schilddrüsenkarzinome sind besonders bösartig und therapieresistent.

*Medulläre Schilddrüsen*karzinome werden in erster Linie chirurgisch angegangen. Weder Radiojodtherapie noch Bestrahlung versprechen hier Erfolg, evtl. Zytostatika.

Nach vollständiger Schilddrüsenentfernung muß lebenslang Schilddrüsenhormon ersetzt (substituiert) werden.

Prognose

Gut differenzierte, jodspeichernde Schilddrüsenkarzinome können bei frühzeitiger konsequenter Behandlung in der überwiegenden Mehrheit geheilt werden. Ohne Lymphknotenmetastasen überleben 80–90%, mit Lymphknotenmetastasen 50% 5 Jahre. Bei undifferenzierten Karzinomen ist die Prognose viel schlechter.

Andere endokrin aktive Tumoren

Es handelt sich durchweg um *seltene* Tumoren, die im histologischen Bild oft nicht bösartig imponieren, aber alle Eigenheiten malignen Wachstums zeigen (infiltratives Wachstum und Metastasierung).

Karzinoid

Pathologische Anatomie

Die Karzinoidtumoren entstehen aus den sog. enterochromaffinen Zellen des Darmes. Sie wachsen langsam infiltrierend und metastasieren spät. Sie sitzen zu ⅔ im Wurmfortsatz (Appendix), seltener in Dünndarm, Magen oder Dickdarm. Sie metastasieren meistens in die Leber, später auch in die Lungen. Die sog. *Bronchusadenome vom Karzinoidtyp* sehen wohl gleich aus, verhalten sich aber bezüglich ihres Wachstums- und Ausbreitungsverhaltens ganz anders.

Klinisches Bild

Das sog. Karzinoidsyndrom tritt meist erst bei Lebermetastasen auf (10%). Typisch sind sog. „Flushes" (= anfallsartige, purpurrote Verfärbungen des Gesichts mit Kopfschmerzen, Übelkeit, Erbrechen, Herzklopfen und häufig Durchfall). Bei wiederholten Anfällen kann es zur Dauerzyanose des Gesichts (rotviolette Verfärbung) kommen. Im Verlauf der Krankheit kommt es zu schweren Schädigungen von Herz und Lungen.

Diagnose

Der Verdacht wird durch die Bestimmung der vom Tumor sezernierten *Hormone* und ihrer Abbauprodukte im Serum oder im Harn (Serotonin, 5-Hydroxyindolessigsäure) gesichert. Unter Umständen muß zu diagnostischen Zwecken eine Stimulation vorgenommen werden. Der Sitz des Tumors wird durch Angiographie, Sonographie und Computertomographie, nicht selten vom Chirurgen während einer Laparotomie gesucht.

Therapie

Karzinoide sollen wenn immer möglich *chirurgisch* entfernt werden. Im *metastasierenden Stadium* kann eine immunologische (Wachstumshormon-Analoge, Interferone) oder zytostatische Behandlung, kombiniert mit symptomatischer medikamentöser Behandlung, längere Palliation bringen (Linderung der „Flush"-Beschwerden durch Hormonantagonisten).

Insulinom

Klinisches Bild

Diese seltenen, speziellen Tumoren des *Pankreas* sezernieren, wie ihr Name sagt, *Insulin* und führen daher zu lebensgefährlichen *Hypoglykämien.* Trotz fortlaufender Nahrungszufuhr kann ein Insulinompatient seinen Blutzucker nicht auf genügendem Niveau halten.

Therapie

Die Behandlung besteht in *chirurgischer Entfernung*. Gelegentlich kann eine zytostatische (Streptozotocin) oder immunologische (Interferone) Behandlung zu vorübergehenden Remissionen führen.

Phäochromozytom

Es handelt sich dabei um histologisch meist gutartige Tumoren des Nebennierenmarkes, die sog. *Katecholamine* (Adrenalin, Noradrenalin) ausscheiden und entsprechende Symptome (schubweise Blutdruckerhöhung = *hypertone Krisen*) verursachen. Ihre Diagnose wird durch die Bestimmung dieser Hormone und ihrer Abbauprodukte im Serum oder Urin, Computertomographie und Angiographie gestellt. Ihre Behandlung erfolgt *chirurgisch*.

Nebennierenrinden-Karzinom

Epidemiologie und pathologische Anatomie

Diese Tumoren sind sehr selten (1 Fall auf 1 Mill. Einwohner) und kommen vor allem im 6. Lebensjahrzehnt vor. Sie unterscheiden sich bezüglich histologischem Differenzierungsgrad und Hormonaktivität.

Klinisches Bild

Je nach produziertem Hormon (Kortison, Aldosteron, männliche oder weibliche Geschlechtshormone) kommt es zu den typischen endokrinen Syndromen (Cushing-Syndrom, Conn-Syndrom, Vermännlichung oder Verweiblichung). Hormoninaktive Tumoren wachsen meist asymptomatisch und werden erst spät, oft durch Zufall oder erst in ihren Metastasen entdeckt.

Diagnose

Bei Verdacht gilt es, die Hyperproduktion des betreffenden Hormons durch die entsprechenden Laboruntersuchungen nachzuweisen. Der Tumor selbst kann durch Computertomographie und Ultraschalluntersuchung des Abdomens, selten durch selektive Angiographie bzw. Hormonbestimmung im Nebennierenblut lokalisiert werden. Zur Metastasensuche ist vor allem ein Thoraxröntgenbild notwendig.

Therapie

Die Operation stellt die einzige kurative Therapie dar. Die meisten Tumoren sind aber bei Diagnosestellung bereits nicht mehr radikal operabel. Wenn der Tumor nicht oder nicht vollständig operabel ist bzw. bereits metastasiert hat, läßt sich mit einem spezifisch antihormonellen Zytostatikum (o′p′-DDD, Mitotane) die Palliation erzielen. Als Alternative kommt der Steroidsynthesehemmer Aminogluthetimid in Frage. Von den Zytostatika hat Cisplatin eine nachweisbare Aktivität. Subjektive und objektive Besserung bei inoperablen Tumoren bringt auch eine Strahlentherapie.

Literatur

Benker, G., Ch. Reiners, U. Krause, M. Bamberg, D. Reinwein: Schilddrüsenkarzinome. Internist 29 (1988) 564–569

Bröcker, E. B., E. Macher: Stand in der Therapie des malignen Melanoms. Münch. med. Wschr. 131 (1989) 543–546

Engelhardt, D., K. Mann: Endokrin aktive maligne Tumoren. Springer, Berlin 1987

Kroner, T.: Hirntumoren, Tumoren endokriner Organe und Tymom. In Brunner, K. W., G. A. Nagel: Internistische Krebstherapie, 3. Aufl. Springer, Berlin 1985

Nachbur, B.: Die Perfusionsbehandlung des Extremitätenmelanoms. Huber, Bern 1986

Rufli, T.: Malignome der Haut. In Brunner, K. W., G. A. Nagel: Internistische Krebstherapie, 3. Aufl. Springer, Berlin 1985

Schnyder, U. W. (Hg.): Update malignes Melanom. Schweiz. Rdsch. Med. Prax. 77 (1988) 421–470

21. Notfallsituationen in der Onkologie

A. C. Mayr

Entstehung, Verhütung und Früherkennung

Notfälle sind in der Behandlung von Tumorpatienten häufig. Viele dieser Notfälle sind für ein bestimmtes Tumorleiden oder eine bestimmte Behandlung so charakteristisch, daß sie vorausgesehen oder z. T. durch geeignete Maßnahmen verhütet werden können. Oft erlauben sie einen Rückschluß auf die Diagnose eines noch unbekannten Malignoms. Andere Notfallsituationen sind unvorhersehbar und nicht vermeidbar. Notfälle treten vor allem bei Patienten *mit fortgeschrittenem Tumorleiden* auf, können aber gelegentlich auch erstes Zeichen eines Tumors sein.

Notfälle bei Tumorkranken können je nach Entstehungsart eingeteilt werden in:

Notfälle ohne Zusammenhang mit dem Tumorleiden: z. B. Herzinfarkt, Lungenödem, Fraktur, Magengeschwür, psychische oder neurologische Erkrankung;
Notfälle als Manifestation des malignen Grundleidens: z. B. pathologische Fraktur, Hyperkalzämie, Querschnittslähmung, Hirndruck, obere Einflußstauung, Blutung;
Zwischenfälle bei onkologischer Behandlung: z. B. Hyperkalzämie, Hyperurikämie, Darmlähmung usw.

Es ist außerordentlich wichtig, diese Notfallsituationen frühzeitig und richtig zu erkennen. Zu dieser Früherkennung kann das Pflegepersonal einen *wesentlichen Beitrag* leisten, indem es anfänglich oft wenig auffallende Veränderungen im Zustand eines Tumorpatienten dem Arzt meldet. Viele dieser Zwischenfälle können bei guter Pflege vermieden oder bei frühzeitiger Erkennung im Keim erstickt werden. Bei verzögerter Erkennung oder Behandlung können solche Notfälle das Leben eines Patienten gefährden und den Erfolg einer begonnenen Behandlung zunichte machen. Dem Pflegepersonal kommt bei der sorgfältigen Überwachung eines Tumorpatienten in einer kritischen Phase eine ganz entscheidende Rolle zu.

Es geht hier nicht darum, nochmals alle Nebenwirkungen einer Tumorbehandlung aufzuzählen, vielmehr sollen nur einzelne wichtige und typische Notfallsituationen im Zusammenhang mit Tumorleiden oder Behandlung besprochen werden. Für weitere Angaben sei auf den Beitrag Glaus/Senn, Allgemeine Unterstützungsmaßnahmen in Behandlung und Pflege von Tumorkranken, Kap. 6, oder auf Kap. 7 verwiesen.

Hyperkalzämie (Kalziumvergiftung)

Ätiologie

Eine Hyperkalzämie, d. h. die Ausschwemmung von Kalzium im Blut, tritt vor allem bei Patienten mit ausgedehnten Knochenmetastasen auf, so z. B. bei Lungen-, Brust-, Prostatakarzinom, aber auch bei Myelom und malignen Lymphomen. Die Hyperkalzämie ist meist auf das metastasierende Tumorleiden an sich zurückzuführen, vor allem wenn der Patient *immobil im Bett liegt* und damit der Knochenabbau gefördert wird. Seltener ist sie Folge einer Hormonbehandlung (vor allem mit Östrogenen) (s. Beitrag Jungi, Internistische Tumorbehandlung, Kap. 5) und deutet auf einen beginnenden Behandlungserfolg hin. Eine Hyperkalzämie kann aber auch bei Tumoren ohne Knocheninfiltration als *paraneoplastische Erscheinung* auftreten, so z. B. bei Plattenepithelkarzinomen verschiedener Lokalisation.

Klinisches Bild

Das klinische Bild der Hyperkalzämie ist äußerst bunt und vielfältig. Am häufigsten finden sich trockene Haut und Schleimhäute, Muskelschwäche, Müdigkeit, Teilnahmslosigkeit, Verwirrung, Brechreiz, Erbrechen, Verstopfung. In schweren Fällen kommt es zu einer Harnflut und einem Nierenversagen infolge Kalkablagerung in der Niere. Eine Hyperkalzämie wird nicht selten als Ausdruck von Hirnmetastasen, Psychosen oder Vergiftungen *verkannt,* was sich auf die Behandlung fatal auswirkt.

Diagnose

Entscheidend ist die Bestimmung des Serumkalziums (Norm 4–5 mval/l bzw. 2–2,5 mmol/l), ergänzt durch die Bestimmung des Kreatinins (oder eines anderen Nierenparameters) und der übrigen Elektrolyte. Wenn möglich, werden auch die Kalziumausscheidung und in unklaren Fällen das *Parathormon* (paraneoplastische Hyperkalzämie!) gemessen. Diese Untersuchungen erlauben die Unterscheidung einer Tumorhyperkalzämie von einer paraneoplastischen Hyperkalzämie und geben die notwendigen Hinweise zur Behandlung. In schweren Fällen finden sich typische Veränderungen im *Elektrokardiogramm*.

Prophylaxe

Bei Patienten mit einer entsprechenden Tumorkrankheit muß auf eine *kalziumarme Diät* (s. unten) und eine *genügende Flüssigkeitszufuhr* geachtet werden. Das Serumkalzium muß regelmäßig kontrolliert werden. Jede unnötige Immobilisierung ist zu vermeiden, z. B. bei Patienten mit Myelom. Eine Zufuhr von Kalzium oder Vitamin D bei Tumorpatienten mit Skelettbefall ist *gefährlich* und darf nur unter engmaschiger Kontrolle des Kalziumhaushalts erfolgen. Ebenso sollte kalziumreiche Nahrung (z. B. Milchprodukte) vermieden werden. Übrige Medikation überprüfen, evtl. anpassen (Thiacide, Digitalis etc.).

Therapie

Folgende Maßnahmen kommen einzeln oder kombiniert in Frage:

- kalziumarme Diät, vor allem Vermeiden von Milch und Milchprodukten, absolutes Verbot der Zufuhr von Kalzium oder Vitamin D;
- vermehrte Flüssigkeitszufuhr (vor allem kochsalzhaltige!); Ziel 2,5 l Urin pro 24 Std., d. h. mindestens 3 l Flüssigkeit pro 24 Std., nach Möglichkeit parenteral (physiologische Kochsalzlösung + Kaliumzusatz), sonst peroral (vorwiegend kochsalzhaltige Getränke).
- Saluretika, z. B. Lasix, in 2–3 Dosen über den Tag verteilt;
- Prednison oder ähnliche Nebennierenrindenhormone;
- Kalzitonin-Infusionen: rasch wirksam, weniger nachhaltig als Mithramycin;
- Mithramycin: zytotoxisches Antibiotikum, das selektiv und rasch einen erhöhten Kalziumspiegel senkt;
- Biphosphonat-Infusionen (Clodronat, Etidronat, Pamidronat): senken Kalziumspiegel ohne die bei parenteraler Phosphatlösung gefürchtete Kalkablagerung in Niere und Lunge.

Prognose

Eine unerkannte bzw. unbehandelte Hyperkalzämie führt innerhalb von Tagen bis Wochen zu irreversiblem *Nierenversagen* oder direkt zum Tode. Ein Hyperkalzämiesyndrom ist bei raschem, konsequentem Vorgehen gut und nachhaltig zu beeinflussen. Eine solche Behandlung ist nur sinnvoll, wenn das *Grundleiden* ebenfalls erfolgversprechend behandelt werden kann.

Besondere Aspekte der Pflege

Das Pflegepersonal ist verantwortlich für eine *genaue Flüssigkeitsbilanz,* ohne die eine erfolgreiche Hyperkalzämiebehandlung nicht möglich ist.

Hyperurikämie (Harnsäurevergiftung)

Ätiologie

Eine Hyperurikämie tritt vor allem bei raschem Umsatz oder Zerfall großer Zellmengen (Abbau von purinhaltigem Kerneiweiß!) auf, sowohl bei rasch proliferierenden Tumoren wie unter wirksamer Therapie. Sie ist deshalb besonders häufig bei akuten und chronischen Leukämien, malignen Lymphomen sowie bei kleinzelligen Bronchuskarzinomen und anderen rasch wachsenden Tumoren.

Zusätzliche Risikofaktoren sind schon vorher bestehende Niereninsuffizienz oder Flüssigkeitsmangel, der durch Diuretika noch verstärkt wird.

Klinisches Bild

Das klinische Bild der Hyperurikämie ist wenig auffällig. Im Vordergrund stehen *Oligurie* (Verminderung der Harnmenge) mit zunehmender *Niereninsuffizienz* (Urämie, sog. Uratnephropathie durch Harnsäureausfällung im Nierenparenchym). Selten können *Nierenkoliken,* gelegentlich *gichtartige Schmerzen* in verschiedenen Gelenken, nicht nur in dem für die Gicht typischen Großzehengrundgelenk, auftreten.

Diagnose

Die Harnsäurebestimmung im Serum gibt Auskunft über die Schwere der Komplikation (Norm 150–450 mmol/l). Benötigt werden stets Kreatinin (oder Harnstoff bzw. BUN) im Serum, Urinsediment (Harnsäurekristalle!) und eine genaue Flüssigkeitsbilanz.

Prophylaxe

Bei entsprechendem Tumorleiden muß bereits *vor einer Behandlung* eine genügende Nierenfunktion durch Flüssigkeitszufuhr sichergestellt werden. Durch Zufuhr eines spezifischen Hemmers (Allopurinol), eines für den Aufbau der Harnsäure notwendigen Enzyms (Xanthinoxidase), kann das drohende Unheil meist *vermieden* werden. Wichtig sind auch hier regelmäßige Kontrollen der Harnsäure im Serum.

Therapie

- Genaue Flüssigkeitsbilanz!
  Allopurinol (Zyloric, Allopur, Bleminol u. a.) per os, in schweren Fällen i. v.
- Flüssigkeitszufuhr: Mindesturinfluß 3 l pro 24 Std., falls Patient überhaupt ausscheidet.
- Alkalinisierung des Urins durch Natriumbikarbonat, Natriumzitrat, Uralyt-U usw. Damit kann die Löslichkeit der relativ schwer löslichen Harnsäure erhöht und die Ausfällung in der Niere verhindert werden.
- In schweren Fällen muß eine Hämodialyse (künstliche Niere) eingesetzt werden.

Prognose

Die Hyperurikämie ist rasch und vollständig innerhalb von Tagen reversibel. Die Folgen einer Uratnephropathie bzw. Gichtarthritis klingen jedoch langsamer ab.

Obere Einflußstauung

Ätiologie

Eine obere Einflußstauung ist zu 95% auf eine bösartige Geschwulst im Bereich der oberen Thoraxöffnung zurückzuführen, viel seltener die Folge eines gutartigen Leidens (z. B. Katheterphlebitis). Es handelt sich meist um *Mediastinaltumoren* (Hilus- und Mediastinallymphome eines Bronchuskarzinoms oder malignen Lymphoms oder Mammakarzinoms oder ähnlichem mehr).

Klinisches Bild

Es finden sich *gestaute Venen* des Kopfes und Halses, gelegentlich der Arme. Bei längerer Dauer bildet sich ein *Umgehungs-(Kollateral-) Kreislauf im oberen Brustbereich* durch Hervortreten von Hautvenen aus. Zuerst kommt es zum „dicken Hals", bei längerer Dauer zu aufgedunsenem, bläulich-rot verfärbtem Froschgesicht des nach Luft ringenden Patienten (Abb. 21.**1**a). Die Entwicklung dauert meist Tage bis Wochen, selten kürzer.

Diagnose

Dorsoventrale und seitliche *Röntgenbilder des Thorax* (ergänzt durch Computertomogramm oder Kernspintomographie) dienen zur Lokalisation des Tumors. Gegebenenfalls führt ein *Kavogramm* (Darstellung

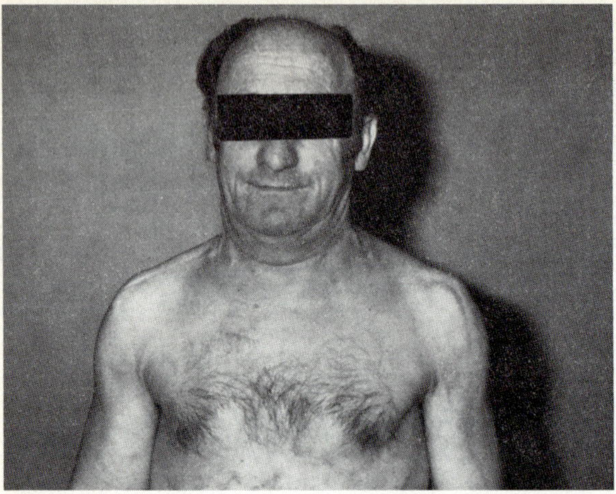

Abb. 21.1 **a** Obere Einflußstauung bei kleinzelligem Bronchuskarzinom mit mediastinalen Lymphknotenmetastasen, **a** vor, **b** nach zytostatischer Notfallbehandlung.

der oberen Hohlvene) weiter. Bei noch unbekannter Histologie muß eine *Biopsie* (evtl. Feinnadelpunktion) versucht werden. Oft muß trotz beträchtlichem Komplikationsrisiko eine *Mediastinoskopie versucht werden.*

Therapie

Es geht darum, möglichst rasch – aber ohne Gefährdung des Patienten

- den Tumor und das ihn umgebende Ödem zu vermindern.

Diesem Ziel dienen folgende Maßnahmen:

- Nebennierenrindenhormone, z. B. Dexamethason in 4 Tagesdosen;
- Diuretika, z. B. Furosemid (= Lasix u. a.) oder Mannitol,
- tumorreduktive Therapie: Eine *Bestrahlung* sollte wegen der zu erwartenden initialen Verstärkung des Ödems nur unter Kortikosteroidschutz einschleichend begonnen werden. Eine chirurgische Tumorentfernung ist gefährlich bzw. meist unmöglich.

In vielen Fällen wird man (ausnahmsweise auch ohne histologische Diagnose) eine *zytostatische Stoßtherapie* beginnen. Dabei muß eine Kombination mit breitem Wirkungsspektrum in hoher Dosis gegeben werden (z. B. Adriamycin/Cyclophosphamid/Vincristin).

Bei Thrombose der Hohlvene empfiehlt sich die vorangehende Blutverdünnung (Heparinisierung).

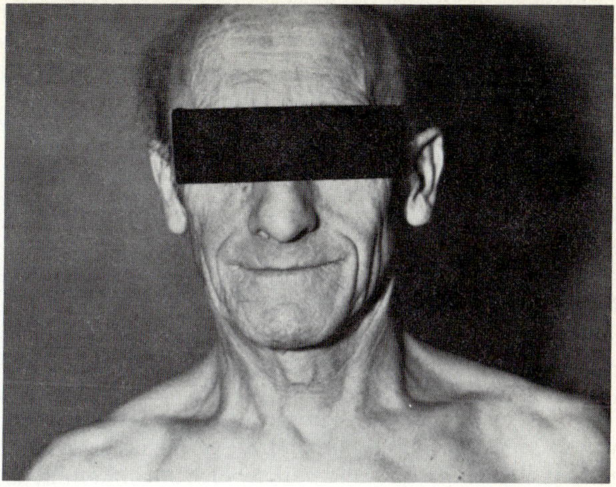

Abb. 21.1 b

Prognose

Die Prognose der oberen Einflußstauung hängt von der Behandelbarkeit des Grundleidens ab. Eine vollständige Rückbildung der Symptomatik ist bei Therapiesensibilität des Tumors möglich (Abb. 21.**1**b). Eine obere Einflußstauung ist aber, vor allem bei älteren Patienten, stets ein *lebensbedrohendes Ereignis* und führt leider immer noch oft wegen akuter Rechtsherzüberlastung/Lungenödem zum Tode.

Besondere Aspekte der Pflege

Flüssigkeitsbilanz, Überwachung der Nierenfunktion und Atmung.

Die lebensbedrohliche Situation ist meist mit großer Angst verbunden und erfordert von den Pflegenden Wahrnehmungsvermögen und Einfühlung.

Rückenmarkskompression/ Querschnittslähmung

Ätiologie

Zur Kompression (Zusammenpressung) des Rückenmarks oder einzelner aus ihm austretenden Nervenwurzeln kommt es infolge *Durch-*

bruchs von Wirbelmetastasen in den Rückenmarkskanal. Es handelt sich meist um eine *pathologische Wirbelfraktur*. Dies kommt vor allem bei Metastasen von Lungen-, Brust-, Prostatakarzinomen oder auch Myelomen und malignen Lymphomen vor.

Klinisches Bild

Abhängig von der Lokalisation des Tumors können uncharakteristische *Rückenschmerzen* mit oder ohne *radikuläre Symptomatik* (Ausfälle oder Schmerzen im Versorgungsbereich des betroffenen Nervs) Tage bis Monate vor weiteren neurologischen Störungen auftreten. Nach dieser häufig verkannten Vorphase folgen *motorische Störungen*, dann *Parästhesien*. Das Vollbild ist durch eine Querschnittsläsion mit *Paraplegie* (Lähmung mit einem bestimmten horizontalen Niveau, z. B. Lähmung beider Beine) gekennzeichnet. Der totale Verlust der Kontrolle über die Schließmuskel von Blase und Mastdarm ist ein Spätzeichen; hingegen treten bereits früh geringfügige *Störungen der Miktion oder Defäkation* auf, die in der Folge zur Inkontinenz führen können.

Differentialdiagnostisch muß an eine Nervenschädigung (Polyneuropathie) durch Spindelgifte, z. B. Vincristin (s. Beitrag Jungi, Internistische Tumorbehandlung, Kap. 5), oder eine infektiöse Neuritis (z. B. mit dem Herpes-zoster-Virus) gedacht werden.

Diagnose

Wohl bei keiner Notfallsituation ist die *Früherkennung* – und damit der Beitrag der Krankenschwester bzw. des Pflegers – so wichtig. Sie bzw. er hört zuerst von den anfänglich wenig belästigenden Beschwerden. Bei kleinstem Verdacht muß eine genaue neurologische Untersuchung, evtl. ergänzt durch Röntgenkontrolle, durchgeführt werden. Die *Höhe der Querschnittssymptomatik* ist gelegentlich irreführend, da die Tumoren häufig mehrere Verengungen des Spinalkanals und damit Blockierungen der freien Zirkulation der Rückenmarksflüssigkeit verursachen. Neben der durch *Lumbalpunktion* vorgenommenen *Myelographie* empfiehlt sich daher häufig auch eine Kontrastmittelfüllung von oben (zervikal, Abb. 21.**2**). Mit einem *Computertomogramm* und vor allem mit Kernspintomographie können auch die Wirbelkörper, der Spinalkanal und die umliegenden Weichteile auf Tumorinfiltration beurteilt werden. Damit ist das Ausmaß der Läsion für die weitere Behandlungsplanung (Operation und/oder Bestrahlung) genau feststellbar.

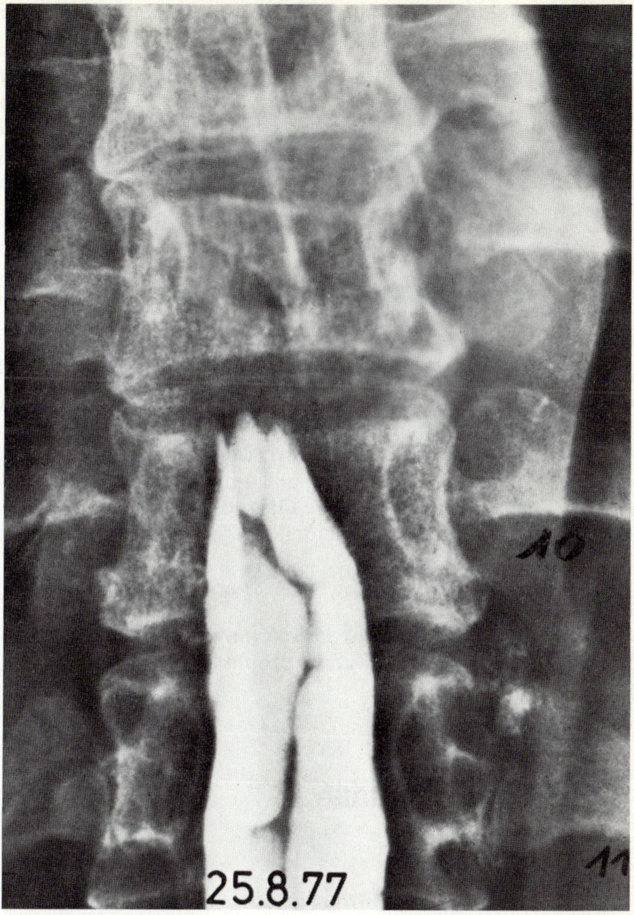

Abb. 21.**2** Abbruch der Kontrastmittelsäule auf Höhe des 10. Brustwirbels bei lumbaler Myelographie. Rückenmarkskompression durch Morbus Hodgkin in den Wirbelkörpern.

Therapie

Bei lokalisiertem Geschehen ist die notfallmäßige chirurgische Entlastung zwecks Entfernung des blockierenden Tumors das Vorgehen der Wahl (*Laminektomie,* evtl. Spondylektomie). In den meisten Fällen wird eine *Nachbestrahlung* angeschlossen; inoperable Patienten und

Patienten mit mehreren Kompressionslokalisationen werden *primär bestrahlt.*

Bei zytostatikasensiblen Tumoren (vor allem bei malignen Lymphomen) kann auch eine *Kombinationschemotherapie* zu rascher Rückbildung der Symptome führen. Eine *intrathekale* (in die Rückenmarksflüssigkeit applizierte) Zytostatikabehandlung ist nur bei eigentlicher Tumormeningose sinnvoll, vor allem bei Leukämien und Lymphomen.

In jedem Fall sollen gleichzeitig *Nebennierenrindenhormone* (Kortikosteroide, z. B. Dexamethason) und *Diuretika* zur Verminderung des peritumoralen Ödems gegeben werden.

Prognose

Die Prognose ist vor allem vom Zeitpunkt der Erkennung, d. h. vom Mobilitätsgrad vor einer Operation, abhängig: 60% der präoperativ noch ambulanten Patienten bleiben postoperativ gehfähig; 35% der präoperativ teilgelähmten Patienten erholen sich nach der Therapie, aber nur 7% präoperativ vollständig gelähmte (paraplegische) Patienten werden wieder gehfähig. *Rasche* Diagnosestellung und Operation sind somit für die Prognose entscheidend.

Besondere Aspekte der Pflege

Früherkennung auf Querschnittsläsion hinweisender Symptome (s. oben), korrekte Lagerung/Dekubitusprophylaxe bei manifester Lähmung.

Hirndruck/Krampfanfälle

Ätiologie

Eine „Raumforderung“ irgendwelcher Art führt zur Steigerung des Hirndrucks, dem der harte Schädelknochen nicht nachgeben kann. Die Auswirkungen des erhöhten Hirndrucks konzentrieren sich daher auf die Öffnungen im Schädel, insbesondere die Austrittsöffnungen des Augennervs (N. opticus) und das Hinterhauptsloch, wo das Rükkenmark austritt. Je nach Lokalisation der „Raumforderung“ können *epileptische Krampfanfälle* oder *neurologische Ausfälle* auftreten.

Die *gutartigen* „Raumforderungen“ (Blutungen, Abszeß usw.) interessieren hier nicht, nur die durch Tumoren im Gehirn bedingten. Neben den *primären Hirntumoren* (s. Kap. 20) handelt es sich vor allem um *Metastasen* von Lungen-, Brust-, Nieren- und Schilddrüsenkarzinomen, Melanomen, Sarkomen usw.

Klinisches Bild

Kaum lokalisierbare *Kopfschmerzen* mit oder ohne *Erbrechen* gehen der zunehmenden *Bewußtseinstrübung* häufig voran. Daneben kommt es häufig zu *Gleichgewichtsstörungen.* Stauungspapillen (Vorwölbungen der Eintrittsstelle des Augennervs in die Netzhaut bei der Augenspiegelung) finden sich nur bei subakuter oder chronischer Drucksteigerung. Die Krankenschwester wird einen *langsamen Puls* (sog. Druckpuls) und eine *große Blutdruckamplitude* feststellen. Ohne Behandlung kommt es in schweren Fällen zu Erscheinungen durch Einklemmungen von Hirnteilen (z. B. des Mittel- oder Kleinhirns in das Hinterhauptsloch). Die Raumforderung macht sich häufig durch *epileptische Anfälle* bemerkbar, deren Lokalisation Hinweise auf den Ort des Tumors gibt.

Diagnose

Bei entsprechender Symptomatik bleibt eine „Raumforderung" die wahrscheinlichste Ursache bis zum Beweis des Gegenteils. Neben einer *genauen neurologischen Untersuchung* mit spezieller Prüfung der Pupillenreaktion, der Nackensteifigkeit (Meningismus) und der *Augenspiegelung* (Fundus, Papillenödem!) sind Puls und Blutdruck zu kontrollieren. *Weiterführende Untersuchungen* sind Schädelröntgenaufnahmen, Echoenzephalogramm (EEG), heute wenn möglich direkt ersetzt durch eine Kernspin- oder Computertomographie. Nur noch selten müssen radiologische Hirngefäßdarstellungen vorgenommen werden.

Eine Lumbalpunktion wie auch eine Luftenzephalographie sind kontraindizierte, *lebensbedrohende Maßnahmen* bei diesen Patienten, da es beim Druckabfall zur gefürchteten Hirnstammeinklemmung kommen kann.

Therapie

Im Vordergrund stehen die Bekämpfung des Hirnödems und die Verminderung des intrazerebralen Volumens. Mögliche Maßnahmen sind:

- Nebennierenrindenhormone (z. B. Dexamethason in hohen Dosen),
- Diuretika (z. B. Furosemid, Mannitol),
- Flüssigkeitseinschränkung.

Bei einzeln auftretenden, meist oberflächlich gelegenen Metastasen soll wenn immer möglich die *chirurgische Entfernung* angestrebt werden. Beim multiplen Vorkommen oder bei inoperabler Situation kann eine *Ganzschädelbestrahlung* rasche, aber leider nur vorübergehende

Hilfe bringen. Bei massiver Steigerung des Hirndrucks kann die Anlegung eines sog. *ventrikuloperitonealen Shunts* (dünne Schlauchverbindung zwischen den Liquorräumen des Hirns und der Peritonealhöhle) zur raschen symptomatischen Verbesserung führen. Bei Weiterführung einer *Chemotherapie* ist der zusätzliche Einsatz von Zytostatika zu erwägen, die die Blut-Hirn-Schranke zu überwinden vermögen (z. B. Nitrosoharnstoffe, Podophyllotoxin-Derivate, Dibromdulcitol).

Epileptische Anfälle können *medikamentös* bekämpft bzw. verhütet werden (z. B. Diphenylhydantoin, Barbiturate, Diazepam).

Prognose

Diese hängt von der Behandelbarkeit des Grundleidens bzw. der Hirnmetastasen ab. Die Zeichen akuten Hirndrucks sind meist innerhalb von Stunden reversibel.

Besondere Aspekte der Pflege

Dem Pflegepersonal fallen sehr wichtige Aufgaben zu: Flüssigkeitsbilanz, intensive Kreislaufüberwachung (Blutdruck und Puls), Elektrolytkontrolle, Kontrolle der wichtigsten neurologischen Funktionen (Bewußtseinsgrad, Bewegungsapparat).

Pathologische Frakturen

Ätiologie

Eine pathologische Fraktur ist ein Knochenbruch ohne adäquates Unfallereignis. Voraussetzung dazu ist eine lokalisierte Schwächung des Knochens (Osteolyse), meist durch einen bösartigen, *primären* (z. B. Osteosarkom, s. Kap. 16) oder *sekundären,* d. h. metastatischen *Knochentumor.* Auch gutartige Tumoren können zu pathologischen Frakturen führen. Am häufigsten finden sich *osteolytische Skelettmetastasen* bei Brust- oder Lungenkarzinomen, während z. B. Knochenmetastasen eines Prostatakarzinoms häufiger *osteoplastisch* sind und damit weniger zu Frakturen disponieren.

Klinisches Bild

Osteolysen können oft Monate bis Jahre bestehen, bis es dann ohne ersichtlichen Anlaß – gewissermaßen aus „heiterem Himmel" – zur Fraktur kommt. Neben der Verstärkung der meist schon vorher bestehenden Schmerzen ist die gestörte Funktion mit Achsenabweichung wegleitend.

Diagnose

Die Diagnose wird durch *Röntgenaufnahmen* in zwei Ebenen gesichert (Abb. 21.**3**). Das *Skelettszintigramm* ist zur Beurteilung einer Fraktur oder einer Frakturgefahr ungeeignet; hingegen erleichtert es die Suche weiterer Knochenherde (sehr wichtig vor orthopädisch-chirurgischen Maßnahmen, die anschließend ein Gehen mit Krücken erforderlich

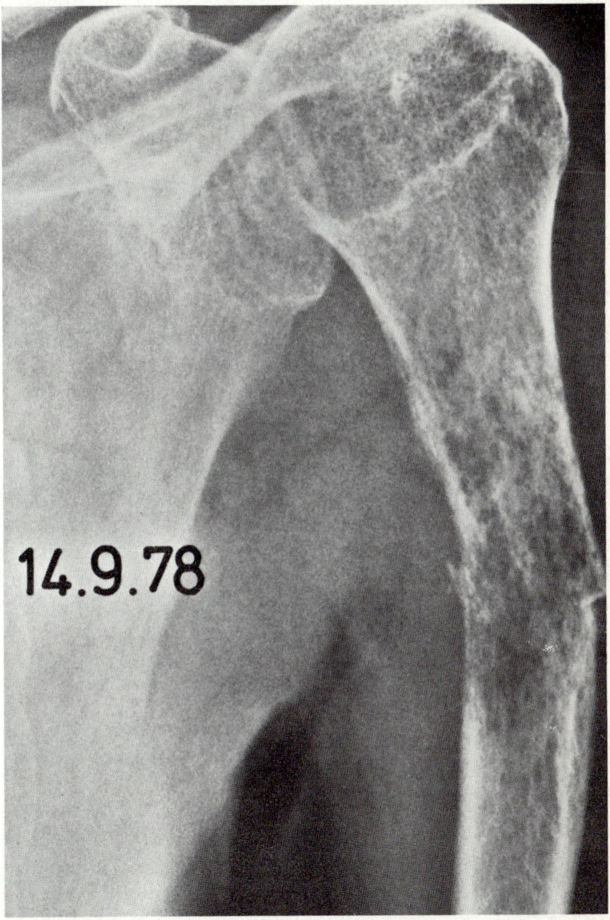

Abb. 21.**3** Pathologische Fraktur des linken Oberarmknochens auf Höhe eines Myelomherds.

machen). Ergänzend müssen *Serumkalzium* und *alkalische Phosphatase* bestimmt werden.

Therapie

Je nach Behandelbarkeit des Grundleidens wird aktiver oder zurückhaltender vorgegangen: Bei kurzfristig relativ guter Prognose soll wenn immer möglich eine *orthopädisch-chirurgische Versorgung* angestrebt werden (z. B. Hüftgelenksprothese, Stabilisierung mit Platte, Versteifung der Wirbelsäule). Die schlechte Spontanheilungstendenz pathologischer Frakturen kann damit überwunden werden. Der Patient kann schon kurz nach der Operation *mobilisiert* werden. Bei inoperabler Situation können *Stützkragen* (Halswirbelsäule) und *Stützkorsetts* Schmerzlinderung bringen, vor allem aber eine *gezielte Bestrahlung* des betroffenen Areals. Falls das Grundleiden chemotherapiesensibel ist (z. B. maligne Lymphome, Myelom, Mammakarzinom), kann auch eine *endokrine oder zytostatische Chemotherapie* zu rascher Schmerzlinderung und im günstigsten Fall zur Heilung mit Kallusbildung und Rekalzifizierung der Osteolysen führen.

Prognose

Die Prognose ist abhängig von der Behandelbarkeit des Grundleidens. Eine vollständige Rehabilitation ist bei gut behandelbaren Tumoren möglich, z. B. bei malignen Lymphomen, Mammakarzinom usw.

Besondere Aspekte der Pflege

Eine *Schonung* der entsprechenden Skelettpartie ist unerläßlich (Lagerung auf Schiene, Vermeidung von Belastung). Die *Physiotherapie* beschränkt sich anfänglich auf leichte passive Bewegungstherapie, sobald als möglich ergänzt durch aktive Bewegungen. Wärmeanwendung wird anfänglich meist schlecht vertragen. Bei bettlägerigen Patienten ist eine Überwachung des Kalziumhaushaltes sehr bedeutungsvoll.

Herztamponade

Ätiologie

Bei Patienten mit malignen Tumoren entstehen *Perikardergüsse* durch diffuse Karzinose des Perikards (Herzbeutel) oder durch direktes Einwachsen des Tumors in den Herzbeutel. Meist findet sich gleichzeitig ein *maligner Pleuraerguß*. Karzinome der Lunge, der Speiseröhre, der Brust und maligne Lymphome finden sich ursächlich am häufigsten.

Klinisches Bild

Dies hängt von der Flüssigkeit im Herzbeutel ab, die von einigen Millilitern bis zu einem Liter betragen kann. Wesentlich ist die *Geschwindigkeit,* mit der sich der Erguß entwickelt. Die Patienten sind in ihrer körperlichen Leistungsfähigkeit stark eingeschränkt, schwer *dyspnoisch;* in schweren Fällen kommt es zu *Bewußtlosigkeit* und *Schock.*

Diagnose

Auch hier sind die *Halsvenen stark gestaut* (s. oben), was in halbsitzender Position beurteilt werden muß. Bei der Blutdruckmessung kann ein sog. *„paradoxer Puls“* festgestellt werden: Abfall des systolischen Blutdrucks während der Einatmung um mehr als 10 mm Quecksilber (1,3 kPa). In Spätfällen kommt es zu *Blutdruckabfall, Schwindel, Kollapsneigung.* Die *Herztöne* sind meist leise; das charakteristische *Perikardreiben* verschwindet bei größeren Flüssigkeitsmengen.

Der Verdacht auf einen Perikarderguß kann durch ein *Thoraxröntgenbild* und ein *EKG* verstärkt werden. Beweisende Untersuchung ist die *Ultraschalluntersuchung,* mit der Flüssigkeit zwischen Herzmuskel und Perikard fast immer nachgewiesen werden kann, oder die Computertomographie. Selten werden *Kontrastmitteluntersuchungen* des Herzens oder *Szintigraphien* eingesetzt.

Therapie

Die baldige *Perikardpunktion* kann lebensrettend sein, wenn der Zustand des Patienten sich rasch verschlechtert. Die Besserung tritt bereits unter der Punktion ein und ist sehr eindrücklich. Sie darf nur durch einen Erfahrenen erfolgen. Zusätzlich kann die Infusion von Kochsalzlösung oder Albumin das venöse Blutvolumen erhöhen. *Diuretika sind verboten.*

Dauernde Hilfe kann durch Einbringung von *Zytostatika* (Methotrexat, Cytosinarabinosid, Bleomycin), *Tetrazyklinen* oder *radioaktiver Isotope* in den Herzbeutel erzielt werden. Bei strahlensensiblen Tumoren ist auch eine *perkutane Bestrahlung* in Betracht zu ziehen. Ein *chirurgisches Vorgehen,* Anlegen eines Fensters (sog. Fenestration), kommt nur in Ausnahmefällen in Frage.

Prognose

Bei raschem und richtigem Vorgehen ist die Prognose bei malignem Perikarderguß auf kurze Sicht gut, in Abhängigkeit von der Behandelbarkeit des Grundleidens.

Besondere Aspekte der Pflege

Im Vordergrund stehen die Kreislaufüberwachung, evtl. Unterstützung beim Atmen, Schonung und Begleitung in lebensbedrohlicher Situation.

Literatur

Bruntsch, U.: Der onkologische Notfall. In Gallmeier, W. M.: Praktische Onkologie. MMW Medizinverlag, München 1980 (S. 201–230)

Jungi, W. F., H.-J. Senn: Onkologie. In Koller, F., K. Neuhaus: Internistische Notfallsituationen, 5. Aufl. Thieme, Stuttgart 1992

Nagel, G. A., I. G. Nagel: Notfallsituationen in der Onkologie. In Brunner, K. W., G. A. Nagel: Internistische Krebstherapie, 2. Aufl. Springer, Berlin 1979 (S. 506–632)

Wurmser, P., J. Schär: Neurologie: In Koller, F., K. Neuhaus: Internistische Notfallsituationen, 5. Aufl. Thieme, Stuttgart 1992

Anhang I: Tumorhemmende Medikamente

A. Wichtigste Zytostatika

Spezielle Maßnahmen zum Schutz des Personals beachten

Medikamente, internat. Kurzbezeichnung (Abkürzung), Markennamen, Konfektionsform	Aufbewahrung	Verabreichung/ Auflösung Kompatibel mit	Nebenwirkungen (Toxizität)	Speziell achten auf
1. Antimetaboliten				
Amethopterin (MTX) Methotrexat Amp. à 5/20/25/50/ 500/1000/5000 mg (gelöst), Tbl. à 2,5 mg *Antidot* Ca-Leucovorin – Amp. à 30/50 mg – Amp. à 3 mg (Brechampulle gelöst) – Tbl. à 15 mg – Kps. à 25 mg (= Calciumfolinat)	Raumtemperatur lichtgeschützt (auch während Dauerinfusion) aufgelöst im Kühlschrank 12 Std. haltbar	– Glucose 5%, NaCl – direkt i. v., i. m. i. th. – hochdosierte MTX-Therapie nach besonderer Vorschrift mit Antidot (Infusion i. v., p. o.) Aqua dest. (Trockenpulver) i. v., i. m., p. o.	– Stomatitis + – Nausea (+) – Nieren (Tubulusnekrose) bei hochdosierter Anwendung – Lebertox. – bei intrathekaler Gabe Myelo-/ Enzephalopathie	– Stomatitisprophylaxe – Antiemetika – Blutbild – Leber- und Nierenparameter (Kumulation!), darf nur bei normaler Nierenfunktion gegeben werden! – Alkalisierung des Urins mit Natriumbicarbonat bei hohen Dosen (ab 1 g) – Für MTX-Spiegelbestimmung im Serum das Blut lichtgeschützt ins Labor bringen (lichtempfindlich!)

Cytarabin (ARA-C) Alexan, Aracytine Udicil, Cytosar Amp. 40/100/500/ 1000/2000 mg	Raumtemperatur	– Aqua dest. – direkt i. v. – in 1000 ml NaCl-Lösung 0,9% als Dauerinfusion über 24 Std. i. v. – s. c. – intrathekal (Vorsicht!)	– KM-Depression ++ – Nausea + – Fieber (+) – Diarrhö (+) – Lunge (+) – Neuro-Tox!	– Blutbild – Antiemetika – Temperatur (evtl. regelmäßig Antipyretika) – Schleimhäute, Stomatitisprophylaxe
Fluorouracil (5-FU) Fluoro-uracil Fluroblastin Amp. 250/500 mg Kps. 250 mg Salbe 5% (Efudix, Verrumal)	Raumtemperatur	– direkt i. v. oder evtl. als Dauerinfus. (Pumpe!) – intrakavitär (Pleura, Bauchhöhle) – p. o., mit variabler Resorption! – lokal	– Knochenmarkdepress. ++ – Thrombopenie – Nausea (+) – Durchfall + – Schleimhautentzündung + – Neuro: Ataxie + – Allergie (Haut) (+)	– Blutbild – Antiemetika – Verdauung – Stomatitisprophylaxe – Haut
Tegafur (TGF), in BRD Ftorafur Amp. 400 mg	Raumtemperatur Lichtschutz	– langsam direkt i. v.	wie 5-FU, dazu Alopezie +	wie 5-FU
Hydroxyurea (HU) Litalir, Hydrea, Hydroxyurea Medac, Kps. 500 mg	Raumtemperatur	– p. o.	– Knochenmarkdepress. ++ – Hautausschläge + – Nausea (+)	– Blutbild – Haut – Antiemetika

Spezielle Maßnahmen zum Schutz des Personals beachten

Medikamente, internat. Kurzbezeichnung (Abkürzung), Markennamen, Konfektionsform	Aufbewahrung	Verabreichung/ Auflösung Kompatibel mit	Nebenwirkungen (Toxizität)	Speziell achten auf
Mercaptopurin (6-MP) Puri-Nethol Tbl. 50 mg	Raumtemperatur	– p. o.	– Knochenmarkdepress. ++ – Nausea (+) – Lebertox. (+) – Stomatitis (+)	– Blutbild – Dosisreduktion auf 25% bei gleichzeitiger Gabe von Allopurinol!!
Thioguanin (6-TG) Lanvis Thioguanin Tbl. 40 mg	Raumtemperatur	– p. o.	– Knochenmarkdepress. ++ – Nausea (+) – Diarrhö (+)	– Blutbild – Verdauung
2. Antibiotika				
Aclarubicin (ACM) Aclacinomycin-A Aclacinomycine Aclaplastin Amp. à 20 mg	Kühlschrank Lichtschutz angebrochen max. 24 Std.	– i. v. als Kurzinfus. – in 10 ml NaCl auflösen (liegt bei) – kompat. mit 5% Glucose; *keine* alkal. Lösung!	– KM-Depression +++ – Kardiotox. + – Nausea + – Stomatitis (+) – Alopezie (+)	– Blutbild – Puls, EKG – Antiemetika – Mundpflege – evtl. Kühlhaube

Bleomycin (BLEO) Bleomycin, Bleomycinum Amp. à 15 mg bzw. IE	Raumtemperatur – angestochene Amp. im Kühlschrank 14 Tage haltbar (Lichtschutz)	– i.v. mit 20 ml NaCl-Lösung auflösen – i.m. mit 5 ml NaCl-Lösung aufl. (bei Schmerzen mit Lokalanästhetikum) – direkt i.v., in 1000 ml NaCl-Lösung 0,9% als Dauerinfusion (gegen Licht schützen; immer in Glasinfusionen!) – intrakavitär, intratumoral – i.a.	– Fieber +++ Schüttelfrost ++ – Haut: Hyperpigmentation, Schuppung, Schwielen ++ – Schleimhautentzündung ++ – Lungenfibrose (+) – Nausea (+) – *keine* KM-Depression!	– Antipyretika evtl. Prednison – Haut kontrollieren, v.a. Hände, Ellbogen, Füße – Stomatitisprophylaxe – Lungenfunktionsprüfung (bei längerfrist. Anwend.)
Dactinomycin Actinomycin D Cosmegen Amp. 0,5 mg	Raumtemperatur – *aufgelöst nicht haltbar*	Auflösung mit 1,1 ml Aqua dest., 1 ml = 0,5 mg – direkt i.v., sofort verwenden!	– Nausea +++ – Knochenmarkdepress. ++ – Stomatitis, Ösophagitis ++ – Haarausfall + – Nekrosen ++	– wirksame antiemetische Vorbereitung – Blutbild – Stomatitisprophylaxe – nie paravenös spritzen – Vorsicht bei gleichzeit. Bestrahlung (Haut!)
Daunorubicin Daunomycin (DNR) Cérubidine Daunoblastin Amp. 20 mg	Raumtemperatur – *aufgelöst max. 36 Std. im Kühlschrank haltbar*	Auflösen mit 4 ml Aqua dest. – streng i.v. in 100 ml NaCl-Lösung 0,9%. – als Kurz-Inf. über 15 Min. infundieren	– Knochenmarkdepress. +++ – Haarausfall +++ – Nausea ++ – Stomatitis ++ – Kardiotoxizität +	– Blutbild – antiemetische Vorbereitung – nie paravenös spritzen (Nekrosen!) – Puls überwachen

Spezielle Maßnahmen zum Schutz des Personals beachten

Medikamente, internat. Kurzbezeichnung (Abkürzung), Markennamen, Konfektionsform	Aufbewahrung	Verabreichung/ Auflösung Kompatibel mit	Nebenwirkungen (Toxizität)	Speziell achten auf
Doxorubicin (ADM) Adriamycin Adriblastin Amp. 10/20/50 mg	Raumtemperatur – aufgelöst 24 Std. im Kühlschrank, vor Licht geschützt haltbar	Auflösung mit 5/10/25 ml Aqua dest. oder NaCl-Lösung – streng i. v. verabreichen – > 50 mg in 100 ml NaCl-Lösung als Kurzinfusion über 15 Min. infundieren – bis 50 mg langsam direkt i. v. – intravesikal	– Haarausfall +++ – Kardiotoxizität, akut, kumulativ – Stomatitis – Knochenmarkdepress. +++ – Nausea ++ – Hyperpigmentation	– Kühlhaube – Puls überwachen, EKG – Stomatitisprophylaxe – Blutbild – antiemetische Vorbereitung – nie paravenös spritzen (Nekrosen!)
Epirubicin (EPI) Farmorubicin Amp. 10/20/50 mg	– wie ADM	– wie ADM	– wie ADM, – weniger Kardiotox. (+)	– wie ADM, weniger ausgeprägt
Mitomycin-C (MMC, MTC) Mitomycin Mutamycin Amétycine Amp. 2/5/10/20 mg	Raumtemperatur – aufgelöst 14 Tage haltbar im Kühlschrank	2 mg auflösen mit 4 ml Aqua dest. 5 mg auflösen mit 10 ml Aqua dest. (etc.) – direkt i. v. (evtl. i. a., intrakavitär) – in hohen Dosen (≥ 10 mg) in 100 ml NaCl-Kurzinfusion über 15 Min.	– Knochenmarkdepress. ++ – Haare (+) – Nausea + – Nierentox. + – Lungenfibrose (+)	– Blutbild – Leber-/Nierenfunktion – nie paravenös spritzen (Nekrosen!) – Atemfunktion

Plicamycin (= Mithramycin) (MTM) Mithracin, Mithramycin Amp. 2,5 mg	Kühlschrank – *aufgelöst gekühlt ca. 48 Std. haltbar*	auflösen mit 4,9 ml NaCl-Lösung 0,9% (1 ml = 500 mcg) – direkt i.v. (in den gegen Hyperkalzämie verwendeten Dosierungen keine Infusion)	– Nausea ++ – Knochenmark-depr. (+) – Leber/Nieren-toxizität – Nekrosen	– antiemetische Vorbereitung – Blutbild – Leberwerte – praktisch nur noch zur Therapie des Hyperkalzämiesyndroms – nie paravenös spritzen!
Mitoxantron (MXN) Novantron Amp. 10/20/25/30 mg	Raumtemperatur – angebrochen im Kühlschrank ca. 72 Std. haltbar	– i.v. als Kurzinfus. – 5% Glucose oder NaCl 0,9%	– KM-Depression ++ – Nausea + – Kardiotox. + – Alopezie (+) – Stomatitis (+)	– Blutbild – Antiemetika – Puls, EKG, Thorax-Rö. – Kühlhaube, evtl. – Mundpflege
3. Alkylantien				
Busulfan (BUS) Myleran Tbl. 0,5/2 mg	Raumtemperatur	– p.o.	– Knochenmark-depr. (protrahiert) vor allem Granulozytopenie ++ – Hyperpigmentation ++ – Lungenfibrose (+) – Addison-Syndrom (+)	– Blutbild – Haut – Lungenfunktion – Elektrolyte

Spezielle Maßnahmen zum Schutz des Personals beachten

Medikamente, internat. Kurzbezeichnung (Abkürzung), Markennamen, Konfektionsform	Aufbewahrung	Verabreichung/ Auflösung Kompatibel mit	Nebenwirkungen (Toxizität)	Speziell achten auf
Carmustin (BCNU) BiCNU Carmubris Amp. 100 mg (+ Lösungsmittel)	Kühlschrank – aufgelöst 48 Std. haltbar	– auflösen mit 3 ml beiliegendem Solvens + 7 ml NaCl-Lösung, (1 ml = 10 mg) – als Kurzinfusion in 100 ml NaCl-Lösung über 15 Min. infundieren in Glasflasche; instabil in Plastik!	– Nausea +++ – protrahierte Knochenmarkdepress. +++ – Venenspasmen + – Lungenfibrose (+) – Nephrotox. (+)	– starke Antiemetika – Blutbild – nie paravenös spritzen! – Venenpflege – Lungenfunktion – Nierenwerte
Chlorambucil (CLB, CAB) Leukeran, Chloraminophène Tbl. 2/5 mg	Kühlschrank Lichtschutz	– p.o.	– Knochenmarkdepress. ++ – auch Anämie +	– Blutbild
Cyclophosphamid (CYT, CTX) Endoxan Cyclostin Amp. 100/200/500/ 1000 mg/2000 mg Drg. 50 mg	Raumtemperatur – aufgelöst, gekühlt ca. 7 Tage (*nur* Endoxan!)	– p.o. nach dem Essen, eher abends – 100 mg mit 5, 200 mg mit 10 ml, 1000 mg mit 50 ml Aqua dest. auflösen – direkt i.v. – bei hoher Dosis (⩾ 1 g) als Kurzinfusion in 100 ml Glucose über 15 Min. – intrakavitär unwirksam	– Haarverlust ++ – Nausea ++ (v.a. bei i.v. Inj.) – Knochenmarkdepress. ++ – hämorrhagische Zystitis – Kardiotox. in hohen Dosen (+)	– evtl. Kühlhelm – Antiemetika – Blutbild – viel trinken (Zystitisprophylaxe), auf rötlichen Urin achten – bei Zystitis krampflösende Schmerzmittel (evtl. Uromitexan) – Puls, EKG

Dibrommannitol (DBM) (Mitobromitol) Myelobromol Tbl. 250 mg	Raumtemperatur	– p. o.	– Knochenmark-depress. ++ – Hyperpigmentation + – Lungen-fibrose (+)	– Blutbild – Haut – Lungenfunktion
Estramustinphosphat Estracyt Kps. à 140 mg Amp. à 150/300 mg (Trocken-Substanz)	Kühlschrank aufgelöst nicht haltbar	– p. o. (Kps.) – i. v. als Bolus oder Kurzinfus. – lösen in 8 ml Aqua dest. (liegt bei) – nicht komp. mit NaCl 0,9%!	– KM-Depression ++ – Libido- und Potenzverlust – Photosensibilisierung (+) – Nausea ++ (v. a. anfangs)	– Blutbild – Aufklärung! – Haut – Antiemetika
Ifosfamid (IFO) Holoxan Amp. (200) 500/1000/2000 mg	Raumtemperatur – *aufgelöst nicht haltbar*	– auflösen 200 mg in 5 ml Aqua dest. (500 mg in 13 ml Aqua dest.), 1000 mg in 25 ml Aqua dest., 2000 mg in 50 ml Aqua dest. – gut schütteln, sofort anwenden – Kurzinfusion in 100 ml NaCl-Lösung während 15 Min.	– wie Cyclophosphamid	– wie Cyclophosphamid
Antidot Mesna Uromitexan Amp. 100/200/400 mg			– gegen hämorrhag. Zystitis	*Antidot:* je 20% der IFO-Dosis Std. 0, 4, 8 (evtl. 12) i. v. – p. o. doppelte Dosis in Coca-Cola

Spezielle Maßnahmen zum Schutz des Personals beachten

Medikamente, internat. Kurzbezeichnung (Abkürzung), Markennamen, Konfektionsform	Aufbewahrung	Verabreichung/ Auflösung Kompatibel mit	Nebenwirkungen (Toxizität)	Speziell achten auf
Lomustin (CCNU) CiNU, CCNU, Cecenu, Belustine, CiNu, Lomeblastin Kps. (10) 40 mg	Raumtemperatur	– p. o. nach dem Nachtessen einnehmen mit starkem Antiemetikum	– Nausea +++ – Knochenmarkdepr. protrahiert, v. a. Granulozytopenie	– starke Antiemetika (damit Kapseln nicht erbrochen werden) – Blutbild
Mechlorethamin (Chlormethin) Mustargen Chloramin Cariolysin Amp. 10 mg	Raumtemperatur – *aufgelöst nicht haltbar*	auflösen mit 10 ml NaCl-Lösung, oder Aqua dest. 1 ml = 1 mg – direkt i. v.	– Nausea +++ – KM-Depress. ++ – Diarrhö ++ – Gonaden ++	– starke Antiemetika – Blutbild – nie paravenös spritzen (Nekrosen!) – Aufklärung
Melphalan (L-PAM) Alkeran Tbl. 2/5 mg Amp. 100 mg	Raumtemperatur – aufgelöst nicht haltbar (Amp.-Lösung).	– p.o. – zuerst auflösen mit 1 ml Alkohol (beiliegend), dann 9 ml Lösungsmittel beifügen, 1 ml = 10 mg – direkt i. v. oder in 100 ml NaCl-Lösung als Kurzinfusion (*nicht* Glucose) über 15 Min.	– Nausea ++ (i. v.) – Knochenmarkdepress. ++ – Alopezie (+)	– Antiemetika – Blutbild – Cave: Antazida (Resorption ↘)

Prednimustin (PMT) Sterecyt Tabl. à 20 mg/100 mg	Raumtemperatur (5 Jahre)	– p. o.	– KM-Depression ++ – Diabetesentgleisung! – Nausea (+) – Steroid-Akne (+) – Unruhe (Steroideffekt) (+)	– Blutbild – Urin-/Blutzucker – Antiemetika – Haut – Sedativa
Trofosfamid (IXT) Ixoten Tbl. 50 mg	Raumtemperatur	– p. o.	– wie Cyclophosphamid	– wie Cyclophosphamid
Thiotepa (TTP) Thio-TEPA Amp. 15 mg	Kühlschrank – aufgelöst ca. 5 Tage	– auflösen mit 1,5 ml Aqua dest. oder NaCl – für hohe Dosen → Kurzinfusion in 250 ml NaCl in 2 Std.	– Nausea/Erbrechen + – Knochenmarkdepress. ++	– Antiemetika – Blutbild
Treosulfan Ovastat Stechamp. 1000/5000 mg	Kühlschrank	i. v.	– KM-Depression – leichte Alopezie – Hautpigmentierung – Utikaria – Hypoglykämie	– Blutbild – Urin/Blutzucker – Haut – Lungenfunktion

Spezielle Maßnahmen zum Schutz des Personals beachten

Medikamente, internat. Kurzbezeichnung (Abkürzung), Markennamen, Konfektionsform	Aufbewahrung	Verabreichung/ Auflösung Kompatibel mit	Nebenwirkungen (Toxizität)	Speziell achten auf
4. Spindelgifte				
Etoposid (VP-16) Vepesid Amp. 100 mg Kps. 100 mg	Raumtemperatur – *aufgelöst nicht haltbar* (v.a. in Konzentrat. > 0,4 mg/ml) – Lichtschutz	– p.o. – pro Amp. (100 mg) in mind. 250 ml NaCl-lösung 0,9% auflösen, als Kurzinfusion über 30 Min. i.v.	– Knochenmark-depress. +++ – Nausea (+) – Blutdruckabfall (selten) – Haarausfall +++	– Blutbild – Antiemetika – Blutdruck – streng i.v. (Nekrosen!)
Vinblastin (VLB) Velbe Amp. 10 mg	Kühlschrank – aufgelöst im Kühlschrank 30 Tage haltbar	– mit 10 ml NaCl-Lösung 0,9% auflösen, 1 ml = 1 mg – direkt i.v. – komp. mit allen gängigen Infus.	– Knochenmark-depress. +++ – Neurotox. + – Verstopfung (+) – Nausea (+)	– Blutbild – Neurol.: Parästhesien, Muskelkraft ↘ – Verdauung (Ileusprophylaxe) – nie paravenös spritzen (Nekrosen!)
Vincristin (VCR) Vincristin Oncovin (liquid) Amp. 1 und 2 mg	Kühlschrank – aufgelöst im Kühlschrank mind. 30 Tage haltbar	– direkt i.v. – komp. mit allen gängigen Infus.lösungen	– Neurotox.: Parästhesien, Paresen, Heiserkeit ++ – Haarausfall + – Subileus ++	– Neurol.: Muskelkraft ↘ (Ergometer) – Ileusprophylaxe (bei Neigung zu Verstopfung Laxantien verabreichen) – nie paravenös spritzen

Vindesin (VDS) Eldisine Amp. 5 mg	Kühlschrank – aufgelöst im Kühlschrank 30 Tage haltbar	– auflösen mit 5 ml NaCl-Lösung 0,9% 1 ml = 1 mg – direkt i.v. – sonst wie VCR	– Knochenmark-depress. ++ – Nausea (+) – Neurotox. (ähnlich Vincristin) ++ – Subileus +	– Blutbild – Antiemetika – Parästhesien, Muskelkraft ↘ – Ileusprophylaxe – nie paravenös spritzen!
Teniposid (VM-26) Vumon, Vénóm Amp. 50 mg	Kühlschrank Lichtschutz! Angebrochen nicht haltbar	– in 250 ml Glucose oder NaCl 5% als Kurzinfusion in 30–60 Min. i.v. – sofort verwenden	– Knochenmark-depress. +++ – Nausea + – Alopezie +++	– Blutbild – Antiemetika – nie intraarteriell/intrapleural, streng i.v. (Nekrosen!) – Kühlhaube evtl.
5. Andere				
m-AMSA, Amsacrin Amsacrine Amsidyl Amp. (50/85/100) mg	Kühlschrank – *aufgelöst nicht haltbar*	– 50 mg auflösen in 50 ml Aqua dest. – in 500 ml Glucose-Lösung 5% über 60 Min. verabreichen – Achtung: *Keine* NaCl-Lösung 0,9% verwenden	– Knochenmark-depress. +++ – Nausea/Erbrechen + – Mundschleimhautentzündung ++ – Lokal: Phlebitiden +	– Blutbild – Antiemetika – Urin alkalisieren (evtl. $NaHCO_3$) – Zufuhr- und Flüssigkeitsbilanz – Stomatitisprophylaxe – Venenprophylaxe (Heparin i.v., Salbe)

Spezielle Maßnahmen zum Schutz des Personals beachten

Medikamente, internat. Kurzbezeichnung (Abkürzung), Markennamen, Konfektionsform	Aufbewahrung	Verabreichung/ Auflösung Kompatibel mit	Nebenwirkungen (Toxizität)	Speziell achten auf
Asparaginase (L-ASP) **Crasnitin, Erwinase** **Amp. 10000 E**	Kühlschrank – aufgelöst 1 Woche haltbar	**– auflösen mit 2 ml NaCl o,9% (Kontakt mit Gummistopfen vermeiden)** **– 100 ml NaCl-Kurzinfusion über 30 Minuten (nur PVC-Beutel benützen, nur 15 Min. in Plastikspritze belassen)**	– allergische Reaktionen – Nausea ++ – Gerinnungsstörungen ++ – Leber-/Neurotox., Pankreatitis ++	– vor erster Anwendung Intrakutantest, gut überwachen (Vitalzeichen) – Notfallausrüstung bereithalten (inkl. Cortison) – Antiemetika – Leberwerte, Gerinnungswerte, Amylase – Serum-Chemie
Carboplatin Paraplatin Amp. 50/150/450 mg	Raumtemp. – aufgelöst bei Raumtemp. 8 Std. haltbar	– auflösen: 50 mg in 5 ml, 150 mg in 15 ml, 450 mg in 45 ml Aqua dest. oder NaCl oder Glucose 5% – direkt i. v. oder als Kurzinfus. in 250 ml Glucose 5%	– Knochenmarkdepress. +++ – Nausea ++ – Nierentox. (+) – Neurotox. +	– Blutbild – Antiemetika (intensiv!) – Nierenfunktion – Gehör, Neurostatus – forcierte Hydrierung (wie Cis-Platin) = *nicht* nötig, viel trinken genügt!

Cisplatin (DDP) Platinol Platinex Cis-Platyl Platiblastin Cismaplat Amp. 10/25/50/(100 mg)	vor Licht schützen bei Raumtemperatur aufbewahren, ca. 24 Std. haltbar	– i. v., i. a. oder intraperitoneal – Infusionsbesteck direkt an Platin-Solution anhängen (bei den großen Ampullen, kleine Ampullen beifügen). – über 30 Min. infundieren – Tr.-Subst. lösen in Aqua dest., liegt bei.	– Nausea +++ – Nierentox. +++ – Knochenmarkdepress. ++ – Gehör: Ohrensausen, Hörverlust ++ – Neurotox. +	– Intensives Antiemetikaregime nach Schema festlegen! – *Vor Therapie:* (bei Dosen > 50 mg): Creatinin-Clearance u. Blutbild, 1–2 l Flüssigkeit trinken! – *Stunde –2:* 1 Amp. Lasix à 20 mg i. v., 1000 ml Mischinfusion anhängen über 2 Std. – *Stunde 0:* Cis-platinum in 30 Min. infundieren – *Stunde +1/2:* 1000 ml Mischinfusion, weiter Flüssigkeit p. o. (bei Bedarf i. v.). – Flüssigkeitsbilanz: Diurese von 100 ml/h anstreben – Blutbild – Gehörtest – Neurostatus

Spezielle Maßnahmen zum Schutz des Personals beachten

Medikamente, internat. Kurzbezeichnung (Abkürzung), Markennamen, Konfektionsform	Aufbewahrung	Verabreichung/auflösung Kompatibel mit	Nebenwirkungen (Toxizität)	Speziell achten auf
Dacarbazin (DTIC) Deticène DTIC-Dome, DTIC Amp. 100/200 mg	Kühlschrank – aufgelöst haltbar bei 4° während 24 Std. – Lichtschutz!	auflösen mit 9,9 bzw. 19,8 ml Aqua dest., 1 ml = 10/20 mg – als 250-ml-NaCl-Kurzinfusion über 15 Min. verabreichen	– KM-Depression ++ (verzögert) – Nausea +++ (v. a. am ersten Tag) – Venenspasmen/-thrombosen ++ – Lebertox. +	– Blutbild – starke antiemetische Vorbereitung – Heparinsalbe – nie paravenös (Nekrosen!) – Leberwerte
Hexamethylmelamin (HMM), Altretamine Hexastat Kps. 100 mg	Raumtemperatur (Jahre)	– p. o.	– Nausea/Erbrechen ++ – Knochenmarkdepress. ++ – Neurotox. ++ – Alopezie (+)	– Antiemetika – Kapseln nicht öffnen (lokal stark reizende Substanz) – Blutbild – Neurostatus
Mitotan o,p'-DDD Lysodren Tbl. 500 mg	Raumtemperatur	– p. o. in 3–4 Tagesdosen	– Nausea/Erbrechen +++ – Durchfall ++ – Neurotox. ++ (Lethargie, Somnolenz) – Hautausschläge +	– starke Antiemetika – nur mit Nebennierenrindenhormonen geben (Cortison) – Neurostatus, Dosisadaptation! – Lokalbehandlung

Procarbazin (PRO, PCZ) Natulan Kps. 50 mg	Raumtemperatur	– p. o.	– Nausea ++ – Knochenmark-depress. ++ – Allergie (Haut/Lunge) – Interaktion mit Alkohol! ++ – Neurotox. +	– Antiemetika nach Bedarf (v. a. Tag 1+2) – Blutbild – Haut! – Alkoholabstinenz – Neurostatus

B. In der Tumortherapie häufig gebrauchte Hormone (Auswahl)

Chemische Kurzbezeichnung und Firmenpräparate	Handelsform Lagerung	Verabreichungsart	Anwendungsbereich	Nebenwirkungen (Toxizität)	Besonders achten auf
1. Östrogene					
Estradiol-undecylat Progynon-Dep. 100	Amp. 100 mg	i. m.	– metastasierendes Mammakarzinom (Postmenopause)	– Übelkeit – Flüssigkeitsretention – vermehrte Thromboemboliegefahr	– Gewichtszunahme – Ödeme – Herzinsuffizienz – Thrombosen
Fosfestrol = Diethylstilbestrolphosphat Honvan	Amp. 300 mg Tabl. 120 mg	i. v./p. o. in 250 ml NaCl-Lsg. 0,9% über 60 Min.	– inoperables und/oder metastasierendes Prostatakarzinom	– Hyperkalzämie – Gynäkomastie (Männer)	– Serumcalcium (v. a. erste 2 bis 3 Wochen) – zu Beginn deswegen keine Depotpräparate
Polyestradiolphosphat Estradurin	Amp. 40 mg und 80 mg	i. m.			– Analgetika – Schmerzen in Dammgegend nach Injektion von Honvan i. v.

Chemische Kurzbezeichnung und Firmenpräparate	Handelsform Lagerung	Verabreichungsart	Anwendungsbereich	Nebenwirkungen (Toxizität)	Besonders achten auf
2. Antiöstrogene und Aromatasehemmer					
Aminoglutethimid Orimeten	Tab. 250 mg	p. o.	– metastasierendes Mammakarzinom (postmenopausal)	– Schwindel – Hautausschläge bei Therapiebeginn	– Flüssigkeitsretention – Nebennierenrindenfunktion
Tamoxifen Nolvadex, Kessar, Tamofen, Tamoxasta	Tabl. 10/20/30/40 mg (Lichtschutz!)	p. o.	– metastasierendes Mammakarzinom (prä- und postmenopausal) – evtl. metastasierendes Prostatakarzinom	– Hitzewallungen – Flüssigkeitsretention – Pruritus vulvae – selten Thrombopenie – Hyperkalzämie	– Cave Gravidität! – sonst wie Östrogene – Thrombozyten – Serumcalcium

Chemische Kurzbezeichnung und Firmenpräparate	Handelsform Lagerung	Verabreichungsart	Anwendungsbereich	Nebenwirkungen (Toxizität)	Besonders achten auf
3. Gestagene					
Gestonoron-caproat Depostat	Amp. 200 mg	i. m.	– metastasierendes Mammakarzinom (prä- und postmenopausal) – metastasierendes Uteruskorpuskarzinom – metastasierendes Ovarialkarzinom (bedingt wirksam)	– Flüssigkeitsretention – erhöhte Thromboemboliegefahr – Leberschaden (Cholostase) – Hyperkalzämie – Diabetesverschlechterung	– Körpergewicht – Ödeme – Herzinsuffizienz – Thrombosen – Leberwerte – Serumcalcium – Blutzucker
Medroxyprogesteronacetat (MPA) Clinovir, Farlutaldepot, Depo Provera	Amp. 500 mg und 1000 mg	i. m./ p. o.			
Farlutal	Tabl. 100, 200, 250 und 500 mg	p. o.			
Provera, Clinovir	Tabl. 100, 200, 250 mg	p. o.			
Megestrolacetat Megace Megestat	Tabl. 100 mg	p. o.	– metastas. Mamma-Ca – Anorexie	– wie MPA	– wie MPA
Norethisteronacetat Primolut Nor	Tabl. 10 mg	p. o.			

Chemische Kurzbezeichnung und Firmenpräparate	Handelsform Lagerung	Verabreichungsart	Anwendungsbereich	Nebenwirkungen (Toxizität)	Besonders achten auf
4. Androgene					
Testosteronpropionat/-enanthat Testoviron-Depot Oxymetholon Plenastril Testolacton Fludestrin	Amp. 100 mg 250 mg Tabl. 50 mg Tabl. 50 mg Amp. 100 mg (Lichtschutz)	i. m. p. o. p. o. i. m.	– aplastische Anämie – Myelofibrose/-sklerose – teils als „Roborans“ verwendet (Cave Nebenwirkungen!)	– Flüssigkeitsretention – Vermännlichung (bei Frau Stimmbruch, Bartwuchs) – Hyperkalzämie – Cholostase	– Gewichtskontrolle – Ödeme – Serumcalcium – Leberfunktionstests – Vorsicht bei gleichzeitiger Verabreichung von Barbituraten und Hydantoin (z. B. bei Epilepsie) sowie bei Antikoagulation

Chemische Kurzbezeichnung und Firmenpräparate	Handelsform Lagerung	Verabreichungsart	Anwendungsbereich	Nebenwirkungen (Toxizität)	Besonders achten auf
5. Antiandrogene					
Flutamid Flucinom Fugerel	Tabl. 250 mg	p. o.	– metastasierendes Prostatakarzinom	– Gynäkomastie – Anämie (selten)	– Blutbild
Cyproteronacetat Androcur Androcur-Depot	Tabl. 50 mg Amp. 300 mg	p. o. i. m.	– metastasierendes Prostatakarzinom	– Gynäkomastie – Hemmung der Spermiogenese	– Blutbild – Leberfunktion – Nebennierenrinde – Zuckerstoffwechsel

6. Gonadotropin Releasing Hormon (GnRH)Analoge:

Chemische Kurzbezeichnung und Firmenpräparate	Handelsform, Lagerung	Verabreichungsart	Anwendungsbereich	Nebenwirkungen (Toxizität)	Besonders achten auf
Buserelin Suprefact	Amp. 5,5 mg Nasenspray (100 Dosen = mg)	s.c. i.m.	metastasierendes Prostatakarzinom	Gynäkomastie	– „Flare“ – Impotenz
Gonadorelin Decapeptyl-Retard	Amp. 3,37 mg (Depot)	i.m.	metastasierendes Prostatakarzinom metastasierendes Mammakarzinom	Gynäkomastie Wallungen (♀)	– „Flare“ – Osteoporose – gut mischen in Spitze
Goserelin Zoladex-Depot	Amp. 3,6 mg	s.c.	metastasierendes Prostatakarzinom	Wallungen (♀) Haut Amenorrhoe	– „Flare“ – Osteoporose
Leuprorelin Entanone	Amp. 3,75 mg 7,5 mg	s.c. i.m.	metastasierendes Prostatakarzinom		– „Flare“, Wallungen – Gynäkomastie – Nausea

Chemische Kurzbezeichnung und Firmenpräparate	Handelsform Lagerung	Verabreichungsart	Anwendungsbereich	Nebenwirkungen (Toxizität)	Besonders achten auf
7. Corticosteroide					
Dexamethason diverse Markenpräparate	Amp. 4, 5, 8 und 50 mg Tabl. 0,5, 1 und 4 mg	i. v./ i. m. p. o.	– maligne Lymphome – multiples Myelom – akute lymphatische Leukämie – Hirndruck bei Hirnmetastasen – (Auto-)Immunhämolyse	– Magenulkus – Diabetesverschlechterung – Flüssigkeitsretention – psychotische Reaktion – Osteoporose – Infektionsneigung – Schlaflosigkeit	– Magenschmerzen – Diabeteskontrolle – Gewichtskontrolle – Psyche – Skelett – Infektionen (z. B. Tuberkulose!)
Methylprednisolon diverse Markenpräparate	Amp. 40, 125 und 500 mg Tabl. 4 und 16 mg	i. v./ i. m. p. o.			
Prednisolon/Prednison diverse Markenpräparate	Amp. 10, 25, 50 und 100 mg Tabl. 5, 10, 20, 30 und 50 mg	i.v./ i. m. p. o.			

8. *Kombinationen mit Zytostatika*
vgl. „Zytostatika" (Alkylantien), S. 329 + 331!

Anhang II: Empfehlung für die Bewertung von Nebenwirkungen (WHO)

	Grad 0	Grad 1	Grad 2	Grad 3	Grad 4
Blut (Erwachsene)					
Hämoglobin	≧ 11,0 g/100 ml ≧ 110 g/l ≧ 6,8 mmol/l	9,5– 10,9 g/100 ml 95 –109 g/l 5,6– 6,7 mmol/l	8,0 – 9,4 g/100 ml 80 –94 g/l 4,95– 5,8 mmol/l	6,5– 7,9 g/100 ml 65 –79 g/l 4,0– 4,9 mmol/l	< 6,5 g/100 ml < 65 g/l < 4,0 mmol/l
Leukozyten ($1000/mm^3$)	≧ 4,0	3,0– 3,9	2,0 – 2,9	1,0– 1,9	1,0
Granulozyten ($1000/mm^3$)	≧ 2,0	1,5– 1,9	1,0 – 1,4	0,5– 0,9	< 0,5
Plättchen ($1000/mm^3$)	> 100	75 –99	50 –74	25 –49	< 25
Hämorrhagie	Keine	Petechien	Leichter Blutverlust	Schwerer Blutverlust	Schwächender Blutverlust
Gastrointestinal					
Bilirubin	≦ 1,25×N[a]	1,26×2,5×N[a]	2,6–5×N[a]	5,1–10×N[a]	> 10×N[a]
Transaminasen (SGOT/SGPT)	≦ 1,25×N[a]	1,26–2,5×N[a]	2,6–5×N[a]	5,1–10×N[a]	> 10×N[a]
Alkalische Phosphatase	≦ 1,25×N[a]	1,26–2,5×N[a]	2,6–5×N[a]	5,1–10×N[a]	> 10×N[a]
Oral	Keine Änderung	Mißgefühl/Rötung	Rötung, Ulzera; feste Nahrung möglich	Ulzera; nur Flüssignahrung erforderlich	Ernährung nicht möglich
Übelkeit/Erbrechen	Nicht vorhanden	Übelkeit	Gelegentliches Erbrechen	Therapiebedürftiges Erbrechen	Therapieresistentes Erbrechen
Diarrhö	Keine	Vorübergehend, < 2 Tage	Erträglich, aber > 2 Tage	Unerträglich, therapiebedürftig	Hämorrhagien, Dehydratation
Nieren					
Bluturea (-nitrogen oder -creatinin)	≦ 1,25×N[a]	1,26–2,5×N[a]	2,6–5×N[a]	5–10×N[a]	> 10×N[a]
Proteinurie	Keine Änderung	1+ < 0,3 g% < 3 g/l	2 – 3+ 0,3– 1,0 g% <3 –10 g/l	4+ > 1,0 g% > 10 g/l	Nephrotisches Syndrom

[a] Obergrenze des Normalwertes beim untersuchten Patientenkollektiv.

	Grad 0	Grad 1	Grad 2	Grad 3	Grad 4
Hämaturie	Keine Änderung	Mikroskopisch	Schwer	Schwer + Gerinnsel	Obstruktive Uropathie
Lunge	Keine Änderung	Leichte Symptome	Dyspnoe bei Anstrengung	Dyspnoe in Ruhe	Strenge Bettruhe erforderlich
Fieber nach Medikamenten	Keins	Fieber < 38°C	Fieber 38°C–40°C	Fieber > 40°C	Fieber mit Hypotension
Allergie	Keine Änderung	Ödeme	Bronchospasmus; keine parenterale Ernährung erforderlich	Bronchospasmus; parenterale Ernährung notwendig	Anaphylaxie
Haut	Keine Änderung	Erytheme	Trockene Desquamation, Vesikulation, Pruritus	Feuchte Desquamation, Ulzeration	Exfoliative Dermatitis; nekrotische Veränderungen, die chirurgischen Eingriff erfordern
Haare	Keine Änderung	Leichter Haarausfall	Mäßige, fleckige Alopezie	Vollständige Alopezie, aber behebbar	Irreversible Alopezie
Infektion (Herd feststellen)	Keine	Leichte Infektion	Mittlere Infektion	Starke Infektion	Starke Infektion mit Hypotension
Herz					
Rhythmus	Keine Änderung	Sinustachykardie, > 110 in Ruhe	Unifokale PVC; Vorhofarrhythmie	Multifokale PVC („premature ventricular contraction“)	Ventrikuläre Tachykardie

	Grad 0	Grad 1	Grad 2	Grad 3	Grad 4
Funktion	Keine Änderung	Asymptomatische, aber abnormale Herzzeichen	Vorübergehende Dysfunktion mit Symptomen, aber nicht therapiebedürftig	Dysfunktion mit Symptomen, therapeutisch beeinflußbar	Dysfunktion mit Symptomen, therapieresistent
Perikarditis	Keine Änderung	Asymptomatische Effusion	Symptomatisch, keine Drainage erforderlich	Tamponade; Drainage erforderlich	Tamponade; chirurgischer Eingriff erforderlich
Neurotoxizität					
Bewußtseinszustand	Wach, lebendig	Vorübergehende Lethargie	Somnolenz < 50% der Wachphase	Somnolenz < 50% der Wachphase	Koma
Periphernerven	Unbeeinträchtigt	Parästhesien und/oder verminderte Sehnenreflexe	Schwere Parästhesien und/oder leichte allg. Schwäche	Unerträgliche Parästhesien und/oder deutliche allg. Schwäche, Antriebslosigkeit	Lähmung
Konstipation[b]	Keine	Leichte	Mäßige	Abdominale Distention	Distention und Erbrechen
Schmerz[c]	Schmerzfrei	Wenig	Mäßig	Schwer	Sehr schwer (unbeherrschbar)

[b] Hierbei nicht berücksichtigt: Konstipation aufgrund von Narkotika.
[c] Hierbei wird „Schmerz" nur im Zusammenhang mit der Therapie, nicht krankheitsbedingt bewertet. Je nach Toleranzgrenze des Patienten kann die Anwendung von Narkotika für die Schmerzeinstufung hilfreich sein.

Anhang III:

Derzeit gebräuchliche zytostatische Chemotherapieschemata

Vorbemerkungen

- Die folgende Liste stellt eine *Auswahl* im Text aufgeführter, derzeit etablierter Chemotherapie-Programme dar und verzichtet bewußt auf Vollständigkeit bzw. experimentelle Schemata.
- Die Aufstellung erfolgt *alphabetisch* nach den gebräuchlichsten Eponymen („Kurznamen"), da mehrere Schemata bei verschiedenen Tumorarten zum Einsatz kommen.
- Die *Indikationsbereiche* sind den jeweiligen organbezogenen Spezialkapiteln (Chemotherapie) zu entnehmen.
- Die internistische Tumortherapie erschöpft sich nicht im „Zytostatika-Verschreiben nach Kochbuchrezepten", sondern bedingt zur Wirkungs- und Toxizitätsüberwachung eingehende *Kenntnisse* in medizinischer Onkologie, klinischer Pharmakologie und Supportivtherapie!
- Der im Umgang mit Zytostatika ungeübte Arzt wendet sich deswegen in bezug auf Indikationsstellung und Therapieeinleitung mit Vorteil an einem *medizinischen Onkologen* (Hämatoonkologen) in freier Praxis oder im nächstgelegenen Tumorzentrum (vgl. Anhang IV).

Wichtige Grundregeln bei Zytostatikaeinsatz (s. auch S. 255–258)

- Keine (insbesondere i. v.) Zytostatikaapplikation ohne *akutelle* periphere Blutwerte (Hb, Lc, Tc; <24 Std. alt)!
- Keine Medikation von Amethopterin und Cis-Platin sowie hohen Dosen Alkylantien (i. v.) und Bleomycin bei eingeschränkter *Nierenfunktion* (Creatinin-Clearance)!
- Keine Zytostatikatherapie bei unklarem, möglicherweise infektbedingtem Fieber (→ Abklärung, vorerst antibiotische Therapie)!
- Keine Medikation von Zytostatika bei toxizitätbedingter Stomatitis/Ösophagitis/Enteritis!
- Spezielle Beachtung der nichthämatologischen kumulativen *Organtoxizität* diverser neuer Zytostatika (s. Anhang I und S. 261–265)!
- *Cave:*
  - Kumulative Dosen von Adriamycin >600 mg/m^2 bzw. >900 mg Epirubicin (→ erhöhte Kardiotoxizität)!
  - Einzeldosen von Vincristin >2 mg bei Erwachsenen (Neurotoxizität)!
  - Einzeldosen von Cis-Platin >200 mg (Oto-Neurotoxizität)!
  - Einzeldosen von Methotrexat >50 mg/m^2 nicht ohne Citrovorumfaktor-Rescue (Leucovorin, s. S. 322)!

Anhang III

*„ABVD" bzw. „ABVP")***			alle 3–4 Wochen (* heute oft ersetzt durch Prednison 100 mg × 7 Tage)
– Adriamycin	25 mg/m² i.v.	Tag 1+15	
– Bleomycin	10 mg/m² i.v.	Tag 1+15	
– Vinblastin	6 mg/m² i.v.	Tag 1+15	
– DTIC*	375 mg/m² i.v.	Tag 1+15	

*„AC"***			alle 3–4 Wochen
– Adriamycin	50 mg/m² i.v.	Tag 1	
– Cyclophosphamid	150 mg/m² p.o. oder i.v.	Tag 2 bis 5	

*„ACO"***			alle 3–4 Wochen
– Adriamycin	50 mg/m² i.v.	Tag 1	
– Cyclophosphamid	1000 mg/m² i.v.	Tag 1	
– Vincristin (Oncovin*)	1 mg/m² i.v.	Tag 1+(8)	

*„BACOP"***			alle 3–4 Wochen
– Bleomycin	5 mg/m² i.v.	Tag 1+8	
– Adriamycin	25 mg/m² i.v.	Tag 1+8	
– Cyclophosphamid	650 mg/m² i.v.	Tag 1+8	
– Vincristin (Oncovin*)	1,4 mg/m² i.v.	Tag 1+8	
– Prednison	60 mg/m² p.o.	Tag 1 bis 14	

„BEP"			alle 3–4 Wochen
– Bleomycin (Dauerinfusion)	20 mg/m² i.v.	Tag 1–3	
– Etoposid	100 mg/m² i.v.	Tag 1–3	
– Cis-Platin	40 mg/m² i.v.	Tag 1–3	

„BOP"			alle 3–4 Wochen
– Bleomycin	5 mg/m² i.v.	Tag 1+8	
– Vincristin (Oncovin*)	1 mg/m² i.v.	Tag 1+8	
– Prednison	50 mg/m² p.o.	Tag 1 bis 7	

„BVP" (= „PVB")			alle 3–4 Wochen
– Bleomycin	20 mg/m² i.v.	Tag 1+8+15	
– Vinblastin	5 mg/m² i.v.	Tag 1+2	
– Cis-Platin	20 mg/m² i.v.	Tag 1 bis 5	

*„CAP"***			alle 3–4 Wochen
– Cyclophosphamid	500 mg/m² i.v.	Tag 1	
– Adriamycin	50 mg/m² i.v.	Tag 1	
– Cis-Platin	50 mg/m² i.v.	Tag 1	

* Originalpräparate-Namen sind nur dann aufgeführt, wenn sie die Bezeichnung des Chemotherapieschemas prägen helfen.

** „A" (= Adriamycin) kann in allen diesen Schemata ersetzt werden durch äquivalente Dosen „E" (= Epirubicin).

„CEP"			
– CCNU	80 mg/m² p.o.	Tag 1	alle 4 Wochen
– Etoposid	100 mg/m² p.o.	Tag 1–5	
– Prednimustin	60 mg/m² p.o.	Tag 1–5	
*„CHOP"***			
– Cyclophosphamid	750 mg/m² i.v.	Tag 1	alle 2–4 Wochen
– Adriamycin	50 mg/m² i.v.	Tag 1	
– Vincristin (Oncovin*)	1,4 mg/m² i.v.	Tag 1	
– Prednison	60 mg/m² p.o.	Tag 1 bis 5	
„CMF" i.v.			
– Cyclophosphamid	600 mg/m² i.v.	Tag 1	alle 3 Wochen
– Methotrexat*	40 mg/m² i.v.	Tag 1	
– 5-Fluorouracil	600 mg/m² i.v.	Tag 1	
„CMF" p.o.			
– Cyclophosphamid	100 mg/m² p.o.	Tag 1 bis 14	alle 4 Wochen
– Methotrexat*	40 mg/m² i.v.	Tag 1+8	
– 5-Fluorouracil	600 mg/m² i.v.	Tag 1+8	
„COP" i.v.			
– Cyclophosphamid	800 mg/m² i.v.	Tag 1	alle 2–4 Wochen
– Vincristin (Oncovin*)	1,4 mg/m² i.v.	Tag 1	
– Prednison	60 mg/m² i.v.	Tag 1 bis 5	
„COP" p.o.			
– Cyclophosphamid	200 mg/m² p.o.	Tag 1 bis 5	alle 2–4 Wochen
– Vincristin (Oncovin*)	1,4 mg/m² i.v.	Tag 1	
– Prednison	60 mg/m² p.o.	Tag 1 bis 5	
„COPP" (= C-MOPP")			
– Cyclophosphamid	650 mg/m² i.v.	Tag 1+8	alle 4 Wochen
– Vincristin (Oncovin*)	1,4 mg/m² i.v.	Tag 1+8	
– Procarbazin	100 mg/m² p.o.	Tag 1 bis 14	
– Prednison (jeden 3. Zyklus)	60 mg/m² p.o.	Tag 1 bis 14	
*„CYVADIC"***			
– Cyclophosphamid	500 mg/m² i.v.	Tag 1	alle 3–4 Wochen
– Vincristin	1 mg/m² i.v.	Tag 1+5	
– Adriamycin	50 mg/m² i.v.	Tag 1	
– Dacarbazin	200 mg/m² i.v.	Tag 1 bis 5	

* Originalpräparate-Namen sind nur dann aufgeführt, wenn sie die Bezeichnung des Chemotherapieschemas prägen helfen.

** „A" (= Adriamycin) kann in allen diesen Schemata ersetzt werden durch äquivalente Dosen „E" (= Epirubicin).

*„EAP“***			
– Etoposid	100 mg/m² i.v.	Tag 4 bis 6	alle 3–5 Wochen
– Adriamycin	20 mg/m² i.v.	Tag 1 und 7	
– Cis-Platin	40 mg/m² i.v.	Tag 2 und 8	
„EC“			
– Epirubicin	70 mg/m² i.v.	Tag 1	alle 3–4 Wochen
– Cyclophosphamid	150 mg/m² p.o.	Tag 2 bis 5	
„EIP“ (= „VIP“)			
– Etoposid (VP-16)	100 mg/m² i.v.	Tag 1 bis 3	alle 3–4 Wochen
– Ifosfamid	2000 mg/m² i.v.	Tag 1 bis 3	
– Cis-Platin	30 mg/m² i.v.	Tag 1 bis 3	
*„EVA“***			
– Cyclophosphamid (Endoxan*)	1000 mg/m² i.v.	Tag 1	alle 3–4 Wochen
– VP-16 (Etoposid)	120 mg/m² p.o.	Tag 1 bis 3	
– Adriamycin	50 mg/m² i.v.	Tag 1	
„FAC“			
– 5-Fluorouracil*	500 mg/m² i.v.	Tag 1	alle 3–4 Wochen
– Adriamycin	50 mg/m² i.v.	Tag 1	
– Cyclophosphamid	500 mg/m² i.v.	Tag 1	
„FEC“			
– 5-Fluorouracil	500 mg/m² i.v.	Tag 1	alle 3–4 Wochen
– Epirubicin	60 mg/m² i.v.	Tag 1	
– Cyclophospamid	500 mg/m² i.v.	Tag 1	
„FAM“			
– 5-Fluorouracil*	500 mg/m² i.v.	Tag 1 bis 3	alle 3 Wochen
– Adriamycin	30 mg/m² i.v.	Tag 1+(21)	
– Mitomycin-C	10 mg/m² i.v.	Tag 1	alle 6 Wochen
„FEM“			
– 5-Fluorouracil	500 mg/m² i.v.	Tag 1 bis 3	alle 3 Wochen
– Epirubicin	50 mg/m² i.v.	Tag 1 (+21)	
– Mitomycin	10 mg/m² i.v.	Tag 1	alle 6 Wochen
„FM“			
– 5-Fluorouracil*	500 mg/m² i.v.	Tag 1 bis 3	alle 4–5 Wochen
– Mitomycin-C	4 mg/m² i.v.	Tag 1 bis 3	

* Originalpräparate-Namen sind nur dann aufgeführt, wenn sie die Bezeichnung des Chemotherapieschemas prägen helfen.

** „A“ (= Adriamycin) kann in allen diesen Schemata ersetzt werden durch äquivalente Dosen „E“ (= Epirubicin).

„LMF“

– Chlorambucil (Leukeran*)	5 mg/m² p.o.	Tag 1 bis 14	alle 4 Wochen
– Methotrexat	40 mg/m² i.v.	Tag 1+8	
– 5-Fluorouracil	600 mg/m² i.v.	Tag 1+8	

„LOP“

– Chlorambucil (Leukeran*)	5 mg/m² p.o.	Tag 1 bis 14	alle 3–4 Wochen
– Vincristin (Oncovin*)	1 mg/m² i.v.	Tag 1	
– Prednison	60 mg/m² p.o.	Tag 1 bis 5	

MACOP-B

Adriamycin:	50 mg/m² i.v.	Tag 1, 15, 29, 43, 57, 71
Cyclophosphamid:	350 mg/m² i.v.	Tag 1, 15, 29, 43, 57, 71
Vincristin*:	1,4 mg/m² i.v.	Tag 8, 22, 36, 50, 64, 78
Methotrexat**:	400 mg/m² i.v.	Tag 8, 36, 64
Bleomycin:	10 mg/m² i.v.	Tag 22, 50, 78
Prednison:	75 mg/m² p.o. Redukt. ab Tag 71	tägl. fortlaufend
Wiederholung:	nicht vorgesehen!	

„MIC“

– Mitomycin-C	6 mg/m² i.v.	Tag 1	alle 3 Wochen
– Ifosfamid	3000 mg/m² infus.	Tag 1	
– Mesna	1000 mg/m² infus.	Tag 1	
– Cisplatin	50 mg/m² infus.	Tag 1	

„3M“

– Mitomycin-C	8 mg/m² i.v.	Tag 1	alle 3 Wochen
– Mitoxantrone	8 mg/m² i.v.	Tag 1	
– Methotrexat*	35 mg/m² i.v.	Tag 1	

„MOPP“

– Mechlorethamin (Mustargen*)	6 mg/m² i.v.	Tag 1+8	alle 4 Wochen
– Vincristin (Oncovin*)	1,4 mg/m² i.v.	Tag 1+8	
– Procarbazin	100 mg/m² i.v.	Tag 1 bis 14	
– Prednison (jeden 3. Zyklus)	60 mg/m² i.v.	Tag 1 bis 14	

* max. 2 mg (gilt für MACOP-B)!

** 100 mg/m² als Bolus gefolgt von 300 mg/m² über 4 Std. (+ Leucovorin) 15 mg alle 6 h (6×) p.o. T 9, 37, 65 (MACOP-B!)

„NOSTE“

– Mitoxantrone (Novantron)	12 mg/m²	Tag 1	alle 3–4 Wochen
– Prednimustin (Sterecyt)	100 mg/m²	Tag 3–7	

„Pro-MACE“ **

– Prednison	60 mg/m² p.o.	Tag 1 bis 14	alle 4 Wochen
– Methotrexat* (Citrovorum-Faktor-Rescue!)	1000 mg/m² i.v.	Tag 14	
– Adriamycin	25 mg/m² i.v.	Tag 1+8	
– Cyclophosphamid	650 mg/m² i.v.	Tag 1+8	
– Etoposid	100 mg/m² i.v.	Tag 1+8	

„PVP“ Cis-Platin+Vinblastin+Bleomycin (→ vgl. „BVP“).
(Einhorn)

„PVP-16“

– Cis Platin	40 mg/m² i.v.	Tag 1–3	alle 3–4 Wochen
– VP-16 (Etoposid)	120 mg/m² i.v.	Tag 1–3	

„VAC“

– Vincristin	1 mg/m² i.v.	Tag 1	alle 3–4 Wochen
– Adriamycin	50 mg/m² i.v.	Tag 1	
– Cyclophosphamid	650 mg/m² i.v.	Tag 1	

„VEC“

– Vincristin	1 mg/m² i.v.	alle 3–4 Wochen
– Epirubicin	60 mg/m² i.v.	
– Cyclophosphamid	650 mg/m² i.v.	

---

* Originalpräparate-Namen sind nur dann aufgeführt, wenn sie die Bezeichnung des Chemotherapieschemas prägen helfen.

** „A“ (= Adriamycin) kann in allen diesen Schemata ersetzt werden durch äquivalente Dosen „E“ (= Epirubicin).

Anhang IV: Kontaktadressen, Beratungsstellen, Tumorzentren, Krebsligen, Krebshilfe, Krebsgesellschaft, Selbsthilfegruppen usw.*

Bundesrepublik Deutschland

Überregionale Verbände und Organisationen

Bundeszentrale für gesundheitliche Aufklärung
Postfach 91 01 52
Ostmerheimer Str. 200
5000 Köln 91
Tel. 02 21/8 99 21

Deutsche Krebshilfe e. V.
Thomas-Mann-Str. 40/42
Postfach 14 67
5300 Bonn 1
Tel. 02 28/7 29 90-0
Fax 02 28/7 29 90 11

Beratungsstellen sind folgenden Einrichtungen und Organisationen angegliedert:

Arbeitsgemeinschaft Deutsche Tumorzentren e. V.
Hufelandstr. 55
4300 Essen 1
Tel. 02 01/79 91 20 00

Deutsche Krebsgesellschaft e. V.
Geschäftsstelle
Paul-Ehrlich-Str. 41
6000 Frankfurt 70
Tel. 0 69/6 30 09 60

Arbeiterwohlfahrt Bundesverband e. V.
Oppelner Str. 130
5300 Bonn 1
Tel. 02 28/66 85-2 04
und deren regionale Einrichtungen

Deutscher Caritasverband e. V.
Karlstr. 40
7800 Freiburg
Tel. 07 61/2 00-1
und deren regionale Einrichtungen

Deutscher Paritätischer Wohlfahrtsverband e. V.
Heinrich-Hoffmann-Str. 3
6000 Frankfurt 71
Tel. 0 69/67 06-1
und deren regionale Einrichtungen

Deutsches Rotes Kreuz
– Generalsekretariat –
Friedrich-Ebert-Allee 71
5300 Bonn 1
Tel. 02 28/5 41-1
und deren regionale Einrichtungen

Deutsche Vereinigung für den Sozialdienst im Krankenhaus e. V.
– Geschäftsstelle –
Langenbeckstr. 1
6500 Mainz
Tel. 0 61 31/19 24 76

---

* Erhebt keinen Anspruch auf Vollständigkeit.
(Die Adressen zur Bundesrepublik Deutschland entstammen zum Großteil den Unterlagen des Informations- und Beratungsdienstes der Deutschen Krebshilfe e. V., Bonn [Ausgabe 1991]).

Diakonisches Werk
Stafflenbergstr. 76
7000 Stuttgart 1
Tel. 07 11/2 15 91
und deren regionale Einrichtungen

Deutsche Arbeitsgemeinschaft für Psychoonkologie e. V. (DAPO)
Fachklinik Hornheide
Dorbaumstr. 300
4400 Münster
Tel. 02 51/32 87-400

Nachsorgeeinrichtung und Ausbildungsseminar Chirurgische Universitätsklinik Heidelberg
Ernst-Moro-Haus
Im Neuenheimer Feld 155
6900 Heidelberg
Tel. 0 62 21/56 30 88

Krebsinformationsdienst (KID)
Postfach 10 19 49
Im Neuenheimer Feld 280
6900 Heidelberg
Tel. 0 62 21/41 01 21

Selbsthilfegruppen – Bundesorganisationen

Bundesarbeitsgemeinschaft „Hilfe für Behinderte"
Kirchfeldstr. 149
4000 Düsseldorf 1
Tel. 02 11/31 00 60

Deutsche Arbeitsgemeinschaft Selbsthilfegruppen
Friedrichstr. 28
6300 Gießen
Tel. 06 41/7 02 24 78

Bundesverband der Kehlkopflosen e. V., Bundesgeschäftsstelle
Obererle 65
4650 Gelsenkirchen
Tel. 02 09/59 22 82

Deutsche ILCO e. V. (Ileostomie-Colostomie-Urostomie-Vereinigung)
Bundesgeschäftsstelle
Kepserstr. 50
8050 Freising
Tel. 0 81 61/8 49 09 u. 8 49 11

Frauenselbsthilfe nach Krebs e. V.
Bundesverband
B6 10/11 (L 4, 9)
6800 Mannheim
Tel. 06 21/2 44 34

Interessengemeinschaft der Krebsnachsorge des Landes Bremen e. V.
Landwehrstr. 60
2800 Bremen 1
Tel. 04 21/39 00 66

Nationale Kontaktstelle zur Unterstützung von Selbsthilfegruppen (NAKOS)
Albrecht-Achilles-Str. 65
1000 Berlin 31
Tel. 0 30/8 91 40 19

Deutsche Leukämie-Forschungshilfe, Aktion für krebskranke Kinder e. V.
Dachverband
Joachimstr. 20
5300 Bonn 1
Tel. 02 28/22 18 33

Arbeitskreis der Pankreatektomierten e. V.
Bundesgeschäftsstelle
Postlagernd
4047 Dormagen 1
Tel. 0 21 06/4 23 29

Arbeitsgemeinschaft für Krebsbekämpfung der Träger der gesetzlichen Kranken- und Rentenversicherung im Lande Nordrhein-Westfalen
Königsallee 175
4630 Bochum 1
Tel. 02 34/3 04-89 08

Genesendenhilfe e. V.
Danziger Str. 15
2000 Hamburg 1
Tel. 0 40/24 69 76 u. 24 69 05

Fachspezifische Arbeitsgemeinschaft der Deutschen Krebsgesellschaft e. V.

AGO Arbeitsgemeinschaft Gynäkologische Onkologie
Sprecher: Prof. A. Pfleiderer, Ärztl. Dir. der Universitäts-Frauenklinik, Hugstetter Str. 55, 7800 Freiburg

AHMO Arbeitsgemeinschaft Hals-Nasen-Ohrenheilkunde, Mund-Kiefer-Gesichtschirurgische Onkologie (Erweiterung der AHO)
Sprecher: Prof. Dr. O. Kleinsasser, Dir. der Universitäts-HNO-Klinik, Deutschhausstraße 3, 3550 Marburg

AIO Arbeitsgemeinschaft Internistische Onkologie
Sprecher: Prof. Dr. Hossfeld, c/o Universitäts-Krankenhaus Eppendorf, Abt. Hämatol./Onkologie, Martinistraße 52, 2000 Hamburg 20

APO Arbeitsgemeinschaft Pädiatrische Onkologie
Sprecher: Prof. Dr. K. Winkler, c/o Universitäts-Kinderklinik, Martinistraße 52, 2000 Hamburg 20

ARNS Arbeitsgemeinschaft für Rehabilitation, Nachsorge und Sozialmedizin
Sprecher: PD Dr. H. Delbrück, Chefarzt der Klinik „Bergisch-Land“, Im Saalscheid 5, 5600 Wuppertal 21

AUO Arbeitsgemeinschaft Urologische Onkologie
Sprecher: Prof. Dr. H. Huland, Direktor der Urologischen Klinik der FU Berlin, Klinikum Steglitz, Hindenburgdamm 30, 1000 Berlin 45

ARO Arbeitsgemeinschaft Radiologische Onkologie
Sprecher: Prof. R. Sauer, c/o Univ. Strahlenklinik, Universitätsstr. 27, 8520 Erlangen

CAO Chirurgische Arbeitsgemeinschaft Onkologie
Sprecher: Prof. H. Pichlmaier, c/o Chir. Univ. Klinik, Josef-Stelzmannstr. 9, 5000 Köln 1

KOK Konferenz Onkologischer Kranken- und Kinderkrankenpflege
Sprecher: Schwester Annette Laupert, c/o Univers.-Klinik Station 31-3, Theodor-Stern-Kai 7, 6000 Frankfurt/Main 70

NOA Neuro-Onkologische Arbeitsgemeinschaft
Sprecher: Prof. Dr. R. Lorenz, Dir. der Neurochir. Univers.-Klinik, Schleusenweg 2–16, 6000 Frankfurt 71

PSO Arbeitsgemeinschaft für Psychoonkologie
Sprecher: Dr. R. Schwarz, Ernst Moro-Haus, Im Neuenheimer Feld 55, 6900 Heidelberg

SEK Sektion Experimenteller Krebsforschung
Sprecher: Prof. F. Oesch c/o Institut für Toxikologie der Universität Mainz
Obere Zahlbacher Straße 67, 6500 Mainz 1

Krebsgesellschaften der Bundesländer

Krebsgesellschaft
Baden-Württemberg e. V.
Geschäftsstelle:
Adalbert-Stifter-Str. 105
7000 Stuttgart 40
Tel. 07 11/8 48 28 56

Bayerische Krebsgesellschaft e. V.
Geschäftsstelle:
Tumblinger Str. 4
8000 München 2
Tel. 8 89/53 11 75

Deutsche Krebsgesellschaft
Landesverband Berlin e. V.
Geschäfsstelle:
Königsberger Str. 36a
1000 Berlin 45
Tel. 0 30/7 72 90 90

Landesverband Bremen
für Krebsbekämpfung
und Krebsforschung e. V.
Geschäftsstelle:
Rembertistr. 99
2800 Bremen 1
Tel. 04 21/32 51 69

Hamburger Landesverband
zur Krebsbekämpfung
und Krebsforschung
Univ.-Kinderklinik (Onk.)
Martinistr. 52
2000 Hamburg 1
Tel. 0 40/4 60 42 22

Hessische Krebsgesellschaft e. V.
Geschäftsstelle:
Karl-Oelemann-Weg 11
6530 Bad Nauheim
Tel. 06 32/29 17

Niedersächsische Krebsgesellschaft
Arbeitsgemeinschaft
für Krebsbekämpfung
des Landes Niedersachsen e. V.
Ellernstr. 36
3000 Hannover 1
Tel. 05 11/81 50 91 oder 92

Gesellschaft zur Bekämpfung
der Krebskrankheiten NRW e. V.
Geschäftsstelle:
Kettwiger Str. 6
4000 Düsseldorf 1
Tel.02 11/7 33 66 55

Krebsgesellschaft
Rheinland-Pfalz e. V.
Geschäftsstelle:
Schloßstr. 8
5400 Koblenz
Tel. 02 61/3 10 47 oder 48

Landesverband Saarland
für Krebsbekämpfung
und Krebsforschung e. V.
Faktoreistr. 4
6600 Saarbrücken 3
Tel. 06 81/40 03-271

Landesverband Schleswig-Holstein
Schleswig-Holsteinische
Krebsgesellschaft e. V.
Geschäftsstelle:
Flämische Str. 6–10
2300 Kiel 1
Tel. 04 31/9 42 94

Tumorzentren und onkologische Schwerpunktkrankenhäuser (OSP) in der Bundesrepublik Deutschland*/**

Aachen	Tumorzentrum Aachen Neues Klinikum der RWTH Aachen Pauwelstr. 30, 5100 Aachen Tel. 02 41/8 08 98 99
Berlin	Tumorzentrum Berlin e. V. Geschäftsstelle Hindenburgdamm 30, 1000 Berlin 45 Tel. 0 30/8 34 10 40
	Onkologisches Zentrum: Klinikum Steglitz der Freien Universität Berlin Hindenburgdamm 30, 1000 Berlin 45 Tel. 0 30/7 98 26 49 oder 7 98 23 37
	Onkologisches Zentrum: Univ.-Klinikum Rudolf-Virchow Augustenburger Platz 1, 1000 Berlin 65 Tel. 0 30/4 50 50
	OSP: Krankenhaus Berlin-Neukölln Rudower Str. 48, 1000 Berlin 47 Tel. 0 30/8 00 41
	OSP: Krankenhaus Moabit Turmstr. 21, 1000 Berlin 21 Tel. 0 30/3 93 71
	OSP: Krankenhaus Heckershorn Am Großen Wannsee 80, 1000 Berlin 39 Tel. 0 30/8 00 21
	OSP: Krankenhaus Spandau Lynarstr. 12, 1000 Berlin 20 Tel. 0 30/33 60 71
Bonn	Tumorzentrum Bonn e. V. Univ.-Klinikum Sigmund-Freud-Str. 25, 5300 Bonn 1 Tel. 02 28/2 80 38 02

* Tumorzentren in den neuen Bundesländern befinden sich im Aufbau.

** Adressen niedergelassener Hämato-Onkologen in der jeweiligen Region werden durch die Außenstellen der Tumorzentren vermittelt.

Bremen	Tumorzentrum Bremen Zentralkrankenhaus St.-Jürgen-Str., 2800 Bremen Tel. 04 21/34 00 51
Cottbus	Brandenburgisches Tumorzentrum Cottbus Bezirkskrankenhaus Cottbus Postschließfach 3 45 O-7500 Cottbus
Dresden	Tumorzentrum Dresden e. V. Medizinische Akademie „Carl Gustav Carus“ Fetscherstr. 74 O-8019 Dresden
Düsseldorf	Tumorzentrum Düsseldorf Medizinische Einrichtungen der Universität Düsseldorf Moorenstr. 5, 4000 Düsseldorf 1 Tel. 02 11/3 11 77 32
Erlangen	Tumorzentrum Erlangen Bohlenplatz 6, 8520 Erlangen Tel. 0 91 31/85 40 15
Essen	Westdeutsches Tumorzentrum Hufelandstr. 55, 4300 Essen 1 Tel. 02 01/7 23 20 11
Frankfurt	Tumorzentrum Rhein-Main e. V. Universitätsklinikum Theodor-Stern-Kai 7, 6000 Frankfurt 70 Tel. 0 69/63 01 57 44
Freiburg	Tumorzentrum Freiburg Universitätsklinikum Freiburg Hugstetter Str. 55, 7800 Freiburg Tel. 07 61/2 70 33 12
Gießen	Siehe Marburg (Tumorzentrum Marburg/Gießen)
Göttingen	Tumorzentrum Göttingen e. V. Universitätsklinikum Robert-Koch-Str. 40, 3400 Göttingen Tel. 05 51/39 95 17
Greifswald	Tumorzentrum Greifswald e. V. Soldtmannstr. 15 O-2200 Greifswald

Hamburg	Tumorzentrum Hamburg Universitätskliniken Hamburg-Eppendorf Martinistr. 52, 2000 Hamburg 20 Tel. 0 40/4 68-43 90 u. 4 68-43 54
Hannover	Tumorzentrum Hannover Medizinische Hochschule Konstantin-Gutschow-Str. 8, 3000 Hannover 61 Tel. 05 11/53 44 60
Heidelberg-Manheim	Tumorzentrum Heidelberg-Mannheim Universitätsklinikum Im Neuenheimer Feld 110, 6900 Heidelberg 1 Tel. 0 62 21/47 26 45 od. 56 65 58
Homburg/Saar	Tumorzentrum Homburg/Saar Klinikum der Universität Homburg im Landeskrankenhaus Oscar-Orth-Str., 6650 Homburg-Saar Tel. 0 68 41/16 74 31
Kiel	Tumorzentrum Kiel e. V. Universitätsklinikum Arnold-Heller-Str. 16, 2300 Kiel Tel. 04 31/5 97 29 13
Köln	Tumorzentrum Köln Universitätsklinikum Joseph-Stelzmann-Str. 9, 5000 Köln 41 Tel. 02 21/4 78 44 34 u. 4 78 54 55
Mainz	Tumorzentrum Mainz e. V. Am Pulverturm 13, 6500 Mainz 1 Tel. 0 61 31/17 30 01
Mannheim	Onkologisches Zentrum Mannheim Klinikum der Stadt Mannheim Postfach 23, 6800 Mannheim 1 Tel. 06 21/3 83 28 54 oder 3 83 28 55 (siehe auch Heidelberg)
Marburg/Gießen	Tumorzentrum Marburg-Gießen e. V. Universitätsklinikum Lahneberg Baldinger Str., Postfach 23 60, 3500 Marburg Tel. 0 64 21/28 43 61
München	Tumorzentrum München Universitätsklinikum Thalkirchner Str. 48/VII, 8000 München 2 Tel. 0 89/51 60 22-36/-28

Münster	Tumorzentrum Münsterland e. V. Gerhard-Domagk-Str. 17, 4400 Münster Tel. 02 51/83 86 24
Nürnberg	Tumorzentrum Nürnberg Klinikum der Stadt, 5. Medizinische Klinik Flurstr. 17, 8500 Nürnberg 90 Tel. 09 11/3 98 30 51
Oldenburg	Tumorzentrum Weser-Ems Ärztehaus Huntestr. 14, 2900 Oldenburg Tel. 04 41/4 42 15
Ravensburg	OSP St.-Elisabethenkrankenhaus Elisabethenstr. 12, 7980 Ravensburg Tel. 07 51/87 23 89 (onkolog. Amb.)
Rostock	Wilhelm-Pieck-Universität Rostock Bereich Medizin – Tumorzentrum Südring 75 O-2500 Rostock 6
Stuttgart	Tumorzentrum Stuttgart e. V. Robert-Bosch-Krankenhaus Auerbachstr. 110, 7000 Stuttgart 50 Tel. 07 11/8 10 11
Tübingen	Interdisziplinäres Tumorzentrum Tübingen Sigwartstr. 18, 7400 Tübingen Tel. 0 70 71/29 52 35
Ulm	Tumorzentrum Ulm Universitätsklinikum Oberer Eselsberg, Robert-Koch-Str. Postfach 3880 7900 Ulm Tel. 07 31/1 76-1
Würzburg	Tumorzentrum Würzburg Universitätsklinikum Josef-Schneider-Str. 2, 8700 Würzburg Tel. 09 31/3 14 44

Österreich

Überregionale Verbände und Organisationen

Österreichische Krebshilfe
Spitalgasse 19
1090 Wien
Tel. 02 22/42 63 63
Fax 02 22/4 08 22 41

Krebsinformationsdienst*
der österreichischen Krebshilfe
Tel. 02 22/4 08 70 48
Fax 02 22/4 08 22 41

Dachverband der onkologischen Selbsthilfegruppen
Obere Augartenstr. 26–28
1020 Wien
Tel. 02 22/35 23 48

Österreichischer Dachverband Frauenselbsthilfe nach Krebs
Obere Augartenstr. 26–28
1020 Wien
Tel. 02 22/35 23 48
Die Adressen der Landesvereine sind über diese Adresse erhältlich.

Verein der Kohlkopflosen (Dachverband)
Obere Augartenstr. 26–28
1020 Wien
Tel. 02 22/35 23 48

Bundesländersektionen der Österreichischen Krebshilfe

Burgenland	Univ.-Doz. Dr. L. Howanietz Österreichische Krebshilfe A. ö. Krankenhaus Barmherzige Brüder Esterhazystr. 27 7000 Eisenstadt Tel. 0 26 82/6 01
Kärnten	Österreichische Krebshilfe A. ö. Landeskrankenhaus Lungenabteilung St. Veiterstr. 470 9020 Klagenfurt Tel. 04 63/53 80
Niederösterreich	Österreichische Krebshilfe Chir. Abteilung Krankenhaus Wiener Neustadt Corriniusring 3–5 2700 Wien-Neustadt Tel. 0 26 22/2 35 21

* Gibt ein Verzeichnis der diagnostischen und therapeutischen Einrichtungen für Krebskranke an österreichischen Krankenabteilungen heraus!

Oberösterreich	Prim. Univ.-Prof. Dr. P. Brücke Österreichische Krebshilfe A. ö. Krankenhaus der Stadt Linz Krankenhausstr. 9 4020 Linz/Donau Tel. 07 32/2 80 60
Salzburg	WHR Dr. Anton Piotrowski Österreichische Krebshilfe Stelzhammerstr. 12a 5020 Salzburg Tel. 0 62 22/7 23 55
Steiermark	Senator Univ.-Prof. Dr. H. Moser Österreichische Krebshilfe Heinrichstr. 29/II 8010 Graz Tel. 03 16/3 30 22 Mo.–Fr. 9–12 Uhr
Tirol	Univ.-Prof. Dr. H. Braunsteiner Österreichische Krebshilfe Univ.-Klinik für Innere Medizin Anichstr. 35 6020 Innsbruck Tel. 0 52 22/50 40
Vorarlberg	Prim. Dr. W. Albrich Österreichische Krebshilfe c/o Arbeitskreis für Sozial- und Vorsorgemedizin Wolfeggstr. 11 6900 Bregenz Telefonischer Beratungsdienst: 0 55 74/2 20 10 jeden Mittwoch 14–15 Uhr
Wien	Österreich. Krebshilfe Wien Spitalgasse 19 1090 Wien Tel. 02 22/42 51 39 Fax 02 22/4 08 22 41

Österreichische ILCO: Ileostomie und Colostomie

Medizinisches Selbsthilfezentrum
Obere Augartenstraße 26–28, 1020 Wien
Tel. 02 22/3 56 87 72

Sprechstunden jeden Donnerstag von 9 bis 12 Uhr
Permanenz: Tel. 0 22 34/88 32, ab 19 Uhr

Zweigstellen in den Bundesländern

Wien	Krasser Melitta Am Modenapark 8/3/1 1030 Wien Tel. 7 52 74 94
	Albrecht Rosa Murlingergasse 65/3 1120 Wien Tel. 8 53 26 9
Oberösterreich	Pichler, Anton Breitenschützing, 4961 Schlatt Tel. 0 76 73/46 28
	Scheer Lydia Krankenbesuche, Tel. 07 32/2 37 97 44
Steiermark	Lepschy Otto Haldenweg 8, 8740 Zeltweg Tel. 0 38 77/23 69 55 bis 10 Uhr, nach 18 Uhr
	Perko Josef, Kontaktstelle Graz Josef-Kienzl-Weg 3, 8052 Graz Tel. 03 18/5 51 04, mittags und abends
Tirol	Rimml, Brigitte 8423 Mötz 61, Tel. 0 52 63/65 77
Wr. Neustadt	Silberbauer, Heinz Grubengasse 22, 2492 Eggendorf Tel. 0 26 22/73 30 85
Junge ILCO	Deimel, Susanne Karl-Schwed-Gasse 57/2, 1238 Wien Tel. 02 22/8 85 88 36
Kärnten	Salzmann, Willibald, St. Veit Dellach 13, 9063 Maria Saal Tel. 0 42 23/22 62
	Rauter Ferdinand, Villach Max-Lauritsch-Straße 1, 9523 Villach-Landskron Tel. 0 42 42/4 14 32
	Hartner, Franz, Wolfsberg Gries 117, 9400 Wolfsberg Tel. 0 43 52/3 63 72

Verein der Kehlkopflosen Österreichs

Medizinisches Selbsthilfezentrum
Obere Augartenstraße 26–28, 1020 Wien
Tel. 02 22/35 23 48
Obmann: Heinz Urbanek
Taubergase 2/23, 1170 Wien
Tel. 4 60 02 43

Salzburg	Obmann: Franz Harringer 5508 Mühlbach/Hochkönig 300 oder Fa. Viennatone Salzburg Hr. Freundsberger Südtiroler Platz 5, 5020 Salzburg Tel. 06 52/7 66 23
Steiermark	Obmann: Ernst Leitner 8904 Ardning 103 Tel. 0 36 12/73 41 oder OSW Herta Kompaß, 8700 Leoben, LKH, HNO-Abt.
Tirol	Obmann: Franz Vogelsberger Franz-Josef-Straße 27, 6130 Schwaz Tel. 0 52 42/24 67
Kärnten	Obmann: Helmut Kowatsch St.-Ruprechter-Straße 82, 9020 Klagenfurt Tel. 04 63/34 58 63 oder LKH Klagenfurt, HNO-Abt., SW Monika Tel. 04 63/5 38-27 48

Fachspezifische Arbeitsgemeinschaften

Arbeitsgemeinschaft für Chirurgische Onkologie (ACO)
I. Chir. Univ.-Klinik (Prof. Dr. R. Jakesz)
Alserstraße 4
1090 Wien
Tel. Klinik: 02 22/4 04 00/22 43

Österreichische Gesellschaft für Hämatologie und Onkologie
(Prof. Dr. H. Huber)
Heinrich-Collin-Straße 30
1140 Wien
Tel. 02 22/94 21 51/3 46 oder 3 47

ARGE
Medikamentöse Tumortherapie
Onkologische Ambulanz
Landeskrankenanstalten Salzburg
Müllnerhauptstraße 48
5020 Salzburg
Tel. 06 62/3 15 81/28 81

Österreichische Gesellschaft für Chemotherapie
c/o Wiener Medizinische Akademie
Alserstraße 4
1090 Wien
Tel. 02 22/42 13 84

Tumorzentren

Erwachsenen-Onkoloie:

- Österreich besitzt derzeit kein formales, interdisziplinäres Tumorzentrum für erwachsene Krebspatienten.
- Ein aktuelles Verzeichnis der diagnostischen und therapeutischen Einrichtungen für Krebskranke an österreichischen Krankenhäusern ist erhältlich durch:

  Krebsinformationsdienst
  der Österreichischen Krebshilfe
  Spitalgasse 19
  1090 Wien
  Tel. 02 22/4 08 70 48
  Fax 02 22/4 08 22 41

Pädiatrische Onkologie:
Forschungsinstitut für krebskranke Kinder
St.-Anna-Kinderspital
Kinderspitalgasse
1090 Wien
Tel. 02 22/4 01 70/4 00
Fax 02 22/4 08 72 30

Schweiz

Krebsligen (Beratungsstellen für Krebskranke)

Schweizerische Krebsliga
Monbijoustraße 61
Postfach 8219
3001 Bern
Tel. 0 31/46 27 67

Aargauische Krebsliga
Buchserstraße 19
5000 Aarau
Tel. 0 64/24 08 86

Regionale Krebsliga beider Basel
Dufourstraße 5
4052 Basel
Tel. 0 61/23 16 60

Lega ticinese contra il cancro
Via L. Colombi 1
6500 Bellinzona 4
Tel. 0 92/26 35 25

Bernische Krebsliga
Marktgasse 55
Postfach
3000 Bern 7
Tel. 0 31/22 61 53

Ligue fribourgeoise contre le cancer
Route des Daillettes 1
1700 Fribourg
Tel. 0 37/24 99 20

Ligue genevoise contre le cancer
Service social
13, rue des Pitons
1211 Genève 4
Tel. 0 22/29 17 44

Krebsliga des Kantons Solothurn
Gurzelngasse 27
4500 Solothurn
Tel. 0 65/22 58 68

Krebsliga St. Gallen-Appenzell
Rorschacher Str. 15
9000 St. Gallen
Tel. 0 71/25 01 01

Thurgauische Krebsliga
Rathausstraße 30
8570 Weinfelden
Tel. 0 72/22 61 11

Ligue neuchâteloise contre le cancer
Rue de la Maladière 35
200 Neuchâtel
Tel. 0 38/21 23 25

Ligue valaisanne contre le cancer
Avenue du Midi 10
1950 Sion
Tel. 0 27/22 99 71

Ligue vaudoise contre le cancer
Boîte postale 17
1011 Lausanne
Tel. 0 21/3 14 31 61

Krebsliga des Kantons Glarus
Fürsorgestelle
Kantonsspital
8750 Glarus
Tel. 0 58/63 33 33

Bündner Liga für Krebsbekämpfung
und Krebsforschung
Ottostraße 25
7000 Chur
Tel. 0 81/22 50 90

Schaffhauser Liga für
Krebsbekämpfung
Kantonsspital
8208 Schaffhausen
Tel. 0 53/27 22 22

Ligue jurassienne contre le cancer
Rue de la Gare 6
2764 Courrendlin
Tel. 0 66/22 88 81

Zentralschweizerische Krebsliga
Frankenstraße 3
6003 Luzern
Tel. 0 41/23 25 50

Zuger Liga für Krebsbekämpfung
Alte Landstraße 39
6314 Unterägeri
Tel. 0 42/72 42 51

Krebsliga des Kantons Zürich
Klosbachstraße 2
8032 Zürich
Tel. 01/3 83 05 07

Betreuung von Kehlkopfoperierten

Union Schweizerischer
Kehlkopflosenvereinigung
Hr. Hans Erne, Präsident
Zwischenbächen 122
8048 Zürich
Tel. 01/4 31 52 22

Kehlkopflosenvereinigung
Sektion Nordwestschweiz
Hr. A. Weidmann
Bodenweg 17
4144 Arlesheim
Tel. 0 61/7 01 37 65

Associazione laringectomizzati
Sezione Ticino
Hr. G. Riva
6535 Roveredo
Tel. 0 92/82 17 55

Kehlkopflosenvereinigung
Sektion Nordostschweiz
Zwischenbächen 122
8048 Zürich
Tel. 01/4 31 52 22

Kehlkopflosenvereinigung
Sektion Zentralschweiz
Hr. E. Amport
Bächtenbühlstr. 9
6006 Luzern
Tel. 0 41/31 48 32

Association romande des laryng-
ectomisés
Hr. D. Hugvenin
Route de Cossonay 31
1303 Penthaz
Tel. 0 21/8 61 15 68

Kehlkopflosenvereinigung
Sektion Aargau und Solothurn
René Meyer
Ländliweg 21
5400 Baden
Tel. 0 56/22 41 33

Die Adressen weiterer Sektionen sind über diese Adressen oder bei der Schweizerischen Krebsliga erhältlich.

Kehlkopflosenvereinigung
Sektion Bern-Mittelland
Hr. J. Schöpfer
Enggisteinstraße 100
3067 Worb
Tel. 0 31/8 39 62 52

Etre comme avant
Groupement gene vois
des laryngectomisés
Hr. C. Quinclet
chemin du Loveré 8
1253 Vandoeuvres
Tel. 0 22/48 76 75

Kehlkopflosenvereinigung
Sektion Graubünden –
Fürstentum Liechtenstein
St. Galler Rheintal
Hr. W. Bischofberger
Kruft
9425 Thal
Tel. 0 71/44 44 09

Section valaisanne-romande des
laryngectomisés
Mr. Maurice Jacquemoud
1902 Evionnaz
Tel. 0 26/67 11 67

Schweizerische und regionale Ileo-, Colo- und Urostomie-vereinigungen (ilco)

ilco Schweiz
Hr. H. Striffeler
Schermenweg 129
3006 Bern
Tel. 0 31/51 22 72

Schweizerische und regionale ilco-Vereinigungen in der Schweiz
Association suisse et groupes régionaux de ilco

Aargau	Aargauische ilco Urs Mahni Oststraße 529 5726 Unterkulm Tel. 0 64/46 32 93
Basel	ilco Schweiz Walter Merz, Präsident Kirschblütenweg 16 4059 Basel Tel. 0 61/35 41 76
Bern	Bernische ilco-Vereinigung Hr. R. Demler Hinterbergweg 9B 4900 Langenthal Tel. 0 63/22 26 50

Fribourg	Kontaktadresse in Fribourg und Umgebung: Ligue fribourgeoise contre le cancer Route des Daillettes 1 1700 Fribourg Tel. 0 37/24 99 20
Luzern	ilco Zentralschweiz Bruno Leiseder Blattenhalde 7 6274 Eschenbach Tel. 0 41/89 29 22
Neuchâtel	ilco Neuchâtel Dr. André Méan Suchiez 54 2006 Neuchâtel Tel. 0 38/25 74 54
St. Gallen	ilco St. Gallen Paul Trösch Buchthallerstraße 109 8203 Schaffhausen Tel. 0 53/24 17 81
Ticino	ilco-Ticino Raoul-E. Robbe Via Concordale 13a 6900 Lugano-Cassarate Tel. 0 91/52 25 03
Vaud	ilco Vaud Yvan Bussy route de Pré-Camuz 1055 Froideville Tel. 0 21/8 81 25 47
Zürich	ilco Zürich Oskar Wiesendanger Urbligstraße 443 8166 Niederweningen Tel. 01/8 56 00 34

Stoma-Beratungsstellen in der Schweiz

Aarau	Aargauische Stomaberatung Frau Susi Keusen, Frau Hanni Ammann Stoma-Sprechstunde Kantonsspital 5000 Aarau Tel. 0 64/21 45 61 0 64/21 41 41
Basel	Stoma-Beratung Kantonsspital Spitalstr. 21 4031 Basel Tel. 0 61/25 25 25
Bellinzona	Servizio di Stomaterapia Ospedale San Giovanni 6500 Bellinzona Tel. 0 92/25 03 33 intern 82 08 oppure SMS. Lega ticinese contro il cancro Via Colombi 1 6500 Bellinzona 4 Tel. 0 92/26 35 25
Bern	Stoma-Beratungsstelle Inselspital 3010 Bern Tel. 0 31/64 36 62 0 31/64 26 23 Urostomie-Beratungsstelle Anna-Seiler-Haus, Inselspital 3010 Bern Tel. 0 31/64 39 83 Sozialdienst Inselspital Bern 3010 Bern Tel. 0 31/64 82 21 0 31/64 38 08
Biel	Stoma-Beratungstelle Regionalspital Im Vogelsang 84 2500 Biel Tel. 0 32/24 24 24 intern 8 35

Brig	Walliser Krebsliga Spitalstraße 5 3900 Brig Tel. 0 28/23 40 40
Chur	Stomaberatung Kantonsspital Loestraße 170 7000 Chur Tel. 0 81/26 61 11
Fribourg	Consultation pour stomathérapie Clinique de chirurgie, Hôpital cantonal 1700 Fribourg Tel. 0 37/82 21 21
Genève	Centre de stomathérapie Hôpital cantonal universitaire rue Micheli-du-Crest 24 1211 Genève 4 Tel. 0 22/22 70 41 0 22/46 92 11 big. 224 227
Glarus	Stoma-Beratungsstelle Kantonsspital 8750 Glarus Tel. 0 58/63 33 33
La Chaux-de-Fonds	Centre de Stomathérapie Collège 9 2300 La Chaux-de-Fonds Tel. 0 39/28 44 80
Lausanne	Centre Stomathérapie Consultation de Chirurgie CHUV 1011 Lausanne Tel. 0 21/8 56 00 34
	Centre de stomathérapie Avenue Vinet 28 1004 Lausanne Tel. 0 21/38 39 62
Luzern	Stomaberatung Kantonsspital 6000 Luzern 16 Tel. 0 41/25 11 25 0 41/25 44 65

Neuchâtel	Centre de stomathérapie Case postale 22 R. Fleury 22 2006 Neuchâtel Tel. 0 38/24 38 34
Wallis	Ligue Valaisanne Contre le cancer Avenue du Midi 10 1950 Sion Tel. 0 27/22 99 71
St. Gallen	Stomaberatungsstelle Kantonsspital 9007 St. Gallen Tel. 0 71/26 11 11
Thurgau	Stomaberatungstelle Thurgauische Krebsliga Rathausstr. 30 8570 Weinfelden Tel. 0 72/22 61 11
Winterthur	Stomaberatungsstelle Kantonsspital 8401 Winterthur Tel. 0 52/82 21 21 neu ab 1. 9. 1991 0 52/2 66 21 21
Zürich	Enterostomie-Beratungsstelle Tièchestraße 55 8037 Zürich Tel. 01/3 61 36 58

Selbsthilfegruppen für brustoperierte Frauen

Selbsthilfegruppen für
brustamputierte Frauen
sind in allen Kantonen vorhanden.

Auskunft durch:
„Leben wie zuvor“
Fr. Susi Gaillard
Unt. Rebbergweg 96
4153 Reinach/BL
Tel. 0 61/7 11 91 43

oder:
Schweizerische Krebsliga
Postfach 22 84
3001 Bern
Tel. 0 31/46 27 67

Krebsbehandlung und Angewandte Krebsforschung in der Schweiz: Zentrale Auskunftsstellen und regionale Tumorzentren

Zentrale Auskunftstellen

Dachverband: Schweizerisches Institut für Angewandte Krebsforschung (SIAK):

Koordinationszentrum:
Koordinationszentrum SIAK/SAKK
Konsumstraße 13, CH-3007 Bern
Tel. 0 31/26 28 26
Fax 0 31/26 00 05

Präsidium:
Prof. Dr. med. H. J. Senn
Med. Klinik C, Kantonsspital
CH-9007 St. Gallen
Tel. 0 71/26 10 92 oder 26 10 62
Fax 0 71/25 68 05

bestehend aus den 3 Mitgliedvereinen:

Schweizerische Arbeitsgemeinschaft für Klinische Krebsforschung (SAKK):

Koordinationszentrum SIAK/SAKK:
Frau Dr. med. M. Castiglione
Kosumstraße 13, CH-3007 Bern
Tel. 0 31/26 28 26
Fax 0 31/26 00 05

Präsidium:
PD Dr. med. U. Metzger
Chir. Klinik Triemlispital
CH-8063 Zürich
Tel. 01/4 66 22 02
Fax 01/4 62 32 94

Schweizerische Pädiatrische Onkologie-Gruppe (SPOG):
Koordinationsstelle SPOG:

SPOG-Sekretariat
Universitäts-Kinderklinik
Inselspital
CH-3010 Bern
Tel. 0 31/24 31 01
Fax 0 31/64 91 91

Präsidium:
Prof. Dr. med. H. P. Wagner
Universitäts-Kinderklinik
Inselspital
CH-3010 Bern
Tel. 0 31/64 94 95
Fax 0 31/64 91 91

Vereinigung Schweizerischer Krebsregister (VSKR):

Koordinationsstelle VSKR:
Dr. med. G. Schüler
Kantonalzürcherisches Krebsregister
Sonneggstraße 6, CH-8091 Zürich 34
Tel. 01/2 55 56 34

Präsidium:
Dr. med. G. Schüler
Kantonalzürcherisches Krebsregister
Sonneggstraße 6, CH-8091 Zürich
Tel. 01/2 55 56

Regionale Tumorzentren der SAKK

Basel	lProf. Dr. med. R. Herrmann Onkologische Abteilung Departement für Innere Medizin der Universität Kantonsspital 4031 Basel Tel. 0 61/25 25 25
Bern	Prof. Dr. med. K. Brunner Institut für Medizinische Onkologie Inselspital 3010 Bern Tel. 0 31/64 24 38
Genève	Prof. Dr. med. Pierre Alberto Division d'Onco-Hématologie Hôpital Cantonal Universitaire 1211 Genève Tel. 0 22/22 78 69
Lausanne/Neuchâtel	Dr. med. S. Levraz Division d'Oncologie Centre Hôpitalier Universitaire Vaudois 1001 Lausanne Tel. 0 21/41 39 15 Dr. P. Siegenthaler Consultations d'Oncologie Hôpital aux Cadolles 2000 Neuchâtel Tel. 0 38/25 22 33
St. Gallen	Prof. Dr. med. Hans-Jörg Senn Interdisziplinäres Onkologiezentrum Medizinische Klinik C, Kantonsspital 9007 St. Gallen Tel. 0 71/26 10 62
Tessin	Prof. Dr. med. Franco Cavalli Primario Servizio Oncologico Ospedale San Giovanni 6500 Bellinzona Tel. 0 92/25 03 33

Zürich

SAKK-Region Zürich
Prof. Dr. med. Chr. Sauter
Abteilung für Onkologie
Departement für Innere Medizin
Universitätsspital
8091 Zürich
Tel. 01/2 55 22 14

Die Adressen/Telefone der regionalen SAKK-Nebenzentren und der regional praktizierenden Onko-Hämatologen sind über die genannten Kontaktadressen der regionalen Krebsligen und der SAKK-Tumorzentren erhältlich.

Sachverzeichnis

A

C

D

E

F

G

H

M

N

O

Q

R

S